Dülligen
Kirov
Unverricht

Hygiene und medizinische Mikrobiologie

6. Auflage

Hygiene und medizinische Mikrobiologie

Lehrbuch für Pflegeberufe

Monika Dülligen
Alexander Kirov
Hartmut Unverricht

6., vollständig überarbeitete Auflage

Koordiniert von Vera Singbeil-Grischkat

Begründet von Rainer Klischies, Karl-Heinz Gierhartz und Ursula Kaiser

Mit 94 Abbildungen und 54 Tabellen

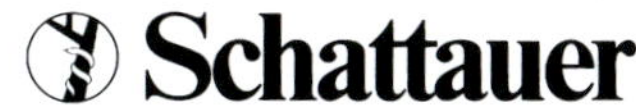

Monika Dülligen
Szabo & Ruff Bildungszentrum für Gesundheitsberufe
Centrum Häusliche Intensivpflege Judit Szabone Michael Ruff GbR
Sulzbacher Straße 48, 90489 Nürnberg
mduelligen@szabo-ruff-bildungszentrum.de

Dr. med. Alexander Kirov
MVZ Institut für Labormedizin und Klinische Genetik Rhein/Ruhr GmbH & Partner
Willy-Brandt-Platz 4, 45127 Essen
a.kirov@gmx.net

Hartmut Unverricht
Kliniken Essen-Mitte
Evang. Huyssens-Stiftung/Knappschaft GmbH
Krankenhaushygiene
Henricistraße 92, 45136 Essen
h.unverricht@kliniken-essen-mitte.de

Bibliografische Information der Deutschen Nationalbibliothek
Die Deutsche Nationalbibliothek verzeichnet diese Publikation in der Deutschen Nationalbibliografie; detaillierte bibliografische Daten sind im Internet über http://dnb.d-nb.de abrufbar.

Besonderer Hinweis:
Die Medizin unterliegt einem fortwährenden Entwicklungsprozess, sodass alle Angaben, insbesondere zu diagnostischen und therapeutischen Verfahren, immer nur dem Wissensstand zum Zeitpunkt der Drucklegung des Buches entsprechen können. Hinsichtlich der angegebenen Empfehlungen zur Therapie und der Auswahl sowie Dosierung von Medikamenten wurde die größtmögliche Sorgfalt beachtet. Gleichwohl werden die Benutzer aufgefordert, die Beipackzettel und Fachinformationen der Hersteller zur Kontrolle heranzuziehen und im Zweifelsfall einen Spezialisten zu konsultieren. Fragliche Unstimmigkeiten sollten bitte im allgemeinen Interesse dem Verlag mitgeteilt werden. Der Benutzer selbst bleibt verantwortlich für jede diagnostische oder therapeutische Applikation, Medikation und Dosierung.
In diesem Buch sind eingetragene Warenzeichen (geschützte Warennamen) nicht besonders kenntlich gemacht. Es kann also aus dem Fehlen eines entsprechenden Hinweises nicht geschlossen werden, dass es sich um einen freien Warennamen handelt.

E-Mail: info@schattauer.de
Internet: www.schattauer.de
Printed in Germany

Lektorat: Alina Piasny, Dorothee Kammel
Umschlagabbildungen: Bilder links von oben nach unten: © Africa Studio – Fotolia.com; © Sven Hoppe – Fotolia.com; © Peter Atkins – Fotolia.com; © Eisenhans – Fotolia.com; Bild rechts: © Stephan Morrosch – Fotolia.com
Satz: Stahringer Satz GmbH, 35305 Grünberg
Druck und Einband: Mayr Miesbach Druckerei und Verlag GmbH, 83714 Miesbach

ISBN 978-3-7945-2888-2

Geleitwort

Mit der nun vorliegenden 6. Auflage hat der »Klischies«, das Lehrbuch für Hygiene und medizinische Mikrobiologie, ein neues Autorenteam – Monika Dülligen, Dr. med. Alexander Kirov und Hartmut Unverricht. Sicherlich bedarf es etwas Zeit, bis sich das »Neue« eingeprägt hat und aus dem »Klischies« der »Dülligen« geworden ist. Nach vielen Jahren Arbeit an diesem Buch haben wir uns gefragt: »Wann ist die Zeit reif für die Weitergabe des ›Staffelstabes‹?« Die Antwort »Jetzt!« war mit Blick auf die Fachkompetenz und die pädagogische Erfahrung des neuen Autorenteams schnell gefunden.
Wir verabschieden uns mit einem lachenden und einem weinenden Auge, danken unserer Leserschaft für das langjährige Vertrauen und wünschen unseren Nachfolgern viel Erfolg.

Im Namen des gesamten bisherigen Autorenteams,

Vera Singbeil-Grischkat

Vorwort zur 6. Auflage

Liebe Leserinnen und Leser,
als neues Autorenteam haben wir die ehrenvolle Aufgabe übernommen, dieses gut eingeführte Lehrbuch weiterzuführen. Damit verbunden ist auch die Verantwortung, Bewährtes mit aktuellem Wissen zu verknüpfen und optimal an die Anforderungen in Ausbildung und Beruf anzupassen.
Das neue Pflegeberufegesetz nimmt zwar immer mehr Form an, ist aber noch nicht verabschiedet. Deshalb haben wir uns auch in dieser Neuauflage an die bewährten Strukturen des »Klischies« gehalten. Dazu gehören die klassische Einteilung in die fünf großen Abschnitte medizinische Mikrobiologie, Krankenhaushygiene, Sozialhygiene, Umwelthygiene und Ernährungslehre. Zur schnellen Orientierung sind wichtige Begriffe und Informationen wieder mit verschiedenen Symbolen gekennzeichnet. Fachausdrücke und Fremdwörter können im Glossar am Ende des Buches einfach und unkompliziert nachgeschlagen werden.
Alle Kapitel wurden aktualisiert, so fanden etwa neu bekannt gewordene Epi- und Pandemien wie die Schweinegrippe und EHEC sowie neue gesetzliche Vorgaben bei Impfungen und in der Hygiene Eingang. Aus dem alten Abschnitt Sozialhygiene wurde Gesundheitsförderung und Prävention, hier stellen wir jetzt u. a. das Konzept der Salutogenese vor. Auch die Ernährungslehre wurde in vielen Punkten überarbeitet.
Die Arbeit an diesem Buch hat uns sehr viel Freude gemacht, nicht zuletzt weil wir auf einem sehr guten Fundament aufbauen durften. Ein herzliches Dankeschön an unser Vorgänger-Autorenteam Rainer Klischies, Ursula Panther und Vera Singbeil-Grischkat! Unser besonderer Dank gilt Vera Singbeil-Grischkat, die uns in jeder Phase der Neuauflage mit Rat und Tat unterstützt hat.
Wir hoffen, dass dieses renommierte Lehr- und Arbeitsbuch auch weiterhin wichtige Inhalte für eine erfolgreiche Aus- und Weiterbildung liefert, und wünschen viel Freude beim Lernen und Lehren.

Nürnberg und Essen, im Sommer 2012

Monika Dülligen
Alexander Kirov
Hartmut Unverricht

Inhalt

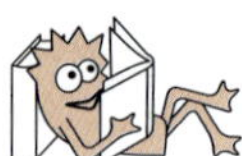

Bildnachweise

Erläuterung der im Text verwendeten Symbole

 Definition

 Merksatz

 Warnhinweis

Teil I
Medizinische Mikrobiologie

Alexander Kirov

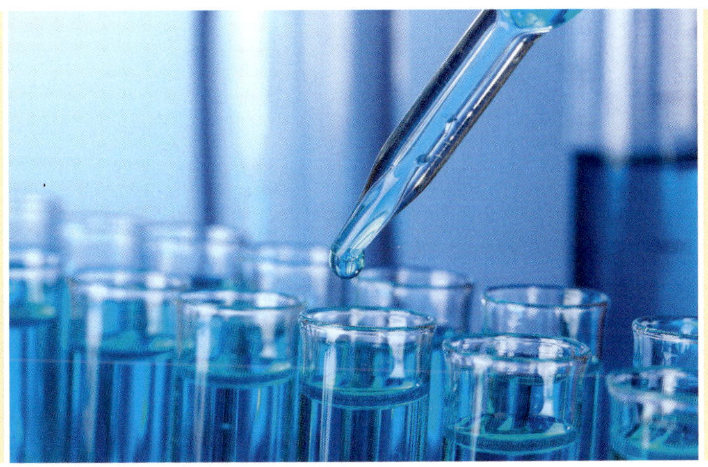

1 Wichtige Begriffe aus der medizinischen Mikrobiologie

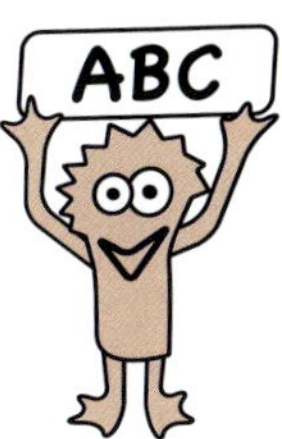

Alexander Kirov

Der Begriff **Infektion** stammt aus dem Lateinischen (»inficere«) und bedeutet so viel wie »etwas Schädliches hineintun«. Gemeint ist, dass kleinste Mikroorganismen (Bakterien, Viren, Pilze und Parasiten) in den Wirt – in unserem Fall den Menschen – eindringen und sich vermehren.

Nur die wenigsten Infektionen führen zu einer erkennbaren Erkrankung. Es muss eine **Krankheitsbereitschaft** (Disposition) des betroffenen Menschen vorhanden sein. Erst bei Vorliegen von Symptomen sprechen wir von einer **Infektionskrankheit.** Es kommt in vielen Fällen zu den **typischen Entzündungszeichen**

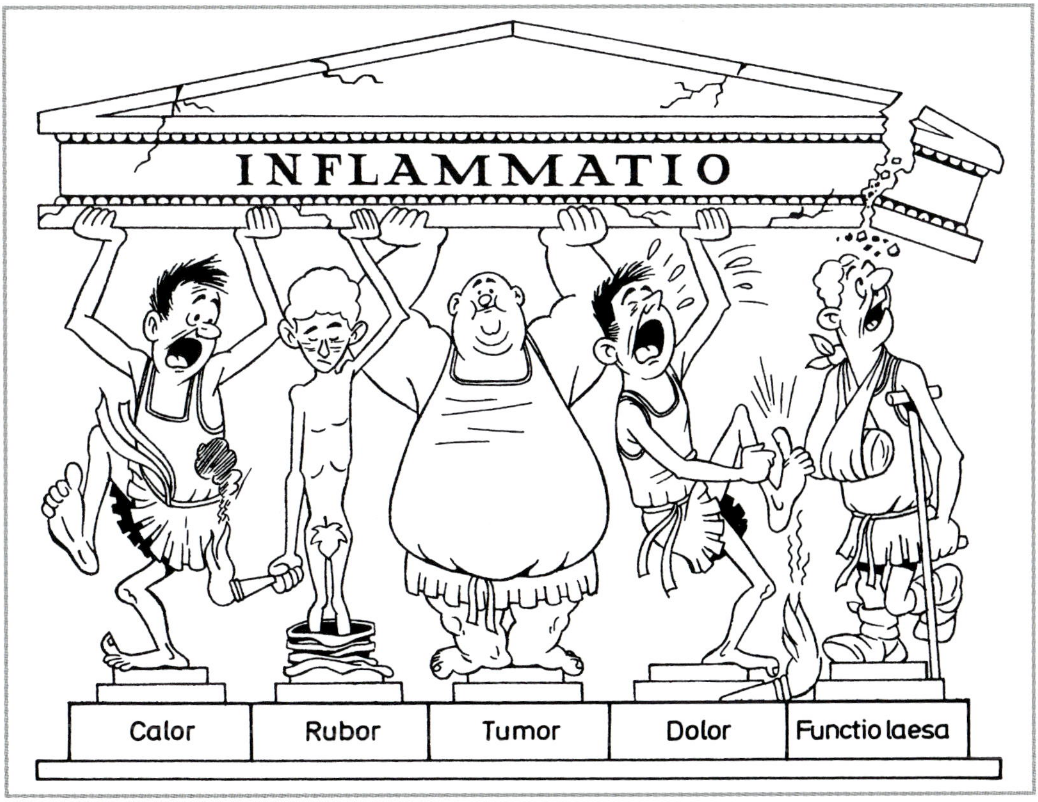

Abb. 1-1 Kardinalsymptome der Entzündung (nach: Peter Cull, St. Bartholomew's Hospital London)

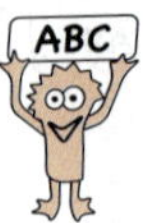

(Abb. 1-1; s. auch Kap. 6 »Wie wehren wir uns?«, S. 122 ff.):

- Calor (Wärme)
- Rubor (Rötung)
- Tumor (Schwellung)
- Dolor (Schmerz)
- Functio laesa (eingeschränkte Funktion des betroffenen Organs)

Als Beispiel stellen wir uns eine **Gelenkentzündung** vor. Durch ärztliche Maßnahmen an einem Kniegelenk (Punktion, Injektion, Operation) können Krankheitserreger in das Gelenk gelangen und zu einer Entzündung führen. Im Rahmen dieser Entzündung kommt es zu Schmerzen, Schwellung, Rötung und Überwärmung. Das Bein kann im Kniegelenk nicht wie gewohnt bewegt werden (Functio laesa).
Wie oben erwähnt, verlaufen die meisten Infektionen unbemerkt (**inapparent**).

Erst wenn die krankmachenden Eigenschaften des Eindringlings größer sind als die Abwehrkräfte des menschlichen Organismus, wird die Infektion bemerkt. Sie verläuft **manifest**.

Nach der Infektion eines Menschen passiert zunächst einmal gar nichts. Die Zeit vom ersten Erregerkontakt bis zum Auftreten der ersten Symptome nennt man **Inkubationszeit**. Das Ausmaß und die Dauer der Erkrankung werden von der Abwehrlage der betroffenen Person, der Pathogenität des Erregers und der Wirksamkeit der eingeleiteten Therapie mitbestimmt.
Eine **Infektion** kann **lokal begrenzt** bleiben (z. B. Abszess), sie kann aber auch in die nähere Umgebung weiter fortschreiten oder über Blut- und Lymphweg in andere Organe streuen. Von einer **Bakteriämie** sprechen wir dann, wenn Bakterien unbemerkt in der Blutbahn kreisen. Ruft eine Bakteriämie Symptome wie Fieber oder Schüttelfrost hervor, nennen wir das **Sepsis**.
Werden im Rahmen einer Infektion, z. B. einer Wundinfektion, mehrere Erreger gleichzeitig im Wundabstrich gefunden, so spricht man von einer **Mischinfektion**. Eine **Superinfektion** liegt dann vor, wenn unterschiedliche Erreger nacheinander und im zeitlichen Abstand gefunden werden. Als Beispiel sei hier eine bakterielle Lungenentzündung nach einer Virusgrippe erwähnt.
Treten Infektionskrankheiten z. B. bei stark immungeschwächten Menschen auf (z. B. AIDS), so spricht man von **opportunistischen Infektionen**. Die verantwortlichen Erreger besitzen bei immunkompetenten Personen in der Regel keine krankmachende Potenz.
Die **Infektionsquelle** ist der Ursprung einer Infektion. Bekannte Quellen sind

- die Umwelt (Boden, Wasser, Gegenstände),
- Tiere und
- der Mensch als kranker und gesunder Keimträger.

Der **Infektionsmodus** beschreibt den Übertragungsweg:

- **Direkte Übertragungen** erfolgen direkt von Mensch zu Mensch:
  - Tröpfcheninfektionen (z. B. Schnupfen oder Keuchhusten)
  - Kontaktinfektionen (z. B. Geschlechtskrankheiten, Händeschütteln)
  - Infektion des Ungeborenen über die Plazenta
- **Indirekte Übertragungen** erfolgen über andere Kontakte:
  - Schmutz- und Schmierinfektionen (z. B. Tetanus, Poliomyelitis)
  - Lebensmittel (z. B. Salmonellosen)
  - Wasser (z. B. Cholera)
  - Insekten (z. B. FSME, Malaria)
  - kontaminierte Gegenstände (z. B. Inhalationsgeräte, aber auch gemeinsam benutzte Nadeln bei Fixern)

Krankenhausspezifische Kontaktinfektionen werden ausgiebig im Teil II »Krankenhaushygiene« (S. 163 ff.) besprochen.
Die **Kontagiosität** gibt das Ansteckungspotenzial eines Erregers an. Sie wird als die Wahr-

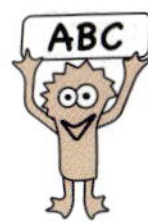

scheinlichkeit einer erkennbaren und nicht erkennbaren Erkrankung durch den Kontakt mit einem bestimmten Erreger wiedergegeben. Nach Kontakt z. B. mit Keuchhusten ist die Chance einer Infektion (mit ca. 90 %) viel größer als nach einem Kontakt mit Diphtheriebakterien (ca. 15 %). Demnach wird der so genannte **Kontagionsindex** für Keuchhusten mit 0,9, der für Diphtherie nur mit 0,15 angegeben.

Allerdings treten wiederum nur bei einem Teil dieser Infizierten Symptome auf. Der so genannte **Manifestationsindex** gibt an, mit welcher Wahrscheinlichkeit eine mit einem Erreger infizierte Person manifest, d. h. erkennbar erkrankt. Je kleiner der Manifestationsindex, umso mehr Infektionen verlaufen klinisch stumm. Hier spricht man von einer **stillen Feiung.**

Von einer **exogenen Infektion** spricht man, wenn Krankheitserreger von außen in einen Organismus eindringen (Mehrzahl aller Fälle). Eine **endogene Infektion** entsteht durch körpereigene Keime, die physiologische Bereiche verlassen und in Organe oder Körperhöhlen gelangen und dort eine krankmachende Eigenschaft entwickeln. Als Beispiel sei ein Harnwegsinfekt durch körpereigene Darmbakterien erwähnt (s. auch Kap. 2 Abschnitt »Physiologische Flora«, S. 10 ff.).

Unter **Epidemiologie** im engeren Sinne versteht man die Lehre von den übertragbaren Infektionskrankheiten und deren Bekämpfung. Im weiteren Sinne ist sie die Wissenschaft vom Auftreten, der Verteilung und der Kontrolle von Gesundheit und Krankheit innerhalb der Bevölkerung.

Man kann nicht mit der Darstellung der einzelnen Infektionskrankheiten beginnen, ohne eine Aufzählung wichtiger Begriffe voranzustellen, die wir als eine Art Handwerkszeug für die folgenden Kapitel erachten.

Infektionskrankheiten können beim Menschen sporadisch in Form von Einzelfällen auftreten. Treten sie jedoch kurzzeitig gehäuft in einem örtlich begrenzten Bereich auf, so spricht man von einer **Epidemie** (z. B. Lebensmittelinfektion in einer Kantine durch Salmonellen). Weitet sich eine Epidemie auf mehrere Kontinente aus, nennt man dies **Pandemie** (z. B. Influenza). Wenn eine Infektionskrankheit in gewissen Regionen nicht zu bekämpfen ist und immer wieder vorkommt, so bezeichnet man dieses Phänomen als **Endemie** (z. B. Malaria in den Tropen, oder nicht zu verdrängende Infektionen durch bestimmte Erreger auf manchen Intensivstationen).

Epidemie: örtlich begrenzt, zeitlich begrenzt
Pandemie: örtlich unbegrenzt, zeitlich begrenzt
Endemie: örtlich begrenzt, zeitlich unbegrenzt

Um die Häufigkeit und die Gefährlichkeit einer Krankheit zu beschreiben, wurden folgende Begriffe entwickelt:

- Die **Prävalenz** oder **Krankheitshäufigkeit** sagt aus, wie viele Menschen einer bestimmten Gruppe an einer bestimmten Krankheit erkrankt sind (Anzahl der zu einem bestimmten Zeitpunkt Kranken/Anzahl einer bestimmten Population).
- Die **Inzidenz** gibt die Anzahl der **Neuerkrankungen** an einer bestimmten Krankheit in einer Bevölkerungsgruppe definierter Größe (meist 100 000 Einwohner) während einer bestimmten Zeit (meist einem Jahr) an (z. B. Anzahl der **neu** Erkrankten/Anzahl einer bestimmten Population/Jahr).
- Die **Morbidität** beschreibt die Anzahl der **Erkrankungen** einer Infektionskrankheit, bezogen auf die Gesamtbevölkerung in einem bestimmten Zeitraum (z. B. Erkrankte/100 000 Einwohner/Jahr). Sie wird bestimmt durch die Prävalenz und Inzidenz.
- Die **Mortalität** bezieht sich auf die Anzahl der **Todesfälle** an einer Krankheit, bezogen auf die Gesamtzahl der Bevölkerung in einem bestimmten Zeitraum (z. B. Verstorbene/100 000 Einwohner/Jahr).

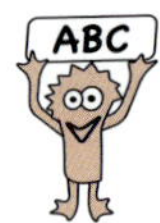

- Die **Letalität** ist die Anzahl der **Sterbefälle** bezogen auf die Anzahl der Erkrankten und gilt als Gradmesser der Gefährlichkeit einer bestimmten (Infektions-)Krankheit (Zahl der Verstorbenen/Zahl der Erkrankten). Sie wird in Prozent angegeben.

Das Robert Koch-Institut (RKI) in Berlin (www.rki.de) erstellt diese Berechnungen jährlich für alle Erkrankungen in Deutschland. Ärzte und Epidemiologen erhalten so wichtige Hinweise über die aktuelle Häufigkeit von Erkrankungen im Vergleich zu den Vorjahren. Ebenso werden die Zahlen für internationale Vergleiche benötigt.

Beispiel – Tuberkulose in Deutschland 2009

Gesamtbevölkerung 82,2 Millionen Einwohner. 2009 wurden dem RKI 4 444 neue Tuberkuloseerkrankte gemeldet. Die **Inzidenz** betrug demnach 4 444/82,2 Millionen Einwohner/Jahr oder 5,4/100 000 Einwohner/Jahr.
154 der Erkrankten sind an der Tuberkulose verstorben. Die **Mortalität** betrug daher 154/82,2 Millionen Einwohner oder 0,2/100 000 Einwohner.
Die **Letalität** errechnet man aus der Zahl der Verstorbenen und der Zahl der Erkrankten: 154/4 444 oder 3,5 %.

Einem einzelnen Erkrankten ist dadurch nur wenig geholfen.

Die folgenden Kapitel setzen sich mit den Verursachern (Bakterien, Viren, Parasiten und Pilze), den Infektionskrankheiten im Einzelnen, deren spezifischer Behandlung und dem möglichen Impfschutz auseinander. Dabei werden wichtige Infektionskrankheiten oder Erreger dem jeweiligen Abschnitt in einer tabellarischen Übersicht (s. z. B. S. 15) vorangestellt.

2 Bakterien

Alexander Kirov

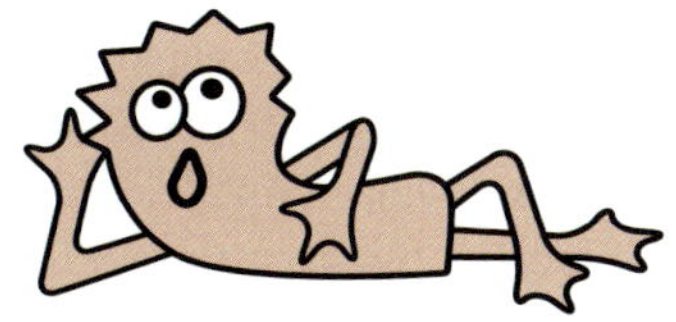

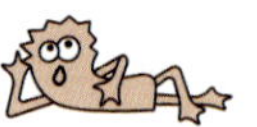

Bakterien (griech. = Stäbchen) sind mikroskopisch kleine, einzellige Lebewesen (Größe meist 0,5–5 μm). Früher wurden sie dem Pflanzenreich zugeordnet. Begriffswendungen wie z. B. Bakterienflora stellen noch Relikte aus dieser Zeit dar. Heute sieht man die Bakterien – neben Pflanzen und Tieren – als selbständige Einheit an, da sie eine von Pflanzen und Tieren abweichende Organisation der Zelle besitzen.
Die überwiegende Mehrzahl der Bakterien lebt in freier Natur und erfüllt dort die unterschiedlichsten Aufgaben. Erwähnt sei die hervorragende Leistung im Rahmen der Trinkwasseraufbereitung. Eine zweite Gruppe von Bakterien leistet dem Menschen in der pharmazeutischen Industrie bei der Herstellung von Medikamenten (z. B. Insulin) große Dienste. Verursacher von Infektionskrankheiten ist nur eine kleine, aber leider bedeutungsvolle Gruppe von Bakterien.

2.1 Aufbau

Bakterien besitzen im Gegensatz zu Pflanzen und Tieren **keinen Zellkern**. Die Erbinformation besteht aus einer doppelsträngigen DNA (Desoxyribonukleinsäure). Das so genannte **Kernäquivalent** befindet sich neben den anderen Zellbestandteilen und -strukturen (Wasser, RNA [Ribonukleinsäure], Proteine, Enzyme, Stoffwechselprodukte, Ribosomen u. a.) im **Zytoplasma** (Abb. 2-1). Dieses wird von einer **Zellmembran** umgeben, die unter anderem für den Stofftransport von innen nach außen entscheidend ist. Eine starre **Zellwand** bestimmt die Form, schützt das Bakterium vor äußeren Einflüssen und wirkt als Antigen. Die Struktur der Zellwand ist sehr kompliziert und nicht bei allen Bakterien identisch. Nur wenige Bakterienarten sind zellwandlos (z. B. Mykoplasmen).
Manche Arten besitzen Fortbewegungsorgane, die **Geißeln**. Sie sind einzeln, in Büscheln oder am ganzen Bakterienleib angeordnet.

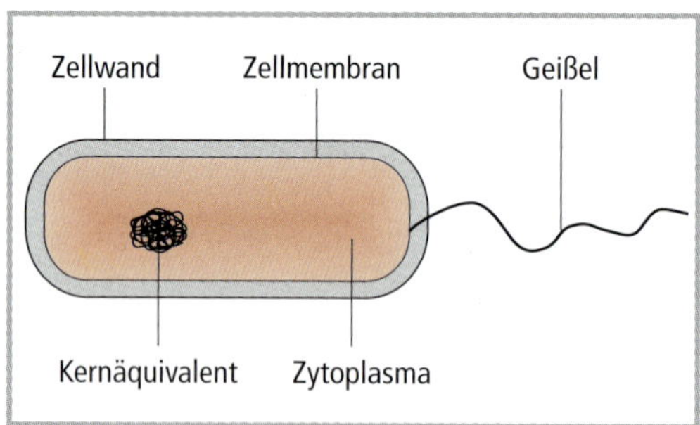

Abb. 2-1 Bakterienschema

2.2 Pathogenitätsfaktoren

Unter **Pathogenitätsfaktoren** versteht man genetisch bedingte Eigenschaften der Bakterien, die eine Infektionskrankheit beim Wirt (z. B. Mensch) auslösen können.

Es gilt die Regel: Je mehr Pathogenitätsfaktoren eine Bakterienart besitzt, desto komplizierter wird der Krankheitsverlauf und desto schwieriger die Therapie. Hier müssen jedoch die individuellen Voraussetzungen des Patienten berücksichtigt werden (Alter, Grunderkrankungen, Immunschwäche u. v. m.). Folgende Pathogenitätsfaktoren sind bekannt:

- **Kapsel:** Bei einigen Bakterienarten befindet sich außerhalb der Zellwand noch eine schleimige Schicht. Diese verhindert, dass unsere Abwehrzellen die Bakterien erkennen, und bietet diesen somit einen Schutz vor Phagozytose.
- **Pili:** Bei vielen gramnegativen Bakterien (s. unten) findet man Pili. Dies sind Eiweißfäden auf der Zelloberfläche, die nach Eindringen der Erreger in den menschlichen Körper der Anheftung an Wirtsstrukturen dienen (z. B. an Schleimhäute des Atem-, Gastrointestinal- oder Urogenitaltrakts).
- **Toxine:** Toxine sind Bakterienprodukte, die den Wirtsorganismus schädigen. Werden

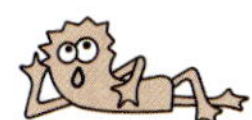

Toxine von den Bakterien als Stoffwechselprodukt nach außen abgegeben, so spricht man von **Exotoxinen** (z. B. Tetanustoxin). Werden sie erst bei Zerfall von Bakterien (nach Antibiotikatherapie) frei, spricht man von **Endotoxinen.**

- **Enzyme:** Hierunter versteht man **katalytisch wirksame Eiweißstoffe**, die ein Bakterium produziert, um Substanzen des Wirtes zu spalten. Hierdurch werden einerseits Nährstoffquellen für Bakterien erschlossen, andererseits können sie ein Schutz vor Abwehrstrukturen des Wirtes sein. Einige wichtige Beispiele:
  - **Hyaluronidasen**: Zersetzen von Gewebe; Ausbreitung in Wirtsstrukturen
  - **Hämolysine**: Auflösen von Erythrozyten
  - **Proteasen**: Spaltung von Wirtsproteinen
  - **Koagulase**: Verklumpung von Plasma
  - **Fibrinolysine**: Auflösen von Fibrin

2.3 Vermehrung

In der Regel vermehrt sich die Bakterienzelle durch **Zweiteilung**. Aus einer Mutterzelle entstehen zwei Tochterzellen. Die Geschwindigkeit dieses Teilungsvorgangs ist stark von der Bakterienart und vom Umgebungsmilieu abhängig. Diese **Generationszeit** beträgt zum Beispiel bei Escherichia coli (E. coli) – gute Umweltbedingungen vorausgesetzt – nur 20 Minuten, beim Tuberkuloseerreger (Mycobacterium tuberculosis) jedoch ca. 20 Stunden.

Die hierdurch bedingten unterschiedlichen Wachstumszeiten beeinflussen damit auch den Zeitpunkt des Sichtbarwerdens als Kolonie auf festen Nährböden. Geht man davon aus, dass für eine Koloniebildung 45 Generationen notwendig sind, braucht E. coli ca. 15 Stunden (20 Min * 45 Gen.), während M. tuberculosis ca. 37 Tage (!) (20 Std. * 45 Gen.) benötigt. Der Befund einer anschließenden Resistenztestung des angezüchteten Stammes wird bei der Tuberkulosediagnostik daher nicht wie gewohnt nach 24 bis 48 Stunden, sondern in der Regel erst nach 6 bis 8 Wochen zu erwarten sein.

2.4 Einteilung

Als praktisch und sinnvoll hat sich für Bakterien die Einteilung nach folgenden Kriterien erwiesen:

- Form und Anfärbeverhalten (Gram-Färbung)
- Wachstumsbedingungen im Labor hinsichtlich optimaler Temperatur und Umgebungsmilieu (Sauerstoffverträglichkeit)
- Kolonieaussehen und Verhalten auf Nährböden
- biochemische Leistungsmerkmale (z. B. Abbauvermögen von verschiedenen Zuckerarten)
- Oberflächeneigenschaften gegenüber speziellen Antikörpern (Serotypie)
- Verhalten gegenüber Antibiotika (Resistotypie)
- Sporenbildung (Ausbildung von umweltresistenten Dauerformen)
- Lysotypie-Eigenschaften (hochspezifisches Vermögen bestimmter Viren [Bakteriophagen], eine Infektion oder sogar das Abtöten des zu untersuchenden Bakterienstamms auszulösen)

Im Folgenden gehen wir kurz auf die ersten beiden Differenzierungsmerkmale ein.

2.4.1 Bakterienformen

Man unterscheidet im Wesentlichen drei Bakterienformen (Abb. 2-2, S. 10):

- Kokken (= Kugelbakterien)
- stäbchenförmige Bakterien
- schraubenförmige Bakterien (Spirochäten)

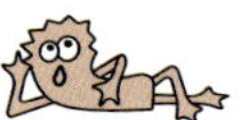

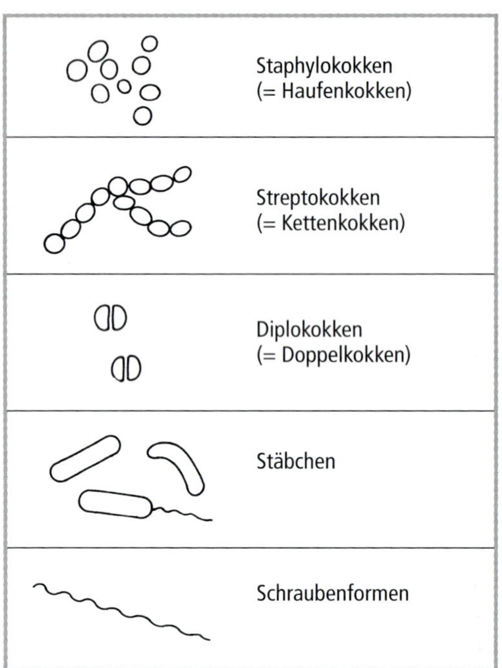

Abb. 2-2 Verschiedene Bakterienformen

2.4.2 Gram-Färbung

Bakterien unterscheiden sich von ihrem Zellwandaufbau voneinander. So gibt es Bakterien mit einer dünneren und solche mit einer dickeren Zellwand inklusive einer so genannten Mureinschicht. Dieser Sachverhalt wird bei einem relativ einfachen Färbetest sichtbar, der bereits 1884 von dem dänischen Mikrobiologen **H.C.I. Gram** zufällig entdeckt wurde. Bakterien, die nach dieser Färbung dunkelblau erscheinen, werden **grampositiv** (Abb. 2-3), solche, die sich rot anfärben lassen, **gramnegativ** benannt (Abb. 2-4). Dieser Test wird in jedem bakteriologisch ausgerichteten Labor durchgeführt.

Das Anfärbeverhalten ist von großer Wichtigkeit für die **Artdiagnose** eines Erregers und u.a. auch von großer Bedeutung für die richtige Auswahl eines Antibiotikums für einen an einer Infektionskrankheit leidenden Patienten.

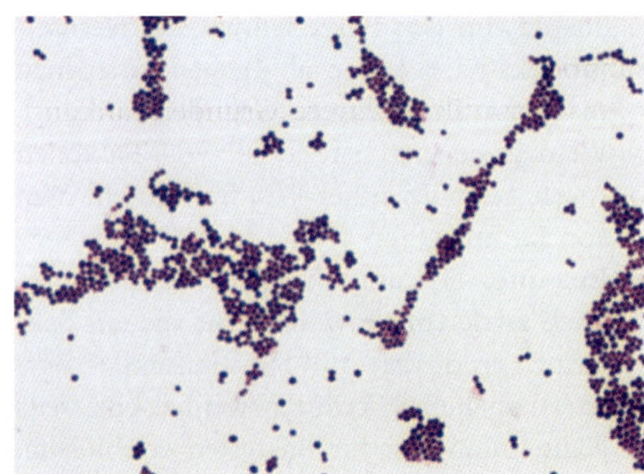

Abb. 2-3 Grampositive Kokken, hier Staphylokokken, traubenförmige Anordnung (mit freundlicher Genehmigung von Prof. Braun, Esslingen)

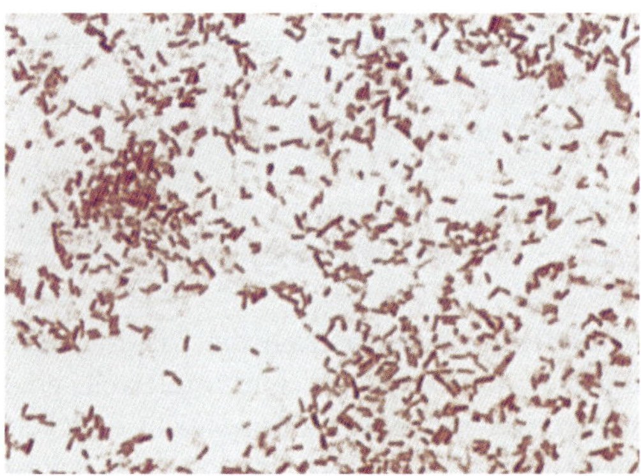

Abb. 2-4 Gramnegative Stäbchen, hier E. coli (mit freundlicher Genehmigung von Prof. Braun, Esslingen)

2.5 Physiologische Flora

Bevor wir die wichtigsten humanpathogenen Bakterienarten besprechen, wenden wir uns der physiologischen Bakterienflora zu.

Unter der **physiologischen Bakterienflora** versteht man Bakterien, mit denen wir in einer Art Symbiose zusammenleben und die einem gesunden Menschen normalerweise nicht schaden, sondern teilweise sogar von Nutzen sind.

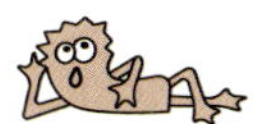

Unter bestimmten Voraussetzungen (immunsupprimierende Therapie mit z.B. Kortison oder Zytostatika, schwere Grunderkrankung) sind Bakterien der physiologischen Flora dazu befähigt, Infektionen zu verursachen. Zu diesen so genannten **fakultativ pathogenen Keimen** gehören beispielsweise Dickdarmbakterien wie Escherichia coli. Während einer Darmoperation oder einer Perforation des Darms können sie in die freie Bauchhöhle gelangen und zu erheblichen Infektionen (Peritonitis) führen. Außerdem sind sie die Hauptverursacher von Harnwegsinfekten.

2.5.1 Haut

Die Haut ist von einer Vielzahl von Keimen besiedelt (Hautflora). Hier lassen sich hauptsächlich Staphylokokken und Streptokokken, aber auch Propionibakterien nachweisen, die bei der Akneentstehung eine wichtige Rolle spielen. Weitere Keime sind Mykobakterien und Corynebakterien. In den behaarten Hautgebieten finden sich – neben den Hand- und Fußinnenflächen – die meisten Bakterien. Sie sind dort für die charakteristische Geruchsentwicklung verantwortlich. Die physiologische Hautflora bietet neben dem pH-Wert und anderen Faktoren einen guten Schutz vor **obligat pathogenen Bakterien.** Dies sind Keime, die zu jeder Zeit und bei jedem Menschen eine krankmachende Potenz besitzen (s. auch Tab. 11-2, S. 173).

2.5.2 Mund

Im Bereich der Mundhöhle nehmen »vergrünende Streptokokken« eine Kontrollfunktion gegenüber Anflugkeimen von außen ein – sie sind die so genannte Mundpolizei. Bei gesunden Menschen sind andere Bakterienarten (und auch Pilze) zwar vorhanden, aber unbedeutend.

2.5.3 Verdauungstrakt

In der **Speiseröhre** findet sich nur eine geringe Keimzahl. Diese Besiedlung ist im **Magen** dank des sauren Sekrets nicht mehr nachzuweisen. Im Verlauf des **Dünndarms** nimmt die Bakterienzahl wieder zu. Der **Dickdarm** ist das größte Keimreservoir des Körpers. Hier konnte man bisher weit über 100 Bakterienarten isolieren. In jedem Gramm Stuhl findet man ca. 10^8 bis 10^{11} Bakterien (20–30 % der Stuhlmasse). Ihre Zusammensetzung ist bei gesunden Menschen relativ einheitlich:

- 5 % coliforme Stäbchen (wie E. coli) und Enterokokken
- 95 % Anaerobier

Anaerobier sind Bakterien, die nur unter Sauerstoffausschluss wachsen können. Zu den häufigsten Vertretern zählen Bacteroides, Clostridien und anaerobe Kokken.

2.5.4 Atemwege

Der **Nasenbereich** ist stark mit Bakterien besiedelt. Am häufigsten kommen Staphylokokken, Meningokokken und Streptokokken vor. Bei Krankenhauspersonal finden sich mehr fakultativ pathogene Arten als bei der übrigen Bevölkerung.

Das **Bronchialsystem** und die **Alveolen** sind in der Regel keimfrei.

2.5.5 Harnwege

Bei gesunden Menschen sind Nierenbecken, Harnleiter und Blase steril. Der untere Teil der Harnröhre ist durch Streptokokken, Staphylokokken und gramnegative Stäbchen besiedelt. Diese Keime sind einerseits für die Verunreinigung von Urinproben und andererseits für aufsteigende Harnwegsinfekte verantwortlich (s. auch Kap. 18 Abschnitt »Harnwegsinfektionen«, S. 258 ff.).

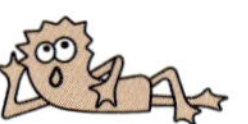

! Wegen der bakteriellen Besiedlung des unteren Urogenitaltrakts muss bei jeder Urinprobe entweder Mittelstrahlurin oder Katheterurin verwendet werden!

2.5.6 Scheide

Die Zusammensetzung der immer ausgeprägten Besiedlung der Scheide ist stark vom Lebensalter der Frau abhängig. Nach der **Geburt** wird die zunächst sterile Region durch Milchsäurebakterien (= Laktobazillen, Döderlein-Stäbchen) besiedelt. Die Mischflora der **Kindheit** wird mit der **Pubertät** wieder durch die säureproduzierenden Döderlein-Bakterien verdrängt. Nach Abschluss der **Geschlechtsreife** etabliert sich wieder eine Mischflora.

Durch den sauren pH-Wert im Bereich der Scheide der geschlechtsreifen Frau wird die Besiedlung durch andere Mikroben verhindert, so dass man in dieser Phase, unter Beachtung der persönlichen Hygiene, weniger Harnwegsinfektionen als in höherem Lebensalter findet.

2.6 Die humanmedizinisch wichtigsten Bakterienarten

Nach den oben erwähnten Kriterien (Gram-Verhalten, Form) lässt sich die in Tabelle 2-1 gezeigte Übersicht über die humanmedizinisch wichtigsten Bakterienarten erstellen. Daneben gibt es noch Vertreter, die sich nur schwierig in eine dieser Gruppen einordnen lassen. Zu diesen Bakterien gehört **Mykoplasma**, das, da es keine Zellwand hat, nicht nach Gram angefärbt werden kann. Eine zweite Gruppe, vertreten durch **Chlamydia**, kann nur innerhalb von Wirtszellen existieren.

2.6.1 Grampositive Kokken

Neben zahlreichen verschiedenen taxonomisch zu unterscheidenden Bakterienstämmen führen zahlenmäßig einerseits die Familie der »Staphylococcaceae«, andererseits die Familien der »Streptococcaceae« und »Enterococcaceae« das Vorkommen im klinischen Alltag an. Unter

Tab. 2-1 Übersicht der humanmedizinisch wichtigsten Bakterienarten

Kokken		Stäbchen		Schrauben-
grampositiv	**gramnegativ**	**grampositiv**	**gramnegativ**	**formen**
Staphylococcus Streptococcus Enterococcus Pneumococcus	Neisseria • Gonococcus • Meningococcus	Corynebacterium Listeria Bacillus Clostridium Mycobacterium	Bordetella Campylobacter Hämophilus Helicobacter Legionella Salmonella Shigella Vibrio Yersinia E. coli Klebsiella Proteus Pseudomonas	Borrelia Leptospira Treponema

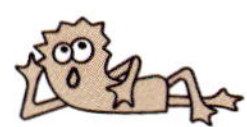

den Bakteriengattungen der Staphylococcaceae sind die Staphylokokken mit der wichtigen Art »Staphylococcus aureus« neben zahlreichen weiteren Staphylokokken, darunter Staphylococcus epidermidis, von herausragender Bedeutung.

Staphylokokken

Erreger: Staphylokokken sind grampositive Haufenkokken (s. auch Abb. 2-3). Wir unterscheiden zwischen

- der meist pathogenen Staphylokokkenart **Staphylococcus aureus** und
- den fakultativ pathogenen, koagulasenegativen Staphylokokken (u.a. **Staphylococcus epidermidis**).

Epidemiologie: **S. epidermidis** ist bei Gesunden vor allem im Hautbereich zu finden und hat nur im Krankenhaus eine medizinische Bedeutung. Der Keim ist in der Lage, implantiertes Kunststoffmaterial zu besetzen, sich dort zu vermehren und eine lokale Infektion hervorzurufen. Wir alle kennen die Folgen eines zu lange liegenden Venenverweilkatheters (Braunüle) mit den typischen Entzündungsparametern (s. Kap. 1 »Wichtige Begriffe aus der medizinischen Mikrobiologie«, S. 3f.). Weitere Kunststoffimplantate, die besiedelt werden können, sind Herzklappen, Gefäßprothesen oder auch ein Blasendauerkatheter. Die Symptome (Schmerz, Rötung, Schwellung) verschwinden meist von selbst, sobald die Infektionsquelle entfernt wird.

Wesentlich gefährlicher ist der Keim **Staphylococcus aureus.** Er »nistet« ebenfalls im Hautniveau, ist aber auch im Nasen-Rachen-Bereich zu finden (Rate menschlicher Träger ca. 30–40 %, **aber**: Krankenhauspersonal 70–100 %!). Verschiedene Enzyme (Plasmakoagulase, Hyaluronidase, Hämolysin, Koagulase, Betalaktamase) und Toxine (Leukozidin, Enterotoxin) begründen die Pathogenität und Virulenz.

Für das **Zustandekommen** einer **Infektion** mit Staphylokokken ist aber auch die **Disposition des Wirtes** ganz entscheidend. Folgende Patientengruppen sind besonders gefährdet:

- chronisch Kranke (vor allem Diabetiker)
- Ekzematiker oder Patienten mit anderen Hauterkrankungen
- Patienten mit Verbrennungen
- Alkoholiker
- Immungeschwächte

Übertragung und Krankheitsbild: Erregerreservoir ist der Mensch selbst. Durch Hautkontakt (Händeschütteln) oder Tröpfchen (Niesen) wird der Keim verbreitet.

Bei Schädigung der Haut (Wunden, Dermatitis) oder Manipulationen (Gelenkpunktion, Operation allgemein) kann der Keim seine pathogene Eigenschaft entfalten: Er ist der typische **Eitererreger.** In Tabelle 2-2 sind die wichtigsten Infektionen durch S. aureus dokumentiert.

Diese Aufzählung macht zweierlei deutlich:

- Zum einen ist S. aureus einer der bedeutendsten Krankenhauskeime und somit verantwortlich für eine Vielzahl von **nosokomialen Infektionen** (s. Teil II »Krankenhaushygiene«, S. 163 ff.).
- Weiterhin neigen die eitrigen Infektionen zur **lokalen Begrenzung** (Abszess, Furunkel [Abb. 2-5, S. 14], Empyem). Dank Koagulase ist die S.-aureus-Spezies in der Lage, einen schützenden Fibrinwall (Kapsel) gegen Abwehrmechanismen des menschlichen Kör-

Tab. 2-2 Typische Infektionen durch Staphylococcus aureus

• Abszesse	• Impetigo
• Furunkel	• Wundinfektion
• Mastitis	• Pneumonie
• Empyem	• Sepsis
• Osteomyelitis	• Lebensmittel-vergiftung
• Panaritium	

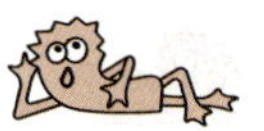

pers zu bilden. Die Abwehrzellen können nicht oder nur sehr schlecht in die infizierte Region gelangen. Gleiches gilt für die Antibiotikatherapie.

Therapie: Abgekapselte, eitrige Prozesse müssen in der Regel **chirurgisch** eröffnet werden. Die eher generalisierten Infektionen (Pneumonie, Sepsis) erfordern eine **Antibiotikatherapie**. Diese ist in den vergangenen Jahren zunehmend schwieriger geworden, da Staphylokokken leicht Resistenzen entwickeln können. Fast jeder S.-aureus-Stamm produziert **Betalaktamase**, ein Enzym, welches so genannte Betalaktamantibiotika unwirksam machen kann. Zu dieser Gruppe gehört das Penicillin, weshalb die Betalaktamase auch **Penicillinase** genannt wird. Deshalb wurde eine Reihe penicillinasefester Penicilline (z. B. Oxacillin) entwickelt, die bei Staphylokokkeninfektionen primär einzusetzen sind.

Seit Mitte der 1990er-Jahre gibt es gehäuft mehrfach resistente S.-aureus-Stämme (**MRSA** = Methicillin-resistente S. aureus bzw. **ORSA** = Oxacillin-resistente S. aureus). Sie sind eine Herausforderung für viele Krankenhäuser, insbesondere für Intensivstationen, da nur noch wenige Antibiotika wirksam sind. Übertragen werden die MRSA/ORSA vor allem durch die Hände des medizinischen Personals: Der Nasenbereich kann unbemerkt chronisch besiedelt sein – hier reicht eine kurze Berührung mit der Hand, durch das anschließende Berühren eines Patienten sind die Erreger übertragen.

Um MRSA in der Klinik in den Griff zu bekommen, ist ein konsequentes Hygienemanagement nötig (s. auch Kap. 17 Abschnitt »MRSA-Infektionen – Prävention und Bekämpfung«, S. 249 ff.). Betroffene Patienten sind zu isolieren, möglichst mit eigener Nasszelle, mehrere MRSA-Infizierte kann man zusammenlegen (Kohortenisolierung). Nun erfolgen häufig Abstriche aus dem infizierten Bereich und der Nase (gegebenenfalls auch Rachen). Nach Resistenzergebnis werden spezielle Antibiotika eingesetzt. Zur Sanierung einer nasalen MRSA-Besiedlung wird die Anwendung von Mupirocin-Nasensalbe empfohlen, wobei auch hier schon Resistenzbildungen bekannt sind. Die intakte Haut sollte mit antiseptisch wirksamen Seifen gewaschen und die Bettwäsche täglich gewechselt werden. Sind drei Abstriche an drei aufeinander folgenden Tagen negativ, kann man die Isolierung aufheben (s. auch Kap. 17 Abschnitt »MRSA-Infektionen – Prävention und Bekämpfung«, S. 253).

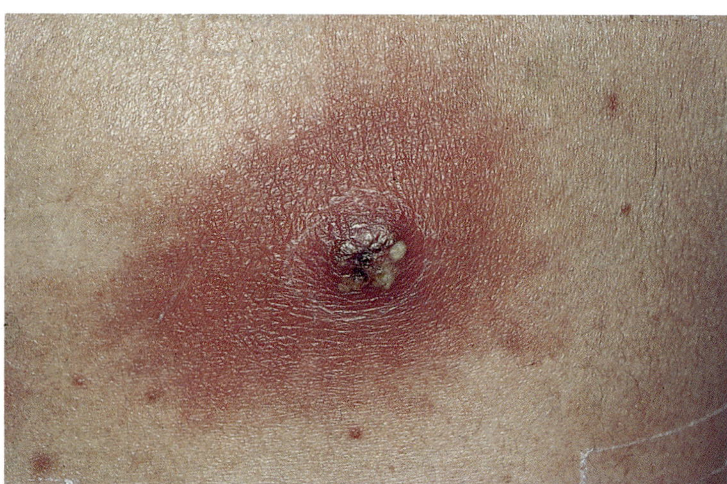

Abb. 2-5 Furunkel. Typische Infektion durch Staphylococcus aureus (aus: Bork K, Bräuninger W. Hautkrankheiten in der Praxis. Diagnostik und Therapie. 3. Aufl. Stuttgart, New York: Schattauer 2005)

Übersicht Staphylokokken

Erreger: S. aureus (koagulasepositiv) und S. epidermidis (koagulasenegativ)

Epidemiologie: gehören zur physiologischen Flora

Übertragung: meist Tröpfcheninfektion, ferner Wundinfektion, Lebensmittelvergiftung (S. aureus); wichtiger Erreger von nosokomialen Infektionen

Inkubationszeit und Ansteckung: Stunden bis wenige Tage

Krankheitsbild: lokal begrenzte Eiteransammlung oder generalisiert (Sepsis), Pneumonie, akute Gastroenteritis

Diagnostik: Abstrich, Bronchialsekret, Stuhl, Blutkultur

Behandlung: chirurgisch, Antibiotika (Achtung: Häufig Resistenzen! MRSA!)

Prophylaxe: Desinfektion

Gesetzliche Bestimmungen, Berufskrankheit: Meldepflicht bei epidemischem Ausbruch

Das Personal der Station sollte ebenfalls untersucht werden. MRSA-Träger unter dem Personal sollten bis zur nachgewiesenen Sanierung keinen Patienten pflegen und behandeln. Lässt sich dies nicht vermeiden, sind besondere hygienische Maßnahmen zu ergreifen (z. B. Mund-Nase-Schutz, Einmalkittel, Händedesinfektion). Nähere Informationen s. S. 249 ff. bzw. unter www.rki.de.

Zur Eindämmung der Infektionsausbreitung werden heute meist nach bestimmten Kriterien ausgewählte Patienten bei Krankenhausaufnahme auf MRSA untersucht, insbesondere Hochrisikopatienten, die vor einem invasiven Eingriff stehen. Dafür wurde ein Schnelltest entwickelt, der innerhalb weniger Stunden ein Ergebnis liefert.

Einzelne S.-aureus- oder **MRSA**-Erkrankungen oder -Besiedlungen sind nicht meldepflichtig. Gemäß § 6, Abs. 2 IfSG (= Infektionsschutzgesetz) ist jedoch das gehäufte Auftreten von Infektionen, bei denen ein epidemischer Zusammenhang wahrscheinlich ist oder vermutet wird, unverzüglich dem Gesundheitsamt als Ausbruch zu melden.

Enterotoxin

Einige Stämme von S. aureus produzieren hitzelabile wie auch hitzestabile Enterotoxine. In kontaminierten Lebensmitteln (Milch, Eiprodukte, Kartoffelsalat, Fleischwaren) kommt es zur schnellen Vermehrung der Bakterien und so zur Anhäufung der Toxine. Die Inkubationszeit ist sehr kurz. Wenige Stunden nach Verzehr dieser Lebensmittel treten Übelkeit, Erbrechen, Bauchschmerzen und Diarrhö auf. Eine Therapie ist oft nicht nötig (s. auch Abschnitt »Durchfallerkrankungen«, S. 43 f.).

Streptokokken

Streptokokken sind **grampositive**, sporenlose, unbewegliche **Kettenkokken.** Die Länge der Ketten ist unterschiedlich und hängt von der Streptokokkenspezies und dem Nährboden ab. Wie schon die Staphylokokken, sind die Streptokokken biologisch sehr aktiv. Sie können – je nach Art – eine Vielzahl von **Enzymen** und **Toxinen** abgeben:

- **Hämolysin:** Je nach Ausprägung dieses Enzyms werden Blutfarbstoff oder Erythrozyten aufgelöst. Das Hämolysin wird auch

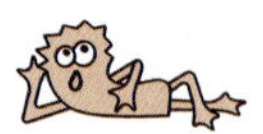

Streptolysin genannt. Es wirkt als Antigen, gegen das unser Immunsystem Antikörper produziert, das so genannte Anti-Streptolysin (ASL). Es wird bei einer Streptokokkeninfektion im Blut des Patienten nachgewiesen.

- **Streptokinase**: Dieses Enzym kann Fibrin auflösen. In der Klinik wird es zur Lysetherapie von frischen Blutgerinnseln (Thrombose, Herzinfarkt) gebraucht.
- **Hyaluronidase**: Dieses Enzym fördert die Ausbreitung der Infektion im Gewebe.
- **Erythrogene Toxine**: Diese Toxine sind fiebererzeugend und die Ursache für das Scharlach-Exanthem.

Diese Aufzählung ist nicht komplett. Eine wissenschaftlich exakte Liste der Pathogenitätsfaktoren wäre hier zu umfangreich.
Streptokokken sind wichtige Erreger verschiedener akuter Erkrankungen des Menschen. Die folgende grobe Einteilung ist immer noch üblich:

Streptokokken der Gruppe A (S. pyogenes)

Die meisten der für den Menschen gefährlichen Streptokokkeninfektionen werden durch die Gruppe A verursacht. Sie neigen zu flächenhaften Entzündungen (Enzym Hyaluronidase!). Es kommt daher im Gegensatz zu Infektionen mit Staphylokokken weniger zu abszedierenden als zu **phlegmonösen Entzündungsprozessen** (Tab. 2-3).

Tab. 2-3 Typische Streptokokkenerkrankungen der Gruppe A

- Angina tonsillaris
- Sinusitis
- Otitis media
- Bronchitis, Pneumonie
- Scharlach
- Erysipel
- Augeninfektion
- phlegmonöse Entzündung
- Impetigo
- akute Glomerulonephritis
- rheumatisches Fieber

Infektionen mit so genannten betahämolysierenden Streptokokken der Gruppe A betreffen vor allem Kinder im Kindergarten- und frühen Schulalter, aber auch Erwachsene. Die Übertragung erfolgt meist über Tröpfcheninfektion. Häufig ist eine eitrige Entzündung der Rachenmandeln der Beginn (die Angina).
Zwei Erkrankungen sollen wegen der besonderen Krankheitsbilder hervorgehoben werden: Scharlach und Erysipel.

Krankheitsbild: Scharlach

Verursacht wird diese klassische Kinderkrankheit durch hämolysierende Streptokokken der Gruppe A. In Deutschland rechnet man mit etwa 80 000 Scharlachfällen pro Jahr (Inzidenz: ca. 100).

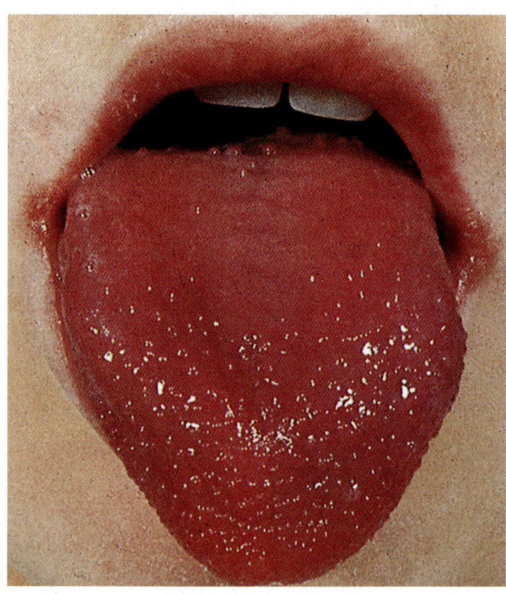

Abb. 2-6 Scharlach. Himbeer- oder Erdbeerzunge (aus: Tischendorf FW. Der diagnostische Blick. 7. Aufl. Stuttgart, New York: Schattauer 2008)

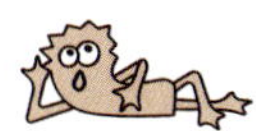

Übersicht Scharlach

Erreger: erythrogene Toxine bildende A-Streptokokken

Epidemiologie: meist Kinder betroffen, kalte Jahreszeit

Übertragung: Tröpfcheninfektion

Inkubationszeit und Ansteckung: wenige Tage (2–7)

Krankheitsbild: Fieber, Angina, Krankheitsgefühl, feinfleckiges Exanthem, Erdbeerzunge, Hautschuppung

Diagnostik: Rachenabstrich, ASL-Titer-Bestimmung, Erkennen des Exanthems

Behandlung: Penicillin

Prophylaxe: keine wirksame Impfung gegen Erreger oder Toxine bekannt, Therapie der Kontaktpersonen, Expositionsprophylaxe

Gesetzliche Bestimmungen, Berufskrankheit: zur Vermeidung von Epidemien Meldung von Erkrankten in Schulen, Kindergärten, Heimen etc.

Die **erythrogenen Toxine** sind für den Krankheitsverlauf und das Exanthem verantwortlich und führen zu einer **Immunität**.

Übertragung und Krankheitsbild: Nach Tröpfcheninfektion kommt es nach einer Inkubationszeit von 2 bis 7 Tagen zu mehr oder weniger deutlichem Krankheitsgefühl, Fieber und einer Tonsillitis. Der Rachen ist gerötet (Enanthem). Die Redewendung »ohne Angina kein Scharlach« hat sicher auch heute noch Gültigkeit. Die Zunge ist zunächst belegt und imponiert erst am 3. bis 4. Tag als typische **Himbeer-** oder **Erdbeerzunge** (Abb. 2-6). Das feinfleckige Exanthem (Gefühl wie Sandpapier) beginnt im Hals-/Brustbereich (Abb. 2-7) und überzieht den gesamten Körper, mit Ausnahme der Mundpartie (**zirkumorale Blässe, Clownsgesicht**). Im weiteren Verlauf setzt eine **Hautschuppung** vor allem im Hand-/Fußflächenbereich ein.

Diagnostik und Therapie: Durch einen Rachenabstrich kann man Streptokokken der Gruppe A nachweisen. Ein erhöhter ASL-Titer und der typische Krankheitsverlauf sprechen für Scharlach.

Um Folgeerkrankungen (s. S. 18 f.) vorzubeugen, behandelt man heute alle Scharlachpatienten – auch die leichter verlaufenden Fälle – mit Penicillin über 7 bis 10 Tage. Die Entfieberung wird dadurch beschleunigt, der Krankheitsverlauf milder und die Wiederzulassung zum Schulbesuch kann früher erfolgen.

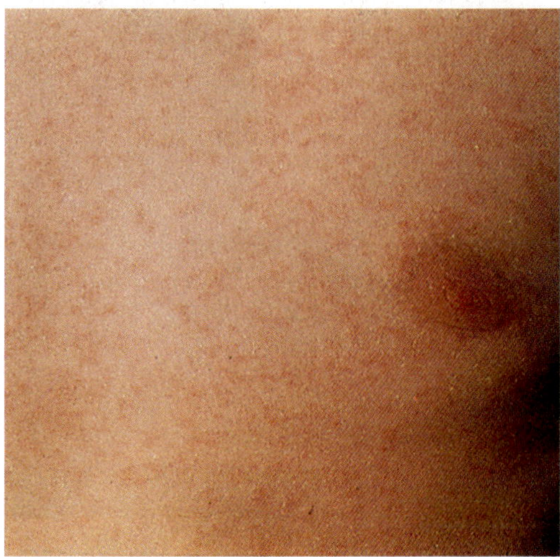

Abb. 2-7 Sehr diskretes Scharlachexanthem (aus: Tischendorf FW. Der diagnostische Blick. 7. Aufl. Stuttgart, New York: Schattauer 2008)

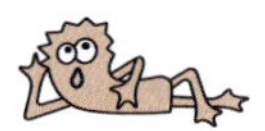

Prophylaxe: Schon lange ist die früher übliche Scharlachschutzimpfung zur Erzeugung einer antitoxischen Immunität (gegen erythrogene Toxine) aufgegeben worden. Durch Penicillingabe an alle Kontaktpersonen, die in enger Lebensgemeinschaft mit einem Scharlachkranken leben, lassen sich Epidemien verhindern bzw. wirksam bekämpfen.

! Erkrankte dürfen Schulen oder andere Einrichtungen (Krankenhäuser!) nicht betreten, bis eine Weiterverbreitung nicht mehr zu befürchten ist.

Krankheitsbild: Erysipel

Das Erysipel (Wundrose) wird immer durch hämolysierende Streptokokken der Gruppe A verursacht. Die Erreger dringen meist durch einfache Verletzungen in den Körper ein. Das Erysipel tritt häufig bei chronisch infizierten älteren Wunden und beim Ulcus cruris auf.

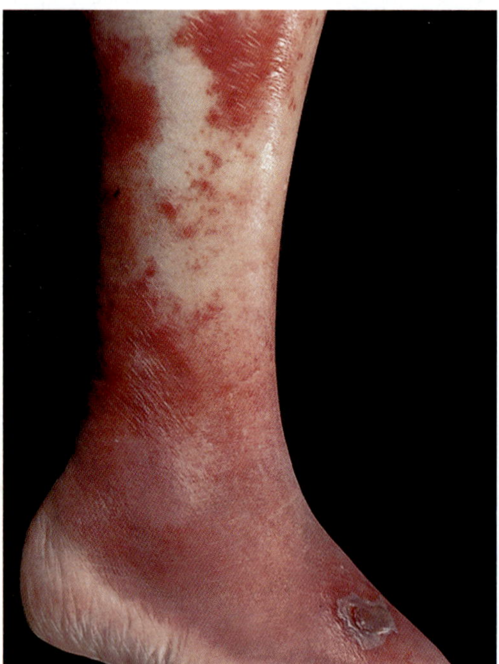

Abb. 2-8 Erysipel bei einer Streptokokkeninfektion. Akutes Stadium mit Rötung und Ödem (aus: Bork K, Bräuninger W. Hautkrankheiten in der Praxis. 3. Aufl. Stuttgart, New York: Schattauer 2005)

Krankheitsbild: Nach einer kurzen Inkubationszeit (1–3 Tage) kommt es im betroffenen Bereich zu einer flammend roten bis bläulich lividen, scharf begrenzten Hautverfärbung, die sehr schmerzhaft ist (Abb. 2-8). Da es sich um eine Infektion der Hautlymphbahnen handelt, sind die regionalen Lymphknoten angeschwollen. Die Patienten leiden unter einem deutlichen Krankheitsgefühl mit hohem Fieber, Leukozytose und erhöhter BKS (Blutkörperchensenkung). Das Erysipel neigt zu Rezidiven. Eine weitere Spätfolge ist die Vernarbung der entzündeten Lymphgebiete, wodurch dann ein Lymphstau entsteht (**Elephantiasis**).

Therapie: Die Behandlung besteht aus einer systemischen Antibiotikagabe (Penicillin), Ruhigstellung der betroffenen Region und – wenn eine Extremität befallen ist – Hochlagerung.

Folgeerkrankungen nach Infektion mit Streptokokken der Gruppe A

Infekte durch A-Streptokokken (Tab. 2-3) sind besonders wegen ihrer möglichen Folgeerkrankungen (Tab. 2-4) gefürchtet. Das klassische Bild des so genannten **rheumatischen Fiebers** beginnt akut mit einer Polyarthritis, die vor al-

Tab. 2-4 Wichtige Folgeerkrankungen nach Streptokokken-A-Infekt

Rheumatisches Fieber mit
- Karditis
- Polyarthritis
- Erythema anulare
- subkutanen Rheumaknoten
- Chorea minor

Glomerulonephritis

lem die großen Gelenke befällt. Alle Zeichen der akuten Gelenkentzündung – schmerzhafte Schwellung, Rötung, Überwärmung, eingeschränkte Funktion – sind bei dem voll ausgebildeten Krankheitsbild nachweisbar. Eine **Karditis** (Myokarditis, Endokarditis) kann bei Kindern und Jugendlichen den Verlauf völlig beherrschen. Während man die Gelenkentzündung mithilfe von Antirheumatika therapeutisch im Griff zu haben scheint, sind Langzeitschäden einer Endokarditis, wie z. B. Herzklappenzerstörungen mit der Folge einer möglichen Herzinsuffizienz, häufig. Ein operativer Herzklappenersatz kann dann nötig werden. (»Das rheumatische Fieber beleckt die Gelenke und beißt das Herz.«)
Eine zweite, sehr wichtige Komplikation eines A-Streptokokken-Infektes ist die akute **Glomerulonephritis**, die unbehandelt zur Niereninsuffizienz und Dialysepflicht führen kann.
Auch aufgrund dieser möglichen Folgeerkrankungen wird die Antibiotikatherapie eines eitrigen, bakteriellen Infektes durch A-Streptokokken notwendig. Bei rezidivierenden Mandelentzündungen ist eine operative Entfernung zu diskutieren.

Streptokokken der Gruppe B (S. agalactiae)

Streptokokken der Gruppe B können sowohl bei Neugeborenen (infizierter Geburtskanal, nosokomiale Infektion) als auch bei immungeschwächten Erwachsenen Erkrankungen hervorrufen. Die Neugeboreneninfektion weist meist einen schweren Verlauf (**Meningitis, Pneumonie**) auf. In der Tiermedizin sind B-Streptokokken als wichtige Erreger von **Mastitiden** bei Milchkühen bekannt.

Streptokokken der Gruppe D (S. faecalis, Enterokokken)

Enterokokken sind Bestandteile der physiologischen Darmflora des Menschen. Im Gegensatz zu den übrigen Streptokokkenarten neigen die Enterokokken zu einer ausgeprägten **Antibiotikaresistenz.** Sie sind im Krankenhaus für eine Vielzahl von **Harnwegsinfektionen** (ca. 15 %), seltener für **Wundinfektionen** verantwortlich. Analog zu den problematischen Resistenzentwicklungen bei Staphylokokken mit dem Auftreten von MRSA-Stämmen (s. S. 14 f.) gibt es zunehmend Probleme durch Resistenzbildungen von Enterokokkenstämmen gegen Vancomycin (**VRE** = Vancomycin-resistente Enterokokken) – bis hin zum Therapieversagen. Als Mitursache betrachtet man die unkritische Anwendung von Avoparcin (einem Vancomycinanalog) in der Tiermasthaltung in den 1970er- und 1980er-Jahren, die seither verboten ist.

»Vergrünende« Streptokokken (u. a. Streptokokken der Viridans-Gruppe)

Vergrünende Streptokokken gehören zur physiologischen Mundflora und können – z. B. nach einer Zahnextraktion – im Blut nachgewiesen werden (Bakteriämie). Ihren Namen verdanken sie der Eigenschaft, dass um die Bakterienkolonien auf Blutagarnährböden ein grüner Hof zu erkennen ist. Diese nicht vollständige, so genannte Alpha-Hämolyse der Erythrozyten beruht auf dem Hämabbau bis zum Biliverdin (grünes Hämoglobinabbauprodukt [Gallenfarbstoff]).
Zu den wichtigsten Erkrankungen zählen die **Endokarditiden**, insbesondere die subakut verlaufende Endokarditis lenta. Die Bakterien besiedeln vorgeschädigte Herzklappen (angeboren, rheumatisch bedingt, toxisch bedingt, z. B. durch Alkohol oder andere Drogen).
Ein **Nachweis** gelingt am besten durch wiederholte Blutkulturen.

Pneumokokken (S. pneumoniae)

Pneumokokken sind grampositive Diplokokken (Doppelkokken), die meistens von einer Schleimkapsel umgeben sind (s. Abschnitt »Pathogenitätsfaktoren«, S. 8 f.).

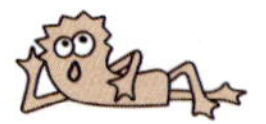

Als physiologischer Bestandteil der Mund-/Rachenflora bei etwa 50 % der Menschen können sie unter bestimmten, für den Menschen ungünstigen Bedingungen (z. B. anderer Infekt) vor allem **Erkrankungen der Atemwege** hervorrufen. Pneumokokken verursachen Bronchopneumonie, typischerweise Lobärpneumonie (Lungenentzündung, die nur einen Lungenlappen [Lobulus] betrifft), Nebenhöhlen- und Mittelohrentzündungen sowie Meningitis.
Zur **Therapie** sind Penicilline die Antibiotika der ersten Wahl, jedoch haben Resistenzen, insbesondere in Südeuropa, zugenommen.
Die Ständige Impfkommission (STIKO) empfiehlt die Impfung für alle Kinder im 2. Lebensjahr sowie einmalig für alle Erwachsenen über 60 Jahre. Vor einer geplanten Milzentfernung ist ebenfalls eine Impfung dringend indiziert.

2.6.2 Gramnegative Kokken

Unter einigen taxonomisch zu unterscheidenden Familien stellt neben den eher selten isolierten »Moraxellaceae« die Familie »Neisseriaceae« die humanpathologisch bedeutendste dar.

Neisserien

Benannt ist diese Bakteriengattung nach deren Entdecker Albert Neisser (1855–1916). Neisserien sind gramnegative, unbewegliche Bakterien, die oft paarweise zusammenliegen (semmel- oder kaffeebohnenförmige **Doppelkokken**).
Neben mehreren apathogenen Formen gibt es heute vor allem zwei Spezies, die eine humanpathogene Bedeutung besitzen:

- die Gonokokken und
- die Meningokokken.

Gonokokken (Neisseria gonorrhoeae) und Gonorrhö

Gonokokken sind die Erreger der häufigen Geschlechtskrankheit **Gonorrhö** (**Tripper**). Die Verwendung von Kondomen bietet einen guten Schutz vor Neuinfektionen.

Übertragung: Übertragen wird die Gonorrhö durch Geschlechtspraktiken jeglicher Art. Denkbar, aber eher unwahrscheinlich ist auch eine Infektion über gemeinsam benutzte Handtücher oder Toilettenbrillen.

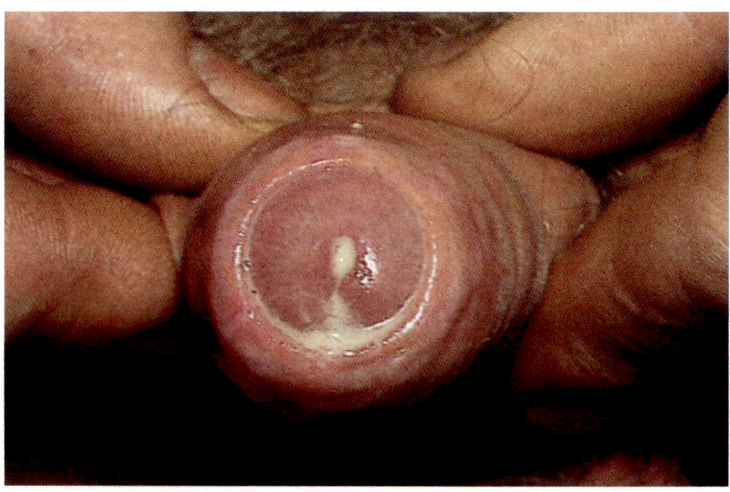

Abb. 2-9 Gonorrhö. Typisches Bild der akuten Entzündung des Mannes mit eitrigem Ausfluss (aus: Bork K, Bräuninger W. Hautkrankheiten in der Praxis. Diagnostik und Therapie. 3. Aufl. Stuttgart, New York: Schattauer 2005)

Übersicht Gonorrhö

Erreger: Neisseria gonorrhoeae (gramnegative Doppelkokken)

Epidemiologie: weltweit verbreitet

Übertragung: durch Sexualkontakt

Inkubationszeit und Ansteckung: **wenige Tage (2–4)**

Krankheitsbild: Befall der Urogenitalschleimhaut → Urethritis; Schmerzen beim Wasserlassen, eitriger Ausfluss; bei Nichtbehandlung aufsteigender Infekt mit Sterilität möglich

Diagnostik: typische Symptome, Erregernachweis im Abstrichsekret (neben Anzuchtsversuch vorzugsweise über den Labortest PCR

Behandlung: Antibiotikatherapie

Prophylaxe: Kondome; im Falle einer Infektion den Sexualpartner mitbehandeln; Impfung nicht bekannt

Gesetzliche Bestimmungen, Berufskrankheit: Eine Meldepflicht besteht seit 2000 nicht mehr.

Inkubationszeit und Krankheitsbild: Die Erreger besitzen eine besonders hohe Affinität zur Schleimhaut des Urogenitaltrakts, des Rektums und der Augenbindehaut.

Nach einer Inkubationszeit von wenigen (2–4) Tagen kommt es zur Rötung und zur eitrigen Sekretion des infizierten Areals. In den allermeisten Fällen wird zunächst schmerzhaftes Wasserlassen und eitriger Ausfluss aus der Harnröhre (Abb. 2-9) beklagt. Die **Harnröhrenentzündung** (Urethritis) ist bei Männern weitaus schmerzhafter als bei Frauen. Dies führt den Mann eher zum Arzt; daher wird in Deutschland eine Gonorrhö beim Mann etwa 3-mal so häufig diagnostiziert wie bei der Frau. Es ist aber zu erwarten, dass sich mit Einführung der Untersuchungen auf Gonokokken mittels Polymerase Chain Reaction(PCR; »Polymerase-Ketten-Reaktion«) dieses Missverhältnis ändern wird.

Gefährlich sind die Krankheitsverläufe mit einer nur gering ausgeprägten Symptomatik. Der Arztbesuch wird unterlassen, es erfolgt keine Behandlung, und die Erkrankung kann chronifizieren oder »aufsteigen«. **Folgeerscheinungen** sind

- beim Mann eine Entzündung der Prostata und der Nebenhoden,
- bei der Frau können Eileiter, Eierstöcke oder sogar das Peritoneum betroffen sein.

Bei beiden Geschlechtern kann in einem solchen Fall häufig eine Sterilität entstehen.

Therapie: Leider haben die Gonokokken seit 2 bis 3 Jahrzehnten in zunehmenden Maße **Resistenzen** gegenüber den früher gut wirksamen Penicillinen entwickelt. Die Ursache wird prophylaktischen Antibiotikagaben bei Prostituierten oder Urlaubsfernreisenden zugeschrieben. Daher muss man auf andere Antibiotikaklassen zurückgreifen.

! Zu beachten ist, dass zu einer vernünftigen Therapie auch immer eine **Mitbehandlung** des jeweiligen **Geschlechtspartners** gehören sollte. Da Doppelinfektionen mit dem Syphiliserreger Treponema pallidum möglich sind, sollte eine Diagnostik die Treponemen einschließen.

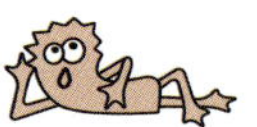

Während der Geburt kann die Mutter Gonokokken auf das Neugeborene übertragen. Eine eitrige Bindehautentzündung kann die Folge sein. Die **Neugeborenenblennorrhö** (Blennorrhoea gonorrhoica) war früher eine der häufigsten Ursachen für Blindheit im Kindesalter. Seit der Einführung der **Credé-Prophylaxe** besteht ein sicherer Schutz vor der Neugeborenenblennorrhö. Hierbei wird in jedes Auge ein Tropfen einer 1 %igen Silbernitratlösung geträufelt. Heute ist diese Prophylaxe zwar nicht gesetzlich vorgeschrieben, wird aber in einigen Entbindungskliniken noch angewendet. Eine Meldepflicht besteht seit 2000 nicht mehr.

Meningokokken (Neisseria meningitidis)

Erreger und Epidemiologie: Meningokokken sind, wie auch die Gonokokken, **gramnegative**, paarweise angeordnete **Doppelkokken**. Sie gehören bei einem Teil der Bevölkerung zur physiologischen Flora der oberen Atemwege. Als Möglichkeiten, warum bei einigen Bakterienträgern dann die Hirnhäute befallen werden und eine **Meningitis** entsteht, wird neben der unterschiedlichen Virulenz der jeweiligen Bakterienstämme auch die Disposition (Anfälligkeit) des Wirtes angeführt (Resistenzminderung, Stress, Umweltfaktoren, Eisenmangel, aktives und passives Rauchen).
Bevorzugtes **Erkrankungsalter** ist die frühe Kindheit. Mehr als die Hälfte der durch Meningokokken verursachten Meningitisfälle ereignen sich in Deutschland in den ersten 2 Lebensjahren.

Übertragung und Krankheitsbilder: Meningokokken verursachen eine eitrige Hirnhautentzündung, die man auch **Meningitis epidemica** nennt. Die Übertragung findet durch Tröpfcheninfektion statt. Epidemien können dort auftreten, wo Menschen auf engem Raum zusammenleben (Flüchtlingslager, Kinderheime, Kasernen, überfüllte Verkehrsmittel etc.).
Das Krankheitsbild beginnt nach einer kurzen Inkubationszeit (2–5 Tage) meist schlagartig mit starkem Krankheitsgefühl und typischen Meningitiszeichen (s. unten).
Eine besonders gefährliche Verlaufsform der Meningokokkeninfektion ist das **Waterhouse-Friderichsen-Syndrom**, eine Sepsis mit Nebennierenrinden- und Hautblutung, die binnen weniger Stunden zum Tod führen kann.

Diagnostik: Die Diagnose wird anhand eines Liquor-Grampräparats gestellt. Findet man gramnegative Diplokokken, muss – wenn noch nicht geschehen – schnell eine hochdosierte Antibiotikatherapie mit Penicillinen oder Cephalosporinen eingeleitet werden.

Prophylaxe: Eine Impfung gegen Meningokokken (Serotyp C) empfiehlt die STIKO allen Kindern im 2. Lebensjahr. Eine weitere Impfindikation besteht bei Reisen in Endemiegebiete, für medizinisches Personal mit Kontakt zu betroffenen Patienten, für Laborpersonal, ferner für in Kasernen lebende Personen.

Postexpositionsprophylaxe: Jede Kontaktperson (Transport, Ambulanz, Station) sollte nach der (mikrobiologischen) Diagnosestellung »Verdacht auf Meningokokken« diese im eigenen Nasen-Rachen-Raum durch Einnahme spezieller Antibiotika eliminieren. Die in der Regel einmalige Gabe ist meist schon innerhalb einer halben Stunde wirksam und unterbindet eine weitere Ansteckung (zum Beispiel von Familienmitgliedern nach Dienstschluss)!

Gesetzliche Bestimmungen: Krankheitsverdacht, Erkrankung und Tod durch Meningokokkenmeningitis sind meldepflichtig.

Krankheitsbild: infektiöse Meningitis

Erreger und Übertragung: Zu einer Entzündung der Hirn- und Rückenmarkshäute ist prinzipiell jeder Infektionserreger – also Bakterien, Viren, Pilze und Parasiten – in der Lage. Eine Infektion findet entweder über den Blut-

oder Lymphweg oder durch Einwanderung aus benachbarten Entzündungsherden, z. B. der Ohren oder des knöchernen Schädels, sowie nach offenen Hirnverletzungen statt.
Häufige bakterielle Erreger sind im **Neugeborenenalter** Streptokokken der Gruppe B, im **Kindesalter** Meningokokken sowie (nach Einführung der Impfung selten) Haemophilus influenzae und im **Erwachsenenalter** Pneumokokken, seltener Meningokokken und auch Borrelien. Weniger häufig werden Staphylokokken, andere Streptokokken oder Escherichia coli gefunden.

Krankheitsbild: Unabhängig vom Erreger ist das Krankheitsbild mehr oder weniger einheitlich:

- Fieber und Schüttelfrost
- Kopfschmerzen
- Koordinationsstörungen
- Schielen
- Übelkeit und Erbrechen
- Nackensteifigkeit
- Opisthotonus (s. unten)
- eventuell Bewusstseinsstörungen bis hin zum Koma
- eventuell Krampfanfälle
- gespannte Fontanelle bei Säuglingen

Jeder Zug an den entzündeten Hirn- und Rückenmarkshäuten führt zu starken Schmerzen. Daher nimmt der Patient eine Schonhaltung ein. Infolge schmerzbedingter Muskelkontraktionen im Hals- und Rückenbereich bohrt der Patient den Hinterkopf in das Kissen, die Wirbelsäule wird in Lordosestellung gehalten (»Kissenbohrer«, Opisthotonus). Versucht man passiv den Kopf nach vorn zu beugen, werden die Knie angezogen (**Brudzinski-Zeichen**).

Diagnostik: Um einen Erreger nachzuweisen, ist eine Gewinnung von Hirnflüssigkeit (Liquor) mittels Lumbalpunktion (Abb. 2-10) unerlässlich. Der gewonnene Liquor wird auf Aussehen geprüft. Trüber Liquor kann auf eine eitrige, bakterielle Infektion hinweisen. Bei einer Meningitis/Enzephalitis durch Viren bleibt der Liquor meist klar. Weiterhin wird die Flüssigkeit nach Gram gefärbt und auf Zellzahl, Zuckergehalt und Eiweiß untersucht (Tab. 2-5, S. 24). Zum Ausschluss anderer Symptomursachen sollten zudem ein EEG und eine Computertomographie (CT) bzw. eine Magnetresonanztomographie (MRT) durchgeführt werden.

Therapie: Ein möglichst schneller Behandlungsbeginn ist bei einer bakteriellen Meningitis von entscheidender Bedeutung. Zunächst sollte »blind« anbehandelt werden. Nach Erregerdifferenzierung kann anschließend jederzeit das Antibiotikum umgestellt werden.

2.6.3 Grampositive Stäbchenbakterien

Eine grobe Einteilung der taxonomisch verschiedenen Bakterienstämme lässt sich anhand ihrer Fähigkeiten, unter aeroben oder nur unter anaeroben (sauerstofffreien) Verhältnissen zu wachsen sowie Dauerformen (Sporen) zu bilden, vornehmen.

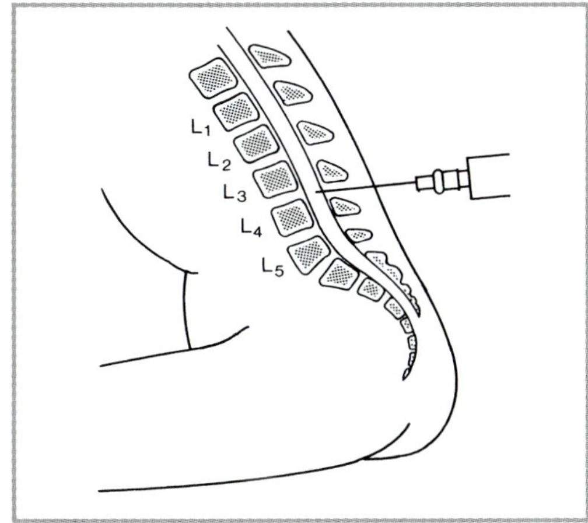

Abb. 2-10 Durchführung einer Lumbalpunktion

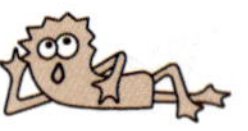

Tab. 2-5 Liquorbefunde bei Meningitis

	Bakteriell	Viral
Aussehen	trüb	klar
Zellzahl	bis 1 000/µl	in der Regel über 1 000/µl
Zelltyp	Granulozyten	Lymphozyten
Glukosegehalt	stark erniedrigt	normal
Proteingehalt	stark erhöht	kaum erhöht

Unter den aeroben, nicht sporenbildenden Familien finden sich coryneforme (keulenförmige) grampositive Stäbchen (u.a. Diphtherie-Erreger), die mikroskopisch recht kurzen, feinstäbchenförmigen Listerien und auch die aeroben Aktinomyceten (u.a. mit dem Genus Norcadia, einem Erreger der Norcadiose, einer Lungenerkrankung).

Bei den aerob sporenbildenden Stämmen tritt hauptsächlich die Familie der Bacillaceae mit den wichtigsten Vertretern Bacillus anthracis (Milzbrand) und Bacillus cereus klinisch in Erscheinung.

Unter den anaeroben, grampositiven Stäbchen finden sich u.a. die nicht sporenbildenden Propionibakterien, die meist an Hauterkrankungen beteiligt sind, und die humanpathogen sehr wichtige, grampositive, anaerob wachsende, sporenbildende Familie der »Clostridiaceae«. Hier ist insbesondere die Gattung »Clostridium« als Auslöser von Tetanus, Gasbrand und Botulismus bekannt.

Die Mycobakterien zählen auch zu den grampositiven Stäbchen mit den wichtigen Krankheitsbildern Tuberkulose und Lepra, obwohl sie aufgrund einer dicken Wachsschicht mit der Gramfärbung nicht gut färberisch darstellbar sind.

Corynebakterien

Das Corynebacterium diphtheriae ist ein grampositives Stäbchen. Pathogene Bedeutung besitzt vor allem das Diphtherietoxin.

Die **Diphtherie** ist aufgrund der Schutzimpfung in der Bundesrepublik sehr selten geworden. Dennoch kommt es immer wieder zu kleineren Epidemien mit Todesfällen. Betroffen sind durch diese klassische »Kinderkrankheit« weniger die Kinder selbst, als vielmehr junge Erwachsene, deren Immunitätslage sich nach einer Grundimmunisierung im frühen Kindesalter langsam abschwächt.

Nur 20 bis 30 % der Erwachsenen haben einen ausreichenden Antitoxintiter, da die Auffrischimpfung versäumt wird!

Inkubationszeit und Krankheitsbild: Nach einer Inkubationszeit von 2 bis 6 Tagen kann es zum Ausbruch der Erkrankung kommen. **Zwei Ausprägungen** werden unterschieden:

- **Lokalinfektion:** Die Bakterien werden eingeatmet und setzen sich im Nasen-Rachen-Raum fest. Dort entsteht unter Einwirkung des Toxins zunächst im Tonsillenbereich ein weißlicher, nicht abstreifbarer Belag, die **Pseudomembran**. Charakteristisch ist der süßlich-faulige Mundgeruch.

  Begleitend kann eine diphtherische Kehlkopfentzündung auftreten (**echte Krupp-Erkrankung**). Entweder bleibt die Erkran-

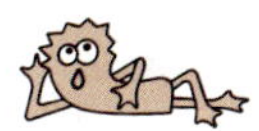

kung lokalisiert oder sie weitet sich zur toxischen Allgemeinkrankheit aus.

- **Toxische Allgemeinkrankheit:** Nach einigen Krankheitstagen, manchmal aber auch erst nach Wochen, können Herz, Leber, Niere und Nervensystem geschädigt werden. Gefürchtet ist eine Myokarditis mit möglicher Todesfolge.

Therapie: Nach Abnahme von Rachenabstrichen unter den Pseudomembranen muss eine antibiotische Therapie schon bei Verdacht auf Diphtherie unverzüglich eingeleitet werden. Weiterhin wird eine sofortige Gabe von Diphtherieantitoxin (»Heilserum«) empfohlen, um die noch im Blut zirkulierenden Toxineinheiten zu neutralisieren.

Prophylaxe: Es existiert eine aktive **Diphtherieimpfung.** In der Regel wird die Schutzimpfung gemeinsam mit der Tetanusimpfung (DT) und Pertussisimpfung (DPT) durchgeführt. Die Grundimmunisierung ist nach drei bis vier Gaben eines Toxoids abgeschlossen (s. Kap. 8 »Infektionsschutz durch Impfungen«, S. 129 ff.). Eine Auffrischimpfung sollte nach Empfehlungen der STIKO später erfolgen.

! Tritt in einer Lebensgemeinschaft Diphtherie auf, so sollte die sofortige Isolierung des Patienten und die simultane Schutzimpfung der noch nicht geimpften Personen erfolgen.

Gesetzliche Bestimmungen: Bei Krankheitsverdacht besteht ein Verbot Schulen, Kindergärten und ähnliche Einrichtungen zu betreten. Wiederzulassung ist erst nach drei negativen Rachenabstrichen möglich.
Die Diphtherie ist bei Krankheitsverdacht, Erkrankung und Tod meldepflichtig.

Listerien

Listeria monocytogenes ist der wichtigste Erreger der Listeriose.

Epidemiologie: Die grampositiven Stäbchenbakterien kommen überall vor. Häufig sind sie in Nahrungsmitteln (z. B. Weichkäse, Wurst, Salate) zu finden.

Übertragung: Zur Übertragung kommt es entweder durch Lebensmittelverzehr oder durch Schmutz- und Schmierinfektion.

Krankheitsbild: In der Regel verläuft die Infektion asymptomatisch, eventuell treten grippeähnliche Symptome auf. Ein großer Prozentsatz der Erwachsenen besitzt spezifisch stimulierte T-Lymphozyten als Hinweis auf eine bestehende Immunität. Antikörper spielen bei der Listeriose eine untergeordnete Rolle.
Zu einer Manifestation einer ernst zu nehmenden Erkrankung kommt es meist nur bei **abwehrgeschwächten Menschen**. Hier äußert sich die Listeriose als Sepsis, Meningitis oder Enzephalitis mit hoher Todesrate.
Die Listeriose hat eine besondere Bedeutung in der Geburtshilfe, da eine **neuinfizierte, schwangere Frau** die Erreger über die Plazenta an den Fetus weitergeben kann. Fehl- und Frühgeburten sowie Missbildungen können die Folge sein.

Therapie: Zur Therapie werden Antibiotika empfohlen. Eine Impfung ist nicht vorhanden.

Gesetzliche Bestimmungen: Meldepflicht bei Erregernachweis aus Blut, Liquor und Abstrichen von Neugeborenen.

Sporenbildner: Bacillus und Clostridium

Zu den Sporenbildnern gehören die stäbchenförmigen Bakterien der Gattungen Bacillus und Clostridium.

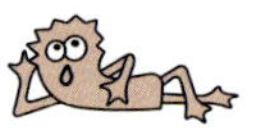

Bakteriensporen sind Überdauerungsformen, die bei ungünstigen Umweltbedingungen das Überleben der Art sichern.

Bei der **Sporenbildung** bildet sich eine Kapsel um das genetische Material. Das Zellwasser wird dem Bakterium entzogen, es wird praktisch abgepumpt. So kann die Bakterienspore über Jahre und Jahrzehnte überdauern. Für den Milzbranderreger Bacillus anthracis erwiesen sich die Sporen noch nach mehr als 70 Jahren lebensfähig. Trockenheit, Kälte, Hitze und sogar Desinfektionsmittel können ihnen nicht gefährlich werden.
Sensoren an der Oberfläche der Sporen bemerken Wärme und Feuchtigkeit. Wenn die Lebensbedingungen wieder erträglich werden, z. B. durch eine Infektion des Menschen, wird die Sporenkapsel gesprengt, und es entsteht wieder ein vermehrungsfähiges, pathogenes Bakterium.

Bacillus anthracis

Bacillus anthracis kommt vorwiegend bei pflanzenfressenden Haustieren als Erreger akuter Entzündungen vor. Die **Milzbrand**-Erkrankung wurde bei obduzierten Rindern entdeckt. Die Milz war stark vergrößert und wies eine dunkle Farbe auf (griech. »anthrax« = Kohle).
Zu einer **Infektion** des Menschen kommt es fast immer durch Kontakt mit infizierten Tieren oder Tierprodukten (Felle, Wolle, Borsten, Fleisch). Je nach Eintrittspforte der Sporen werden drei Krankheitsbilder unterschieden:

- **Hautmilzbrand** (ca. 90 % der menschlichen Infektionen): Über kleine Hautverletzungen kann ein kleiner, schwarzer, nicht schmerzhafter, nekrotischer Defekt (= Brand) entstehen (Pustula maligna). Dieser kann entweder ausheilen oder zu einer Sepsis führen. Letzteres sollte unter allen Umständen vermieden werden, daher ist eine chirurgische Therapie kontraindiziert.
- **Lungenmilzbrand**: Nach Inhalation des Erregers, z. B. nach dem Ausschlagen von mitgebrachten Fellen aus dem Afrikaurlaub, kann rasch eine schwere, tödlich verlaufende Lungenentzündung entstehen.
- **Darmmilzbrand**: Durch Aufnahme verunreinigter Nahrungsmittel oder durch bloßes Verschlucken der Sporen entsteht eine schwere hämorrhagische Enteritis.

Ohne frühzeitig eingeleitete Antibiotikatherapie verlaufen Darmmilzbrand und Lungenmilzbrand häufig tödlich. Insgesamt handelt es sich aber um sehr seltene Krankheitsbilder. Sicher werden wir in Deutschland nur in Ausnahmefällen mit der Milzbranderkrankung konfrontiert.

Aktualität besitzen die Milzbranderreger aus militärischen Gründen. Verschiedene Staatsoberhäupter haben mit dem Einsatz von Bakterienbomben (»**Biowaffen**«) im Kriegsfall gedroht. Beispiel ist der ehemalige irakische Präsident Hussein während der Golfkriege 1991 und 2003. Aber auch Nato-Mitgliedsstaaten haben deren Auswirkung schon erprobt.

Gesetzliche Bestimmungen, Berufskrankheit: Meldepflicht besteht schon im Krankheitsverdacht. Eine Impfung ist für gefährdete Berufsgruppen (Landwirte, Gerber, Tiermediziner, Bürstenmacher, Schäfer) vorhanden. Für diese Berufe ist der Milzbrand als Berufserkrankung anerkannt.

Die Gattung Clostridium

Clostridien sind grampositive, stäbchenförmige, nur anaerob (unter Abwesenheit von Sauerstoff) wachsende, Sporen bildende Bakterien. Sie gehören zu den normalen Darmbewohnern, können aber unter bestimmten Bedingungen schwere Krankheitsbilder hervorrufen.
Vier Formen und die verursachten Erkrankungen sollen in diesem Kapitel Erwähnung finden:

- Clostridium perfringens (Gasbrand)

- Clostridium tetani (Tetanus)
- Clostridium botulinum (Botulismus)
- Clostridium difficile (pseudomembranöse Kolitis)

Krankheitsbild: Gasbrand (Clostridium perfringens)

Die schwerste Form des **Gasbrands** wird hauptsächlich durch C. perfringens verursacht. Namensgebend war das **Erscheinungsbild** der Erkrankung. An der betroffenen Körperstelle kommt es zu einer sehr schmerzhaften, gräulich wie gekochtes Fleisch aussehenden Infektion (= Brand). Eine Gasbildung kann man beim Überstreifen der Hautpartie durch ein leises Knistern nachweisen.

Epidemiologie und Übertragung: Clostridien sind ubiquitär (also überall) vorhanden. Eine Infektion ist heutzutage vor allem bei Verkehrsunfällen mit Quetschungen der Muskulatur (Motorradfahrer!) zu erwarten, insbesondere wenn eine rechtzeitige chirurgische Bereinigung der Wundverhältnisse nicht möglich ist. Bei tiefen Wunden finden die Bakterien ideale Vermehrungsvoraussetzungen.
Da Gasbranderreger auch zur physiologischen Darmflora gehören, kann es z. B. nach Dickdarmoperationen zu einer Erkrankung kommen.

Krankheitsverlauf: Mit Hilfe ihrer Toxine und Enzyme penetrieren und vernichten die Clostridien gesundes Muskelgewebe, um sich anaerobe Verhältnisse zu schaffen. Unterhalb des Hautniveaus schreitet die Erkrankung in aller Regel in Richtung Körperstamm fort.

Therapie: Die Therapie wird in erster Linie durch chirurgische Maßnahmen bestimmt. **Ziel** ist es, **aerobe Verhältnisse** zu schaffen. Nekrosen müssen abgetragen, die Wunde breitflächig eröffnet werden. In einigen Fällen ist eine Amputation nicht zu umgehen. Unterstützend wird antibiotisch mitbehandelt. Zur Verbesserung der lokalen Sauerstoffversorgung ist eine Sauerstoffüberdrucktherapie (3 bar) in einer Druckkammer erfolgversprechend. Trotz dieser Maßnahmen liegt die Sterblichkeitsrate bei Erkrankung (= Letalität) bei ca. 50 %.

Prophylaxe: Eine Impfung ist nicht möglich.

Krankheitsbild: Tetanus (Clostridium tetani)

In unserem Arbeitsfeld Gesundheitswesen werden wir – vor allem in chirurgischen Ambulanzen – mit dieser Clostridienart am häufigsten konfrontiert. Zum Glück nicht wegen der in Deutschland sehr seltenen Erkrankung, sondern hauptsächlich aufgrund der Tetanusschutzimpfung.
Der Tetanus (= **Wundstarrkrampf**) stellt jedoch für die Weltgesundheitsorganisation (WHO) noch heute eines der größten Probleme dar. Jährlich rechnet man weltweit mit ca. einer Million Todesfälle durch **Neugeborenentetanus** (schlechte Nabelschnurhygiene).

Übertragung und Krankheitsentstehung: Clostridium tetani kommt überall vor. Zur Übertragung kommt es, wenn Sporen im Rahmen einer Bagatellverletzung eindringen. Typisch sind Verletzungen durch Holzsplitter, rostige Nägel, Rosendornen, Wundkontaminationen mit Pferdekot nach Reitersturz, aber auch Kratz-, Schürf- und Bisswunden.
Häufig unbemerkt – die Erreger verursachen kaum lokale Entzündungszeichen – können sich die Bakterien im Wundbereich vermehren. Sie verbleiben immer im Bereich der Eintrittspforte und beginnen mit der Toxinproduktion. Das **Tetanospasmin** wird mit dem Blutstrom verteilt und gelangt über die Nervenbahnen zum **Zielorgan** Rückenmark. Hier besetzt es die so genannten **hemmenden Zwischenneurone** (Renshaw-Zellen). Deren Aufgabe ist unter anderem, die sanfte Koordination zwischen Agonisten und Antagonisten der Muskulatur zu steuern. Wird dies behindert, sind unkoordi-

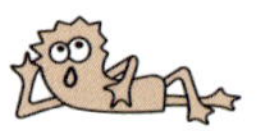

nierte Krämpfe die Folge (daher **Wundstarrkrampf**).

Inkubationszeit: Sie schwankt zwischen 2 Tagen und 2 Wochen. Als Faustregel gilt: Je größer die produzierte Toxinmenge, desto kürzer die Inkubationszeit und desto höher die Letalität.

Krankheitsbild: Frühsymptome sind allgemeine Mattigkeit und schnelles Ermüden der Muskulatur beim Kauen. Die charakteristischen Krampferscheinungen befallen die Muskulatur des gesamten Körpers. Der Beginn ist klassischerweise immer im Kopfbereich mit Krämpfen der Gesichtsmuskulatur. Dies führt zu behinderter Mundöffnung (Kieferklemme) und eingeschränkter Kaufähigkeit beim Patienten. Typisch ist der **grinsende Gesichtsausdruck** (Risus sardonicus, Teufelslächeln). Ein unwillkürlicher **Opisthotonus** (s. auch S. 23) entsteht bei Befall der Rumpfmuskulatur, da die Rückenmuskulatur kräftiger ist als die Bauchmuskulatur. Durch die Lähmung (Verkrampfung) der Atemmuskulatur besteht **Erstickungsgefahr**.

Therapie: Da Tetanuserreger in der Wunde verbleiben, ist eine großzügige **Wundexzision** unerlässlich. Ist man erkrankt, so lassen sich mit einem sofort injizierten **Tetanusantitoxin** die noch im Blut befindlichen Toxineinheiten neutralisieren.
Ist das Toxin bereits in die Nervenzellen eingedrungen, so hat das Antitoxin keine Wirkung mehr. In diesem Falle sind nur noch intensivmedizinische Maßnahmen von Nutzen (»**Tetanusbett**«):

- Vermeidung der schmerzhaften Krämpfe durch eine Dauerrelaxation (z. B. mit Curareabkömmlingen oder Succinylcholin)
- Unterdrückung der Erregungsbildung durch eine Dauernarkose mit künstlicher Beatmung
- ausreichende parenterale Ernährung

! Alle pflegerischen Maßnahmen müssen umsichtig und vorsichtig erfolgen, da durch äußere Reize die Krampfbereitschaft erhöht wird. Die Letalität beträgt bei moderner Intensivtherapie zwischen 10 und 20 % (Quelle: Robert Koch-Institut).

Der Patient wird in einem abgedunkelten Einzelzimmer untergebracht.

Prophylaxe: Aufgrund der schlechten therapeutischen Möglichkeiten wird immer wieder auf die unverzichtbare vorbeugende Grundimmunisierung gedrängt. Leider besteht in Deutschland zurzeit eine Impfmüdigkeit, die

Übersicht Tetanus

Erreger: Clostridium tetani, grampositives, Sporen bildendes Stäbchen

Epidemiologie: ubiquitär verbreitet

Übertragung: Bagatellverletzungen, Sporen dringen in Wunde ein

Inkubationszeit und Ansteckung: 2–14 Tage, größere Schwankungen möglich

Krankheitsbild: Wundstarrkrampf, im Gesicht beginnend, häufig Tod durch Atemlähmung

Diagnostik: typische Symptomatik, Toxinbestimmung (eventuell Tierversuch mit Patientenblut)

Behandlung: Antitoxin, eventuell Antibiotika, »Tetanusbett«

Prophylaxe: aktive Grundimmunisierung und Auffrischimpfung

Gesetzliche Bestimmungen, Berufskrankheit: keine

fast vergessenen Krankheiten einen neuen Nährboden bietet.

Die **Grundimmunisierung** (aktive Impfung) wird mit einem künstlich abgeschwächtem Tetanustoxin (= Toxoid, z.B. Tetanol®) durchgeführt. Sie erfolgt durch dreimalige intramuskuläre Injektionen zu den Zeitpunkten 0, 4 Wochen, 1 Jahr (s. auch Kap. 8 Abschnitt »Impfpläne«, S. 131 ff.). Nach Abschwächung des Impfschutzes (ca. 5–10 Jahre nach der Grundimmunisierung) wird eine **Auffrischimpfung** durch eine einmalige Gabe des Toxoids notwendig.

Bei Verletzungen ist ein ausreichender Schutz anzunehmen, falls die letzte Grundimmunisierung bzw. Auffrischimpfung nicht länger als 5 Jahre zurückliegt. Ist die Impfung jedoch länger her oder kann der Patient keine ausreichenden Angaben über seinen Impfstatus machen, ist eine Simultanimpfung erforderlich:

Unter einer **Simultanimpfung** versteht man eine gleichzeitige passive und aktive Immunisierung mit dem Ziel eines sofort einsetzenden und zugleich lang anhaltenden Impfschutzes.

Beispiel Tetanus: gleichzeitige Gabe von Tetanusantitoxin (Antikörper, sofort für ca. 2–3 Monate wirksam, passive Impfung, z.B. Tetagam®) und Tetanustoxoid (Antigen, das die Bildung eigener Antikörper mit Wirkung ab etwa dem 2. Monat anregt, aktive Impfung, z.B. Tetanol®). Beide Injektionen erfolgen intramuskulär in gegenüberliegende Körperhälften, da bei Kontakt beider Impfstoffe eine Neutralisierungsreaktion durch eine Antigen-Antikörper-Reaktion eintreten würde.

Trotz des Ziels, einen ausreichenden Impfschutz zu erreichen, sollten unnötige und zu häufige Auffrischimpfungen unterbleiben, da die **Allergisierungsrate** gegenüber den Substanzen, die dem Impfstoff beigemengt sind, mit jeder Impfung steigt.

Krankheitsbild: Botulismus (Clostridium botulinum)

C. botulinum ist ein grampositives, anaerobes, Sporen bildendes Stäbchenbakterium und der wichtigste Erreger des **Botulismus**, einer Lebensmittelvergiftung, die meist durch selbst eingemachte Speisen verursacht wird. Früher galt der Botulismus als reine Wurst- oder Fleischvergiftung (botulus = Wurst). Heute weiß man, dass auch andere Speisen (z.B. Fischpasten) betroffen sind.

! Vorsicht bei »bombierten« Konservendosen (Dosen, die sich aufgrund des großen Gasinnendrucks nach außen wölben) oder gelösten Gummiringen bei Glaskonserven: Vergiftungsgefahr!

Krankheitsbild: Das **Botulinustoxin** ist ein Neurotoxin und gehört zu den giftigsten bakteriell produzierten Substanzen, die wir kennen. Nach oraler Aufnahme und einer Inkubationszeit von wenigen Stunden bis Tagen (je nach Giftmenge) kommt es durch Verhinderung der Acetylcholinfreisetzung im Bereich von Synapsen zu den typischen **Lähmungserscheinungen**:

- Sehstörungen (Doppelbilder)
- Mundtrockenheit
- Schluck- und Sprechschwierigkeiten
- schließlich Tod durch Atemlähmung

Therapie: Die Behandlung muss unverzüglich eingeleitet werden. Wie beim Tetanus muss auch hier das Neurotoxin bereits im Blut vor Erreichen des Zielorgans »neuromuskuläre Synapse« durch Gabe eines **Antitoxins** abgefangen werden.

Eine **Magenspülung** hat nur Sinn, wenn der Verzehr der vergifteten Speisen noch nicht zu lange zurückliegt.

Gesetzliche Bestimmungen: Eine Meldepflicht besteht schon bei Intoxikationsverdacht!

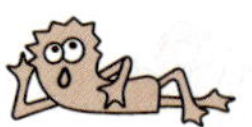

Im Notfall kann man sich an die über ganz Deutschland verteilten **Vergiftungszentralen** wenden (www.vergiftungszentrale.de).

Die »muskellähmende« Wirkung des Botulinustoxins macht man sich in der Medizin zur Behandlung von Gesichtsspasmen zunutze. Ferner wird Botulinustoxin (Botox) immer häufiger in der Schönheitschirurgie zur Unterspritzung von Falten und zur Hautstraffung angewendet. Da jedoch die Giftdosis eine entscheidende Rolle spielt, gehört der Umgang mit diesem Toxin nur in ganz erfahrene Hände.

Krankheitsbild: Pseudomembranöse Kolitis (Clostridium difficile)

Dieses grampositive, Sporen bildende Stäbchen ist Bestandteil der physiologischen Darmflora. Nach oder während einer Antibiotikatherapie aus anderen Gründen kann C. difficile für eine »Antibiotika-assoziierte Diarrhö« oder schlimmer für eine **pseudomembranöse Kolitis** verantwortlich sein. Prinzipiell ist jedes Antibiotikum als Auslöser denkbar. Pathogenetisch geht man davon aus, dass die überwiegend gramnegativen Darmkeime durch das Antibiotikum abgetötet werden, die Clostridien somit selektioniert werden und mit einer Toxinproduktion beginnen.

Krankheitsbild: Das Spektrum der Krankheitserscheinungen reicht von einigen wässerigen, kurzdauernden Durchfallstühlen bis zu einer sehr schweren, mit starken Bauchkrämpfen einhergehenden, blutigen Durchfallerkrankung, die – z. B. bei Darmperforation und Peritonitis – auch tödlich verlaufen kann. Endoskopisch sieht man eine entzündete Dickdarmschleimhaut mit membranartigen Auflagerungen.

Therapie: Nach Absetzen der krankheitsauslösenden antibiotischen Therapie wird eine Substitution von Wasser und Elektrolyten notwendig. Zur Therapie dieser Kolitis können Antibiotika, z. B. Metronidazol und Vancomycin, eingesetzt werden.

Mykobakterien

Mykobakterien sind grampositive Stäbchenbakterien. Folgende charakteristische Merkmale unterscheiden sie von allen anderen Bakterien:

- Säurefestigkeit
- hoher Fettgehalt
- langsames Wachstum

Sie können bei Menschen und vielen Tieren Erkrankungen verursachen. Wichtig sind vor allem die Krankheitsbilder **Tuberkulose** und **Lepra.**

Mycobacterium tuberculosis und Tuberkulose

Mycobacterium tuberculosis und Mycobacterium bovis sind die Erreger der Tuberkulose im klassischen Sinn. Nach dem Entdecker Robert Koch (1882) wird die Tuberkulose auch **Koch-Krankheit** genannt.

Weltweit ist nach Angaben der WHO (2010) jeder Dritte mit M. tuberculosis infiziert. Eine von zehn infizierten Personen wird im Laufe ihres Lebens an aktiver Tuberkulose (gängige Abkürzungen sind TB oder Tbc) erkranken. Jährlich erkranken 9 bis 10 Millionen Menschen neu an Tuberkulose; für 2 Millionen endet sie tödlich. In Deutschland wurden 2009 ca. 4 500 Neuerkrankungen gemeldet.

! Die Tuberkulose ist auch heute noch – mit Ausnahme der infektiösen Durchfallerkrankungen – die Infektionskrankheit mit den meisten Todesfällen.

In Deutschland und anderen Industriestaaten war die Tuberkulose auf dem besten Weg, eine seltene Erkrankung zu werden. Bedingt durch die zunehmende Einwanderung aus Osteuropa (vor allem aus dem Gebiet der ehemaligen Sowjetunion), durch die AIDS-Erkrankung und

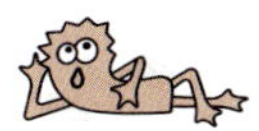

den häufig schlechten hygienischen Bedingungen in Gemeinschaftsunterkünften wird man jedoch in spezialisierten Krankenhausabteilungen, wie z. B. einer Infektionsstation oder einer Lungenfachklinik, immer wieder mit dem Problem konfrontiert. 2009 lag die **Erkrankungsrate** (Inzidenz) etwa bei 5,4/100 000 der bundesdeutschen Einwohner. Die Inzidenz bei den im Bundesgebiet lebenden Ausländern ist deutlich höher.

Wenn man von Tuberkulose spricht, meint man in aller Regel die **Lungentuberkulose** (85 %). Nur ca. 15 % aller Erkrankungsmanifestationen betreffen andere Organe (u. a. Nieren, Lymphknoten, Prostata, Knochen, Hirn, Darm).

Übertragung und Krankheitsbild: Ein an **offener Tuberkulose** erkrankter Mensch gibt beim Sprechen, Husten und Niesen die Erreger mit seinem Ausatemstrom an die Umgebung ab (Abb. 2-11 b). Diese Aerosole schweben eine Zeit lang im Raum und können dabei von einem anderen Menschen eingeatmet werden (**Tröpfcheninfektion**).

Das **Eindringen der Bakterien** verursacht eine Reaktion im Gewebe, die nach ganz bestimmten, für die Tuberkulose spezifischen Gesetzmäßigkeiten abläuft (daher auch »spezifische Entzündung«).

Abwehrzellen versuchen sofort, die Keime mit einem dichten Wall zu umgeben. So entstehen kleinste bis stecknadelkopfgroße Knötchen, die **Tuberkel**. In der Lunge bildet sich ein kleiner Infektionsherd. Die regionalen Lymphknoten in der Lungenwurzel (Hilus) schwellen an. Es entsteht der so genannte **Primärkomplex** (Abb. 2-11 a). Der Primärkomplex kann verkalken und im Röntgenbild sichtbar werden.

Dieses erste Stadium der Infektion machen alle Infizierten – unabhängig von der Immunitätslage – durch. Eine Infektion erkennt man u. a. an einem positiven Tuberkulintest (s. S. 33f.). Eine gute Abwehrlage vorausgesetzt, bleiben die infizierten Menschen gesund (95 %). Bei schlechter Abwehrsituation entwickelt sich die Erkrankung weiter. Über die Blutbahn können die Tuberkelbakterien andere Organe erreichen. Am häufigsten betroffen sind Hirnhaut,

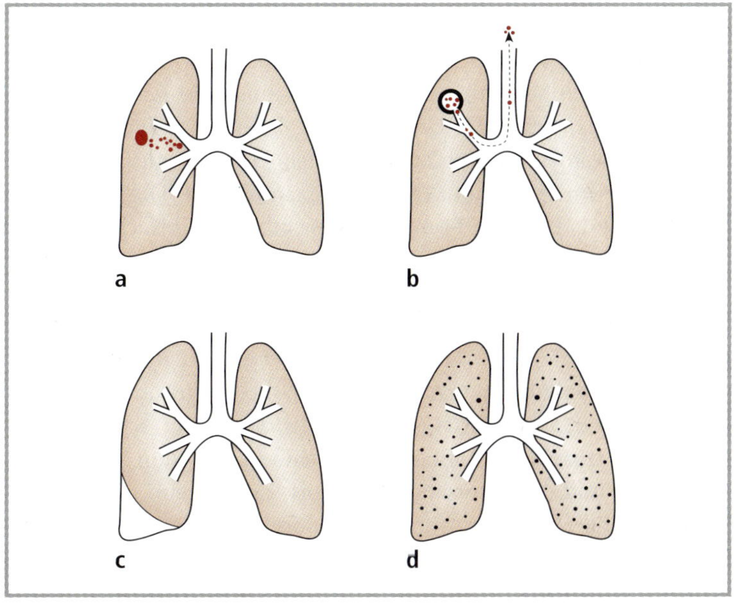

Abb. 2-11 Verlaufsformen der Lungentuberkulose
a) Tuberkulöser Primärkomplex: Lungenherd und reaktiv entzündeter hilärer Lymphknoten
b) Offene Lungentuberkulose: Aus der Kaverne (Hohlraum) kann infektiöses Material abgehustet werden.
c) Tuberkulöse Pleuritis mit Erguss: Liegt ein Tuberkuloseherd sehr pleuranah, kann ein »spezifischer« Begleiterguss die Folge sein.
d) Miliartuberkulose: durch septische Streuung entstandenes, schweres Krankheitsbild

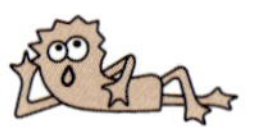

Lymphknoten, Rippenfell, Nebennieren, Nieren, Knochen, Eierstöcke, Nebenhoden und andere Lungengebiete. Entweder entsteht eine **Organtuberkulose** mit wenigen größeren Entzündungsherden, oder es kann sich bei sehr schlechter Abwehrlage eine diffuse Infiltration auch mehrerer Organe entwickeln. Im letzten Fall spricht man von einer **Miliartuberkulose**, einem lebensbedrohenden Krankheitsbild (Abb. 2-11 d).

Die Erkrankung kann in jedem Stadium wieder ausheilen. Entweder ist man dann für immer befreit oder die Bakterien »schlummern« in einem abgedichteten Herd so lange, bis sich die Immunitätslage des Menschen wieder verschlechtert. Flackert die Erkrankung aus einem solchen Herd wieder auf, spricht man von **Reaktivierung der Tuberkulose**.

Seuchenhygienisch sind die offenen Tuberkulosefälle von Bedeutung. Unter einer **offenen Lungentuberkulose** versteht man einen tuberkulösen Lungenherd, der Zugang zum Bronchialsystem hat. Abgehustetes Gewebe enthält Tuberkelbakterien. Der erkrankte Patient ist infektiös und muss isoliert werden.

Es kommt vor, dass das entzündlich veränderte Lungengewebe zerfällt, sich verflüssigt und der tuberkulöse Herd Anschluss an einen Bronchus bekommt. Das zerfallende Gewebe kann dann abgehustet werden. In der Lunge entsteht an dieser Stelle ein Hohlraum. Diese so genannte **Kaverne** ist häufig im Röntgenbild sichtbar (Abb. 2-11 b).

Krankheitsbild: Die Symptome sind vielgestaltig und kommen in dieser Form auch bei anderen Erkrankungen vor. Vordringlich berichten die Patienten über Husten mit oder ohne Auswurf (manchmal blutig), Nachtschweiß, Müdigkeit und Gewichtsabnahme (bis zur Schwindsucht [Synonym für Tuberkulose]!). Leichtes Fieber und thorakale Schmerzen können den Patienten begleiten.

Diagnostik: Bei Tuberkuloseverdacht sind folgende Maßnahmen durchzuführen:

- Röntgenthorax
- mikrobiologische Erregerdiagnostik (Sputum, bronchoskopisch gewonnenes Material, Magensaft, Urin, etc.)
- Nachweis einer Interferon-γ-(IFN-γ-)Produktion sensibilisierter T-Lymphozyten
- Tuberkulintest (s. S. 33 f.)

Eine offene Tuberkulose kann man durch **Sputumuntersuchungen** nachweisen.

! Wie bei allen **Sputumproben** ist es sehr bedeutsam, dass man den Patienten darauf aufmerksam macht, dass Sputum nicht gleichbedeutend mit Speichel ist. Sputum muss aus »tieferen Sohlen« der Atemwege ausgehustet werden.

Der Mikrobiologe im Untersuchungslabor kann durch spezielle Färbemethoden (klassisch: Ziehl-Neelsen-Färbung, fluoreszenztechnisch: z. B. Auramin-Färbung) mit einem Salzsäureentfärbeschritt die Säure(farb)festigkeit der Bakterien im Sputum prüfen. Werden keine säurefesten Stäbchen gefunden, bestehen folgende Möglichkeiten:

- Es handelt sich nicht um eine Tuberkulose.
- Es handelt sich um eine geschlossene Tuberkulose (Erreger werden nicht im Sputum ausgeschieden).
- Die Keimmenge/ml Sputum ist für einen Nachweis zu gering.

Für die Resistenztestung wird in der Regel zunächst eine **kulturelle Anzüchtung der Erreger** notwendig. Dies dauert allerdings aufgrund der langen Generationszeit ca. 6 Wochen. Ein schnelleres Verfahren (BACTEC®) liefert schon nach 3 Wochen zufriedenstellende Ergebnisse.

Konnte die Tuberkulose nur kulturell nachgewiesen werden, kann man annehmen, dass der Patient nur eine geringe Keimzahl ausscheidet,

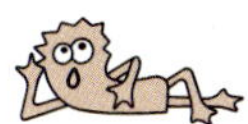

wobei die Ansteckungsgefahr deutlich gemindert ist.
Wenn beim Verdacht auf eine Organtuberkulose wertvolles Untersuchungsmaterial nur in begrenzten Mengen zur Verfügung steht (Liquor, Gelenkpunktat etc.), ist ggf. ein Erregernachweis durch Tierversuch indiziert.
Molekularbiologische Methoden haben vor ca. 10 Jahren die bislang klassische Diagnostik der Tuberkulose revolutioniert. Mit Hilfe der **PCR-Technik** ist die schnelle Identifizierung von Tuberkulose-Patienten weltweit möglich. Die kosten- und zeitaufwändigen Methoden des kulturellen Nachweises mit entsprechender Laborausstattung und geschultem Personal werden zwar nicht ganz zu ersetzen sein, immerhin ist es jedoch auf Basis einer Real-time-PCR möglich, neben dem Nachweis von M.-tuberculosis-DNA direkt auch gleichzeitig die Bestimmung der Rifampicin-(RMP-)Resistenz durchzuführen. Innerhalb weniger Stunden nach Materialaufbereitung (wie Sputum, Urin, Stuhl) steht das Ergebnis zur Verfügung: M.-tuberculosis-Komplex positiv oder negativ, im Falle eines positiven Ergebnisses RMP-sensibel oder RMP-resistent. In einer weltweiten Studie hat man eine hohe Sensitivität von 97,6 % für die Detektion von TB-Bakterien aus Primärmaterial festgestellt und kann nun mit der neuen Technik viel schneller fast alle Erkrankten identifizieren und dann einer Therapie zuführen.
Beim **Tuberkulintest** (Abb. 2-12) wird Antigen in die Haut eingebracht. Er dient dazu, eine allergische Reaktion vom verzögerten Typ auf Tuberkulin zu erfassen. Ein Test ist dann **positiv**, wenn 72 Stunden nach Applikation eine Erhebung (Knubbel) zu tasten ist – unabhängig davon, ob eine Rötung vorhanden ist oder nicht. Ort der Anwendung ist im Allgemeinen die Beugeseite des linken Unterarms (bei Linkshändern rechts). Die markierte Stelle darf bis zum Ablesen nicht gewaschen werden.

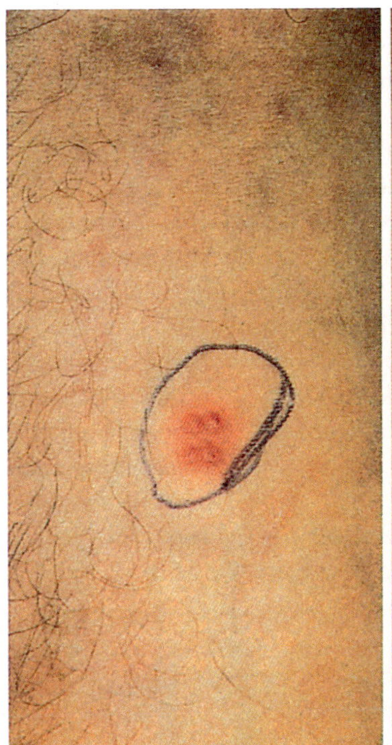

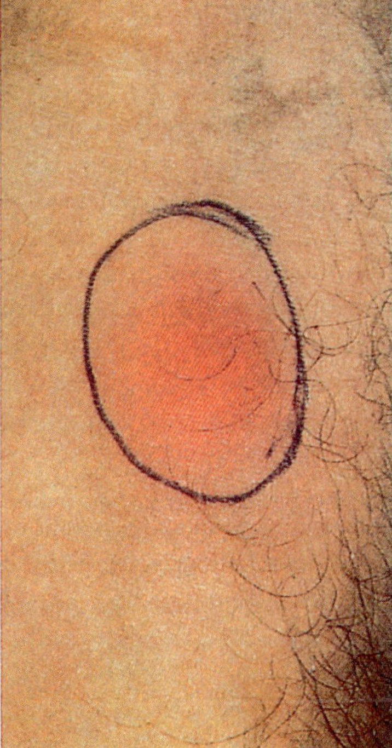

Abb. 2-12 Tuberkulinreaktion am Unterarm. Links: Tine-Test. Rechts: Mendel-Mantoux (aus: Bildtafeln Thomae. Klinische Visite 130. Biberach: Dr. Karl Thomae 1988)

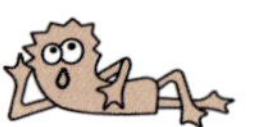

Ein **positiver Tuberkulintest** ist nicht gleichbedeutend mit der Diagnose Tuberkulose! Er sagt lediglich aus, dass eine Infektion mit Tuberkelbakterien stattgefunden hat (hatte).

Der Tuberkulintest bleibt im Allgemeinen über Jahrzehnte positiv, unabhängig davon, ob der Infizierte erkrankt oder nicht. Auch eine tuberkulostatische Therapie bringt die Reaktion nicht zum Erlöschen.

Eine **negative Tuberkulinreaktion** schließt eine tuberkulöse Infektion weitgehend aus.

Möglich sind aber auch **falsch negative Testergebnisse**, z. B. bei Miliartuberkulose oder bei einer Abwehrschwäche (AIDS, Kortisontherapie). Auch nach schweren anderen Viruserkrankungen (z. B. Masern) kann der Test falsch negativ sein. Als Standardmethode steht der Tuberkulinhauttest nach Mendel-Mantoux zur Verfügung. Bei diesem Test wird eine definierte Menge Tuberkulin intrakutan injiziert.
Der Tine-Test, ein althergebrachter Stempeltest, wird seit 2005 nicht mehr produziert.
Blutuntersuchungen in **immunologischen Testverfahren** zum Nachweis einer Interferon-γ-(IFN-γ-)Produktion sensibilisierter T-Lymphozyten sind ab 2001 zugelassen worden. Diese Tests können zwar nicht zwischen einer aktiven und latenten Tuberkulose unterscheiden, jedoch werden diese nicht wie die Tuberkulintestverfahren »falsch positiv« bei nicht Erkrankten. Trotzdem muss der Verdacht einer aktiven Tuberkulose nach wie vor **klinisch**, **radiologisch** und wenn möglich **mikrobiologisch** bestätigt werden.

Therapie: Die lange Generationszeit der Mykobakterien hat ungewöhnliche Konsequenzen.

Die **Tuberkulose** wird mit mehreren antituberkulotischen (tuberkulostatischen) Medikamenten über einen Zeitraum von 6 bis 9 Monaten **therapiert**.

Zu **Beginn** der **Behandlung** müssen unbedingt 3 bis 4 verschiedene Medikamente eingenommen werden. Das hat folgende Gründe: Die tuberkulostatischen Therapeutika haben einen unterschiedlichen Wirkungsmechanismus, sie greifen die Bakterienzelle an verschiedenen Punkten und in unterschiedlichen Lebensphasen an.
Eine **Resistenzentwicklung** wird durch die **Kombinationstherapie** erschwert. Hierbei wird eine Potenzierung der antituberkulostatischen Wirkung erreicht und gleichzeitig werden die Nebenwirkungen vermindert, da sich die Dosis jeder Substanz deutlich gegenüber der Einzelgabe reduzieren lässt. Folgende Mittel sind Antituberkulostatika der ersten Wahl:

- Isoniazid
- Rifampicin
- Ethambutol
- Pyrazinamid

Als Reservemedikament steht unter anderem Streptomycin zur Verfügung.
Die Anfangsphase der Behandlung dauert etwa 8 Wochen. Anschließend kann die Therapie auf eine Zweifachkombination reduziert werden, vorausgesetzt, dass der Patient keine säurefesten Stäbchen mehr ausscheidet.

Besonders betont werden muss, dass der Patient alle verordneten **Medikamente konsequent täglich einnimmt**. Ohne diese optimale Mitarbeit kann die Tuberkulose nicht entsprechend ausheilen. Aus diesem Grund wird in Kliniken die Therapie in den ersten Wochen parenteral verabreicht.

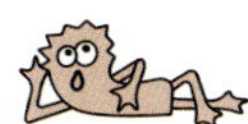

Übersicht Tuberkulose (Koch-Krankheit)

Erreger: Mycobacterium tuberculosis und M. bovis

Epidemiologie: weltweit verbreitet

Übertragung: Tröpfcheninfektion

Inkubationszeit und Ansteckung: 6–8 Wochen

Krankheitsbild: meistens Lungentuberkulose, selten andere Organe

Diagnostik: Sputumuntersuchung, IFN-γ-T-Lymphozytentest, ggf. Tuberkulintest und Röntgenthorax

Behandlung: Antibiotikakombinationstherapie über 6(–9) Monate

Prophylaxe: BCG-Impfung von gefährdeten Neugeborenen

Gesetzliche Bestimmungen, Berufskrankheit: Meldepflicht bei Erkrankung und Tod; wichtige Berufserkrankung im Gesundheitsdienst

Zur Überwachung der Einnahme vor allem im ambulanten Bereich wurde **DOTS** (= »directly observed treatment shortcourse«) entwickelt. Hier muss der Erkrankte in Gegenwart einer Kontrollperson die Tabletten einnehmen.

Folgende Kriterien machen eine **stationäre Behandlung** notwendig:

- Patient leidet an offener Lungentuberkulose, Keime werden ausgeschieden.
- Patient lebt mit vielen Menschen auf engem Raum zusammen.
- Patient ist schwer krank.
- Patient ist nicht therapiewillig. In diesem Fall kann eine Zwangsmaßnahme durch das Gesundheitsamt erfolgen.

Prophylaxe: Die früher angewendete BCG-Impfung (BCG = Bacille-Calmette-Guérin) wird seit 1998 von der STIKO nicht mehr empfohlen (nicht sicher belegbare Wirksamkeit, häufige Nebenwirkungen).

Tuberkulose: Berufskrankheit von Beschäftigten im Gesundheitsdienst

Gefährdung des Klinikpersonals: Die Tuberkulose ist eine ansteckende Infektionskrankheit. Nach der Hepatitis B stellt sie für die Beschäftigten im Gesundheitsdienst die zweitwichtigste (Infektions-)Berufskrankheit dar. Jährlich werden der Berufsgenossenschaft für Gesundheitsdienst und Wohlfahrtspflege etwa 150 Fälle gemeldet. Die höchste Gefährdung besteht für Mitarbeiter in der Pathologie, des Labors und der Lungenheilkunde. Dort besteht die größte Ansteckungsgefahr bei Patienten mit Keimnachweis im Sputum (Einteilung nach Gaffky).

Im Allgemeinen gilt, dass tuberkulinnegative Mitarbeiter nicht auf Tuberkulosestationen arbeiten sollten, weil eine erhöhte Infektionsgefahr besteht.

Arbeitsmedizinische Maßnahmen: Bei Einstellung sollte ein Tuberkulintest durchgeführt werden.

- ist der Test negativ: jährliche Kontrolle
- wenn der Test negativ war und positiv wird (**Konversion**): Überwachung durch den Personalarzt. Röntgenthorax-Untersuchung zum Ausschluss einer Tuberkulose notwendig
- ist der Test positiv: jährliche Röntgenuntersuchung der Lunge

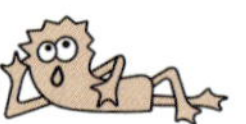

Isolierungsmaßnahmen im Krankenhaus: Patienten mit offener Tuberkulose (Verdacht und Nachweis) müssen im Einzelzimmer (oder Mehrbettzimmer für mehrere Tuberkulosepatienten) isoliert werden. Verlassen sie das Zimmer, müssen sie einen festsitzenden Mundschutz tragen. Das Personal oder Besucher sollte(n) bei Kontakt mit offenen Tuberkulösen ebenfalls eine partikelfiltrierende Halbmaske tragen (s. Kap. 17 Abschnitt »Standardisolierung«, S. 244 ff.). Ein Schutzkittel ist nur notwendig, wenn eine starke Kontamination mit infektiösem Material zu erwarten ist (Bronchoskopie, endotracheales Absaugen). Wäsche und Müll, wie z. B. Taschentücher, sollten speziell entsorgt werden. Die Dauer dieser Maßnahmen ist von dem Ansprechen auf die Therapie abhängig (negative Sputumuntersuchungen). Im Allgemeinen sind 3 bis 4 Wochen ausreichend.

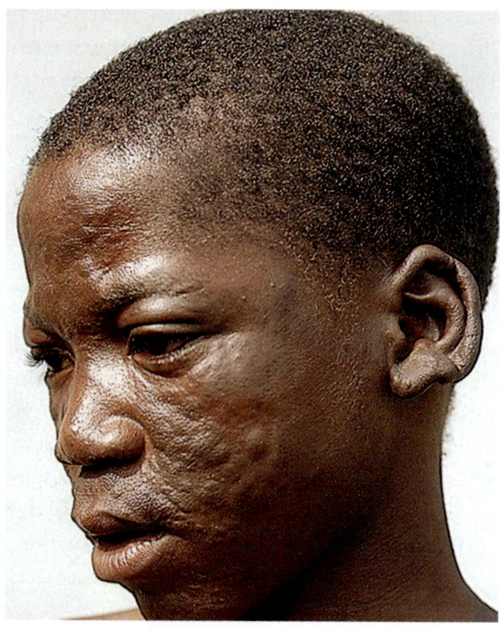

Abb. 2-13 Lepromatöse Lepra (aus: Tischendorf FW. Der diagnostische Blick. 7. Aufl. Stuttgart, New York: Schattauer 2008)

Krankheitsbild: »Atypische Tuberkulose«

Neben den oben beschriebenen klassischen Tuberkuloseerregern kommen noch Arten vor, die bei Menschen mit stabiler Immunitätslage kaum eine pathogene Potenz besitzen. Diese Erreger verursachen tuberkuloseähnliche Erkrankungen im Tierreich und werden daher »atypische« Mykobakterien genannt. Bei AIDS-Patienten sind sie für viele, häufig schwer zu therapierende Tuberkuloseerkrankungen verantwortlich.

Mycobacterium leprae

Die **Lepra** (»Aussatz«, Hansen-Krankheit) ist eine Infektion, die durch das **Mycobacterium leprae** verursacht wird. Sie kommt weltweit vor, verstärkt in Afrika und Indien. Die **Ansteckungspotenz** (Kontagiosität) ist gering. Nur durch engen, langen Kontakt und mangelhafte Hygiene wird sie übertragen. Die **Inkubationszeit** kann Monate bis viele Jahre betragen.
Die Erkrankung wird – je nach Abwehrsituation des Erkrankten – in **drei Formen** eingeteilt:

- bei guter Abwehrlage: **tuberkuloide Lepra**
- bei schlechter Abwehrlage: **lepromatöse Lepra**
- **die »Borderline-Lepra«** mit Krankheitsbildern zwischen tuberkuloider und lepromatöser Lepra

Krankheitsbild: Die Lepra manifestiert sich mit ihrer Affinität zu Haut und oberflächlich gelegenen peripheren Nerven in vielen verwirrenden Erscheinungsformen. Bei der **tuberkuloiden Lepra** stehen Hauterscheinungen mit Nervenbeteiligung im Vordergrund. Hier finden sich scharf begrenzte, hypopigmentierte und nicht schmerzhafte Flecken, die meist asymmetrisch angeordnet sind.
Die Abbildung 2-13 demonstriert die bekannten Veränderungen bei einer **lepromatösen Lepra** (Löwengesicht). Hier werden zumeist

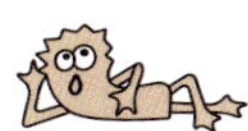

kältere Körperareale in symmetrischer Form bevorzugt (Gesicht, Extremitäten).
Häufig kommt es bei dieser Form zu einer begleitenden Rhinitis. Im Nasensekret lassen sich säurefeste Stäbchen nachweisen, so dass von einer Ansteckungsquelle auszugehen ist. Wenn die Hornhaut des Auges (Kornea) mitbefallen ist, droht Blindheit. Eine Neuritis (schmerzhafte Nervenentzündung) ist nicht selten.

Diagnostik: Mycobacterium leprae befällt die Makrophagen des Gewebes. Die Bakterien lassen sich in Gewebebiopsien befallener Areale und eventuell im Nasensekret mikroskopisch nachweisen. Es gibt bis heute keine kulturelle Anzuchtmöglichkeit. Ein Tierversuch ist in speziellen Fällen möglich.

Therapie: Durch die Antibiotikatherapie hat die Erkrankung viel von ihrem ursprünglichen Schrecken verloren. Es gibt nur noch vereinzelte Sammellager (Leprosorien), in denen die teilweise verstümmelten Patienten in unmenschlicher Isolation leben.

Prophylaxe: Eine Impfung existiert nicht.

2.6.4 Gramnegative Stäbchenbakterien

Ähnlich wie bei den grampositiven Stäbchen lassen sich auch bei den gramnegativen Stäbchen aerobe, fakultativ aerobe und strikt anaerobe »Stäbchenfamilien« unterscheiden.
Die sehr heterogenen, **aerob bis fakultativ aerob wachsenden**, klinisch bedeutungsvollen Bakterienarten sind in der Familie der »Enterobacteriaceae« zusammengefasst. Einige Arten sind für den Menschen obligat (d.h. in der Regel immer) pathogen, wie Yersinia pestis (Erreger der Pest), die Gattung Shigella (Erreger der Ruhr), Salmonella (mit ganz unterschiedlichen Krankheitsbildern wie z.B. Typhus) und bestimmte toxinbildende Unterarten von Escherichia coli.

Zu den »Enterobacteriaceae« zählen die fakultativ pathogene Gattung Escherichia wie auch die Gattungen Klebsiella, Citrobacter, Enterobacter, Proteus, Serratia und weitere.
Daneben ist die Familie der »Vibrionaceae« aufzuführen, als Beispiel sei Vibrio cholerae als wichtiger, aber nicht alleiniger Erreger der Cholera genannt.
Weiter zählen zur Familie der Pasteurellaceae die Gattungen Pasteurella (häufig in Isolaten aus Tierbisswunden) und Hämophilus mit unterschiedlichen Krankheitsbildern wie Lungen-, Kehlkopf-, Kiefernhöhlen-, Mittelohr- und Augenentzündungen, Sepsis, Meningitis und auch Geschlechtskrankheiten wie dem Ulcus molle.
Unter Nonfermentern sind wachstumstechnisch anspruchslose, zum Teil klinisch sehr aggressiv in Erscheinung tretende Arten wie Pseudomonaden, Burkholderia (teilweise Rotzerreger – Erreger u.a. von eitrigem »Schnupfen«), Sphingomonas und Stenotrophomonas (meist auf Intensivstationen aus Bronchialschleim oder Blutkulturen isolierbar) zusammengefasst.
Zu den aeroben gramnegativen Stäbchen rechnet man auch Bordetella (Keuchhustenerreger), Brucella (Zoonose), ein Erreger, der eine Sepsis verursachen kann und u.U. auch abortauslösend ist, sowie Legionella als Erreger von Lungenentzündungen.
Der Genus Acinetobacter, der meist als nosokomialer Keim auf Intensivstationen zu finden ist, sollte ebenfalls erwähnt werden.
Zu den **anaeroben** gramnegativen Stäbchen zählen u.a. Bacteroides, Prevotella, Fusobakterien, die meist in Wunden, Eiterhöhlen und Blutkulturen, seltener auch als Hirnabszess zu finden sind, sowie Helicobacter (Ulcuserreger im Magen und Darm) und Campylobacter (meist als Durchfallerreger).

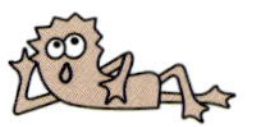

Bordetella pertussis und Keuchhusten

Der Erreger des **Keuchhustens** (**Pertussis**) – ein gramnegatives, aerob wachsendes Stäbchenbakterium – wurde 1906 erstmals von Bordet beschrieben und heißt seitdem ihm zu Ehren Bordetella pertussis.

Übertragung und Krankheitsbild: Pertussis ist eine akute Infektion der Atemwege. Sie ist hochkontagiös und führt nach **Tröpfcheninfektion** von ungeimpften Menschen in fast allen Fällen zur Erkrankung. Nach Inhalation heften sich die Erreger an die flimmerhaartragenden Epithelzellen des Respirationstrakts und vermehren sich dort.

Die klinische Symptomatik wird durch eine ganze Reihe verschiedener Toxine von Bordetella pertussis hervorgerufen, von denen das **Pertussistoxin** zweifellos die größte Rolle für die Pathogenese spielt.

Die **Erkrankung** verläuft typischerweise in **drei Stadien**:

- Stadium catarrhale (1–2 Wochen lang)
- Stadium convulsivum (2–6 Wochen lang)
- Stadium decrementi (etwa 6 Wochen lang)

Während des **Stadiums catarrhale** zu Krankheitsbeginn besteht hohe Ansteckungsgefahr.

Die Erkrankung beginnt wie ein banaler Infekt mit Husten, Schnupfen, mäßigem Fieber und allgemeinem Unwohlsein.

Im **Stadium convulsivum** kommt es zu den typischen stakkatoartigen Hustenanfällen mit ziehendem Inspirium.

Eine **Zyanose** ist nicht selten (»Blauhusten«). Erbrechen und Auswürgen von zähem Schleim kann folgen. Der Teufelskreis Husten – Atemnot – verstärkte Atemnot – verstärkte Angst und Erregung kann durch Zuspruch und Streicheln unterbrochen werden.

Bei jungen **Säuglingen** können anstelle der starken Hustenattacken **Apnoen** auftreten. Daher werden auf Kinderintensivstationen die Säuglinge mit einem Atemkontrollgerät überwacht. Die Sterblichkeit ist gerade in frühem Säuglingsalter hoch.

Im Rekonvaleszenzstadium (**Stadium decrementi**) bildet sich die Symptomatik langsam zurück, die Hustenanfälle werden seltener, die (meist) kleinen Patienten erholen sich.

Übersicht Keuchhusten

Erreger: Bordetella pertussis

Epidemiologie: Verbreitung weltweit; wachsende Erkrankungsrate in Ländern mit eingeschränkter Impfindikation

Übertragung: Tröpfcheninfektion

Inkubationszeit und Ansteckung: 1–2 Wochen, Ansteckungsfähigkeit in den ersten 6 Wochen

Krankheitsbild: typischer Stakkato-Husten mit juchzendem Inspirium

Diagnostik: Nasen-/Rachen-Abstrich; Antikörpernachweis im Blut

Behandlung: Antibiotika

Prophylaxe: aktive Schutzimpfung (DPT); Vorsicht bei Krampfneigung in der Familie!

Gesetzliche Bestimmungen, Berufskrankheit: Arbeitsverbot für seronegative Kindergärtnerinnen, Erzieherinnen und Lehrerinnen in der Schwangerschaft

Interessant ist, dass Mädchen wesentlich häufiger erkranken als Jungen. Die Ursache ist ungeklärt. Eine schwangere Frau kann die immunitätsbringenden Antikörper nicht über die Plazenta übertragen. Es besteht kein Nestschutz.
Als mögliche **Komplikationen** sind Pneumonien (oft sekundäre bakterielle Keime), Enzephalopathien mit Erhöhung der Krampfbereitschaft sowie Bronchiektasen gefürchtet. Schäden wie Augenbindehautblutungen, Hernien oder Rektumprolaps sind Folge des erhöhten Pressdrucks während der Hustenanfälle.

Diagnostik: Der Erregernachweis gelingt durch Nasopharyngealabstrich. Eine Infektion kann durch serologische Untersuchungen (KBR, ELISA; s. Abschnitt »Bakteriologische Diagnosemöglichkeiten«, S. 59 f.) bestätigt werden.

Therapie: Antibiotika

Prophylaxe: Die Keuchhustenschutzimpfung wurde wegen Komplikationen, besonders wegen gemeldeter **Impfenzephalopathien**, seit 1975 nur noch mit Einschränkungen empfohlen. Epidemiologische Studien im In- und Ausland konnten die neurologischen Impfschäden jedoch nicht bestätigen. Seit 1991 wird die Impfung durch die STIKO wieder empfohlen. **Kontraindiziert** ist die Impfung nur für Patienten mit individuell oder familiär erhöhter Krampfbereitschaft, da bei dieser Population postvakzinale epileptische Anfälle gehäuft aufgetreten sind.
Nebenwirkungen wie Schwellung und Rötung der Applikationsstelle sowie Fieber behindern jedoch die Akzeptanz der Impfung.
Aktiv geimpft wird heute nach dem 3. Lebensmonat gemeinsam mit der Diphtherie- und Tetanusimpfung (s. Kap. 8 »Infektionsschutz durch Impfungen«, S. 129 ff.).
Der **Impfschutz** hält nur wenige Jahre an (3–12). Eine **passive Impfung** der Ansteckungsverdächtigen soll die Krankheitssymptome mindern können.

Hämophile Bakterien

Bakterien der Gattung Hämophilus sind gramnegative Stäbchen. Wie der Name schon andeutet, »lieben« diese Krankheitserreger Blut. Gemeint ist, dass sie sich besonders gerne dort aufhalten, wo andere Keime für Hämophilus wichtige Wachstumsfaktoren durch Blutzellen auflösende Enzyme (Hämolysine) freigesetzt haben (»**Ammenphänomen**«). Zwei Vertreter der Gattung werden vorgestellt:
- Haemophilus influenzae
- Haemophilus ducreyi

Haemophilus influenzae

Ursprünglich wurde angenommen, dass H. influenzae der Erreger der Influenza – der Virusgrippe – ist, daher der Name. Man hat sich jedoch getäuscht. Häufig trifft man H. influenzae dort an, wo andere Krankheitserreger bereits einen Schaden hinterlassen haben. Beliebter Ort für derartige **Sekundärinfektionen** sind vor allem die Atemwege. Eitrige Bronchitiden, Pneumonien, Sinusitiden und eine Otitis media (Mittelohrentzündung) gehören zum Krankheitsspektrum.

! Bei der Interpretation von Laborbefunden muss man beachten, dass H. influenzae bei einem Großteil der Menschen zur **physiologischen Rachenflora** gehört. Nicht jeder spärliche Erregernachweis im Sputum ist daher behandlungsbedürftig!

Krankheitsbild: Haemophilus influenzae Typ B, kurz **HiB**, ist ein gefürchteter Erreger in der Kinderheilkunde. Bei Kindern unter 5 Jahren ist er Verursacher einer schweren Meningitis (s. Abschnitt »Krankheitsbild: infektiöse Meningitis«, S. 22 f.) und Epiglottitis mit möglicher Todesfolge.

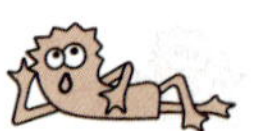

Therapie: Leichtere Entzündungen durch H. influenzae sollten (nach Resistenzprüfung!) antibiotisch behandelt werden. Bei schweren Fällen ist ein modernes Breitspektrumantibiotikum notwendig.

Prophylaxe: Seit 1990 wird die Schutzimpfung (3 Spritzen zur Grundimmunisierung) gegen HiB von der STIKO für Kinder ab dem 3. Lebensmonat empfohlen (s. Kap. 8 »Infektionsschutz durch Impfungen«, S. 129 ff.). Kinder, die älter als 15 Monate sind, benötigen zum vollständigen Impfschutz nur eine Impfstoffgabe.

Haemophilus ducreyi

Der »**weiche Schanker**« (**Ulcus molle**) ist eine meldepflichtige Geschlechtskrankheit. Erstmals beschrieben wurde das Bakterium 1889 von dem Forscher Ducrey.
Die Erkrankung wird aus den Tropen eingeschleppt. Nach Infektion bildet sich im betroffenen Haut-/Schleimhautbereich eine Papel, später kann ein Ulkus entstehen. Therapiert wird mit Antibiotika (Partner mitbehandeln!).

Legionella pneumophila

Unter mehreren Legionellaarten besitzt L. pneumophila eine herausragende Bedeutung. Erst Mitte der 1970er-Jahre wurde das Bakterium als Verursacher der **Legionärskrankheit** – einer Pneumonie – bekannt. 1976 erkrankten 221 ehemalige Soldaten bei einer Jahrestagung eines amerikanischen Veteranenverbandes. 29 Menschen starben.
Bei Pneumonien ist auch an eine Legionellose zu denken (s. Abschnitt »Krankheitsbild: Pneumonie«, S. 41 f.).

Epidemiologie: Während epidemisch auftretende Legionellosen durch ihre hohe Letalität großes öffentliches Interesse finden, tritt die Mehrzahl der Fälle eher sporadisch auf. Ein Großteil bleibt sicher unerkannt. Ausbrüche von Epidemien sind häufig mit Aufenthalten in öffentlichen Gebäuden, Hotels, Kliniken, Großraumbüros, Einkaufszentren und ähnlichem verknüpft. Besonders gerne halten sich die Keime in Nassbereichen oder (40–60 °C heißem) Leitungswasser auf. Eine **Infektion** mit möglicher anschließender Erkrankung ist von folgenden **Faktoren** abhängig:

- Es müssen keimhaltige Aerosole eingeatmet werden (Duschen, Dampfbad, Inhalationsgeräte, Klimaanlagen).
- Eine Erkrankung wird wahrscheinlich erst möglich, wenn eine bestimmte Konzentration (1 000 Keime/ml) überschritten wird. Bei extrem abwehrgeschwächten Patienten können aber schon wesentlich geringere Keimzahlen zur Erkrankung führen.
- Eine Infektion wird durch Rauchen und Alkoholkonsum begünstigt.
- Eine Ansteckung von Mensch zu Mensch findet nicht statt.

Krankheitsbild: Zwei Formen der Legionellen-Erkrankung werden unterschieden:

- **Pontiac-Fieber**: Nach einer Inkubationszeit von wenigen Tagen tritt eine apneumonische Verlaufsform mit grippeähnlichen Symptomen auf. Es kommt hier zur Spontanheilung.
- **Legionärskrankheit**: Nach einer Inkubationszeit von einigen Tagen (2–7) kommt es zu einer schweren Pneumonie, die tödlich sein kann.

Diagnostik: Die Erreger lassen sich aus Sputum und manchmal aus Blutkulturen anzüchten. Spezifische Antikörper im Serum des Patienten sind oft erst nach Wochen nachzuweisen.

Therapie: Zur Therapie benutzt man moderne Breitspektrumantibiotika. Die Behandlungsdauer sollte aufgrund einer Rezidivneigung wenigstens 2 bis 3 Wochen betragen.

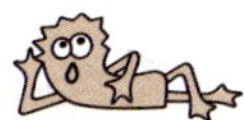

Prophylaxe: Eine Impfung gibt es nicht.

Meldepflicht: Nach § 7 IfSG ist der Nachweis einer Infektion meldepflichtig (durch den Laborleiter).

Krankheitsbild: Pneumonie

Die Lungenentzündung gehört auch heute noch zu den oft lebensbedrohenden Erkrankungen. Im Krankenhaus ist sie neben den Harnwegsinfekten und den Wundinfektionen die dritthäufigste Ursache einer nosokomialen Infektion (s. Teil II »Krankenhaushygiene«, S. 163 ff.). Als **Erreger** kommen Bakterien, Viren, Pilze und Parasiten in Betracht.
Die klassische Einteilung unterscheidet:

- **Lobärpneumonie:** Entzündung nur eines Lungenlappens (häufig Pneumokokken)
- **Bronchopneumonie:** Intraalveoläre Entzündung, die diffus mehrere Lungenlappen betreffen kann. Dies ist die häufigste Form der Pneumonie. Oftmals wird die bakterielle Infektion durch eine vorausgegangene Virusinfektion gebahnt. Möglich ist aber auch eine absteigende Entzündung nach Infektion der oberen Atemwege oder eine Aspirationspneumonie. Erreger sind häufig Staphylokokken, Pneumokokken, Hämophilus usw.
- **atypische (interstitielle) Pneumonie:** Extraalveoläre Entzündung, die häufig durch Viren, Legionellen, Chlamydien oder Mykoplasmen verursacht wird.

Heute kommt dem Ort, an dem man sich infiziert hat, die entscheidende Bedeutung zu. **Ambulant erworbene Pneumonien** besitzen ein in der Regel leicht zu therapierendes Erregerspektrum. Die **im Krankenhaus** aufgetretene Pneumonie ist schwer zu behandeln, da das Keimspektrum anderer Natur ist (z. B. Pseudomonas, Klebsiella, Proteus, E. coli, Enterokokken) und die Erreger gegenüber vielen Antibiotika Resistenzen ausgebildet haben.

Begünstigende Faktoren für eine Pneumonie sind:

- chronische Lungenerkrankungen (Bronchitis, Bronchiektasen, Bronchialkarzinom, Mukoviszidose)
- Langzeitbeatmung
- Abwehrschwäche (Kortisonbehandlung, Zytostatika, hohes Alter, chronische Erkrankungen, AIDS, Zustand nach Operation)

Krankheitsbild: Luftnot, Fieber, Husten, Auswurf (eitrig, blutig, bei atypischer Pneumonie eher spärlich). Eventuell Zyanose, bei Begleitpleuritis Schmerz.

Diagnose: Diagnostische Maßnahmen sind:

- Untersuchung (Klopfschallabschwächung, Rasselgeräusche)
- Röntgenthorax (Verschattung des entzündeten Bereichs)
- Labor (Leukozytose, erhöhte BKS)
- Erregernachweis (Sputum, Trachealsekret)

Therapie: Bei bakterieller, parasitärer oder Pilzpneumonie erfolgt eine gezielte »Chemotherapie« (Antibiose) nach Resistenzbestimmung. Besteht wegen des schlechten Zustands des Patienten Zeitdruck, beginnt man mit einem Breitspektrumpräparat und stellt nach Eintreffen des Laborergebnisses die Therapie um.
Allgemeine Maßnahmen können sein:

- Klopf- und Vibrationsmassage
- Atemtherapie
- Sekretolytika
- Antitussiva
- körperliche Schonung
- Sauerstoffgabe bei Hypoxie
- frühzeitige Beatmung bei deutlicher respiratorischer Insuffizienz oder Anzeichen einer Schocklunge

Die **beste Therapie** sind prophylaktische Maßnahmen! Bei bettlägerigen, schwachen oder schwer kranken Patienten ist die **Pneumonieprophylaxe** extrem wichtig!

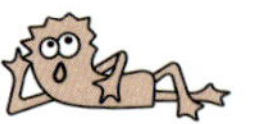

Komplikationen: Mögliche Komplikationen sind:

- septische Streuung der Erreger mit Meningitis
- Endokarditis
- Osteomyelitis
- Hirnabszess
- Lungenabszess
- Pleuraexsudat mit Empyembildung

Die Gattung Helicobacter/Campylobacter

Es handelt sich um gramnegative, bewegliche, schraubenförmige Stäbchenbakterien. Beim Menschen kommen sie als Erreger von Erbrechen und Durchfällen mit kolikartigen Schmerzen vor. Zwei Vertreter werden exemplarisch vorgestellt:

- Helicobacter pylori
- Campylobacter jejuni/coli

Helicobacter pylori

Dieses Bakterium ist sehr häufig bei der Entstehung von **Magenschleimhauterkrankungen** beteiligt: bei einer Entzündung (Gastritis), einem Geschwür (Ulkus) oder aber als dessen Folge einem Magenkarzinom. Im stark sauren Magenmilieu schafft sich Helicobacter durch Produktion des Enzyms Urease und Bildung von alkalischem Ammoniak seine Nische zum Überleben.

Diagnostik: Werden bei einem Patienten gastroskopisch Biopsien entnommen, kann man mittels eines Schnelltests (Ureasenachweis, HUT) den Erreger nachweisen. Als weiterer Nachweis dient die Anzüchtung in einem bakteriologischen Labor. Ohne Magenspiegelung kann man mittels ^{13}C-Atemtest Hinweise auf Helicobacter pylori erhalten. Vom Patienten getrunkener, mit nichtradioaktivem Isotop ^{13}C angereicherter Harnstoff wird von Helicobacter pylori im Magen verstoffwechselt. Das dann freigesetzte ^{13}C wird in der Atemluft gemessen. Weiter lassen sich Stuhl oder Speichel untersuchen oder aber auch Antikörper im Serum nachweisen.

Therapie: Bewährt hat sich der Einsatz mehrerer Antibiotika in Kombination mit einem säureblockierenden Protonenpumpenhemmer (z. B. Omeprazol) mit dem Ziel, die Infektion vollständig zu beseitigen (Eradikationstherapie).

Prophylaxe: Eine Impfung gibt es nicht.

Campylobacter jejuni/coli

Dies ist ein weit verbreiteter Krankheitserreger bei Tieren und Menschen. Neben Salmonellosen sind Campylobakteriosen die häufigsten Erreger von **invasiven Diarrhöen**.

Epidemiologie: Eine Infektion erfolgt häufig durch Nahrungsmittel (Fleisch, Milchprodukte).

Inkubationszeit und Krankheitsbild: Nach Infektion und einer Inkubationszeit von 2 bis 5 Tagen entsteht klinisch das Bild einer akuten **Gastroenteritis**. Symptome sind, wie bei vielen anderen Durchfallerkrankungen (s. Abschnitt »Durchfallerkrankungen«, S. 43 f.), Übelkeit, Kopfschmerzen, Fieber, Myalgien, Abdominalkrämpfe und Durchfälle, die von einigen flüssigen Stühlen über wässrige bis zu blutigen Stühlen das ganze Spektrum der Enteritis bis zur Kolitis umfassen.

Diagnostik: Die Diagnose wird durch Nachweis des Erregers im frischen Stuhl gestellt.

Therapie: Meist verläuft die C.-jejuni/coli-Infektion harmlos. Wasser- und Elektrolytersatz sind meist die einzig notwendige Therapie. Hartnäckige Verläufe behandelt man mit einem Antibiotikum (z. B. Erythromycin für ca. 1 Woche) zur Vermeidung von Spätfolgen wie Arthritis oder neurologischen Komplikationen (Guillain-Barré-Syndrom).

Prophylaxe: Es gibt keine Schutzimpfung.

Gesetzliche Bestimmungen: Ein Erregernachweis ist meldepflichtig! Die Gesundung wird durch negative Stuhlproben bestätigt.

Durchfallerkrankungen

Durchfall wird als Alltagsproblem oft überschätzt. Das einmalige Auftreten von dünnem Stuhl ist weder außergewöhnlich noch sollte es beunruhigen. Erst wenn der Stuhlgang zu oft, zu flüssig und in zu großen Mengen erfolgt, kann man von behandlungsbedürftigem Durchfall sprechen.

Bei Schleim, Eiter oder Blut im Stuhl sollte unbedingt ein Arztbesuch folgen!

Folgende **Ursachen** für **Durchfall** sind denkbar:

- Infektion mit einem Krankheitserreger
- Medikamente, vor allem Antibiotika
- psychische Belastung (Stress, z. B. Examen, Konflikt)
- organische Erkrankungen (Hyperthyreose, Karzinom, Colitis ulcerosa, Crohn-Krankheit)
- Fehl- oder Mangelernährung

Hier sollen nur die **infektiösen Diarrhöen** besprochen werden. Als **Verursacher** kommen die unterschiedlichsten Erreger in Frage:

- Bakterien (Abb. 2-14)
- Viren
- Parasiten, hier vor allem die Würmer
- Pilze

Übertragung: Entweder erfolgt die Infektion durch direkten oder indirekten Personenkontakt oder durch andere Quellen wie z. B. kontaminiertes Wasser oder Nahrungsmittel.

Der fäkal-orale Weg ist der häufigste **Übertragungsweg** gastrointestinaler Infektionen.

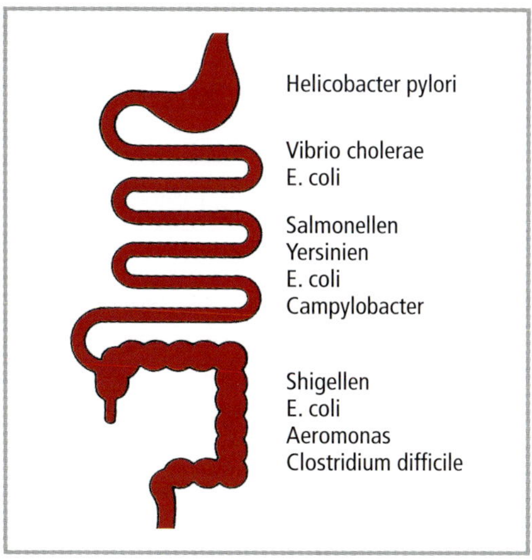

Abb. 2-14 Wirkorte darmpathogener Bakterien

Risikofaktor Nr. 1 ist eine **schlechte Hygiene.** Eine Infektion kommt meist erst zustande, wenn große Erregermengen aufgenommen werden (> 100 000 bei Salmonellen).
Ausnahmen bilden Shigellen oder Amöben: Hier genügen schon wenige Partikel (10–100) für eine manifeste Erkrankung. Erhöhte Risiken bestehen zudem bei Menschen mit einem pathologischen Mangel an Salzsäure im Magensaft (Antazida, Zustand nach Magenresektion o. Ä.), da der physiologisch saure pH-Wert eine gute Barriere gegen aufgenommene Keime darstellt.

Inkubationszeit: Eine sehr kurze Inkubationszeit von **weniger als 12 Stunden** weist auf eine Staphylococcus-aureus-, Bacillus-cereus- oder Clostridium-perfringens-Infektion hin. Eine Inkubationszeit von **mehr als 12 Stunden** spricht für Salmonellen, Shigellen, Campylobacter jejuni/coli, Yersinia enterocolitica oder E. coli. Bei Säuglingen und Kleinkindern ist das Rotavirus als häufiger Verursacher einer akuten Diarrhö bekannt. Krankenhausstationen fürchten das Norovirus (s. Abschnitt »Norovirus«, S. 94).

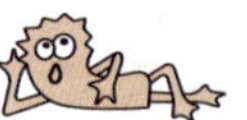

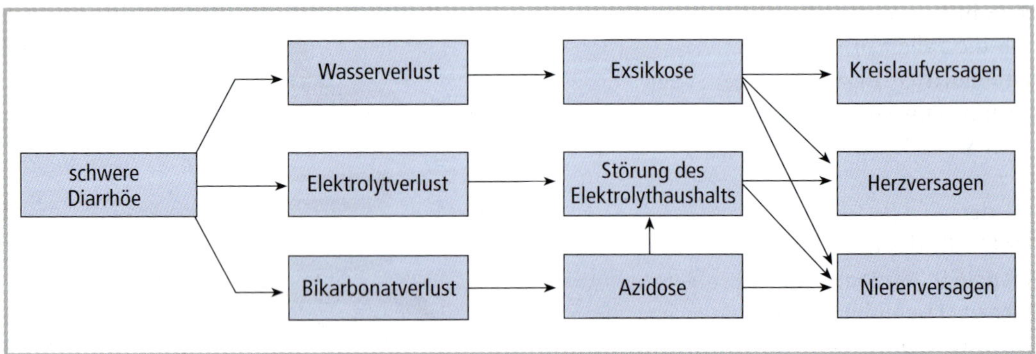

Abb. 2-15 Auswirkungen einer schweren Diarrhö

Krankheitsbild: Die klinischen Symptome gleichen sich. Im Vordergrund stehen Übelkeit, Brechreiz, Darmkrämpfe (Tenesmen), eventuell Fieber und Durchfälle. Bei schweren Formen (z.B. Cholera!) kann ein massiver Wasser- und Elektrolytverlust nach kurzer Zeit zum Tode führen (Abb. 2-15).

Diagnostik: Mikroskopische Stuhluntersuchungen (Bakterien, Wurmeier) sollten schnell zur Erregeranalyse beitragen. Viren (z.B. Rotaviren) können per Stuhlschnelltest oder durch Elektronenmikroskopie nachgewiesen werden.

Therapie: Eine medikamentöse Therapie ist selten zwingend notwendig, da die meisten Enteritiden spontan heilen. Jedoch kann eine Antibiotikatherapie bei Cholera, Shigellen-Ruhr oder Typhus die Krankheit abkürzen und Komplikationen vermeiden. Sie erfolgt in der Regel oral.

! Die wichtigste Maßnahme bei Durchfallerkrankungen ist der Wasser- und Elektrolytersatz (Bilanz)!

Escherichia

Zur Gattung Escherichia (entdeckt durch Theodor Escherich, deutsch-österreichischer Kinderarzt und Bakteriologie, 1857–1911) zählen verschiedene Arten mit unterschiedlichen Pathogenitätsmerkmalen. Escherichia ist im Normalfall ein im Darm lebender, durch den Abbau von Nahrungsmitteln wichtiger Nährstofflieferant für den Menschen. Er kann aber auch u.a. endogene Infektionen bedingen.

Krankheitsbilder: Als Verursacher von Gallenwegs-, Harnwegs-, Nieren- und Wundinfektionen, Bauchfell- und Lungenentzündungen, Gelenksinfektionen, Sepsikämien, insbesondere bei Säuglingen auch selten einer Meningitis, wird er im klinischen Alltag immer wieder isoliert.

Es gibt daneben auch Arten von Escherichia, die als Toxinbildner für den Menschen obligat (darm-)pathogen sind. Wir finden hier u.a. STEC/EHEC (shiga-toxinbildende Escherichia coli), ETEC (enterotoxische Escherichia coli), EPEC (enteropathogene Escherichia coli) und EIEC (enteroinvasive Escherichia coli). Es reicht eine relativ geringe Menge an Keimen (100 Erreger) aus, um eine zum Teil sehr schwere bis tödlich verlaufende Erkrankung auszulösen. Ausgehend von lokalen Darmentzündungen kann sich insbesondere bei Kindern ein lebensbedrohliches hämolytisch-urämisches Syndrom (HUS) mit schweren Blutungen, auch im Harntrakt, ausbilden.

Die letzte HUS-Epidemie in Deutschland brach 2011 zunächst mit Einzelfällen von EHEC und

HUS in Norddeutschland aus. Im Mai häuften sich die Fälle alarmierend, so dass eine fieberhafte Suche nach der Ursache (Infektionsweg) begann. Zunächst standen Salate und Gemüse unter Versacht, dann fand man erstmals den gesuchten EHEC-Erreger im Abfall einer Familie aus dem Rhein-Sieg-Kreis in Sprossengemüse. Als Quelle des Erregers wurden Ende Juni 2011 mit großer Wahrscheinlichkeit ägyptische Bockshornkleesamen identifiziert. Die Epidemie war damit gestoppt. Bis dahin waren allerdings an EHEC und HUS über 4 000 Personen erkrankt, von diesen waren über 50 verstorben.

Gesetzliche Bestimmungen: Bei Verdacht auf HUS sowie bei Toxinnachweis gilt die sofortige Meldepflicht an das zuständige Gesundheitsamt.

Salmonellen

Zur Gattung Salmonella (nach Salmon, amerikanischer Bakteriologe, 1850–1914) gehören mehr als 2 000 Arten. Diese gramnegativen Stäbchenbakterien werden in zwei Gruppen eingeteilt:

- Salmonellen der Enteritisgruppe
- Salmonellen der Typhusgruppe

Salmonellen der Enteritisgruppe

Enteritissalmonellen sind Erreger, die vor allem bei Tieren vorkommen und auf den Menschen übertragen werden können. Die **Weitergabe** erfolgt vorwiegend durch Fleisch, Geflügel sowie Eier und Eiprodukte.
Werden Hühner einer Legebatterie (z. B. durch kontaminiertes Futter, Fischmehl!) infiziert, so vermehren sich die Keime in deren Organismus, ohne diesen krank zu machen. Über Darm und Ovarien werden die Bakterien auch an die Küken weitergegeben, so dass ein Großteil des Geflügels und der Eier infiziert wird.

! Werden infizierte Hühnerprodukte nicht sachgemäß gelagert oder verarbeitet, können sich die Salmonellen binnen kurzer Zeit explosionsartig vermehren: Bei einer **Generationszeit** von 15 bis 20 Minuten entsteht aus nur einer Bakterienzelle nach etwa 24 Stunden eine Nachkommenschaft von fast einer Million Enteritissalmonellen!

Inkubationszeit und Krankheitsbild: Die Inkubationszeit beträgt gewöhnlich 12 bis 36 Stunden. In Abhängigkeit von der aufgenommenen Erregermenge – nötig sind wenigstens 100 000 Bakterien – und der Abwehrlage des infizierten Menschen kommt es zum typischen Krankheitsbild mit Durchfällen, Brechreiz, Fieber und gegebenenfalls Kreislaufstörungen. In den meisten Fällen klingen die Symptome schon nach 3 bis 4 Tagen ab.
Todesfälle treten vor allem bei abwehrgeschwächten Menschen (hohes Lebensalter, Säuglinge, chronische Erkrankung) auf (s. Abschnitt »Durchfallerkrankungen«, S. 43 f.).

Diagnostik: Ein Erregernachweis gelingt durch Stuhlproben während der Krankheitsphase. Die Salmonellen können aber noch mehrere Wochen nach Genesung ausgeschieden werden. Nur ein sehr kleiner Teil (0,1 %) der Patienten wird zum asymptomatischen Dauerausscheider.

Ansteckungsfähigkeit besteht, solange Erreger im Stuhl nachgewiesen werden können.

Therapie: Bei einer unkomplizierten Gastroenteritis werden lediglich die Wasser- und Elektrolytverluste ausgeglichen. Eine Antibiotikatherapie ist nur bei komplizierten Verläufen indiziert, wenn auch nicht unumstritten, da die Ausbildung resistenter Stämme begünstigt wird. Lactulose soll einen positiven Effekt auf die Genesung haben und die Ausbildung von Dauerausscheidern verringern.

Prophylaxe: Wichtigste Verhütungsmaßnahmen sind Händewaschen und **persönliche Hygiene.** Erkrankte Personen dürfen keine Lebensmittel zubereiten oder austeilen und nicht

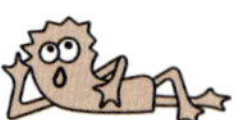

Übersicht Salmonellenenteritis

Erreger: gramnegatives Stäbchen, ca. 2 000 verschiedene Arten

Epidemiologie: weltweites Vorkommen

Übertragung: oral über kontaminierte Nahrungsmittel (Geflügel, Eier, Roheispeisen, Fleisch, Mayonnaise etc.)

Inkubationszeit und Ansteckung: in der Regel 12–36 Stunden

Krankheitsbild: Gastroenteritis (wenige Tage)

Diagnostik: Erregernachweis im Stuhl

Behandlung: symptomatisch, in Ausnahmefällen Antibiotika

Prophylaxe: keine Impfung vorhanden, Einhaltung der Hygienevorschriften

Gesetzliche Bestimmungen, Berufskrankheit: Erregernachweis meldepflichtig

in Krankenhäusern oder Altenheimen arbeiten, solange nicht drei Stuhlproben hintereinander negativ sind. Eine **Impfung** existiert nicht. Für **Krankenhäuser** und **Altenheime** wurde ein **Verhaltenskatalog** entwickelt (s. auch Kap. 19 Abschnitt »Gastrointestinale Infektionen«, S. 299):

- Auf den Einsatz von Rohei für nicht weiter erhitzbare Speisen muss verzichtet werden. Leicht verderbliche Speisen und auch Eier sollten im Kühlschrank aufbewahrt werden. Kontaminationsverdächtige Lebensmittel sollten von anderen Lebensmitteln strikt getrennt werden. Zubereitete Speisen sollten ohne Verzögerung verteilt werden. Geflügel, Fleisch und Fisch müssen gut durchgebraten sein.
- Besucher von Patienten sollten darauf verzichten, leicht verderbliche Nahrungsmittel, besonders Eierspeisen, selbst gemachten Pudding, Hackfleisch etc., mitzubringen.
- Personal ohne klinische Symptome darf weiter arbeiten, aber kein Essen zubereiten oder austeilen.

Gesetzliche Bestimmungen: Der Erregernachweis ist meldepflichtig.

Salmonellen der Typhusgruppe

Zu den Salmonellen der Typhusgruppe gehören folgende Arten:

- Salmonella typhi
- Salmonella paratyphi A
- Salmonella paratyphi B
- Salmonella paratyphi C

Weitaus schwerwiegender als eine Infektion mit Salmonellen der Enteritisgruppe ist eine Infektion mit Salmonellen der Thyphusgruppe, weil durch sie nicht nur eine **lokale Darminfektion** erfolgt, sondern die Bakterien auch **andere Organsysteme** befallen können und auch **im Blut** nachzuweisen sind.

Epidemiologie: Der **Typhus** ist eine gefürchtete Erkrankung der tropischen Länder. Durch den Ferntourismus, aber auch durch Einwanderung von Erkrankten oder Dauerausscheidern kann Typhus auch in Europa zu einem ernsthaften Problem werden.

Übertragung: Die Übertragung erfolgt **fäkal-oral**, meist durch den Verzehr verunreinigter Speisen oder durch kontaminiertes Wasser.

Inkubationszeit und Krankheitsbild: Nach einer Inkubationszeit von 10 bis 20 Tagen kommt es zum Fieberanstieg auf Werte um 40 °C. Zunächst wird das Kontinuafieber von einer relativen Bradykardie, Leukopenie und Obstipation (!) begleitet. Erst später kommt es zu erbsenbreiartigen Durchfällen. Eine ZNS-Beteiligung bis zum Delirium ist nicht selten. Der Patient bekommt »vernebelte Sinne« (»typhos« = griech.: Nebel). Kleine Blutgefäßerweiterungen im Bereich des Körperstammes sind typisch für **Typhus abdominalis.**

Diagnostik: Zu Beginn der Erkrankung sind die Erreger nur im Blut nachweisbar. Erst nach ca. 10 Tagen erscheinen sie im Stuhl.

Therapie: Im Fall einer manifesten Erkrankung ist wie bei allen Durchfallerkrankungen (s. Abschnitt »Durchfallerkrankungen«, S. 43 f.) ein Flüssigkeits- und Elektrolytersatz indiziert. Begleitend sollte eine Antibiotikatherapie (Ampicillin, Cotrimoxazol, Gyrasehemmer oder Cephalosporine) durchgeführt werden. Diese Maßnahme verhindert jedoch nicht die Entstehung von Dauerausscheidern. Die Bakteriendepots befinden sich häufig in der Gallenblase. Die Cholezystektomie (Entfernung der Gallenblase) ist heute aber nur noch in Ausnahmefällen erforderlich. Empfohlen wird eine mehrwöchige antibiotische Kombinationstherapie.

Unter **Quarantäne** versteht man eine Maßnahme zur Eindämmung der Gefahr epidemischer Ausbreitung von Infektionskrankheiten wie Pest, Pocken, Gelbfieber, Rückfallfieber, Typhus oder Cholera. Erkrankte, mögliche Infizierte oder deren Kontaktpersonen können aufgrund von Gesetzen isoliert werden, bis keine Ansteckungsgefahr mehr besteht.

Prophylaxe: Erkrankte Patienten sind abzusondern. Bei Reisen in gefährdete Gebiete wird eine **aktive Schutzimpfung** empfohlen. Erprobt ist ein oraler Lebendimpfstoff (3 Kapseln an den Tagen 1, 3 und 5). Die Schutzdauer wird mit ca. 2 Jahren angegeben. Ferner existiert auch ein parenteral zu verabreichender Impfstoff.
Wasser unbekannter Quellen sollte nur abgekocht getrunken werden (s. auch Kap. 7 »Abstecher in die Reisemedizin«, S. 125 ff.).

Gesetzliche Bestimmungen: Bereits bei Erkrankungsverdacht besteht eine Meldepflicht!

Vibrionen und Cholera

Vibrionen sind gramnegative, kommaförmig gekrümmte Stäbchenbakterien. Die wichtigste Erkrankung ist die **Cholera.**
Im **August 1892** starben mehr als 8 000 Menschen in der Hansestadt **Hamburg** an den Folgen einer Choleraepidemie. Ursache waren städtische Missplanungen der Trinkwasserversorgung. So wurde mit Abwasserfäkalien verunreinigtes Elbwasser ungeklärt in die Trinkwasserleitungen gepumpt. In heller Aufregung flüchteten die Menschen in die umliegenden Regionen – die Seuche konnte sich ausbreiten. Heute ist die Cholera in Hamburg fast in Vergessenheit geraten. Ein Relikt aus jener Zeit steht heute am Hamburger Hafen: das 1900 eröffnete Bernhard-Nocht-Institut für Schiffs- und Tropenkrankheiten, eine Einrichtung von Weltruf.
In den 1990er-Jahren wütete eine weitere schwere Epidemie auf dem **südamerikanischen Kontinent.** Von Peru ausgehend hatte sich die Cholera über andere südamerikanische Staaten pandemisch verbreitet – wegen der schlechten trinkwasserhygienischen Bedingungen und der Ignoranz der zuständigen Politiker war dies leider nicht zu verhindern. Bis Juni 1993 waren 730 000 Menschen erkrankt und mehr als 6 300 verstorben.

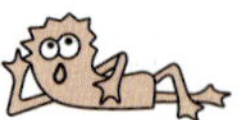

Übersicht Cholera

Erreger: Vibrio cholerae Biovar cholerae und Vibrio cholerae Biovar eltor

Epidemiologie: endemisch in Südamerika, Asien und Afrika

Übertragung: fäkal-oral, meist durch kontaminiertes Trinkwasser

Inkubationszeit und Ansteckung: je nach aufgenommener Erregermenge Stunden bis 5 Tage

Krankheitsbild: schwere Diarrhö mit großen Wasserverlusten

Diagnostik: Erregernachweis im Stuhl oder Erbrochenem

Behandlung: Wasser- und Elektrolytersatz (Rehydratation)

Prophylaxe: Trinkwasserhygiene! Aktive Impfung möglich

Gesetzliche Bestimmungen, Berufskrankheit: Meldepflicht und Quarantäne bei Verdacht, Erkrankung und Tod

Die Cholera gehört zu den schwersten Infektionskrankheiten unserer Zeit. Werden Erreger durch verunreinigtes Trinkwasser oder Nahrungsmittel aufgenommen, kommt es in aller Regel binnen einiger Stunden (bis 5 Tage) zu einer akuten, toxischen (**Choleraenterotoxin!**) Lokalinfektion des Dünndarms mit massivsten Wasser- und Elektrolytverlusten. Unbehandelt sterben ca. 60 % der Erkrankten. Durch eine effektive Behandlung wird die Letalität auf ca. 1 % gesenkt.

Krankheitsbild: Aufgrund der rasenden Entwässerung des Körpers bauen die Erkrankten sehr schnell ab. Wasserverluste mit mehr als 10 l/Tag sind keine Seltenheit. Todesfälle durch Herz-Kreislauf- oder Nierenversagen können binnen 24 Stunden auftreten.

Therapie: Wie bei allen schweren Durchfallerkrankungen steht der exakte Wasser- und Elektrolytersatz im Vordergrund (s. Abschnitt »Durchfallerkrankungen«, S. 43 f.).
Empfohlen wird, eine **Rehydratationslösung** mit folgenden Bestandteilen zu trinken (s. auch Kap. 7 »Abstecher in die Reisemedizin«, S. 125 ff.):

- 3,5 g Kochsalz (NaCl)
- 2,5 g Natriumhydrogenkarbonat
- 1,5 g Kaliumchlorid
- 20 g Glukose in 1 l abgekochtem Wasser

Reichen diese Maßnahmen nicht aus (Erbrechen, Verlust von zu großen Wassermengen), wird eine **Infusionstherapie** zwingend notwendig.
Eine **Antibiotikatherapie** ist von untergeordneter Bedeutung und in den meisten Fällen nicht nötig.

Prophylaxe: Die besten prophylaktischen Maßnahmen sind die Errichtung guter sanitärer Einrichtungen sowie eine einwandfreie Wasserversorgung.
Eine **aktive Impfung** ist möglich, macht aber die seuchenhygienischen Maßnahmen keineswegs überflüssig. Der in Deutschland zugelassene Impfstoff enthält inaktivierte (abgetötete) Choleravibrionen. Die Grundimmunisierung besteht aus zwei intramuskulären oder subkutanen Injektionen im Abstand von ca. 2 Wochen. Die relative **Schutzdauer** wird mit 6 Monaten angegeben, bei einer Wirksamkeit von nur 40 bis 80 %! Die Impfung wird von der WHO nicht empfohlen und ist nur erforderlich, wenn das Einreiseland diese vorschreibt.

Gesetzliche Bestimmungen: Bei Erkrankungsverdacht, nachgewiesener Erkrankung und Todesfall besteht Meldepflicht (s. Kap. 9 »Meldepflicht übertragbarer Infektionskrankheiten nach dem Infektionsschutzgesetz«, S. 156 ff.)! Erkrankte müssen in speziellen Kliniken abgesondert werden (»Quarantäne«, s. Definition S. 47)!

Yersinien

Yersinien sind gramnegative Stäbchenbakterien. Wichtige Vertreter dieser Gattung sind:
- Yersinia enterocolitica
- Yersinia pestis

Yersinia enterocolitica

Krankheitsbild: Diese Yersinienart ruft nach einer mehrtägigen Inkubationszeit bei den Infizierten das uncharakteristische Krankheitsbild einer akuten **Gastroenteritis** hervor. Bei Jugendlichen und jungen Erwachsenen kann durch Befall von mesenterialen Lymphknoten eine Appendizitis vorgetäuscht werden, die dann nicht selten zu einer unnötigen Operation führt.

Diagnostik: Yersinien lassen sich in Stuhlproben nachweisen und haben in der Regel eine Bedeutung bei der Differenzialdiagnostik akuter Durchfallerkrankungen (s. Abschnitt »Durchfallerkrankungen«, S. 43 f.).

Therapie: Eine Behandlung ist nur selten notwendig, da die Infektion meist harmlos verläuft und spontan sistiert. Auch hier sei auf den ausreichenden Wasser- und Elektrolytersatz verwiesen. Nur in ganz seltenen Fällen (Sepsis) wird eine Antibiotikatherapie notwendig.

Gesetzliche Bestimmungen: Eine Meldepflicht besteht bei Erregernachweis.

Yersinia pestis und Pest

In den vergangenen Jahrhunderten haben **Pestepidemien** immer wieder die Geschichte der Menschheit geprägt. Als im 14. Jahrhundert die Pest Europa heimsuchte, starben 25 Millionen Menschen – immerhin ein Viertel der damaligen Bevölkerung. Im 17. Jahrhundert richtete die letzte große europäische Pandemie ähnliche Verwüstungen an.
Der »Schwarze Tod« war sehr gefürchtet. Wie auch andere große Seuchen (Cholera, Typhus, Syphilis), regte die Pest die Phantasie der Künstler an. Johann Konstatin Feigius widmete anlässlich der verheerenden Pest in Wien 1679 der Seuche sein Totentanzlied:

> Jeder Tag war sonst ein Fest,
> Jetzt aber haben wir die Pest!
> Nur ein großes Leichennest,
> Das ist der Rest.
>
> O du lieber Augustin,
> Leg' nur ins Grab dich hin,
> O du mein herzliebes Wien,
> Alles ist hin!

Zur Pestbekämpfung wurden damals heute skurril anmutende Methoden benutzt (Abb. 2-16, S. 50) und viele Tinkturen entwickelt. Aus dieser Zeit stammt unter anderem das »Kölnisch Wasser«.

Erreger: Als Erreger der Pest konnte 1894 von dem Schweizer Forscher Alexander Yersin ein gramnegatives Stäbchenbakterium identifiziert werden: Yersinia pestis.

Epidemiologie: Das **natürliche Reservoir** der Pestbakterien stellen vor allem Nagetiere dar (Mäuse, Wiesel, Erdhörnchen, Hasen u. a.). Diese leben in Gemeinschaft (Symbiose) mit Ektoparasiten wie Flöhen und Zecken.

Übertragung: Zu Pestausbrüchen beim Menschen kann es kommen, wenn eine Nagerart

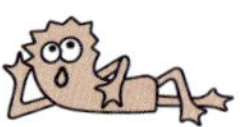

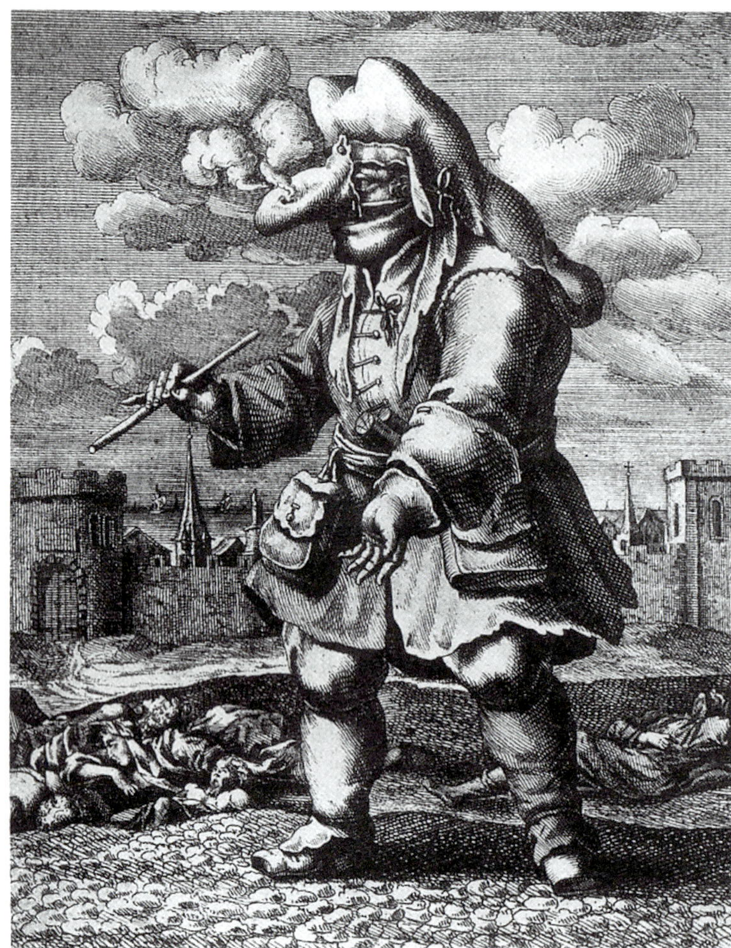

Abb. 2-16 Mit derlei skurrilen Masken versuchten sich die Pestärzte in früheren Jahrhunderten gegen die Ansteckung mit der Pest zu schützen (Kupferstich eines unbekannten Künstlers aus dem 18. Jahrhundert).

eingeht und die mit Pestbakterien kontaminierten Flöhe gezwungen sind, sich andere Wirte zu suchen. Werden dabei Wanderratten oder Hausratten bevorzugt, gelangen die Flöhe in die Nähe der Menschen und eine Epidemie kann die Folge sein. Die Pest kann durch Tröpfcheninfektion von Mensch zu Mensch übertragen werden.

Krankheitsbild: Zwei Formen der Pesterkrankung werden unterschieden:

- **Bubonenpest:** Etwa 2 bis 7 Tage nach einem Flohbiss kommt es zu schmerzhaften Schwellungen der regionalen Lymphknoten (»Beulenpest«). Hohes Fieber, Schüttelfrost und Kopfschmerzen vervollständigen das Krankheitsbild.
- **Lungenpest:** Die Lungenpest ist entweder Folge der septischen Streuung einer Bubonenpest oder wird eigenständig durch Tröpfcheninfektion erworben. Nach nur wenigen Stunden entwickelt sich ein schweres Krankheitsbild mit hohem Fieber, blutigem Auswurf und Pneumonie.

Diagnostik: Eine Diagnose kann zu Beginn nur durch direkten Bakteriennachweis im Lymphknoteneiter oder Sputum gestellt werden.

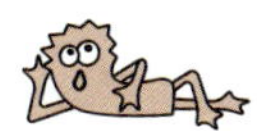

Übersicht Pest

Erreger: Yersinia pestis

Epidemiologie: Asien, Afrika, Mittel- und Südamerika, südliche USA

Übertragung: Rattenflohbiss oder Zeckenstich, Tröpfcheninfektion bei Lungenpest

Inkubationszeit und Ansteckung: Bubonenpest 2–7 Tage, Lungenpest wenige Stunden

Krankheitsbild: Bubonenpest: Lymphknotenbefall (Beulenpest); Lungenpest: primär durch Tröpfcheninfektion oder sekundär aus Bubonenpest

Diagnostik: Erregernachweis aus Lymphknoteneiter oder Sputum

Behandlung: Antibiotika (Streptomycin, Tetracycline)

Prophylaxe: durch Antibiotika, aktive Impfung

Gesetzliche Bestimmungen, Berufskrankheit: Meldepflicht bei Krankheitsverdacht! Quarantäne!

Therapie: Die sofortige Einleitung einer wirksamen antibiotischen Therapie (Tetracycline, Streptomycin u. a.) ist erforderlich.

Prophylaxe: Ist eine Infektion nachgewiesen, wird die sofortige Absonderung (Quarantäne) des Erkrankten notwendig! Alle Ansteckungsverdächtigen sind antibiotisch zu behandeln.
Es existiert eine **aktive Impfung** (Totimpfstoff). Allerdings wird derzeit von keinem Land eine Impfung bei Einreise verlangt und auch nicht von den internationalen Gesundheitsbehörden empfohlen. Für Touristen wird bei Einreise in Pestgebiete eine Antibiotikaprophylaxe empfohlen. Genauere Informationen sind bei öffentlichen Impfeinrichtungen zu erfahren.

Gesetzliche Bestimmungen: Meldepflicht besteht bei Krankheitsverdacht, nachgewiesener Infektion und im Todesfall.

Shigellen

Shigellen sind gramnegative Stäbchenbakterien und Erreger der **bakteriellen Ruhr**, einer meist schweren Gastroenteritis.

Epidemiologie und Übertragung: Durch die steigende Zahl von Urlaubern, die tropische Länder bereisen, in denen häufig schlechte hygienische Verhältnisse herrschen, kommt es immer wieder zu schweren Ruhrerkrankungen.
Da Shigellen praktisch nur menschenpathogen sind, bildet der Mensch auch das einzige nennenswerte Erregerreservoir. Die Infektion findet fäkal-oral über Kontaktinfektion oder kontaminierte Lebensmittel statt. Hygienisch bedeutsam sind Massenunterkünfte mit oft schlechten sanitären Einrichtungen (z. B. Heime, Kasernen, Campingplätze). Fliegen sind als Vektor bekannt.

Inkubationszeit und Krankheitsbild: Nach 1 bis 4 Tagen können erste Symptome auftreten: Abgeschlagenheit, Übelkeit, Erbrechen. Häufige (20–30/Tag), schmerzhafte und zunächst wässrige Stuhlgänge werden im weiteren Verlauf durch blutig-schleimige Stühle verdrängt, die durch tiefe Darmulzera entstehen.
Massive Darmblutungen oder Perforationen stellen wichtige Komplikationen dar.

Diagnostik: Ein Erregernachweis gelingt häufig nur im noch warmen Stuhl.

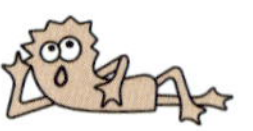

Therapie: Therapeutisch werden – neben Ausgleich von Flüssigkeits- und Elektrolytverlusten (s. Abschnitt »Durchfallerkrankungen«, S. 43 f.) – Antibiotika empfohlen.

Prophylaxe: Eine Impfmöglichkeit besteht derzeit nicht.

Gesetzliche Bestimmungen: Meldepflicht besteht bei Erregernachweis und bei Epidemieverdacht.

Wichtige gramnegative Stäbchenbakterien als Verursacher nosokomialer Infektionen

Neben den bisher angesprochenen gramnegativen Stäbchenbakterien gibt es eine Reihe von – teilweise der physiologischen Darmflora zugehörigen – Keimen, die vor allem Krankenhausinfektionen, so genannte nosokomiale Infektionen, verursachen. Daher werden sie im Teil II »Krankenhaushygiene« (S. 163 ff.) besprochen.
Gemeinsam ist den nosokomiale Infektionen verursachenden Bakterien, wie

- Pseudomonas,
- Klebsiella,
- Proteus,
- Enterobacter,
- E. coli und vielen mehr,

dass sie sehr schwer zu behandelnde Pneumonien, Harnwegs- und Wundinfektionen verursachen können.
Durch **Multiresistenzen** gegenüber einer Vielzahl von Antibiotika stellen sie das eigentliche Problem der krankenhausspezifischen Infektionsbekämpfung dar.

2.6.5 Spirochäten – schraubenförmige Bakterien

Spirochäten (griech. = gedrehtes Haar) nehmen wegen ihres eigenartigen Aussehens und ihrer guten Beweglichkeit eine Sonderstellung im Bakterienreich ein. Durch eine Gramfärbung lassen sie sich nur unbefriedigend nachweisen. Unter dem (Dunkelfeld-)Mikroskop erkennt man sie aber leicht an der Form.
Von humanmedizinischer Bedeutung sind drei Gattungen:

- **Treponema**: z. B. Treponema pallidum (Lues, Syphilis)
- **Borrelia**: z. B. Borrelia burgdorferi (Lyme-Krankheit)
- **Leptospira**: z. B. Leptospira icterohaemorrhagica (Leptospirose)

Darüber hinaus gibt es einige andere humanpathogene Spirochätenarten. Auch in der physiologischen Flora der Mund- und Darmschleimhaut ist eine Reihe von **apathogenen Spiralbakterien** zu finden. Aber was heißt »apathogen«? Möglich erscheint einigen Bakteriologen und klinisch tätigen Wissenschaftlern ein noch nicht weiter erforschter Zusammenhang von diesen Bakterien zu Erkrankungen, deren Ursache noch nicht belegt ist (Morbus Crohn, Whipple-Krankheit oder Erkrankungen des rheumatischen Formenkreises?).

Treponema pallidum

Die **Lues** tauchte in Europa erstmals gegen Ende des 15. Jahrhunderts auf. Es ist möglich, dass die Bakterien durch Matrosen, die Kolumbus auf seinen Reisen begleiteten, von Südamerika eingeschleppt wurden und sich von Spanien aus stark in Frankreich ausbreiteten (»Französische Krankheit«).
Die **Lustseuche** (Lues = Seuche) trat epidemieartig auf. Die Geschlechtskrankheit hatte vor allem in Bordellen und Badehäusern Hochkonjunktur. Viele berühmte Persönlichkeiten erkrankten oder starben an der Syphilis (vermutlich u. a.: Heinrich Heine, Ludwig van Beethoven, Robert Schumann, Friedrich Nietzsche, Karl VIII. von Frankreich und auch einige Päpste). Goethe schilderte seine Erfahrungen mit dem Leiden so:

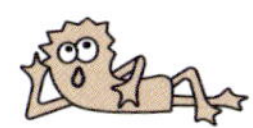

Aber ganz abscheulich ist's auf dem Wege der Liebe
Schlangen zu fürchten und Gift unter den Rosen der Lust,
Wenn im schönsten Moment der sich gebenden Freude
Deinem sinkenden Haupt lispelnde Sorge sich naht.

Epidemiologie: Heute ist die Lues weltweit verbreitet. Durch Einführung des Penicillins ist die Zahl an Spätmanifestationen (s. Stadium III + IV) jedoch stark gesunken. Die tatsächliche Zahl der Syphiliskranken in Deutschland ist aufgrund der vermutlich hohen Dunkelziffer – trotz Meldepflicht – schwer zu ermitteln. Seit Ende der 1990er-Jahre nimmt die Syphilis wieder zu. Männer sind mit 85 % häufiger betroffen. Ursache ist der zunehmende Kondomverzicht unter homosexuellen Männern.

Übertragung und Inkubationszeit: Die Übertragung erfolgt durch Geschlechtspraktiken jeglicher Art und über die Plazenta ca. ab dem 5. Schwangerschaftsmonat (20. SSW).
Die Inkubationszeit beträgt im Mittel 2 bis 3 Wochen.

Krankheitsbild: Die unbehandelte Lues verläuft in mehreren Stadien:

I: An der Infektionsstelle entsteht ein nässendes Ulkus mit hartem Ulkusgrund (harter Schanker), der so genannte Primäraffekt (Abb. 2-17). Die regionalen (meist Leisten-) Lymphknoten sind angeschwollen. Aufgrund der Schmerzlosigkeit (!) und der meist folgenlosen Abheilung bleibt ein Arztbesuch häufig aus.

II: Wochen später kann die Haut von akneähnlichem, nässendem Ausschlag übersäht werden. Schleimhautbefall und Haarausfall sind nicht selten (20–40 %). Auch im zweiten Stadium kommt es in der Regel zur folgenlosen Ausheilung der Hauterscheinungen.

III + IV: Noch nach Jahren – der Patient denkt schon gar nicht mehr an den Primäraffekt – kann die Erkrankung in das folgenschwere Spätstadium übergehen. Die **Neurolues** ist durch ZNS-Befall (progressive Paralyse, Tabes dorsalis) gekennzeichnet. Der Betroffene verliert seinen sicheren Gang, er baut geistig ab, und ein langes Siechtum nimmt seinen Lauf. Große Blutgefäße erfahren schwer wiegende Veränderungen (Aortenaneurysma).

Eine **Infektion des Feten** in der zweiten Schwangerschaftshälfte führt nicht selten zum

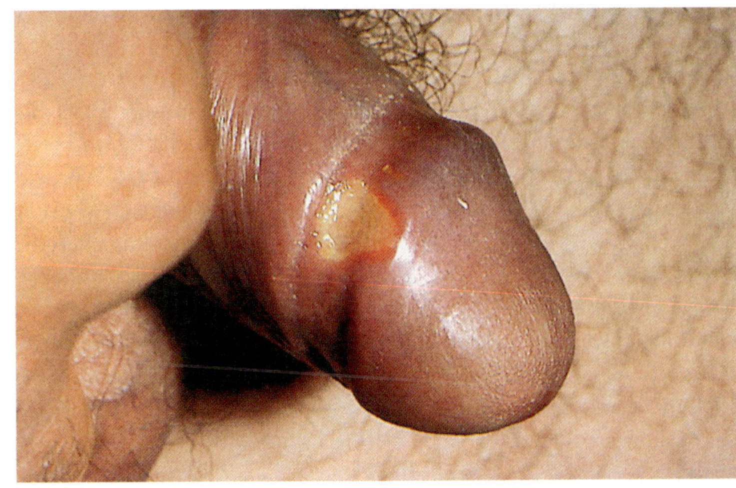

Abb. 2-17 Syphilis (Lues I), Primäraffekt. Schmerzloses, nässendes Ulkus (aus: Bork K, Bräuninger W. Hautkrankheiten in der Praxis. Diagnostik und Therapie. 3. Aufl. Stuttgart, New York: Schattauer 2005)

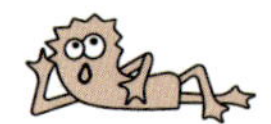

Absterben der Frucht. Bei Lebendgeborenen finden sich Veränderungen des Knochengerüsts und der Zähne (**Lues connata**). Dauerschnupfen bei Neugeborenen kann ein erstes Warnsymptom sein (**Coryza**).

Therapie: Mittel der Wahl ist ein Penicillinpräparat, das für ca. 14 Tage gegeben wird. Bei Verdacht auf unzuverlässige Medikamenteneinnahme hat sich ein (intramuskuläres) Depotpenicillin bewährt.

Prophylaxe: Prophylaktisch sind Kondome empfehlenswert. Wie bei allen sexuell übertragbaren Erkrankungen muss der Geschlechtspartner mitbehandelt werden.
Eine Impfung existiert nicht.

Diagnostik: Im Fall einer Lues I oder II werden Abstrichpräparate aus den nässenden Effloreszenzen des I. oder II. Stadiums mikroskopisch untersucht. Nach Abklingen der Frühererscheinungen sind nur serologische Nachweismethoden (Blutuntersuchungen) Erfolg versprechend. Im Rahmen der frühen Schwangerschaftsuntersuchungen wird routinemäßig der TPHA-Suchtest durchgeführt (Treponema-pallidum-Hämagglutinationstest). Hier wird nach vorhandenen Antikörpern im mütterlichen Serum gesucht. Im Fall eines positiven Ergebnisses stehen verschiedene Bestätigungstests zur Verfügung, die hier nicht näher erläutert werden sollen. Auch in psychiatrischen und neurologischen Kliniken wird häufig der TPHA-Test routinemäßig durchgeführt, um eine mögliche Neurolues von anderen Krankheitsbildern abzugrenzen.

Gesetzliche Bestimmungen: Nach dem IfSG erfolgt seit Anfang 2001 eine nichtnamentliche Meldung durch den Leiter desjenigen Labors, welches eine akute oder eine spätere, bisher noch nicht erkannte Syphilisinfektion feststellt. Die Meldung erfolgt direkt an das Robert Koch-Institut.

Leptospiren

Leptospiren sind spiralig geformte, gut bewegliche Bakterien. Alle pathogenen Leptospiren haben ihr **Erregerreservoir** in warmblütigen Tieren (hier vor allem Ratten, aber auch andere), die die Bakterien mit dem Urin ausscheiden. In Mitteleuropa stellen für den Menschen vor allem stehende Gewässer eine Infektionsquelle dar. So werden Leptospiren in alten Rheinarmen, aber auch in der Kanalisation nachgewiesen. Bei Ratten in Städten mit vielen offenen Wasserläufen (z. B. in Hamburg, Amsterdam, Venedig) hat man zeitweise eine hohe Durchseuchungsrate gefunden.

Übertragung: Eine Infektion des Menschen findet durch direkten oder indirekten Kontakt statt. **Direkter Kontakt** besteht bei Personen, die beruflich bedingten Kontakt zu infizierten Tieren oder deren Ausscheidungen haben (Tierärzte, Tierpfleger, Schlachthauspersonal, Laborpersonal).
Häufiger ist jedoch eine Infektion durch **indirekten Kontakt**. Sie erfolgt über mit tierischem Urin verseuchte Gewässer (Kanalarbeiter, Wassersportler, Feldarbeiter u. a.).
Die Erreger besitzen ein ausgeprägtes Penetrationsvermögen durch kleinere Hautdefekte bzw. durch Schleimhäute des Nasen-Rachen-Raums oder des Auges.

Inkubationszeit und Krankheitsbild: Das klinische Erscheinungsbild der Leptospirose ist vielfältig und reicht nach einer Inkubationszeit von ca. 2 Wochen von milden grippeähnlichen Symptomen bis zu schwersten ikterischen Formen mit Nieren-, Milz- und Leberbeteiligung (Weil-Krankheit).

Prophylaxe und Therapie: Antibiotisch. Eine Impfmöglichkeit besteht für Berufsgruppen mit vermehrtem Erregerkontakt (Kanalarbeiter).

Gesetzliche Bestimmungen: Meldepflicht besteht bei Erkrankung und Tod.

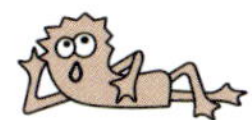

Borrelien und Lyme-Borreliose

Borrelien sind gut bewegliche schraubenförmige Spiralbakterien der Familie der Spirochäten. Zur Gattung Borrelia gehören zahlreiche Arten, die für verschiedene Erkrankungen bei Mensch und Tier verantwortlich sind. Stellvertretend wird der heute wichtigste Vertreter **Borrelia burgdorferi** vorgestellt.

Ende der 1970er-Jahre war in dem US-amerikanischen Ort Lyme (Connecticut) bei vielen Kindern eine Häufung von Gelenkentzündungen nach Zeckenstich aufgefallen. Eine Zuordnung zu einem infektiösen Geschehen wurde vermutet, konnte aber nicht bewiesen werden. Erst 1982 wurde der Erreger von dem Bakteriologen Burgdorfer entdeckt und erhielt ihm zu Ehren den Namen Borrelia burgdorferi. Dieser Lyme-Borreliose werden heute noch eine Reihe von anderen Krankheitserscheinungen zugeschrieben, für die es davor keine befriedigende Erklärung gab, die nun aber gut behandelt werden können.

Übertragung: Überträger der Lyme-Krankheit ist eine gewöhnliche Zecke, die weltweit verbreitet ist (Ixodes ricinus). Man geht davon aus, dass überall in Deutschland bis zu ein Drittel der Zecken mit Borrelia burgdorferi durchseucht ist. Durch Stich der Zecke werden die Erreger aus dem Zeckendarm ins Blut des Menschen übertragen (s. Abschnitt »Erkrankungen durch Zeckenstich«, S. 57 f.).

Krankheitsbild: Als frühe Manifestation der Krankheit kann 3 bis 30 Tage nach dem Zeckenstich das **Erythema chronicum migrans** (ECM) auftreten. Es bildet sich zunächst um die Stichstelle herum eine Rötung (Erythem). Diese Rötung kann im Hautniveau ringförmig um die Einstichstelle wandern und im weiteren Verlauf zentral abblassen (Abb. 2-18). Allgemeinsymptome wie Fieber, Muskel- und Kopfschmerzen sowie Lymphknotenschwellungen können Begleiterscheinungen sein. Das ECM klingt meist auch ohne Behandlung nach Wochen ab. Bei einem Teil unbehandelter Patienten bleiben die Erreger inaktiv.

Bei etwa der Hälfte der unbehandelten Patienten bildet sich nach einer Latenzzeit von wenigen Monaten (oder Jahren) die **Lyme-Arthritis** aus. Im Bereich der großen Gelenke (Knie!) treten Schwellungen und Schmerzen auf. Die akute Arthritis klingt nach wenigen Monaten wieder ab, jedoch entwickeln sich bei einigen der Betroffenen chronische Gelenkveränderungen (Arthrosen).

Nicht selten stehen neurologische Ausfallerscheinungen im Vordergrund.

Die **frühe Neuroborreliose** manifestiert sich durch Nervenschmerzen, Meningitis oder Nervenlähmungen (Fazialis, Abduzens). Eine **späte Neuroborreliose** kann als Polyneuropathie oder Enzephalopathie auftreten. Als weitere Späterscheinung wird eine zigarettenpapierdünne Haut im Akrenbereich erwähnt. Bei dieser **Acrodermatitis chronica atrophicans** (ACA) ist eine Heilung nicht möglich.

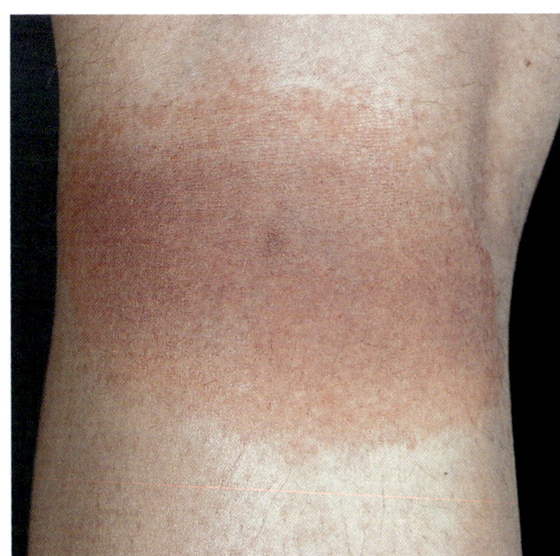

Abb. 2-18 Borreliose. Erythema chronicum migrans (ECM) (aus: Höger PH. Kinderdermatologie. Differenzialdiagnostik und Therapie bei Kindern und Jugendlichen. 3. Aufl. Stuttgart: Schattauer 2011)

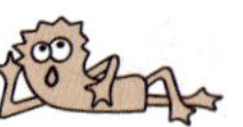

Übersicht Lyme-Borreliose

Erreger: Borrelia burgdorferi, entdeckt 1982

Epidemiologie: Verbreitung weltweit

Übertragung: Stich durch den gemeinen Holzbock (Ixodes ricinus)

Inkubationszeit und Ansteckung: erste Hauterscheinungen nach wenigen Wochen, neurologische Symptome und Gelenkbefall nach mehreren Monaten

Krankheitsbild: Erythema chronicum migrans (ECM), Arcrodermitis chronica atrophicans (ACA), Arthritis, Neuroborreliose, Lymphozytom u.v.m.

Diagnostik: Erkennen der Hauterscheinungen, eventuell Zeckenstich, serologische Tests

Behandlung: Antibiotika

Prophylaxe: Verhindern eines Zeckenstiches; Impfung in Erprobung

Gesetzliche Bestimmungen, Berufskrankheit: Das Infektionsschutzgesetz (IfSG) sieht keine bundesweite Meldepflicht für die Lyme-Borreliose vor. Die Bundesländer **Berlin, Brandenburg, Mecklenburg-Vorpommern, Sachsen, Sachsen-Anhalt** und **Thüringen** haben mit der Einführung des IfSG zum 01. 01. 2001 von der Möglichkeit, die Meldepflicht auszuweiten, Gebrauch gemacht. Meldepflicht besteht also seither für diese Bundesländer.

Todesfälle treten bei **Herzbeteiligung** (Myokarditis) durch Herzrhythmusstörungen und bei Hirnbeteiligung auf.

Therapie: Durch den Nachweis einer bakteriellen Infektion ist die Therapie der meisten oben beschriebenen Krankheitssymptome einfach geworden. Empfohlen wird eine 2- bis 3-wöchige Antibiotikatherapie. Einige Experten raten zu einem zweiten Therapiezyklus 2 bis 3 Wochen später zur Behandlung der dann aus der »antibiotikaresistenten Ruhephase« zurückgekehrten Erreger.

Prophylaxe: Verhütende Maßnahmen werden im nächsten Abschnitt besprochen. 1999 wurde in den USA eine gut wirksame Impfung eingeführt. Ein Impfstoff für die europäische Borrelienart steht noch nicht zur Verfügung.

Fallbeispiel: Lyme-Krankheit

Eine 30-jährige Physiotherapeutin kommt mit uncharakteristischen neurologischen Ausfällen in die Sprechstunde. Seit einigen Tagen bemerke sie Sensibilitätsstörungen in beiden Beinen. Koordinationsstörungen würden ein sicheres Gehen erschweren (»Ich stolpere über meine eigenen Füße.«). Eine ausgiebige neurologische Diagnostik mit bildgebenden Verfahren (Computertomographie, Kernspintomographie) bleibt ohne diagnostischen Hinweis. Lediglich die Nervenleitgeschwindigkeit im betroffenen Gebiet ist krankhaft verlangsamt. Der Liquorbefund ist unauffällig. Nach weiteren 2 Wochen haben sich deutliche Lähmungen der Beine ausgebildet, die ein Laufen unmöglich machen. Das Blutserum wird auf Antikörper gegen Borrelia burgdorferi untersucht und zeigt eine deutliche Titererhöhung. Auf besonderes Nachfragen hin berichtet die Patientin, dass sie vor einigen Monaten eine Mountain-Bike-Tour durch die Eifel unternommen habe und von einer Zecke gestochen wurde. Diese war problemlos zu entfernen. Hauterscheinungen habe sie nicht gehabt oder nicht bemerkt. Die Pa-

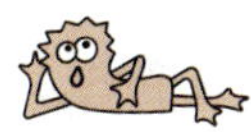

tientin wird anschließend 3 Wochen erfolgreich mit Rocephin® behandelt. Wenige Wochen später sind sämtliche Symptome verschwunden.

Erkrankungen durch Zeckenstich

In Deutschland werden vor allem zwei Infektionskrankheiten durch Zeckenstich auf den Menschen übertragen:

- die Lyme-Borreliose (Erreger: Borrelia burgdorferi; S. 55 ff.)
- die viel seltenere Frühsommer-Meningoenzephalitis (Erreger: FSME-Virus; S. 66 ff.)

Bezüglich des **Verbreitungsgebietes** gibt es wichtige Unterschiede. Virustragende Zecken lassen sich südlich der Donau, also im Voralpengebiet, in den Alpenregionen selbst, im Bayerischen Wald, im Schwarzwald, aber auch in den neuen Bundesländern nachweisen. Borrelientragende Zecken hingegen sind in allen Wald- und Parkgebieten Deutschlands zu finden.

Der **Überträger** beider Erkrankungen ist der **gemeine Holzbock** (Ixodes ricinus). Der natürliche Lebensraum der Zecken sind insbesondere Waldgebiete mit dichter Bodenvegetation, wo sie sich einige Zentimeter bis ca. 1 Meter über dem Erdboden auf Gräsern, Farnen und Gebüschen aufhalten. Entgegen der früheren Meinung lassen sich Zecken nicht von Bäumen fallen, sondern werden von vorübergehenden Menschen abgestreift. Der Stich ist nicht schmerzhaft, da eine Lokalanästhesie durch den Zeckenspeichel erfolgt (Abb. 2-19).

Im **Infektionsmechanismus** unterscheiden sich Lyme-Borreliose und FSME. **Borrelia burgdorferi** befindet sich im Darm der Zecke und gelangt erst nach einiger Zeit (ca. 1–2 Stunden) durch den Stichkanal in den menschlichen Körper. Eine rasche Entfernung dürfte somit eine sichere Prophylaxe sein. Für die Übertragung der **FSME** trifft das nicht zu, da sich das Virus in den Speicheldrüsen der Zecke befindet und sofort nach dem erfolgten Stich im Wirtsorganismus verbreitet.

In der Haut festsitzende Zecken sollten **möglichst rasch** mittels Zeckenzange oder in Apotheken erhältlichen Zeckenkarte entfernt werden, da die Wahrscheinlichkeit, zumindest einer Borrelieninfektion, mit der Dauer des Saugakts zunimmt. Die Entfernung sollte mechanisch am besten mittels einer gebogenen Zeckenpinzette erfolgen. Man erfasst die mit Widerhaken versehenen Mundwerkzeuge der Zecke hautnah und zieht die Zecke nach hinten/oben – also entgegengesetzt der Stichrichtung – heraus. Natürlich hat man nicht immer eine Pinzette zur Hand. Dann soll die Zecke in gleicher Weise mit Daumen und Zeigefinger entfernt werden.

! Wichtig ist, dass der Zeckenleib weder zerquetscht noch beschädigt wird, da dies die Infektion durch vorhandene Erreger fördern kann.

Entgegen oft verbreiteten Vorstellungen in der Bevölkerung soll eine Zecke nicht im oder gegen den Uhrzeigersinn herausgedreht werden. Ebenso sollte der Versuch unterbleiben, die Zecke vorher mit Öl, Klebstoff, Nagellackentferner oder ähnlichen Hausmittelchen zu ersticken, da im Todeskampf eine verstärkte Absonderung von Sekreten erfolgt.

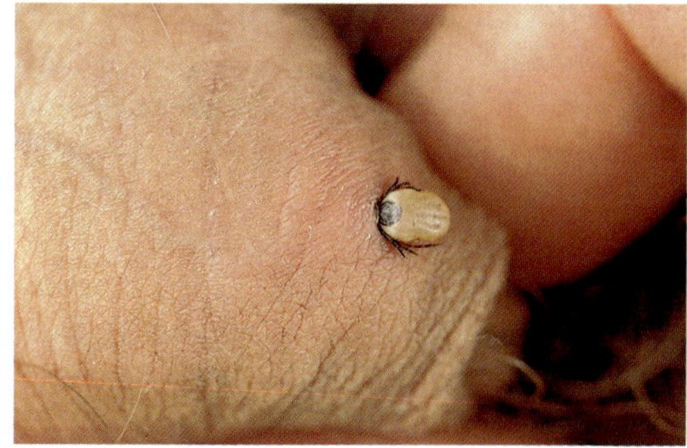

Abb. 2-19 Zeckenstich durch Ixodes ricinus (Holzbock). Durch das Blutsaugen vergrößert sich der Hinterleib (aus: Bork K, Bräuninger W. Hautkrankheiten in der Praxis. Diagnostik und Therapie. 3. Aufl. Stuttgart, New York: Schattauer 2005).

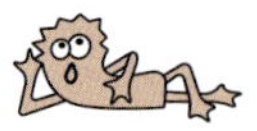

Die Einstichstelle muss in den Folgetagen (ggf. auch noch nach Wochen) beobachtet werden. Falls Hautveränderungen erkennbar sind, soll ein Arzt aufgesucht werden.

Prophylaxe: Bei Aufenthalten in Waldgebieten sollten die Beine durch eine lange Hose geschützt sein. Ist die Kleidung hell, findet man mögliche Zecken leichter. Unbekleidete Haut sollte zumindest in den Monaten April bis Oktober mit einem Insektenschutzmittel eingerieben werden. Eine **Impfmöglichkeit** (aktiv und passiv) existiert nur für die virusbedingte Frühsommer-Meningoenzephalitis (FSME). Zur Verhinderung der Lyme-Borreliose ist derzeit ein Impfstoff in Erprobung. Weitere Informationen sind in den Frühjahrsmonaten in vielen Apotheken oder Gesundheitsämtern erhältlich.

2.6.6 Zellwandlose Bakterien

Mykoplasmen

Mykoplasmen sind »weichhäutige« Bakterien. Sie besitzen keine Zellwand und sind daher nach Gram nicht anfärbbar.
Zu den wichtigsten Erkrankungen durch Mykoplasmen zählen die **Infektionen des Atemtrakts** (Mycoplasma pneumoniae), die als atypische Pneumonien verlaufen (s. Abschnitt »Krankheitsbild: Pneumonie«, S. 41 f.). Als Verursacher von **Harnwegsinfektionen** kommt Mycoplasma hominis in Frage.

Inkubationszeit und Krankheitsbild: Nach einer Inkubationszeit von 2 bis 3 Wochen manifestiert sich die Erkrankung durch Fieber, Husten, Kopfschmerzen und den Anzeichen einer Lungenentzündung.

Diagnostik: Eine Diagnose kann lichtmikroskopisch nicht gestellt werden, sondern nur serologisch (Antikörpertests).

Therapie: Es erfolgt eine antibiotische Therapie mit Tetracyclinen oder Erythromycin.

2.6.7 Chlamydien

Chlamydien zeigen gegenüber anderen Bakterien einige Besonderheiten: Sie sind besonders **klein** und vermehren sich nur innerhalb von **Wirtszellen**.

Therapie: Behandelt werden Chlamydieninfektionen u. a. mit Tetracyclinpräparaten.

Gesetzliche Bestimmungen: Bei Erregernachweis besteht Meldepflicht.

Chlamydophila pneumoniae

Chlamydophila pneumoniae ist erst seit 1989 als Verursacher von **atypischen Pneumonien** bekannt. 10 % aller ambulant oder nosokomial erworbenen Lungenentzündungen sollen durch diesen Erreger verursacht sein. Wie Antikörperbestimmungen zeigten, ist die Durchseuchungsrate der Bevölkerung sehr hoch (etwa 50 %). Die Infektionen haben in der Regel jedoch einen milden oder asymptomatischen Verlauf. Schwer erkranken vor allem alte Menschen und chronisch Kranke. Sterbefälle kommen durch nicht erkannte Chlamydienpneumonien und bei Herzbeteiligung (Myokarditis, Endokarditis) vor. Die Diagnose wird am schnellsten durch spezifische Antikörperbestimmungen (IgM, IgG und IgA) gestellt.

Chlamydia trachomatis

Das **Trachom** ist eine Augenerkrankung und in den Entwicklungsländern die häufigste Ursache für Erblindung. Die Übertragung erfolgt durch direkten Kontakt, z. B. durch gemeinsame Benutzung von Handtüchern, durch Schmutz und Fliegen. Im Vordergrund steht eine Infektion der Augenbindehaut und der Hornhaut.

In unseren Breiten werden als weitere Erkrankungen die **Schwimmbadkonjunktivitis** und eine **Genitalinfektion** (Lymphogranuloma venereum) beobachtet. Um mögliche Frühgeburten oder chronische Infektionen von Neugeborenen zu verhindern, werden seit 1995 alle werdenden Mütter auf eine Infektion mit Chlamydien untersucht.

Chlamydophila psittaci

Die **Ornithose** ist eine Atemwegsinfektion, die bei verschiedenen Vogelarten auftritt (**Papageienkrankheit**). Der Mensch kann den Erreger durch Inhalation aufnehmen. Nach einer Inkubationszeit von 1 bis 3 Wochen treten Fieber, Kopfschmerzen und die Zeichen einer atypischen Pneumonie auf (s. Abschnitt »Krankheitsbild: Pneumonie«, S. 41 f.). Die Erkrankung ist bei Hinweis auf eine akute Infektion meldepflichtig!

2.7 Bakteriologische Diagnosemöglichkeiten

Vor der antibiotischen Therapie sollte eine Probe vorliegen. Hierbei ist wichtig, dass diese möglichst zeitnah, nachdem sie gewonnen wurde, verschickt bzw. verarbeitet wird.

! Die beste mikrobiologische Untersuchungstechnik eines Labors kann durch fehlerhafte Entnahme des Untersuchungsmaterials oder durch falschen Transport so beeinträchtigt werden, dass die Untersuchung wertlos wird.

Neben der korrekten Abnahmetechnik, der richtigen Lagerung und dem schnellen Transport ist auch das vollständige **Ausfüllen** des **Begleitscheins** notwendig. Die Entnahmezeit, die Körperregion, klinische Symptome, die Verdachtsdiagnose und Angaben über die eventuell bereits begonnene Antibiotikatherapie dürfen nicht fehlen.

2.7.1 Harnwege

Für die bakteriologische Untersuchung kommen Mittelstrahl-, Einmalkatheter- und Blasenpunktionsurin in Betracht. Das beschriftete Gefäß soll bis zur Weiterleitung an das Labor sofort kühl (2–10 °C) gelagert werden. Die Abnahmetechniken (s. Kap. 18 Abschnitt »Harnwegsinfektionen«, S. 265 f.) sind den einschlägigen Krankenpflegelehrbüchern zu entnehmen.

2.7.2 Stuhl

Eine etwa haselnussgroße Stuhlmenge ist für die Untersuchung ausreichend. Blutige, schleimige oder eitrige Anteile sollen bevorzugt entnommen werden. Eine Kühlung ist in der Regel nicht notwendig (außer zur Untersuchung von Tuberkulose, Listerien, Viren u. a.).

2.7.3 Sputum

Für Sputumuntersuchungen sind ausschließlich Expektorationen aus der Tiefe des Bronchialsystems verwertbar (am besten morgens). Kontaminationen durch die Mundflora können durch vorheriges Ausspülen des Mundes mit Wasser vermindert werden. Bis zum Transport muss dieses Material in den Kühlschrank gestellt werden (s. Kap. 18 Abschnitt »Infektionen der unteren Atemwege«, S. 273 f.).

2.7.4 Wundabstriche

Wundabstriche zur bakteriologischen Untersuchung (s. Kap. 18 Abschnitt »Postoperative Infektionen im Operationsgebiet«, S. 285) dürfen nicht von der Wundoberfläche erfolgen, sondern müssen aus tiefen Wundregionen entnommen werden. Das beste Material ist jedoch der fließende Eiter, der mit einer Spritze aufgenommen werden kann. Um eine Austrocknung zu verhindern, ist das Material in ein Transportfläschchen mit Flüssigkeitsnährmedium einzuimpfen. Damit wird auch der Nachweis von Anaerobiern in der Regel gewährleistet.

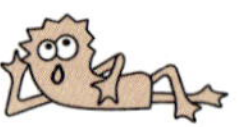

2.7.5 Blutkulturen

Als primär steriles Material können mikrobielle Kontaminationen das Ergebnis der Blutkulturen verfälschen und damit wertlos machen (s. Kap. 18 Abschnitt »Bakteriämie und Sepsis«, S. 293). Daher müssen sowohl die Punktionsstelle als auch die Membran der Blutkulturfläschchen (raumtemperiert) mit Alkohol desinfiziert werden. Die Zuverlässigkeit der Diagnostik wird durch mehrmalige Blutentnahmen vergrößert. Die erste Blutentnahme erfolgt möglichst noch **vor** dem Fieberanstieg, eine zweite etwa eine halbe Stunde später. Fieber ist die Reaktion des Wirtes auf die bakteriellen Zerfallsprodukte wie Endotoxine! Daher sollte nicht nach einer überholten Regel mit der Abnahme der Blutkulturen gewartet werden, bis der Patient 38 °C Fieber entwickelt hat.

Blutentnahmen aus Verweilkathetern sind wertlos, da nicht eindeutig zwischen »Kontaminationsflora« und Sepsiserreger aus dem Blut unterschieden werden kann.

2.8 Antimikrobielle Therapie – Antibiotika

Antibiotika sind von (meist) Pilzen oder Bakterien gebildete Stoffe, die schon in geringer Menge das Wachstum von anderen Mikroorganismen hemmen **(Bakteriostase)** oder diese abtöten **(Bakterizidie)**.

Natürlich sind nicht alle heute erhältlichen Antibiotika von Pilzen oder Bakterien produziert. Einige werden chemisch verändert bzw. gänzlich synthetisch hergestellt.

Vielfach steht man vor dem Problem, welches Antibiotikum bei einer Infektionskrankheit einzusetzen ist. In der Regel vertraut der Arzt seinem Erfahrungsschatz. Wie wirksam ein Antibiotikum ist, kann man oft nicht einschätzen. Eine **Resistenztestung** kann Vorhersagen zur Wirksamkeit erleichtern.

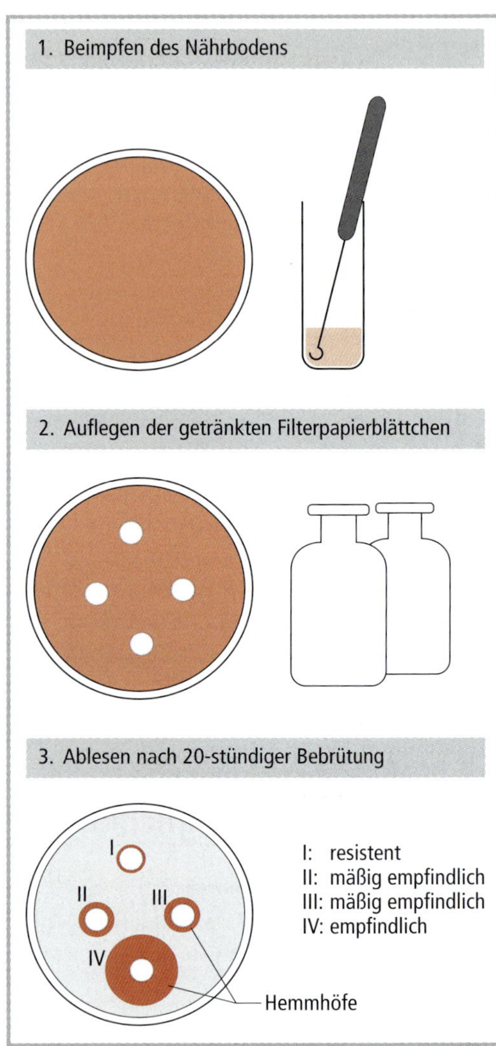

Abb. 2-20 Blättchentest zur Ermittlung einer Antibiotikaresistenz

Eine **Bakterienresistenz** liegt vor, wenn sich die Keime bei therapeutisch relevanten Konzentrationen von Antibiotika noch vermehren.

Die Resistenz beruht entweder auf einer natürlichen Unempfindlichkeit der Bakterien gegenüber dem Antibiotikum oder ist durch Inaktivierung des Antibiotikums infolge Einwirkung eines bakteriellen Enzyms bedingt (z. B. das Enzym Penicillinase, welches von Staphylokokken produziert wird und eine Penicillintherapie unwirksam macht; s. auch S. 14).

Resistenzen können auch aus folgenden Gründen **entstehen:**

- zu häufiges und unnötiges Verordnen eines Antibiotikums
- unkritischer Einsatz eines Breitspektrumantibiotikums (»mit Kanonen auf Spatzen schießen«)
- Einnahme einer nicht ausreichenden Tagesdosis, z. B. wenn der Patient die Tabletten mehrmals vergisst
- zu kurze Einnahmedauer, z. B. wenn der Patient nach Abklingen der Symptome mit der Therapie aufhört, diese aber noch nicht abgeschlossen ist

Die Abbildung 2-20 zeigt ein heute noch übliches Testverfahren zur **Ermittlung** einer **Resistenz (Blättchentest)**:

- Eingesendetes Untersuchungsmaterial (z. B. Urin) wird auf einem Nährboden ausgestrichen (1. in Abb. 2-20).
- Anschließend werden antibiotikagetränkte Filterplättchen aufgelegt (2. in Abb. 2-20).
- Nach einer Bebrütungszeit von ca. 12 bis 15 Stunden kann das **Ergebnis** abgelesen werden (3. in Abb. 2-20):

Das Antibiotikum I scheint unwirksam zu sein; die Bakterien wachsen bis an das Filterplättchen heran. Es liegt somit eine Resistenzsituation vor. Eine gute Hemmung des Bakterienwachstums wird durch Antibiotikum IV erzielt. Wenn das Antiobiotikum im Hinblick auf das Alter des Patienten, die voraussichtliche Wirkung in vivo am Infektionsort und viele weitere Kriterien passt, wird es dann vom Bakteriologen zur Therapie vorgeschlagen.

Eine **gezielte Behandlung**, das heißt eine Therapie nach Austestung der Resistenzsituation, ist der Idealfall. Dabei wird zuerst der ursächliche Erreger z. B. aus dem Sputum isoliert, danach das **Antibiogramm** erstellt und ein Therapievorschlag gemacht. Jedoch scheitert eine gezielte Therapie in vielen Fällen daran, dass die Möglichkeiten zu einer bakteriologischen Untersuchung nicht vorhanden sind. Außerdem fehlt bei schwer erkrankten Patienten die Zeit, das Laborergebnis abzuwarten (z. B. bei einer Meningitis). Daher hat sich im klinischen Alltag die **kalkulierte Therapie** durchgesetzt. Dabei wählt man ein Antibiotikum, das zum erwarteten Erregerspektrum passt und beginnt mit der Behandlung. Nach Eintreffen des Laborergebnisses kann die Therapie dann gegebenenfalls umgestellt bzw. ergänzt werden.

3 Viren

Alexander Kirov

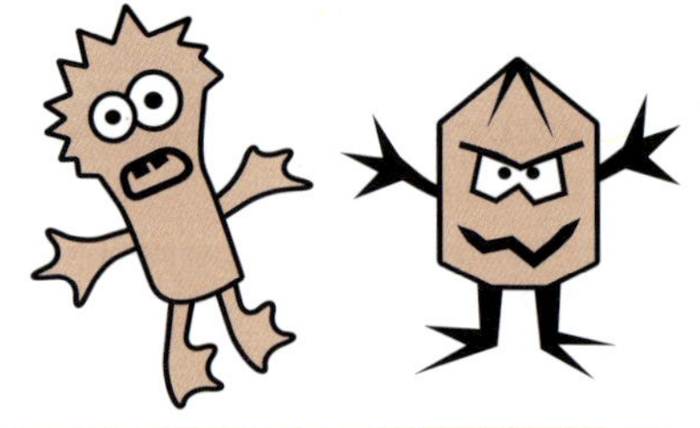

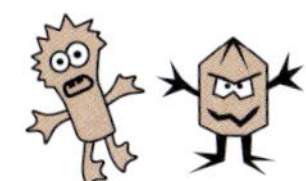

Viren sind definiert als kleinste organische Strukturen, die nur DNA oder RNA (s. unten) besitzen. Daher können sie sich nicht selbst vermehren, sondern benötigen dafür spezielle Wirtszellen.

Als **Virus** bezeichnet man infektiöse Noxen (»Gifte«) mit besonderen Eigenschaften, die sie von anderen belebten Erregern (wie Bakterien und Parasiten) abgrenzen. Viren sind somit **keine echten Mikroorganismen**:

- Es handelt sich um **kleinste Erreger**, die in der Regel nur elektronenmikroskopisch darstellbar sind (Tab. 3-1).
- Viren besitzen **keinen eigenen Stoffwechsel**, sondern sind auf lebende Zellen angewiesen, die die benötigten Baustoffe, Enzyme und Energie zur Virusvermehrung liefern (s. unten): Man spricht von **obligat intrazellulärem Parasitismus.**
- Im Gegensatz zu »lebenden« Zellen besitzen Viren **nur einen Nukleinsäuretyp**: DNA (Desoxyribonukleinsäure) oder RNA (Ribonukleinsäure).
- Viren sind **nicht** antibiotikaempfindlich.

Tab. 3-1 Größenvergleich in der Mikrobiologie. Ein Mikrometer (µm) ist ein millionstel Meter (oder ein tausendstel Millimeter).

Erythrozyt	8 µm
Stäbchenbakterium	3 µm
Kokken	1 µm
Pockenvirus	0,3 µm
Herpesvirus	0,1 µm
Rhinovirus	0,02 µm

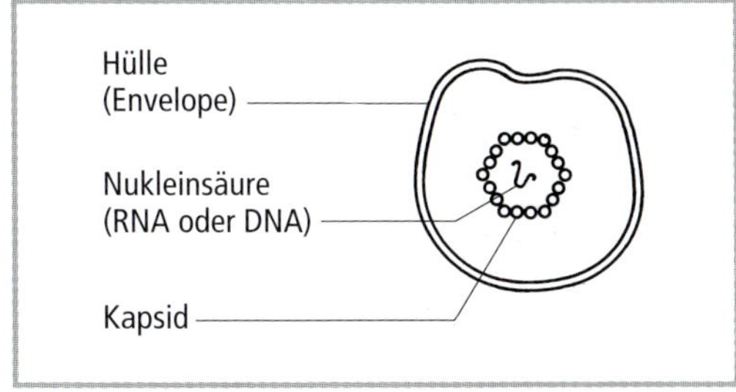

Abb. 3-1 Schematischer Virusaufbau. Viren ohne Außenhülle (Envelope) werden als »nackte« Viren bezeichnet.

3.1 Aufbau

Die genetische Information (DNA *oder* RNA) wird von einer Eiweißhülle, dem **Kapsid**, umgeben. Einige Viren besitzen um das Kapsid herum noch eine Hülle (**Envelope**; Abb. 3-1). Kapsid oder Envelope sind antigene Strukturen, gegen die ein infizierter Organismus Antikörper bildet.

3.2 Vermehrung

Viren vermehren sich, indem die befallene Wirtszelle umprogrammiert wird (Abb. 3-2, S. 64). Zunächst heftet sich das Virus an die Zellwand an (**A** = **Adsorption**). Nach dem Eindringen (**B** = **Penetration**) wird das genetische Material freigelegt (**C** = **Uncoating**). Die Erbsubstanz des Virus wird in das Genom der Wirtszelle eingebaut. Es folgt nun die Virusvermehrung (**D, E** = **Replikation**). Abschließend können die Viruseinzelteile zusammengesetzt (**F** = **Synthese**) und fertige Viren ausgeschleust werden (**G**).

Drei **Verläufe** einer Virusinfektion sind denkbar:

- **Lytische Infektion**: Die betroffene Zelle platzt (sie wird lysiert), die vermehrten Viren werden freigesetzt (Abb. 3-2). Beispiel: Influenza.
- **Persistierende Infektion**: Die Viren vermehren sich; die betroffene Zelle überlebt und teilt sich, während sie unablässig Viren freisetzt. Beispiel: AIDS.
- **Latente Infektion**: Die Virusvermehrung ruht nach Einbau der viralen Erbinforma-

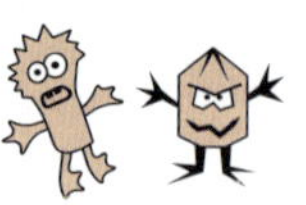

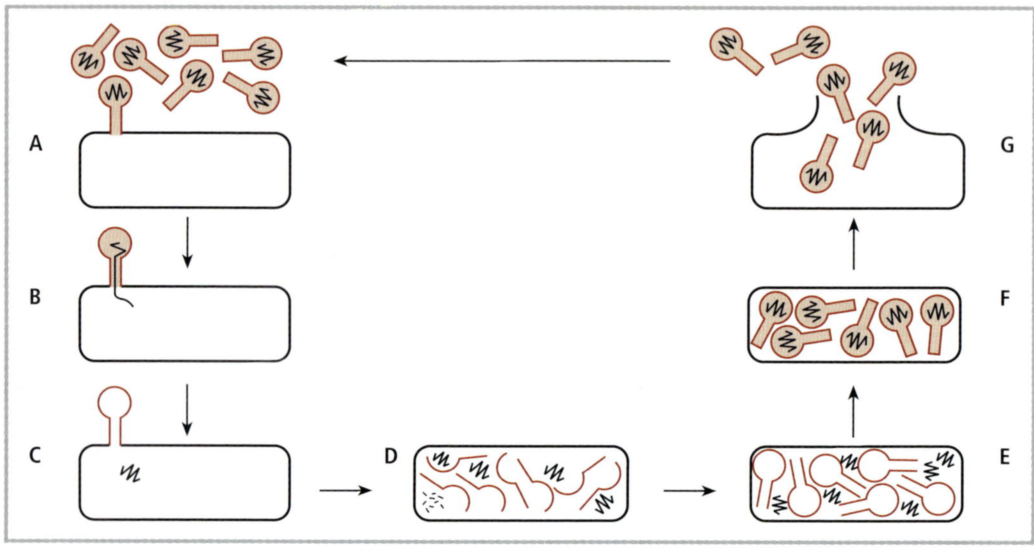

Abb. 3-2 Stadien der Virusvermehrung. A = Adsorption; B = Penetration; C = Uncoating; D, E = Replikation; F = Virussynthese; G = Ausschleusung

tion in das Wirtsgenom (Chromosom). Wann immer die Zelle sich teilt, wird die Viruserbinformation mitkopiert und an die Tochterzellen weitergegeben. Unter bestimmten Bedingungen kann das Virus plötzlich wieder aktiv werden und sich vermehren. Beispiel: Herpes simplex.

3.3 Einteilung

Die systematische Einteilung der Viren gestaltet sich als sehr problematisch und unübersichtlich und soll nur am Rande angesprochen werden. **Wissenschaftlich** durchgesetzt hat sich die einfache Zweiteilung in DNA- und RNA-Viren (Abb. 3-3). Eine Einteilung nach Größe, Form und Bauprinzip wird aufgrund der mannigfaltigen Virusstrukturen unüberschaubar.
Klinisch wird gerne nach Ort und Art des befallenen Gewebes (Tropismus) unterschieden:

- Befallen Viren bevorzugt die Haut, werden sie **dermatotrop** genannt.
- Breiten sie sich auf das Nervensystem aus, so sind sie **neurotrop**.
- Andere Viren besiedeln die Lunge (**pneumotrop**).
- Darmbesiedelnde Viren bezeichnet man als **enterotrop**.

3.4 Die humanmedizinisch wichtigsten Viren

3.4.1 Adenovirus

Adenoviren sind »nicht umhüllte« (»nackte«) Viren mit doppelsträngiger DNA. Bisher sind mehr als 50 Untertypen bekannt, die für verschiedenste Krankheitsbilder verantwortlich sind.

Epidemiologie und Übertragung: Infektionen treten gehäuft gegen Winterende und im Frühjahr auf. Die Virusübertragung erfolgt durch Tröpfcheninfektion oder fäkal-oral.

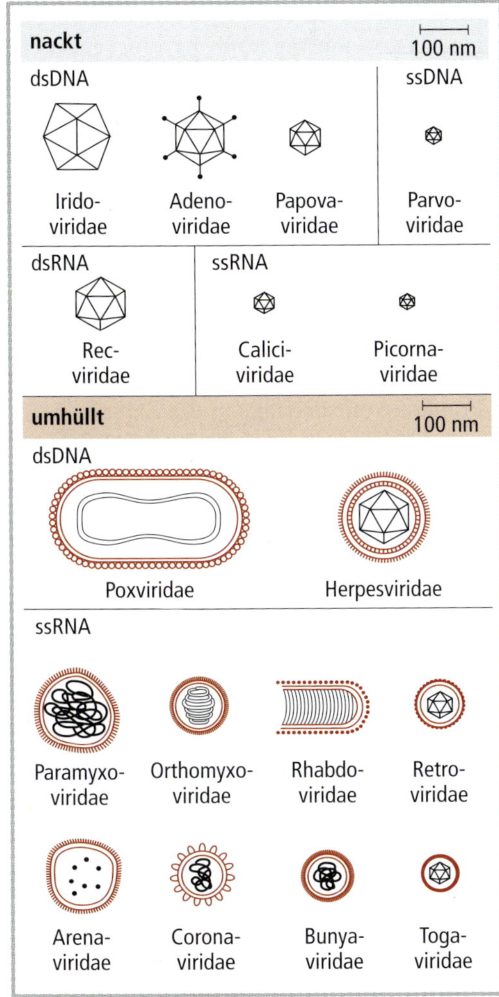

Abb. 3-3 Einteilung tierischer Viren. dsDNA = Doppelstrang-DNA; dsRNA = Doppelstrang-RNA; ssDNA = Einzelstrang-DNA; ssRNA = Einzelstrang-RNA

Inkubationszeit und Krankheitsbild: Nach einer Inkubationszeit von wenigen Tagen kommt es je nach Subtyp zu unterschiedlichen Erkrankungen. Beispiele:

- **Akute respiratorische Erkrankung:** Infektion der oberen Atemwege vor allem bei Jugendlichen, mit Husten, Auswurf, Fieber und Muskelschmerzen. Pneumonien können durch bakterielle Superinfektionen entstehen.
- **Keratoconjunctivitis epidemica:** Besonders gefürchtete, hochkontagiöse Entzündung der Augenbindehaut und der Hornhaut. Epidemisches Auftreten gehäuft in Augenkliniken und Augenarztpraxen. **Therapie**: kortisonhaltige Augentropfen.
- **Gastroenteritis** bei Säuglingen und Kleinkindern

Therapie: Eine Therapie kann nur symptomatisch erfolgen. Eine Impfung ist noch nicht allgemein zugelassen.

Gesetzliche Bestimmungen: Meldepflicht besteht nur für den direkten Nachweis im Konjunktivalabstrich.

3.4.2 Coxsackievirus

Coxsackieviren sind Enteroviren. Daher erfolgt eine Übertragung hauptsächlich fäkal-oral, aber auch durch Tröpfcheninfektion.

Krankheitsbild: Die Erreger sind für eine Vielzahl von Erkrankungen verantwortlich. Stellvertretend sollen zwei erwähnt werden:

- **Herpangina:** Die Herpangina wird durch **Coxsackie-A-Viren** verursacht. Die Erkrankung beginnt akut mit Fieber, Kopf- und Halsschmerzen. Im Mund- und Rachenbereich bilden sich kleine Bläschen mit hyperämischem Randsaum. Säuglinge und Kleinkinder sind gehäuft betroffen. Die Erkrankung dauert etwa eine Woche und hat einen gutartigen Verlauf.
- **Bornholm-Erkrankung**: Diese Erkrankung (auch Pleurodynie) wird durch das **Coxsackie-B-Virus** hervorgerufen. Sie beginnt akut mit heftigen Schmerzen im Bereich von Thorax, Rücken und Epigastrium. Zusätzlich treten Fieber, Kopfschmerzen und Erbrechen auf. Ältere Kinder und Jugendliche sind vermehrt betroffen. Die Erkrankung

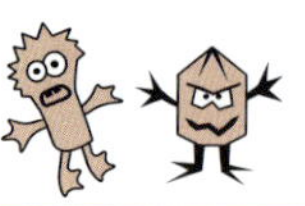

dauert einige Tage und hat in der Regel einen gutartigen Verlauf.
Einen schweren Verlauf zeigt die generalisierte **Neugeboreneninfektion** durch Coxsackie-B-Viren mit hoher Letalität. Ansteckungsquelle ist hier meist die Mutter.

Weitere durch Coxsackieviren verursachte Krankheiten sind Meningitis, Enzephalitis, Myokarditis, Hepatitis und Pneumonie.

Therapie: Die Therapie dieser Erkrankungen ist rein symptomatisch, eine Impfung nicht möglich.

3.4.3 FSME-Virus

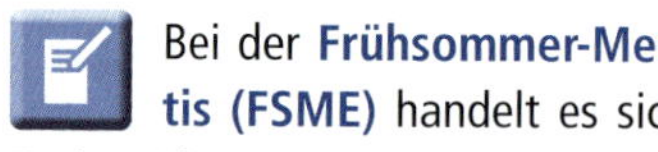

Bei der **Frühsommer-Meningoenzephalitis (FSME)** handelt es sich um eine durch Zecken übertragene Viruserkrankung.

Epidemiologie: Eine FSME kommt in Deutschland relativ selten vor. Jährlich rechnet man mit 250 Neuerkrankungen. Jahreszeitliche Häufungen werden im Mai/Juni und September gesehen. Typische deutsche Endemiegebiete der FSME-Erkrankung finden sich in Regionen Baden-Württembergs und Bayerns sowie in Ostdeutschland. Häufiger sind Erkrankungen in Österreich, Ungarn und Skandinavien sowie in den ehemaligen Mitgliedsstaaten der Sowjetunion, in Tschechien, der Slowakei und den Balkanländern.
Untersuchungen haben gezeigt, dass in den Endemiegebieten Deutschlands nur etwa jede 50ste bis 100ste Zecke mit FSME-Viren infiziert ist. Nach erfolgtem Stich einer virustragenden Zecke kommt es in ca. 10 % der Fälle zu einer Erkrankung mit Beteiligung des ZNS. 90 % der Infektionen verlaufen symptomlos oder symptomarm.

Inkubationszeit und Krankheitsverlauf: Wie bei vielen anderen Virusinfektionen hat die FSME-Erkrankung einen **zweiphasischen Verlauf:**

- Nach einer Inkubationszeit von meist 7 bis 14 (2–28) Tagen kommt es zur **ersten Krankheitsphase** mit erhöhter Temperatur, Muskelschmerzen und Abgeschlagenheit. Es folgt ein beschwerdefreies Intervall (1–2 Wochen).

Übersicht FSME

Erreger: FSME-Virus

Epidemiologie: Endemiegebiete in Süd- und Ostdeutschland, Österreich, Ungarn, Balkan, ehemalige Mitgliedsstaaten der Sowjetunion sowie Skandinavien. In Deutschland kommt es zu ca. 450 Erkrankungen pro Jahr (2011).

Übertragung: vorwiegend durch Zeckenstich

Inkubationszeit und Ansteckung: 7–14 (2–28) Tage

Krankheitsbild: zweiphasischer Verlauf mit Kopfschmerzen und Fieber, später ZNS-Befall mit Meningitis und Enzephalitis

Diagnostik: Bestimmung spezifischer Antikörper

Behandlung: nur symptomatisch

Prophylaxe: aktive Impfung im Monat 0, 1, 9; passive Impfung vor oder nach Zeckenstich; allgemeine Verhinderung eines Zeckenstichs

Gesetzliche Bestimmungen, Berufskrankheit: Meldepflicht bei Erregernachweis

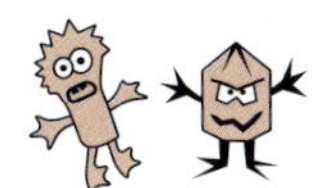

- Die **zweite Phase** ist durch eine Meningitis (s. Abschnitt »Krankheitsbild: infektiöse Meningitis«, S. 22 f.) und Enzephalitis (Entzündung des Hirngewebes) sowie hohes Fieber gekennzeichnet (**Zielorgan ZNS**). Später können sich Lähmungen entwickeln. Die Letalität wird mit 1 bis 2 % angegeben. Nur 3 bis 10 % der Patienten behalten Restsymptome, bei ca. 90 % erfolgt eine folgenlose Ausheilung.

Diagnostik: Damit ein behandelnder Arzt eine FSME-Erkrankung in Betracht zieht, ist es wichtig, als Patient zurückliegende Zeckenstiche oder Aufenthalte in Endemiegebieten anzugeben. Durch Virusisolation im Liquor (s. »Lumbalpunktion«, S. 23) und durch Antikörperbestimmungen im Blut ist eine Abgrenzung von Meningoenzephalitiden anderer Ursache möglich.

Prophylaxe: Die Ständige Impfkommission (STIKO) empfiehlt allen Menschen eine **aktive Immunisierung**, die in Endemiegebiete reisen, dort leben oder speziell beruflich gefährdet sind (z. B. Waldarbeiter, Laborpersonal). Impfkomplikationen wie Nervenentzündungen und meningitische Symptome sind zwar selten, haben aber die Akzeptanz der Impfung gemindert. Eine Grundimmunisierung mit ca. 99 %igem Schutz wird durch dreimalige intramuskuläre Gabe des Impfstoffs erreicht.
Nach erfolgtem Zeckenstich besitzen ungeimpfte Personen die Möglichkeit einer postexpositionellen **passiven Impfung**: Innerhalb von 48 Stunden wird die Verabreichung von FSME-Immunglobulin empfohlen. Es wird aus dem Plasma von Spendern hergestellt, die einen hohen Antikörpertiter gegen das FSME-Virus aufweisen. Der Impfschutz der passiven Immunisierung wird mit 70 % angegeben.
Immunglobulin kann auch Personen gespritzt werden, die nur einen Kurzaufenthalt im Endemiegebiet planen oder eine Grundimmunisierung mit dem aktiven Impfstoff ablehnen. (Allgemeine Schutzmaßnahmen und weitere Informationen sind dem Abschnitt »Erkrankungen durch Zeckenstich«, S. 57 f., zu entnehmen.)

3.4.4 Gelbfiebervirus

Epidemiologie und Übertragung: Das **Gelbfieber** ist eine akut fieberhafte Tropenerkrankung, die besonders in Südamerika und Afrika, aber nie in Asien vorkommt. Reservoir sind wild lebende Tiere (Affen). Die Übertragung erfolgt durch Stechmücken (Moskitos), die nach Virusaufnahme lebenslang infektiös bleiben. Weltweit schätzt man pro Jahr 200 000 Erkrankungsfälle und 30 000 Todesfälle bei der Tropenbevölkerung (RKI, Stand 2009).

Inkubationszeit und Krankheitsbild: Nach einer Inkubationszeit von 3 bis 6 Tagen kommt es zu einem plötzlichen Krankheitsausbruch mit Fieber, Kopfschmerzen, Schüttelfrost und schwerem Krankheitsgefühl. Im weiteren Verlauf werden Leber (Ikterus!) und Niere angegriffen. Ein Kreislaufversagen kann zum Tod führen.

Therapie: Eine kausale Behandlung ist nicht möglich.

Prophylaxe: Die Gelbfieberimpfung gewährleistet einen zuverlässigen Schutz vor einer Infektion. Die Immunisierung darf nur von einem autorisierten Impfarzt vorgenommen werden, da nur er eine einwandfreie Impfstoffaufbewahrung sichern kann. Die Adressen sind vor geplanten Tropenaufenthalten vom Gesundheitsamt oder vom Grünen Kreuz in Erfahrung zu bringen.

Gesetzliche Bestimmungen: Der Erregernachweis ist meldepflichtig, ebenso der Krankheitsverdacht, die Erkrankung und der Tod.

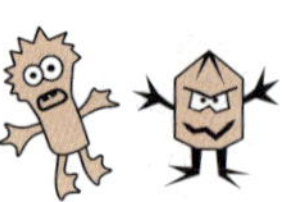

3.4.5 Hepatitisviren

Krankheitsbild: Virushepatitis

Eine Hepatitis ist eine Leberentzündung. In der Bundesrepublik sind in den meisten Fällen (> 90 %) Virusinfektionen die Ursache. Weniger häufig sind bakterielle oder parasitäre Infektionen (Leptospirose, Typhus, Malaria, Bilharziose u. a.) sowie toxische Einflüsse durch Alkohol oder Medikamente. Weiterhin gibt es im Verlauf anderer Viruserkrankungen (Herpesvirus-Familie, Gelbfiebervirus u. a.) eine Mitbeteiligung der Leber.

Die **diffuse** (nicht eitrige) **Hepatitis** wird durch bisher sieben bekannte Viren verursacht, die mit den Großbuchstaben A bis G bezeichnet werden (Tab. 3-2). Der Typ F spielt zahlenmäßig eine ganz untergeordnete Rolle und wird daher hier nicht abgehandelt.

Derzeit ist noch unklar, ob weitere Hepatitisviren existieren.

Man unterscheidet eine **akute Hepatitis** von einem möglichen **chronischen Verlauf** (nur B, C, D und G). Letzterer liegt vor, wenn eine Hepatitis nach 6 Monaten nicht ausgeheilt ist.

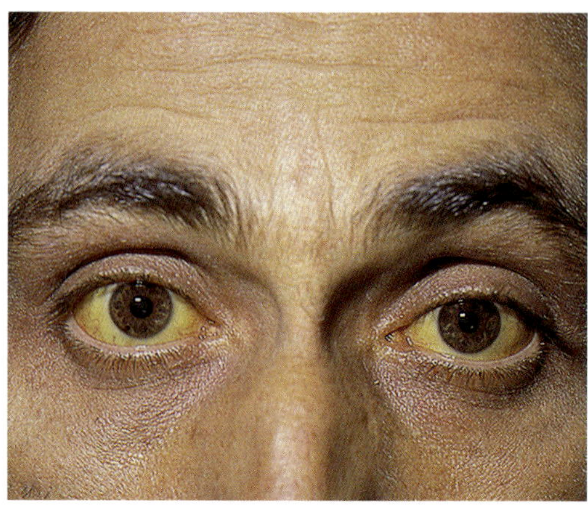

Abb. 3-4 Sklerenikterus im Verlauf einer Virushepatitis (aus: Tischendorf FW. Der diagnostische Blick. 7. Aufl. Stuttgart, New York: Schattauer 2008)

Klinisch lassen sich die Virushepatitiden nicht unterscheiden. Ein Prodromalstadium mit unspezifischen Symptomen wie leichtem Fieber, Juckreiz, Appetitlosigkeit, Übelkeit, Durchfällen, Druckschmerz im rechten Oberbauch oder Gelenkschmerzen kann bei jeder Infektion vorkommen. Auch im weiteren Verlauf gibt es Übereinstimmungen: Eine Gelbsucht (Ikterus, Abb. 3-4) kann vorliegen bei:

- Bilirubinwerten > 2 mg/dl Serum
- dunklem Urin
- gelbem Stuhl

Tab. 3-2 Übersicht über die sechs wichtigsten Hepatitisviren

Hepatitis-Virus	Übertragung	Inkubationszeit	Entwicklung einer chronischen Infektion	Vorhandene Impfung
A	fäkal-oral	2–7 Wochen	0 %	aktiv + passiv
B	parenteral	1–6 Monate	10 %	aktiv + passiv
C	parenteral	1–6 Monate	50 %	keine
D	parenteral	1–6 Monate	10–90 %	keine
E	fäkal-oral	3–6 Wochen	0 %	keine
G	parenteral	noch unbekannt	vermutlich	keine

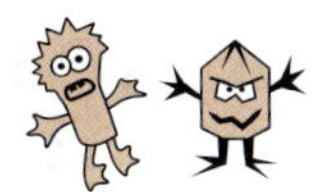

Laborbefunde, die auf eine Leberschädigung hinweisen, sind:

- erhöhte Transaminasenwerte (GOT/GPT)
- erhöhte Werte anderer Enzyme (Gamma-GT, alkalische Phosphatase, LDH)

Eine **Differenzierung** der **Virushepatitiden** erfolgt primär durch serologische Untersuchungen (Antigen- und Antikörperbestimmungen!), die **quantitative Virusmenge** im Blut wird molekulargenetisch bestimmt.

Therapie: Eine kausale Therapie ist nicht möglich. Symptomatische Maßnahmen sind Bettruhe, Alkoholverbot und das Weglassen aller Medikamente, die nicht unbedingt notwendig sind, um den Leberstoffwechsel zu entlasten.

Prophylaxe: Impfungen sind nur gegen Hepatitis A und B möglich. Die Indikation und Art der Impfungen werden in den jeweiligen Kapiteln behandelt.

Hepatitis-A-Virus (HAV)

Epidemiologie: Das Hepatitis-A-Virus, der Erreger der infektiösen Gelbsucht, ist weltweit verbreitet. Das Virus ist in vielen tropischen und subtropischen Ländern endemisch. Wenn in den Industrieländern eine Hepatitis A auftritt, wird die Erkrankung meist durch Reisende eingeschleppt. Werden Hygienevorschriften vernachlässigt, kann es auch in unseren Regionen zu kleineren Epidemien kommen.

Übertragung: Das HAV wird mit dem Stuhl ausgeschieden und hauptsächlich durch fäkal verunreinigtes Wasser oder Lebensmittel aufgenommen. In gekühlten Lebensmitteln, Muscheln oder Wasser kann das Virus Monate überleben.

Inkubationszeit: Die Inkubationszeit beträgt 2 bis 7 Wochen. Doch gerade in dieser Zeit ist die Virusausscheidung sehr hoch. Ein frisch Infizierter stellt daher eine gefährliche Infektionsquelle für seine Mitmenschen dar. Etwa eine Woche nach Ausbruch der Erkrankung nimmt die Infektiosität ab.

Krankheitsbild: Das Krankheitsbild der akuten Hepatitis A unterscheidet sich nicht von den Virushepatitiden anderer Genese (s. Abschnitt »Krankheitsbild: Virushepatitis«, S. 68 f.). Chronische Verläufe werden nie beobachtet.

Diagnostik: Nachgewiesen wird eine Hepatitis A durch Isolierung des HAV im Stuhl (2.–8. Krankheitswoche). Antikörperbestimmungen

Übersicht Hepatitis A

Erreger: HAV, ein RNA-Virus

Epidemiologie: weltweit

Übertragung: fäkal-oral

Inkubationszeit und Ansteckung: 2–7 Wochen

Krankheitsbild: Leberentzündung, ggf. Ikterus, 100 % Ausheilung

Diagnostik: Erregernachweis im Stuhl, Nachweis von Anti-HAV-Antikörpern im Blut

Behandlung: symptomatisch

Prophylaxe: aktive und passive Immunisierung

Gesetzliche Bestimmungen, Berufskrankheit: Meldepflicht bei Erregernachweis, Krankheitsverdacht, Erkrankung und Tod

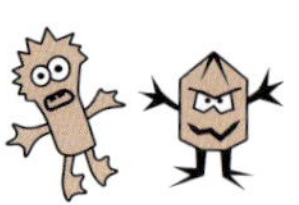

im Blut beschreiben den Verlauf. Bei einer frischen Infektion werden Anti-HAV-IgM gefunden (bis ca. 20 Wochen nach Infektion). Der Nachweis von Anti-HAV-IgG beweist die überstandene Erkrankung und führt zur lebenslangen Immunität.

Therapie: Die Therapie beschränkt sich auf rein symptomatische Maßnahmen.

Prophylaxe: Neben einer **passiven Immunisierung** mit Immunglobulinen gibt es seit Ende 1992 in Deutschland auch eine **aktive Impfung** mit einem Totimpfstoff. Besondere Bedeutung hat die Impfstoffentwicklung für die Mitarbeiter des Gesundheitsdienstes, da bei ihnen ein erhöhtes Risiko besteht, an Hepatitis A zu erkranken.
Weitere **Risikogruppen** sind Menschen mit vermehrtem Kontakt zu Fäkalien (Kanalarbeiter, Personal in Diagnostiklaboren).

Gesetzliche Bestimmungen und Berufskrankheit: Im Vergleich zur Hepatitis B spielt die Hepatitis A nur eine untergeordnete Rolle als Berufserkrankung. Krankheitsverdacht, Erkrankung und Tod sind jedoch meldepflichtig.

Hepatitis-B-Virus (HBV)

In Deutschland werden gut ein Drittel aller Virushepatitiden durch das Hepatitis-B-Virus verursacht. Jährlich sind es ca. 4 500. Bei den Beschäftigten im Gesundheitsdienst nimmt die Infektion bezüglich der Anerkennung als Berufserkrankung den ersten Platz ein. Daher kann man durchaus behaupten, dass die **Hepatitis B** zu den **wichtigsten Infektionskrankheiten** zählt und dass ihre Bekämpfung eine der vordringlichsten Aufgaben des Infektionsschutzes darstellt. Es gibt eine Impfung.

Erreger: Der Erreger der Hepatitis B wurde erstmals 1964 aus dem Blut von australischen Ureinwohnern isoliert. Daher erhielt ein Bestandteil des Virus (HBs-Antigen) den Namen »**Australia-Antigen**«.

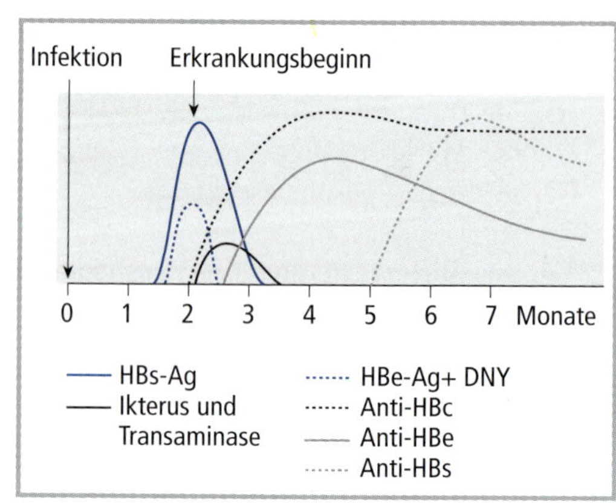

Abb. 3-5 Schema des Verlaufs einer Hepatitis-B-Infektion

Bei dem HBV werden folgende **Strukturen** unterschieden:

- HBV-DNA
- HBV-DNA-Polymerase
- HBs-Antigen (HBs-Ag, s für *surface* = Oberfläche)
- HBc-Antigen (HBc-Ag, c für *core* = Kern)
- HBe-Antigen (HBe-Ag, e für *envelope* = Hülle)

Die drei Virusantigene führen nach unkomplizierter Infektion zur Ausbildung **spezifischer Antikörper** (Abb. 3-5):

- Anti-HBs
- Anti-HBc
- Anti-HBe

Übertragung: Eine Hepatitis-B-Infektion wird durch Blutkontakt, Geschlechtsverkehr oder über die Plazenta übertragen. In Deutschland ist die Hepatitis B eine typische Erkrankung von Risikogruppen (Tab. 3-3).
Es sind auch HBV-Infektionen über andere Körperflüssigkeiten (Urin, Speichel, Vaginalsekret, Stuhl, Menstruationsblut, Tränen) denkbar, jedoch weisen nur Blut und Sperma für

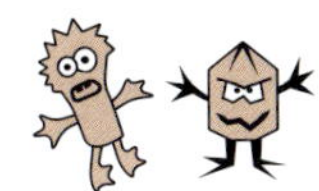

Tab. 3-3 Risikogruppen für eine Hepatitis-B-Infektion

- medizinisches Personal
- Empfänger von Blut und Blutprodukten
- Dialysepatienten
- Fixer
- Tätowierte
- Homosexuelle
- Prostituierte
- Patienten in psychiatrischen Anstalten
- Menschen mit geistiger Behinderung in Heimen
- Neugeborene HBs-Ag-positiver Mütter

eine Infektion relevante Erregerkonzentrationen auf.

Inkubationszeit und Krankheitsverlauf: Nach einer Inkubationszeit von 1 bis 6 Monaten kann es zu dem typischen Krankheitsbild einer Leberentzündung kommen (s. Abschnitt »Krankheitsbild: Virushepatitis«, S. 68 f.).
Eine Hepatitis B heilt in etwa 90 % der Fälle folgenlos aus, während bei 10 % das Virus in der Leber persistiert und eine chronische Hepatitis entstehen kann.

Von einer **chronischen Hepatitis** spricht man, wenn die akute Hepatitis nach 6 Monaten nicht ausgeheilt ist.

Diese **chronischen Infektionen** stellen die Hauptgefahr der Hepatitis B dar. Im Verlauf kann die Leberschädigung fortschreiten und eine Zirrhose entstehen. Bei allen chronischen Virusträgern besteht darüber hinaus ein stark erhöhtes Risiko, an einem primären **Leberzellkarzinom** zu erkranken.
Zwei **Formen** der chronischen Hepatitis werden unterschieden:

- **chronisch persistierende Hepatitis B:** leichte, uncharakteristische Oberbauchbeschwerden, normal große Leber, nur leicht veränderte Leberwerte
- **chronisch aktive (aggressive) Hepatitis B:** Leistungsminderung, Müdigkeit, Lebervergrößerung, Druckschmerz im Oberbauch, eventuell Ikterus, stark veränderte Leberwerte, später Ausbildung einer Leberzirrhose möglich

Diagnostik: Wie bei allen Virushepatitiden kann eine Hepatitis B nur **serologisch**, das heißt durch Antigen- und Antikörperbestimmungen im Blut erfolgen.
Dem Ungeübten bereitet die Interpretation der Laborbefunde häufig Schwierigkeiten. Zwar müssen Gesundheits- und Krankenpfleger die Einzelheiten nicht unbedingt kennen, dennoch soll hier ein kurzer Überblick dem Verständnis dienen.
Wie oben erwähnt, existieren bei HBV drei **Virusantigene** (HBs, HBc und HBe), gegen die unser Immunsystem mit der Ausbildung spezifischer **Antikörper** reagiert (Anti-HBs, Anti-HBc und Anti-HBe). Der serologische Verlauf einer unkomplizierten Hepatitis B ist in Abbildung 3-5 dargestellt.
Nach **Infektion** erscheint als erster **Marker** das **HBs-Ag** im Blut und verschwindet in der Regel nach 6 bis 8 Wochen wieder. Patienten gelten zu diesem Zeitpunkt als potenziell infektiös. Das Auftreten von **Anti-HBs** einige Wochen später signalisiert die Eliminierung des Virus aus der Leber und das Ende der Infektiosität.
Bleibt jedoch HBs-Ag mehr als 6 Monate nachweisbar, gilt dies als Beweis einer **Chronifizierung.** In diesem Fall unterbleibt meist die Ausbildung von Anti-HBs.
Als **Marker** einer **aktiven Virusvermehrung** gelten:

- Hbe-Antigen
- der Nachweis von HBV-DNA
- der Nachweis von DNA-Polymerase

In diesen Fällen besteht hohe Infektiosität! Gleichzeitig mit dem Verschwinden von HBe-Ag wird Anti-HBe nachweisbar.

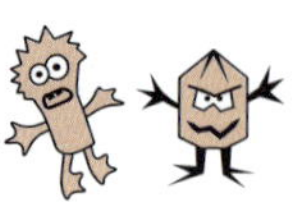

Anti-HBc-IgM ist bei ganz frischen Infektionen bestimmbar. Später kann man **Anti-HBc-IgG** nachweisen. **HBc-Ag** kann nicht im Serum, sondern nur mittels Leberpunktion gefunden werden.

Zusammenfassend gilt es im Hinblick auf die Diagnostik zwei Fragen zu beantworten:

- Woran erkenne ich einen **sicher infektiösen Patienten**?
  HBs-Ag positiv (ggf. auch HBe-Ag positiv) oder HBV-DNA nachweisbar
- Wann ist eine **Hepatitis B sicher ausgeheilt**?
  Anti-HBs positiv und Anti-HBc positiv und HBs-Ag negativ

Therapie: Eine akute Hepatitis B muss in der Regel nicht therapiert werden. Der chronische Verlauf einer Hepatitis B kann mit Hilfe von Interferonen günstig beeinflusst werden. Mit Polymeraseinhibitoren wie Lamivudin (Zeffix®), Adefovir (Hepsera®) oder Entecavir (Baraclude®) stehen Medikamente zur deutlichen Reduzierung der Virämie zur Verfügung, leider erfolgt aber eine Eradikation von HBs-Ag selten.

Prophylaxe: Bei der **aktiven Impfung** wird gentechnologisch hergestellter Impfstoff aus dem Oberflächenantigen HBs-Ag verwendet. Geimpft wird intramuskulär (wegen der besseren Wirksamkeit in den M. deltoideus) zu den Zeitpunkten 0, 1. Monat, 6. Monat (Grundimmunisierung).
Eine Impfung führt nur zur Ausbildung von Anti-HBs! Der Impferfolg sollte 4 Wochen nach Beendigung der Grundimmunisierung durch Anti-HBs-Bestimmungen überprüft werden.

Eine **Impfung** war **erfolgreich,** wenn der Anti-HBs-Titer größer als 100 U/l ist (U = unit; Mengenangabe). Damit ist man vor einer HBV-Infektion geschützt.
International werden folgende Empfehlungen gegeben:

- **Anti-HBs-Titer < 100 U/l:** sofortige Wiederimpfung (Booster)
- **Anti-HBs-Titer > 100 U/l:** Kontrolle je nach Titerhöhe, ggf. innerhalb eines Jahres

Weniger als 5 % der Geimpften reagieren nicht mit einer ausreichenden Antikörperbildung. Bei diesen so genannten **Low- oder Non-Respondern** kann oft mit einer vierten oder fünf-

Übersicht Hepatitis B

Erreger: HBV, ein DNA-Virus

Epidemiologie: weltweite Verbreitung; ca. 300 Millionen chronisch Infizierte

Übertragung: fast ausschließlich parenteral

Inkubationszeit und Ansteckung: 1–6 Monate

Krankheitsbild: Leberentzündung unterschiedlichen Ausmaßes; 10 % chronisch; Zirrhose und Leberkarzinom möglich

Diagnostik: serologische Antigen-/Antikörperbestimmungen

Behandlung: keine spezifische Behandlung möglich

Prophylaxe: aktive Schutzimpfung aller Neugeborenen, insbesondere Impfung von Risikogruppen; postexpositionell passive Immunisierung

Gesetzliche Bestimmungen, Berufskrankheit: Meldepflicht bei akuter Hepatitis schon bei Krankheitsverdacht, sonst bei Erregernachweis

ten Impfung (**Booster-Impfungen**, ggf. auch Impfstoff eines anderen Herstellers) ein Impfschutz aufgebaut werden.

Die **passive Impfung** ist eine Impfung mit Hepatitis-B-Immunglobulin. Diese Impfung ist nur sinnvoll nach dem Kontakt einer Anti-HBs-negativen Person mit HBs-positivem Blut (z. B. Nadelstichverletzung im Krankenhaus). Diese Postexpositionsprophylaxe erfolgt stets als Simultanimpfung und sollte innerhalb von 48 Stunden nach Verletzung verabreicht werden.

Es existiert auch ein aktiver Kombinationsimpfstoff für Hepatitis A und B.

Hepatitis B im Krankenhaus

In der Klinik zählen Verletzungen durch Nadelstich oder Skalpell zu den häufigsten Übertragungswegen einer Hepatitis B (zur Vorgehensweise bei Verletzungen s. Abschnitt »HIV: Arbeitsmedizinische Aspekte im Krankenhaus«, S. 87 ff.).

! Das **Risiko** einer **HBV-Erkrankung** bei nachgewiesener Kontamination beträgt etwa 20 bis 25 % und ist damit um ein Vielfaches höher als das einer HIV-Infektion (< 1 %).

Leider lassen sich nicht alle Mitarbeiter gegen Hepatitis B aktiv immunisieren, obwohl dies durch gesetzliche Bestimmungen geregelt ist und die Kosten der Impfung der Arbeitgeber übernehmen muss. Zweckmäßig wäre es, bereits die Krankenpflegeschüler und Medizinstudenten gegen Hepatitis B zu immunisieren. Es besteht jedoch kein Zwang zur Schutzimpfung.

Wie oben bereits erwähnt, ist die Hepatitis B die häufigste zur Entschädigung führende Berufskrankheit im Gesundheitsdienst. Die außergewöhnliche HBV-Infektionsgefahr für die Beschäftigten (3- bis 5-mal so hoch wie bei der Allgemeinbevölkerung) hat dazu geführt, dass es bei der Anerkennung als Berufskrankheit keine großen Probleme gibt. Es bedarf nicht unbedingt des Nachweises einer Kontaktperson.

Abschließend sei auf die Nachlässigkeit der Geimpften verwiesen. Die Impfung schützt natürlich nur gegen die Hepatitis B und nicht gegen eine andere Hepatitis oder andere übertragbare Krankheiten (einschließlich AIDS). Daher sind auch nach der Schutzimpfung die bekannten hygienischen Richtlinien einzuhalten.

Hepatitis-C-Virus (HCV)

Übertragung: Die Übertragung erfolgt meist parenteral und hier in erster Linie über infizierte Blutspenden. In einer Studie über die Quellen der HCV-Infektion konnte bei infizierten Patienten in mehr als 90 % der Fälle eine Transfusion von Blut oder Blutprodukten nachgewiesen werden. Andere Übertragungswege wie Geschlechtsverkehr oder Dialyse werden ebenfalls für die Ausbreitung verantwortlich gemacht, spielen aber wahrscheinlich nur eine untergeordnete Rolle. Immerhin ist es durch Einführung der PCR-Testung gelungen, verdächtige Blutspenden weitgehend aus dem Verkehr zu ziehen. Dadurch ist die Zahl der Transfusionshepatitiden (Risiko einer Infektion immerhin noch ca. 1 : 50 000) deutlich zurückgegangen.

Krankheitsbild: Das Krankheitsbild zeigt einen ähnlichen Verlauf wie das der übrigen Virushepatitiden (s. Abschnitt »Krankheitsbild: Virushepatitis«, S. 68 f.). Die Wahrscheinlichkeit einer Chronifizierung wird auf ca. 50 % geschätzt.

Diagnostik: Als Suchtest werden die Antikörper (Anti-HCV) bestimmt. Da es hierbei falsch positive Befunde geben kann, muss ein erstmalig positiver AHCV-ELISA-Test mit einem Bestätigungs-(Blot-)Test verifiziert werden. Die quantitative Abschätzung der Virusmenge im Blut, insbesondere zur Steuerung der Therapie, erfolgt über die Bestimmung »Viruslast« (HCV-RNA-PCR).

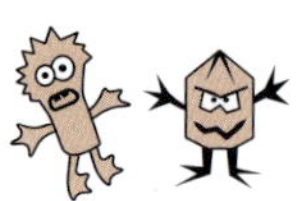

Therapie: Die akute Hepatitis C wird über 6 Monate mit täglicher Gabe von **Interferon alpha** mit einer fast 100%igen Heilungschance therapiert. Bei chronischen Verlaufsformen wird zusätzlich das virostatisch wirksame Nucleosid-Analogon **Ribavirin** (Copegus®, Rebetol®, Virazole®) gegeben. Je nach Genotyp sind die Heilungschancen aber nur 40 bis 80 %. Daher ist für den Therapieerfolg das frühzeitige Erkennen einer Hepatitis-C-Infektion von großer Bedeutung.

Prophylaxe: Eine Schutzimpfung existiert nicht.

Gesetzliche Bestimmungen: Meldepflicht besteht bei akuter Hepatitis schon bei Krankheitsverdacht, sonst bei Erregernachweis.

Hepatitis-D-Virus (HDV, Delta-Hepatitis)

HDV kommt weltweit vor, spielt aber in Deutschland nur eine untergeordnete Rolle. Eine Infektion und die resultierende Hepatitis sind an das Vorhandensein des Hepatitis-B-Virus gebunden. Das bedeutet, dass es ohne Gegenwart von HBV keine Hepatitis durch HDV geben wird. HDV braucht für eine Infektion das HBV als Helfer.

Übertragung: Die Übertragung erfolgt parenteral (wie bei Hepatitis B).

Inkubationszeit: Die Inkubationszeit beträgt 1 bis 6 Monate.

Krankheitsbild: Das Krankheitsbild ist dem einer anderen Hepatitis ähnlich (s. Abschnitt »Krankheitsbild: Virushepatitis«, S. 68 f.).
Findet eine gleichzeitige Infektion mit HDV und HBV statt, so ist der Krankheitsverlauf milder und eine chronische Hepatitis eher selten. Eine Superinfektion eines Hepatitis-B-Infizierten mit HDV führt dagegen sehr häufig zu einer chronischen Hepatitis (> 70 %).

Prophylaxe: Der beste Schutz vor einer Hepatitis durch HDV ist die Hepatitis-B-Schutzimpfung.

Gesetzliche Bestimmungen: Meldepflicht besteht bei akuter Hepatitis schon bei Krankheitsverdacht, sonst bei Erregernachweis.

Hepatitis-E-Virus (HEV)

Die fäkal-oral übertragene Non-A-Non-B-Hepatitis wird seit 1989 als Hepatitis E bezeichnet. Sie kommt in Europa nicht vor und hat ihr Verbreitungsgebiet in Äquatornähe.

Inkubationszeit und Krankheitsbild: Die Inkubationszeit beträgt 20 bis 40 Tage. Das Krankheitsbild ist dem der Hepatitis A ähnlich (s. die Abschnitte »Hepatitis-A-Virus«, S. 69 f., und »Krankheitsbild: Virushepatitis«, S. 68 f.). Chronische Verläufe sind nicht bekannt. Schwangere Frauen stellen eine besondere Risikogruppe dar, es kann zu schweren Verläufen mit Todesfolge kommen.

Prophylaxe: Eine Impfung ist nicht möglich. Auf peinlich genaue Trinkwasserhygiene in den Tropen (gut abkochen) wird verwiesen.

Gesetzliche Bestimmungen: Meldepflicht besteht bei akuter Hepatitis schon bei Krankheitsverdacht, sonst bei Erregernachweis.

Hepatitis-G-Virus (HGV)

Der Erreger HGV wurde erst 1995 entdeckt. Es handelt sich um ein einsträngiges RNA-Flavivirus.

Übertragung: Die Übertragung erfolgt – neben sexuellen Kontakten und über die Muttermilch – vor allem über Blut oder Blutprodukte.

Krankheitsbild: Spezifische Krankheitssymptome sind unbekannt.

Man rechnet weltweit mit einer Infektion von ca. 1 bis 3 % der Bevölkerung. Insbesondere auch bei Dialysepatienten weist man mit Hilfe eines HGV-PCR-Testes Virämien von mehr als 5 % nach (USA). Ein Zusammenhang mit Hepatitis-C-Infektionen wird vermutet.

3.4.6 Herpesviren

Zu der **Familie** der humanpathogenen Herpesviren gehören im Wesentlichen:

- Herpes-simplex-Virus Typ 1 und 2
- Varicella-Zoster-Virus
- Zytomegalievirus
- Epstein-Barr-Virus
- Humanes Herpesvirus Typ 6

Herpesviren sind recht labil und außerhalb des Körpers nicht lange infektiös. Die Übertragung erfolgt durch direkten Kontakt von Schleimhäuten mit frischen, kontaminierten Körperflüssigkeiten (z.B. Blut, Speichel, Bläscheninhalt) oder durch Tröpfcheninfektion.

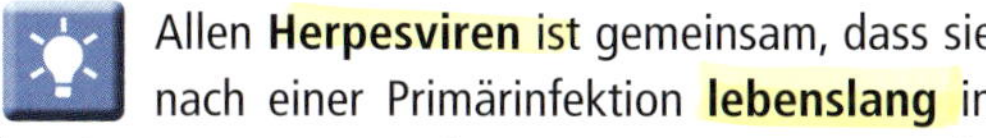

Allen **Herpesviren** ist gemeinsam, dass sie nach einer Primärinfektion **lebenslang** in bestimmten Organstrukturen – trotz eines intakten Immunsystems – **überdauern.** Daher besteht immer eine latente Infektion, die unter bestimmten Voraussetzungen zu einer Reaktivierung führen kann.

Herpes-simplex-Virus (HSV)

Herpes-simplex-Viren kommen weltweit vor und verursachen lokale Infektionen der Haut und der Schleimhäute. Erkrankungen durch HSV gehören zu den häufigsten infektiösen Hautkrankheiten.
Zwei **Arten** von Herpesviren werden unterschieden:

- Herpes-simplex-Virus Typ 1 (HSV-1)
- Herpes-simplex-Virus Typ 2 (HSV-2)

Herpes-simplex-Virus Typ 1 (HSV-1)

Übertragung: Die Primärinfektion findet häufig schon im Kindesalter statt. Sie kann durch direkten Haut- oder Schleimhautkontakt, aber auch durch Tröpfchen- oder Schmierinfektion erfolgen.

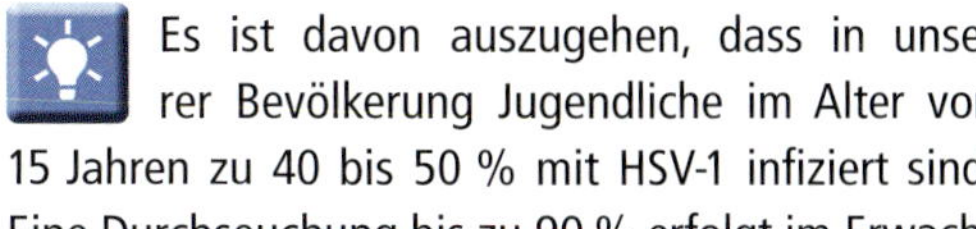

Es ist davon auszugehen, dass in unserer Bevölkerung Jugendliche im Alter von 15 Jahren zu 40 bis 50 % mit HSV-1 infiziert sind. Eine Durchseuchung bis zu 90 % erfolgt im Erwachsenenalter.

Krankheitsverlauf: Die **Erstinfektion** verläuft in den meisten Fällen asymptomatisch. Erkranken die Kinder doch, kann es nach einer durchschnittlichen Inkubationszeit von 4 Tagen (2–12) zu einer schmerzhaften Pharyngitis und Gingivostomatitis (Stomatitis aphthosa, Mundfäule) oder einer Keratitis (Hornhautentzündung des Auges) kommen.
Die **Ausbreitung** der **aufgenommenen Viren** erfolgt von der Haut bzw. den Schleimhäuten entlang der Nervenbahnen zu den Ganglienzellen. Der intrazellulären Vermehrungsphase folgt ein Ruhestadium (**Latenz**). Störungen des immunologischen Gleichgewichts führen zum **Rezidiv** (Reaktivierung) durch Rückkehr des Erregers in Haut und Schleimhäute.

Rezidivauslösende Faktoren einer Herpes-simplex-Infektion sind unter anderem:

- Sonnenbäder (UV-Strahlung!)
- fieberhafte Infekte
- generelle Immunschwäche (AIDS)
- bösartige Erkrankungen
- Kortisontherapie
- Stress (z.B. Examen) und andere psychische Belastungen
- Ekelgefühl mit T-Lymphozyten-Depression
- Menstruation

Vor Auftreten der sichtbaren **Krankheitserscheinungen** wird von den Patienten oftmals

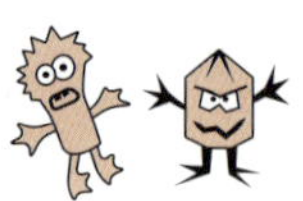

ein Spannungsgefühl und Juckreiz im später befallenen Areal angegeben. Die häufigste **Lokalisation** ist der Gesichtsbereich, hier insbesondere die Lippenregion und der Naseneingang (**Herpes labialis**). Prinzipiell können sich HSV-Infektionen aber an jedem Körperbezirk manifestieren, wobei die Rezidive meist auch am selben Ort wieder auftreten. Typisch sind gruppiert stehende, zunächst wasserklare Bläschen (Abb. 3-6) mit der Neigung zum Zusammenfließen. Nach Eintrüben und Pustelbildung platzen die Bläschen, und es entsteht eine Kruste. Regionale Lymphknoten können schmerzhaft angeschwollen sein. Die Heilung erfolgt ohne Narbenbildung.

Neben Herpes labialis werden **weitere Krankheitsbilder** unterschieden:

- **Keratoconjunctivitis herpetica:** Ein Befall der Augen kann zu komplizierten Hornhautnarben führen. Es bleibt eine Sehminderung und Blendungsempfindlichkeit zurück (Rezidive!, s. oben).
- **Meningoencephalitis herpetica**: schwere Infektion mit Hirnbeteiligung, die nicht selten zum Tod oder zur Defektheilung führt
- **Herpessepsis**: eine schwere Allgemeinkrankheit, die ebenfalls häufig tödlich verläuft
- **Eczema herpeticatum**: kommt vor allem bei Kindern mit Ekzemen vor und kann mit einer bakteriellen Superinfektion einhergehen

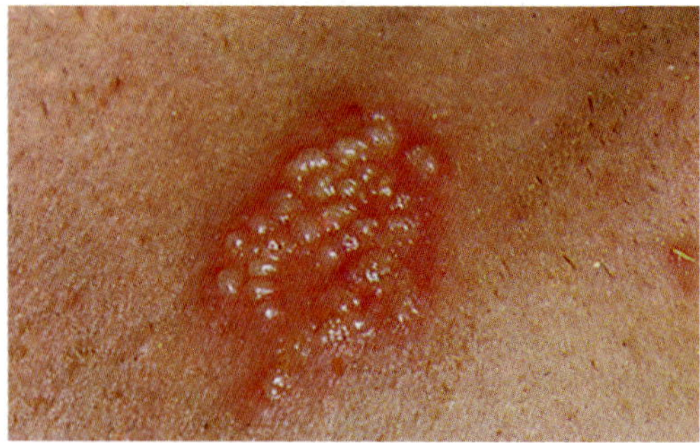

Abb. 3-6 Herpes simplex. Gruppiert stehende, wasserklare Bläschen (aus: Tischendorf FW. Der diagnostische Blick. 6. Aufl. Stuttgart, New York: Schattauer 1998)

Herpes-simplex-Virus Typ 2 (HSV-2)

Das HSV-2 verursacht Herpesinfektionen im genitalen und analen Bereich (**Herpes genitalis**).

Übertragung: Die Übertragung erfolgt durch Geschlechtsverkehr. Die Durchseuchung korreliert deutlich mit dem Sexualverhalten (10–20 % bei der Normalbevölkerung, 70 % bei Prostituierten).

Krankheitsbild: Wie auch bei den HSV-1-Infektionen kommt es hier zu Bläschenbildungen und schmerzhaften Ulzerationen von 2 bis 3 Wochen Dauer.

Therapie: Als herausragendes Medikament steht Aciclovir (z. B. Zovirax®) zur Verfügung. Es kann in Salbenform lokal, bei leichteren Allgemeinerkrankungen in Tablettenform oral oder bei schweren Verläufen per Infusion parenteral appliziert werden. Wichtig ist die rechtzeitige Verordnung aller Darreichungsformen, am besten schon vor oder direkt nach Bläscheneruption, da die Wirkung später schlechter ist.

Prophylaxe: Die Patienten sollten Augenreiben wegen der Inokulationsgefahr vermeiden. Bei floridem Herpes genitalis sind Kondome angebracht.

Die Vorsichtsmaßnahmen auf Entbindungsstationen sind im nächsten Abschnitt »Herpes in der Schwangerschaft« erwähnt.

Eine Impfung existiert nicht.

Herpes in der Schwangerschaft

Ein Herpes in der Schwangerschaft kann eine Gefahr für das ungeborene oder neugeborene Kind und die Ursache von Aborten sein. Besteht bei einer Schwangeren eine Herpesinfektion im Bereich der Geburtswege, so wird zur Entbindung durch Sectio geraten.

Eine Infektion des Neugeborenen durch die Mutter oder das Krankenhauspersonal führt zu

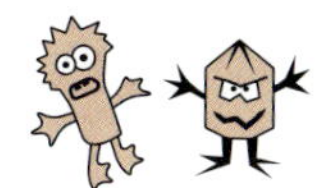

Übersicht Herpes

Erreger: HSV-1: Herpes labialis; HSV-2: Herpes genitalis; beides DNA-Viren mit Envelope

Epidemiologie: Verbreitung weltweit, Neigung zur Persistenz

Übertragung: direkter Kontakt (Tröpfchen- und Schmierinfektion möglich)

Inkubationszeit und Ansteckung: in der Regel 4 (2–12) Tage

Krankheitsbild: Läsionen im oralen und genitalen Bereich; Komplikationen: Herpes neonatorum, Enzephalitis, Keratitis

Diagnostik: Antikörpernachweis, Bläschenabstrich

Behandlung: Aciclovir

Prophylaxe: Es gibt keine Impfung! Expositionsprophylaxe

Gesetzliche Bestimmungen, Berufskrankheit: Meldepflicht nur bei Herpes-Enzephalitis

einer generalisierten Herpesinfektion (Herpes neonatorum) mit hoher Letalität.

! Das Personal von Entbindungsstationen oder Kinderkrankenhäusern sollte einen Mundschutz tragen, wenn rezidivierende HSV-Läsionen auftreten.

Varicella-Zoster-Virus (VZV)

Das VZV gehört zu der Familie der Herpesviren (s. oben). **Windpocken** (Varizellen) und **Gürtelrose** oder **Zoster** (Herpes zoster) werden von ein und demselben Virus hervorgerufen:

- Windpocken sind Folge einer **Erstinfektion**.
- Der Zoster entsteht durch **Reaktivierung der Infektion** bei immungeschwächten Menschen.

Vermutet wurde die Identität beider Erreger bereits im Jahre 1909. Bokay beobachtete, dass in einer Familie nach einer Zostererkrankung gehäuft Windpocken auftraten: Die Kinder steckten sich am Zostererkrankten an. Heute hat man die Identität der Erreger der Windpocken und der Gürtelrose durch DNA-Analysen bestätigt.

Krankheitsbild: Windpocken

Die Windpocken sind als typische Kinderkrankheit höchst ansteckend. Etwa 90 bis 95 % aller nicht immunen Kontaktpersonen werden infiziert. Untersuchungen bei Erwachsenen konnten einen ausreichenden Antikörpertiter bei 90 % der Untersuchten bestätigen. Daher wird lebenslange Immunität nach Infektion angenommen.

Übertragung: Die Übertragung des VZV erfolgt in der Regel über Tröpfcheninfektion. Ebenso ist eine Infektion durch den hochkontagiösen Bläscheninhalt nachgewiesen. Die aufgenommenen Erreger vermehren sich im oberen Respirationstrakt. Es folgt die Virusaussaat über das Blutgefäßsystem.

Inkubationszeit und Krankheitsbild: Die Virämie führt nach einer Inkubationszeit von ca. 2 bis 3 Wochen zu Exanthemen auf der Haut und zu Enanthemen auf den Schleimhäuten des Mund-/Rachenraums. In schwereren Fällen können auch Ösophagus und Trachea befallen sein.

Der Beginn des stark juckenden **Exanthems** liegt immer im Bereich des Körperstammes

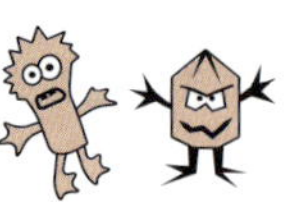

und breitet sich auf Gesicht, behaarten Kopf und Gliedmaßen aus. Auf rote Flecken folgen Knötchen (Papeln), dann wasserklare, leicht platzende Bläschen und schließlich Krusten (Abb. 3-7). Typisch ist ein schubweiser Verlauf des Ausschlags. Nach einigen Tagen bestehen nebeneinander Effloreszenzen aller Stadien (»**Sternenhimmel**«, Abb. 3-8). In der Regel fallen die Krusten nach 10 Tagen ohne Narbenbildung ab. Werden jedoch aufgrund des starken Juckreizes die Bläschen aufgekratzt, so bleiben Narben zurück. **Begleiterscheinungen** sind Fieber, Kopfschmerzen und Husten.

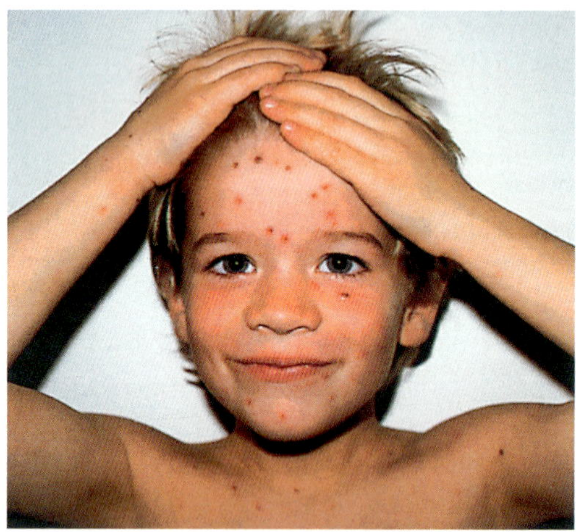

Abb. 3-7 Windpocken. Älteres Stadium mit verkrusteten Ausschlägen

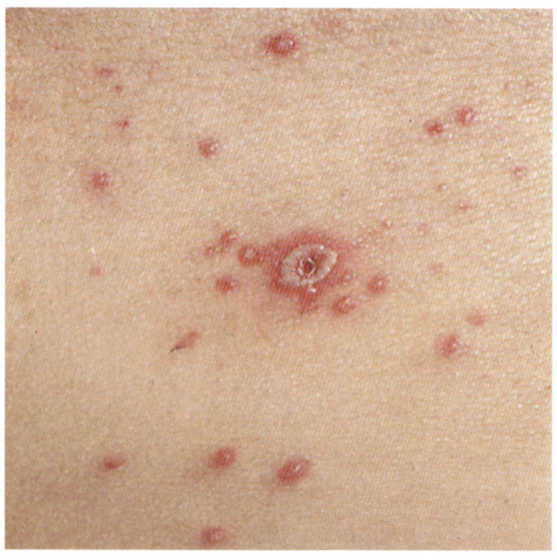

Abb. 3-8 Windpocken. Bei einem frischeren Exanthem sind Effloreszenzen unterschiedlichen Alters nebeneinander zu sehen (aus: Tischendorf FW. Der diagnostische Blick. 7. Aufl. Stuttgart, New York: Schattauer 2008).

Im Allgemeinen ist der Krankheitsverlauf bei kleineren Kindern mild. Jugendliche und junge Erwachsene berichten über starkes Krankheitsgefühl, sehr hohes Fieber und quälenden Juckreiz.

Komplikationen (Enzephalitis, Meningitis, Pneumonie) sind in allen Altersstufen selten, aber gefährlich.

Eine **Ansteckungsfähigkeit** besteht 5 Tage vor bis ca. 6 Tage nach Ausbruch des Exanthems.

Das Varicella-Zoster-Virus wird nach Abheilen der Varizellen nicht aus dem Körper eliminiert, sondern befällt über die Nervenbahnen die Ganglien. Dort »schlummern« die Viren dann über viele Jahrzehnte – es besteht eine latente Infektion.

Krankheitsbild: Gürtelrose

Herpes zoster als Reaktivierung und Zweiterkrankung der latenten VZV-Infektion ist eine sporadisch auftretende Erkrankung des **älteren Menschen.** Die erhöhte Erkrankungsrate ist sicherlich auf verminderte immunologische Abwehrmechanismen im Alter zurückzuführen. Weitere begünstigende Faktoren sind chronische Erkrankungen wie Diabetes oder Krebs sowie eine Kortisontherapie. Eine Gürtelrose bei jüngeren Menschen lenkt den Verdacht immer auf eine Immunschwäche (z. B. AIDS) oder eine maligne Erkrankung.

Krankheitsbild: Die reaktivierten Varizella-Zoster-Viren verursachen eine entzündliche Veränderung der Ganglien, die sehr schmerzhaft sein kann. Über Nervenbahnen erfolgt die Aussaat der Viren. Dem starken Schmerz in dem betroffenen Areal (meist einseitig!) folgt

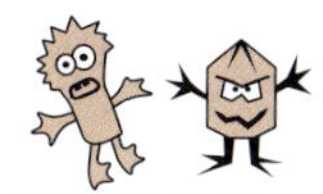

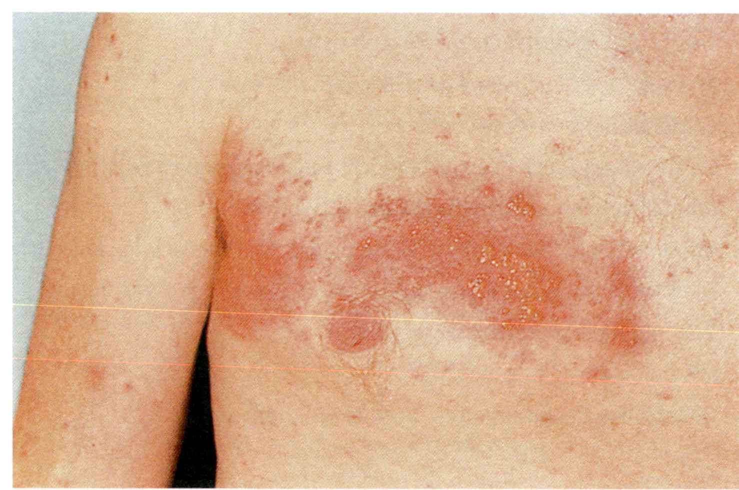

Abb. 3-9 Gürtelrose. Herpes zoster im Thorakalbereich (aus: Bork K, Bräuninger W. Hautkrankheiten in der Praxis. Diagnostik und Therapie. 3. Aufl. Stuttgart, New York: Schattauer 2005)

erst Tage später eine Exanthem- und Bläschenbildung. In diesem Stadium werden häufig zunächst unklare, bis dahin therapieresistente Schmerzen gut behandelbar.

Die häufigsten **Lokalisationen** der Infektion sind:

- der Brustkorb (**Zoster thoracalis**, Abb. 3-9)
- der Hüft-/Oberschenkelbereich
- der Kopf, meist das Auge (**Zoster ophthalmicus**, Abb. 3-10)
- das Ohr (**Zoster oticus**)

Diagnostik: Varizellen und Zostererkrankungen sind wegen der typischen Hautausschläge gut zu erkennen. Nur selten sind serologische Blutuntersuchungen (Antikörperbestimmung) notwendig.

Therapie: Unkomplizierte Windpocken werden mit juckreizstillendem Puder oder Antihistaminika behandelt. Im Falle einer Meningoenzephalitis wird Aciclovir (z. B. Zovirax®) verabreicht. Auch beim Zoster kann eine rechtzeitige Behandlung mit Aciclovir den Krankheitsverlauf abkürzen und die Schmerzen lindern.

Prophylaxe: Seit einigen Jahren empfiehlt die STIKO eine aktive Regelimpfung für alle Kinder im Alter von 11 bis 14 Monaten (entweder simultan mit der ersten MMR-Impfung oder mindestens 4 Wochen nach dieser). Später können nicht geimpfte Jugendliche ohne Windpockenanamnese nachgeimpft werden. Die kassenärztliche Vereinigung hat Ende 2010 die Impfung bis zum 16. Lebensjahr als Präventionsleistung anerkannt (s. auch Tab. 8-2 und 8-3, S. 132 und 133).

Ferner gibt es eine passive Immunisierung mit Immunglobulinen für Menschen mit einem erhöhten Komplikationsrisiko (immungeschwäch-

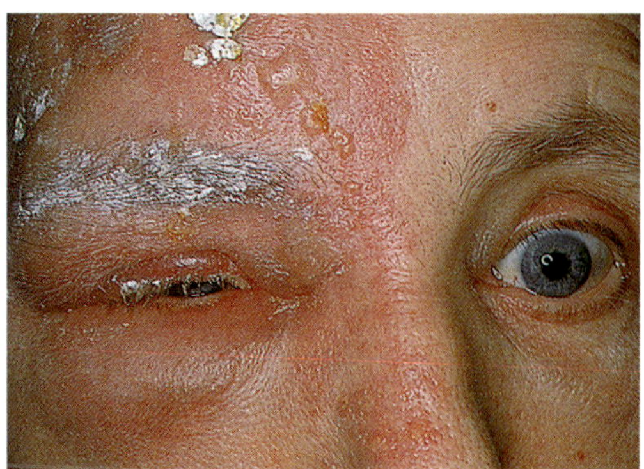

Abb. 3-10 Gürtelrose. Herpes zoster ophthalmicus (aus: Tischendorf FW. Der diagnostische Blick. 7. Aufl. Stuttgart, New York: Schattauer 2008)

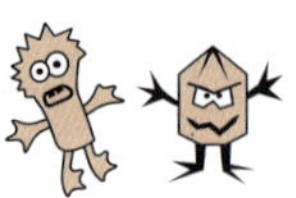

Übersicht Windpocken/Gürtelrose

Erreger: Varicella-Zoster-Virus; DNA-Virus mit Envelope

Epidemiologie: weltweit verbreitet, hochkontagiös

Übertragung: Tröpfcheninfektion, Schmierinfektion durch Bläscheninhalt möglich

Inkubationszeit und Ansteckung: 2–3 Wochen

Krankheitsbild: Erstinfektion: Windpocken; Viren persistieren; Reaktivierung: Gürtelrose

Diagnostik: typisches Erscheinungsbild des Ausschlags, Antikörpernachweis möglich

Behandlung: symptomatisch, Aciclovir

Prophylaxe: Impfung möglich

Gesetzliche Bestimmungen, Berufskrankheit: keine

te Patienten, ungeimpfte Schwangere ohne Varizellenanamnese und Neugeborene, deren Mütter unmittelbar zum Zeitpunkt der Geburt an Varizellen erkrankten).
Seit 2007 ist ein Impfstoff zur Vermeidung der Gürtelrose und begleitender Nervenschmerzen auf dem Markt (Zostavax®).

Zytomegalievirus (CMV)

Zytomegalieviren (engl.: *cytomegalovirus* = CMV) gehören zur Familie der Herpesviren (s. oben).
Namensgebend war eine deutliche Größenzunahme befallener Zellen (cyto = Zelle; mega = groß).

Epidemiologie: Das CMV kommt weltweit vor. Die Durchseuchungsrate bei Erwachsenen beträgt in Industriestaaten ca. 50 % (in Entwicklungsländern 90 %).

Übertragung: Die Übertragung bei Erstinfektion erfolgt intrauterin oder perinatal, bei Erwachsenen durch engen Kontakt (Speichel, Geschlechtsverkehr, Urin, Stuhl oder Muttermilch), über Bluttransfusionen oder Organtransplantationen.

Inkubationszeit: Die Inkubationszeit wird mit 4 bis 8 Wochen angegeben.

Krankheitsbild: In der Regel verläuft die Infektion bei Kindern, Jugendlichen oder Erwachsenen asymptomatisch. Sie wird nicht bemerkt. Kommt es doch einmal zu klinischen Erscheinungen, äußern sich diese wie ein unspezifischer grippaler Infekt. Lymphknotenschwellungen, eine Begleithepatitis oder leichte neurologische Symptome können hinzutreten. Nur äußerst selten wird von einer Pneumonie, Meningitis, Gastroenteritis oder Chorioretinitis (Entzündung der Aderhaut und Netzhaut des Auges) berichtet.
Wie alle Herpesviren **überdauern** auch die Zytomegalieviren nach der Erstinfektion im Körper (hier vor allem in den Lymphozyten). Unter bestimmten Voraussetzungen (Immunschwäche, Chemotherapie, Schwangerschaft u. a.) werden sie **reaktiviert**.
Bei **immungeschwächten Menschen** verlaufen CMV-Infektionen schwer. Betroffen sind besonders AIDS-Patienten und **Organtransplantatempfänger**. Bei letzteren stellt die CMV-Infektion die am meisten gefürchtete Komplikation der Transplantationsmedizin überhaupt dar. Bei mehr als der Hälfte der an AIDS verstorbenen

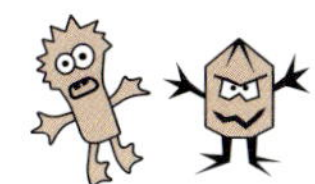

Patienten lässt sich eine CMV-Infektion verschiedener Organe nachweisen.
Die Zytomegalie gehört zu den wichtigsten **diaplazentar übertragenen** Erkrankungen. Etwa 1 bis 2 % der Neugeborenen sind infiziert. Die Mehrzahl bleibt jedoch wie die Mütter asymptomatisch.

Es wird angenommen, dass die **pränatale CMV-Infektion** eine der häufigsten erkennbaren Ursachen für geistige Retardierung und Schwerhörigkeit ist.

Diagnostik: Der Nachweis einer CMV-Infektion gelingt über Antikörperbestimmungen. Eine Virusisolierung aus dem Urin mit Hilfe der Zellkultur kann auch zur Diagnose führen.

Therapie: Leider sind die Therapiemöglichkeiten wie bei den meisten Viruserkrankungen sehr begrenzt. Versuche mit Ganciclovir zeigen besonders bei der Chorioretinitis Erfolge, welche durch eine Vielzahl von erheblichen Nebenwirkungen erkauft werden, da das Medikament sehr toxisch ist.

Prophylaxe: Eine spezifische aktive Impfung steht derzeit nicht zur Verfügung. Vor Transplantationen hat sich die Applikation eines hochkonzentrierten Anti-CMV-Immunglobulins bewährt.

Epstein-Barr-Virus (EBV)

Das EBV ist ein Mitglied der Herpesvirus-Familie (S. 75). Es wurde erstmals 1964 von Epstein und seiner Mitarbeiterin Barr entdeckt. Die durch EBV verursachten Erkrankungen sind schon lange bekannt.

Krankheitsbild: Infektiöse Mononukleose (Pfeiffer-Drüsenfieber)

Krankheitsverlauf: Das EBV gelangt nach Tröpfcheninfektion oder Speichelkontakt (»**kissing disease**«) in den Rachenraum und vermehrt sich dort. Die Viren dringen in B-Lymphozyten des Blutes ein. Diese sorgen zum einen für eine hämatogene Aussaat und stellen zum anderen eine lebenslange, permanente Infektionsquelle dar.
Die Infektion führt nach einer Inkubationszeit von 5 bis 7 Wochen zu einer Hyperplasie des lymphoretikulären Gewebes: Es kommt zu einer Vergrößerung der Lymphknoten vor allem im Hals-Nacken-Bereich, der Leber und der Milz.
Erkranken Kinder, so ist der Infektionsverlauf meist harmlos. Bei Jugendlichen und Erwachsenen kommt es zu Fieberschüben, oben angesprochener Lymphknotenvergrößerung und Hepatosplenomegalie. Eine Angina und ein feinfleckiges Exanthem sind nicht selten.
Die **Komplikationen** sind vielfältig und nicht ungefährlich. Sie können alle Organe betreffen:

- Bronchopneumonie
- Neuritis
- Nephritis
- Myokarditis
- Meningitis
- Enzephalitis
- Hepatitis
- Milzruptur
- Panzytopenie

Diagnostik: Die EBV-Infektion wird in der Regel serologisch durch Antikörperbestimmungen nachgewiesen. Hier kann auch zwischen frischen und älteren Infektionen differenziert werden.

Therapie: Eine Behandlung der infektiösen Mononukleose kann nur symptomatisch erfolgen. Hier stehen fiebersenkende Mittel im Vordergrund.

Prophylaxe: Es existiert keine Impfung. Eine wirksame Prophylaxe ist nicht möglich.

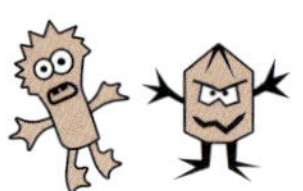

Übersicht Infektiöse Mononukleose

Erreger: Epstein-Barr-Virus; DNA-Virus mit Envelope

Epidemiologie: weltweit, nach Infektion lebenslange Persistenz

Übertragung: Speichel- und Tröpfcheninfektion (»kissing disease«)

Inkubationszeit und Ansteckung: 30–50 Tage (5–7 Wochen)

Krankheitsbild: Fieber, Lymphknotenvergrößerung, Angina, Exanthem

Diagnostik: Antikörpernachweis

Behandlung: symptomatisch, eventuell Kortison

Prophylaxe: keine bekannt

Gesetzliche Bestimmungen, Berufskrankheit: keine bekannt

Fallbeispiel EBV-Infektion

Ein 16-jähriger Jugendlicher wird mit hohem Fieber und generalisierten Lymphknotenvergrößerungen in die Klinik eingeliefert. Die körperliche Untersuchung ist bis auf einen diffusen Druckschmerz im Oberbauch unauffällig. Es besteht zunächst der Verdacht auf einen Immundefekt, der HIV-Test ist negativ.
Labor: BKS 32/67, Leukozytose (23/nl)
Gegen Abend wird der Patient tachykard, der Blutdruck fällt ab. Inzwischen ist die Bauchdecke hart zu tasten. Eine Ultraschalluntersuchung beweist Flüssigkeit in der Bauchhöhle. Während der Notfalloperation zeigt sich eine deutlich vergrößerte, **rupturierte Milz**, die entfernt wird. Durch eine postoperative Blutuntersuchung können erhöhte Antikörpertiter gegen EBV nachgewiesen werden.

EBV und Tumorerkrankungen

Das EBV wird mit zwei menschlichen Tumorerkrankungen in Verbindung gebracht, für die es zwar nicht allein verantwortlich ist, aber als Kofaktor eine Rolle spielt:

- **Burkitt-Lymphom in Schwarzafrika:** Hier handelt es sich um ein malignes Lymphom, das vor allem bei Kindern in Schwarzafrika vorkommt. In der Mehrzahl der Fälle kann die EBV-Erbinformation in den Tumorzellen gefunden werden. Ferner haben alle betroffenen kleinen Patienten ungewöhnlich hohe Antikörpertiter im Blut.
- **Nasopharyngeales Karzinom in Südchina:** Es handelt sich um ein Plattenepithelkarzinom des Nasen-Rachen-Bereiches, bei dem in allen Biopsien das EBV-Genom in den Tumorzellen gefunden wird.

Humanes Herpesvirus Typ 6 (HHV-6)

Das Humane Herpesvirus Typ 6 wurde erstmals im Jahre 1986 beschrieben. Es gehört zu der Familie der Herpesviren (S. 75).
Die durch HHV-6 verursachte Erkrankung war den Kinderärzten schon länger bekannt: Exanthema subitum (Dreitagefieber).

> **!** Das **Exanthema subitum** ist eine akut fieberhafte, exanthematische Erkrankung, die fast nur bei Kindern unter 3 Jahren auftritt.

Epidemiologie: Die Erkrankung kommt gehäuft als Kleinepidemie auf Säuglingsstationen vor.

Übertragung und Inkubationszeit: Vermutlich findet die Übertragung per Tröpfcheninfektion statt. Die Inkubationszeit ist noch nicht bekannt.

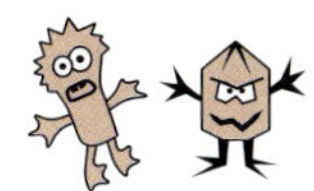

Krankheitsverlauf: Die Erkrankung beginnt mit hohem, 3 bis 4 Tage anhaltendem Fieber (39–40 °C) und katarrhalischen Erscheinungen, in deren Verlauf es vor allem bei Säuglingen überdurchschnittlich häufig zu Fieberkrämpfen kommt. Mit der plötzlichen Entfieberung tritt ein blassrotes Exanthem unter Aussparung des Gesichtes auf, das 1 bis 2 Tage erhalten bleibt. Gleichzeitig findet man Blutbildveränderungen mit Granulozytopenie.

Therapie: Die Therapie beschränkt sich auf fiebersenkende und krampflösende Medikamente (z. B. Diazepam rektal). Die Prognose ist gut. Die Fieberkrämpfe hinterlassen keine bleibenden Schäden.

Prophylaxe: Eine Impfung existiert nicht.

3.4.7 Humanes Immundefizienzvirus (HIV) und AIDS

Im Sommer 1981 berichteten amerikanische Haut- und Lungenärzte den »Centers for Disease Control« (CDC, US-amerikanisches Institut für Epidemiologie und Infektionskrankheiten) über eine Häufung von lebensbedrohlichen Lungenentzündungen und seltsamen Hauttumoren bei jungen Männern. Pneumonie-Erreger waren meist Keime der harmloseren Art, die bisher nur bei extrem abwehrgeschwächten Patienten Infekte hervorrufen konnten. Auffallend war die Angabe, dass die Betroffenen Männer waren, die sich mit wechselnden Partnern homo- oder bisexuell betätigten. Weder monogame Männer noch Frauen waren betroffen. Später erkrankten auch zahlreiche Bluterkranke (s. auch Tab. 3-4). Diese hatten Gerinnungsfaktorenpräparate erhalten, die aus Blutplasmen Tausender von Spendern konzentriert wurden. 1982 wurde der Begriff AIDS (s. unten) kreiert, bevor man 1983 in Paris (Montagnier) und in New York (Gallo) den Erreger isolieren konnte: das HIV (humanes Immundefizienzvirus).

Tab. 3-4 HIV-Infektionswege in Deutschland geschätzt; Stand: Ende 2011 (Quelle: Robert Koch-Institut, Berlin)

Männer, die Sex mit Männern haben	63 %
Heterosexuelle	14 %
intravenös Drogenabhängige	9 %
Menschen aus Risikoländern	13 %
vertikale (prä-, peri- oder postnatale) Infektion	1 %

Erreger: Das humane Immundefizienzvirus gehört zu der Gruppe der **Retroviren**. Diese sind seit längerer Zeit bekannt und kommen weltweit vor. Retroviren werden bei einer Vielzahl von Säugetieren gefunden und erzeugen dort Krankheitsbilder, die entweder zu einem Immundefekt führen oder als Tumorerkrankung auftreten (vor allem Leukämie). In der Regel werden die Retroviren nicht von den Säugetieren auf den Menschen übertragen, beim HIV ist jedoch eine enge Verwandtschaft zu den Retroviren der Affen (**SIV**) festzustellen.
HIV verursacht beim Menschen **AIDS** (acquired immune deficiency syndrome), was so viel bedeutet wie erworbenes Immundefektsyndrom. Bisher konnte man zwei verschiedene **Formen** der **HI-Viren** identifizieren:

- HIV 1
- HIV 2

HIV 1 wird vornehmlich in Zentralafrika, in den USA und in Europa gefunden, HIV 2 dagegen in Westafrika. Mittlerweile sind aber beide Typen und auch die isolierten Subtypen weltweit verbreitet.

Übertragung und Epidemiologie: Die drei bedeutendsten Übertragungswege einer HIV-Infektion sind:

- **Blut oder Blutprodukte:** Die Übertragung von HIV-positivem Blut geschieht hauptsächlich beim **Drogenkonsum**, wenn Ab-

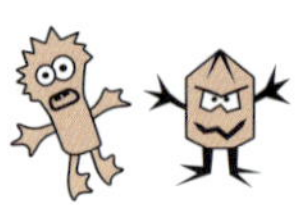

hängige (Fixer) gemeinsam Spritzen oder Kanülen benutzen. In den 1980er-Jahren bestand ein erhebliches Infektionsrisiko durch **Transfusionen** von Blut oder Blutprodukten. Nach Einführung des HIV-Testes für die Blutprodukte scheint dieses Risiko nur noch minimal zu sein. Trotzdem ist vor geplanten größeren operativen Eingriffen eine Eigenblutspende zu empfehlen.

- **Sexualkontakte:** Die Wahrscheinlichkeit, dass das HIV bei ungeschütztem Geschlechtsverkehr übertragen wird, liegt etwa bei 1 : 200. Bei Analverkehr (erhöhte Verletzungsgefahr, Fehlen einer physiologischen Abwehrbarriere) ist das Risiko erhöht, ebenso ist die Übertragung vom Mann auf die Frau wahrscheinlicher.
- **Infektion des Ungeborenen durch HIV-positive Schwangere:** Die Infektion des Kindes durch die HIV-infizierte Mutter erfolgt vor oder während der Geburt. Das Risiko liegt zwischen 20 und 40 %.

Eine **Übertragung** von HIV wird umso wahrscheinlicher, je größer die Viruskonzentration in Körperflüssigkeiten ist.

Hohe Viruskonzentrationen befinden sich in:

- Blut
- Sperma
- Vaginalflüssigkeit

Obwohl der Erreger auch in anderen Körpersekreten, z. B. im Speichel, in der Tränenflüssigkeit oder im Schweiß, gefunden wurde, scheint dort die Viruskonzentration so niedrig zu sein, dass eine Übertragung nicht möglich wird. Eine Infektion durch Insektenstiche wird ebenfalls diskutiert, bis heute gibt es jedoch keinen Fall einer nachgewiesenen Übertragung.

In Deutschland sterben derzeit jährlich etwa 500 Menschen an AIDS; 73 000 Menschen sind HIV-infiziert. Die Zahl der Neuinfektionen lag 2011 bei 2 900, die Inzidenz damit mit 3,6/100 000 fast doppelt so hoch wie 10 Jahre zuvor. Trotzdem scheint sich statistisch erstmals eine Trendwende in der Zahl der Neuerkrankungen abzuzeichnen (Quelle: RKI 2011).

HIV und AIDS gehören in Deutschland nach dem IfSG (Infektionsschutzgesetz) zu den nicht namentlich meldepflichtigen Erkrankungen und müssen dem Robert Koch-Institut anonym gemeldet werden. Durch eine ausgeklügelte Codierung aus je einem definierten Buchstaben des Nach- und Vornamens, den Namenslängen und dem Geburtsmonat und -jahr wird nahezu jede Mehrfachmeldung erkannt, Doppeltzählungen statistisch also weitgehend vermieden.

Krankheitsentstehung: Nach Infektion befällt das HIV Zellen, die einen bestimmten Rezeptor an ihrer Oberfläche tragen. Dieser wird **T4-Rezeptor** (oder international CD4-Rezeptor) genannt.

Nach Bindung des Virus an den Rezeptor kann es in die menschliche Wirtszelle eindringen. Die viruseigene RNA wird mit Hilfe des Enzyms **reverse Transkriptase** (daher Retrovirus) in eine DNA umgeschrieben. Jetzt kann die Erbinformation des Virus in die menschlichen Chromosomen eingebaut werden. Der Virusvermehrung folgt die Freisetzung, die mit dem Untergang der befallenen Wirtszelle verbunden ist.

Zielzellen der HIV-Infektion sind, wie oben geschildert, solche mit T4-Rezeptoren an der Oberfläche. Eine hohe Rezeptorendichte findet man bei den **T-Helferzellen** (eigentliche T4-Zellen). Diese werden als Schaltzentrale des Immunsystems betrachtet.

In geringerer Dichte werden T4-Rezeptoren auch auf **Makrophagen** (Fresszellen) gefunden, die in unterschiedlichsten Körpergeweben vorkommen. Die Blutmakrophagen (Monozyten) dienen dem HIV als »Trojanisches Pferd« zur Überwindung der Blut-Hirn-Schranke des ZNS. Der Befall der Alveolarmakrophagen begünstigt die Entstehung schwerer Lungenentzündungen. Sind Hautmakrophagen betroffen, können Hautkrankheiten entstehen.

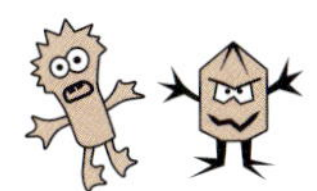

Durch einen weiteren Befall immer neuer Zellen des Immunsystems mit anschließender Zerstörung schwindet allmählich die körpereigene Abwehr, an deren Ende die AIDS-Erkrankung steht.

Inkubationszeit und Krankheitsverlauf: Bei einem Teil der Infizierten tritt nach einer Inkubationszeit von 2 bis 6 Wochen die **akute HIV-Infektion** auf. Diese äußert sich wie ein grippaler Infekt mit uncharakteristischen Krankheitssymptomen (z.B. Fieber, Hautausschlag, Lymphknotenschwellungen, Leistungsabfall). Die Beschwerden sind selten dramatisch und werden häufig nicht beachtet, so dass ein Arztbesuch unterbleibt. Zu dieser Zeit beginnt die Antikörperbildung: Der Infizierte ist nun diagnostisch HIV-positiv.

Dem akuten Stadium folgt eine lange **Ruhephase** (Latenz). Diese Phase dauert mehrere Jahre (3–10 oder länger). Beschwerden bestehen während dieser Zeit nicht.

Bei weiterer Zerstörung des Immunsystems kann das eigentliche »AIDS-Vollbild« ausbrechen. Es kommt zur Ausbildung der AIDS charakterisierenden opportunistischen Infektionen und zur Entstehung bösartiger Geschwülste (Abb. 3-11).

Diagnostik: Prinzipiell sind zwei Wege zum Nachweis einer HIV-Infektion möglich:

- Virusnachweis
- Antikörpernachweis

Der derzeit am weitesten verbreitete **Antikörpernachweis** beruht auf der Bestimmung von Antikörpern (AK), die von HIV-Infizierten gegen das HIV gebildet werden.

! Diese Antikörper (Anti-HIV) sind allerdings erst nach einigen Wochen im Blut Infizierter nachweisbar, so dass mit dieser Methode eine **diagnostische Lücke** entsteht. So können frisch HIV-Infizierte andere Menschen anstecken, obwohl zu diesem Zeitpunkt noch keine Antikörper nachzuweisen sind.

Man vermutet, dass nach einer Infektion bei der Mehrzahl der Infizierten der Test binnen 6 Wochen positiv wird. Bei negativem Testergebnis wird letzte Sicherheit jedoch nur durch spätere Testungen gegeben (bis zu 6 Monate). Es gibt zwei **Anti-HIV-Testverfahren**:

- Der einfache Suchtest (= Screening-Test, **ELISA** = **e**nzyme **l**inked **i**mmuno**s**orbent **a**ssay). Ist der ELISA positiv, wird zum Ausschluss von falsch positiven Testergebnissen anschließend ein Bestätigungstest (**Western-Blot**) durchgeführt. Nachteil ist, das durch eine zu geringe AK-Menge (z.B. bei einer sehr frischen Infektion) ein falsch negatives Ergebnis möglich ist. Hier müssen ggf. mehrfach (bis zu 6 Monate später) HIV-ELISA und -Blot wiederholt werden.

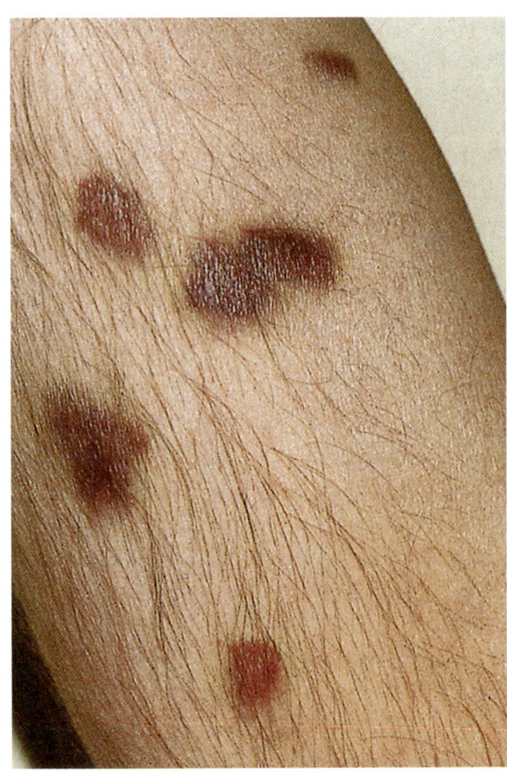

Abb. 3-11 Kaposi-Sarkom. Livide maligne (bösartige) Tumoren bei AIDS (aus: Tischendorf FW. Der diagnostische Blick. 6. Aufl. Stuttgart, New York: Schattauer 1998)

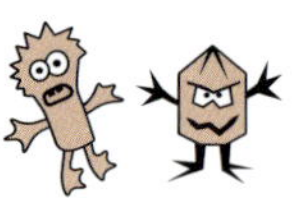

- Die HIV-PCR ist in der Regel sensitiver als der HIV-Blot-Test, kann aber bei seltenen HIV-Subtypen falsch negativ ausfallen.

Wie aus dem oben beschriebenen Krankheitsverlauf ersichtlich wird, muss bei positivem Antikörpertest noch lange kein AIDS vorliegen. Daher erscheint der häufig benutzte Ausdruck »AIDS-Test« eher irreführend und falsch.

Prognose der HIV-Infektion: Durch regelmäßige Blutuntersuchungen HIV-Infizierter können prognostische Aussagen über Stagnation oder Fortschreiten der Infektion gemacht werden. Die T4-Zellen (= CD4-Zellen, »Helferzellen«) und die T8-Zellen (= CD8-Zellen, »Killerzellen«) werden zahlenmäßig im Blut bestimmt und die Werte dividiert. Ist der **T4/T8-(CD4/CD8-)Quotient** > 1,0, so geht man von einem noch intakten Immunsystem aus. Ein Quotient < 0,5 signalisiert ein Fortschreiten der Immunschwäche. Auch die **absolute Zahl** der **T4-(CD4-)Zellen** ist von Interesse. Sinkt sie unter 300–400/Mikroliter Blut, besteht die Gefahr, an opportunistischen Infektionen zu erkranken.

Therapeutische Ansätze: Das erste antivirale Medikament war Zidovudin (auch **Azidothymidin** = **AZT**, Handelsname Retrovir®). **AZT hemmt** die **reverse Transkriptase** des HIV. Diese soll nach Infektion einer T4-(CD4-)-Rezeptor-positiven Zelle die Umschreibung (Transkription) der HIV-RNA in eine DNA bewerkstelligen. Dies gelingt nur unter Mitwirkung des Thymidins, eines notwendigen Bausteins der DNA. Chemisch gesehen ähnelt Azidothymidin dem Thymidin, erfüllt aber nicht dessen Funktion. Wird AZT fälschlicherweise von HIV für seine DNA-Synthese verwendet, dann wird die reverse Transkriptase dadurch gehemmt. Es wird also keine komplette HIV-DNA hergestellt. Das HIV kann somit sein Erbgut (DNA) nicht mehr in das der befallenen Lymphozyten einbauen. Die HIV-Vermehrung stoppt.

Durch AZT wird somit das Fortschreiten der Erkrankung (zunächst) aufgehalten. Unter Behandlung erhöht sich die Zahl der T4-(CD4-)-Zellen. Das Verhältnis der T4/T8-(CD4/CD8-)-Lymphozyten verbessert sich. Das Immunsystem kann sich erholen und bleibt längere Zeit stabil. Dieser Effekt ist von den Behandelten deutlich zu spüren, denn Infektionen können so effektiver bekämpft werden, und die Lebensqualität wird verbessert. Leider ist der **Behandlungserfolg** nur von kurzer Dauer, da das HIV nach einiger Therapiezeit Resistenzen entwickelt. Studien belegen eine Lebensverlängerung von ca. 18 Monaten.

Inzwischen sind weitere HIV-Medikamente in Deutschland zugelassen. Derzeit wird ein Patient mit einer Kombination aus drei oder vier antiviralen Medikamenten behandelt, um – ähnlich wie bei der Tuberkulose – einer Resistenzentwicklung vorzubeugen (nähere Einzelheiten s. unter www.rki.de oder www.dagnae.de).

Ergänzend muss die **Behandlung** und Prophylaxe der **opportunistischen Infektionskrankheiten** durchgeführt werden.

Prophylaxe: Da noch keine Impfung zugelassen ist, muss alles versucht werden, um eine **Neuinfektion** zu **vermeiden**. Bei Sexualkontakten bieten **Kondome** einen sicheren, wenn auch nicht 100 %igen Schutz (falscher Gebrauch, Abrutschen etc.). Blut und Blutprodukte müssen noch effektiver auf HI-Viren untersucht werden. Vor planbaren Operationen kann eine **Eigenblutspende** das Risiko mindern.

Intravenösen Drogenabhängigen (Fixern) soll mit der Ersatzdroge **Methadon** geholfen werden. Der Morphinabkömmling Methadon wird in kontrollierten Programmen täglich kostenlos und unter strenger Aufsicht abgegeben. Die Droge wird in Tropfenform verabreicht, so dass Infektionen über die Nadel entfallen. Ziel ist es, die Heroinentzugssymptomatik zu verhindern, die Fixer von der Nadel wegzubekommen sowie die Beschaffungsprostitution und -kriminalität zu unterbinden. Die Drogenabhängigen sollen

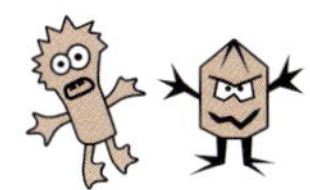

im Idealfall unter psychosozialer Betreuung wieder ins »normale Leben« integriert werden. Methadon hat sich – auch wenn Erfolge zu berichten sind – noch nicht in allen Bundesländern durchgesetzt. Andere europäische Länder (Niederlande, Skandinavien) sind toleranter.

! Bis zur Entwicklung eines sicheren Impfstoffs bleibt die umfassende Aufklärung der Bevölkerung die allererste und wichtigste Prophylaxemaßnahme.

Gesetzliche Bestimmungen: Eine HIV-Infektion wird als **Berufskrankheit** Nr. 3101 anerkannt, wenn mit ausreichender Wahrscheinlichkeit festgestellt werden kann, dass die Ansteckung durch die berufliche Tätigkeit erfolgt ist (s. Merkblatt Nr. 612 der Berufsgenossenschaft für Gesundheitsdienst und Wohlfahrtspflege). Folgende Voraussetzungen müssen erfüllt sein:

- Der Versicherte muss zum Zeitpunkt der Verletzung HIV-negativ sein (Blutentnahme!).
- Der Versicherte muss während der Inkubationszeit Kontakt mit Blut oder Ausscheidungen HIV-positiver oder AIDS-Patienten gehabt haben.
- HIV-Antikörper werden nach Wochen oder Monaten beim Versicherten nachgewiesen.
- Eine außerberufliche Infektion darf nicht wahrscheinlich sein.

Es existiert eine anonyme Laborberichtspflicht für nachgewiesene HIV-Infektionen an das Robert Koch-Institut. Doppelmeldungen werden durch ein ausgeklügeltes Codiersystem weitgehend vermieden (s. oben).

HIV: Arbeitsmedizinische Aspekte im Krankenhaus

Beim medizinischen Personal sollte darauf geachtet werden, dass die Kontaktmöglichkeiten mit dem AIDS-Erreger reduziert werden, obwohl in vielen Untersuchungen keine erhöhte Gefahr durch nosokomiale HIV-Infektionen bewiesen wurde.
In der Klinik ist die **Übertragung** – bis auf seltene Ausnahmen – nur durch eine **Nadelstichverletzung** des Personals und durch Verletzun-

Übersicht AIDS

Erreger: HIV 1 und HIV 2; RNA-Viren mit Envelope

Epidemiologie: HIV 1 weltweit verbreitet, HIV 2 vorwiegend in Westafrika

Übertragung: Blut und Blutprodukte, Sexualkontakte, gemeinsam benutzte Kanülen bei Fixern

Ansteckung: schon nach 24 Stunden

Inkubationszeit: Inkubationszeit 2 Wochen bis 6 Monate (bis zum Nachweis von Virus-RNA oder Antikörpern)

Krankheitsbild: HIV-Krankheit, Latenz, AIDS-Vollbild

Diagnostik: Anti-HIV-1- und Anti-HIV-2-Nachweis durch Labortest

Behandlung: spezifische antivirale Therapie; Behandlung und Prophylaxe der opportunistischen Infektionen

Prophylaxe: Vermeidung von Neuinfektionen, Benutzung von Kondomen

Gesetzliche Bestimmungen, Berufskrankheit: im Falle eines Erregernachweises Meldung direkt und nicht namentlich an das Robert Koch-Institut

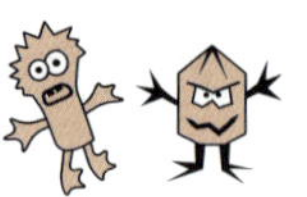

gen während eines **chirurgischen Eingriffs** möglich. Jeder Mitarbeiter weiß, dass solche Ereignisse auch bei größter Sorgfalt immer wieder vorkommen. Das Infektionsrisiko eines Kanülenstichs beim Versuch, die Nadel in die Schutzkappe zurückzustecken, wurde noch vor 2008 nach Auswertung von Studien unter 1 % eingestuft. Trotzdem hat man nach gesetzlichen Vorgaben seither weitgehend alle Nadelsysteme mit Schutzvorrichtungen versehen, die bei richtiger Handhabung der Kanülenentsorgung das Risiko einer Stichverletzung nochmals deutlich reduzieren. Da erwiesen ist, dass sich Anfänger häufiger verletzen als Routinierte, sollten Blutentnahmen beim HIV-Patienten weiterhin von erfahrenem Personal durchgeführt werden.

Darüber hinaus sollten Schleimhäute sowie kranke und verletzte Hautpartien vor kontaminiertem Blut durch Schutzhandschuhe und -kleidung geschützt werden.

Schwangere dürfen nicht mit AIDS-Patienten arbeiten, da unter anderem die Gefahr einer Fruchtschädigung durch das Zytomegalievirus (CMV) besteht.

Zahlreiche Untersuchungen in den USA und Frankreich lassen den Schluss zu, dass für nicht-HIV-positive Patienten kein Infektionsrisiko besteht, wenn sie Kontakt mit HIV-positivem Personal haben. Es bestehen nach Ansicht der Behörden somit keine Einwände gegen die Fortsetzung der beruflichen Tätigkeit. Schwierig wird es bei klinischer AIDS-Symptomatik des Personals.

Tab. 3-5 Risikoabschätzung für eine medikamentöse Postexpositionsprophylaxe (PEP) bei beruflicher Exposition mit HIV (Quelle: Deutsche Arbeitsgemeinschaft niedergelassener Ärzte in der Versorgung HIV-Infizierter e.V., www.dagnae.de)

Art der Verletzung		Indexperson (Patient) positiv – medikamentöse Postexpositionsprophylaxe (PEP)
Stichverletzung	Hohlraumnadel, hautdurchdringend	empfohlen
	Nadel, intradermal	möglich
Schnittverletzung	hochvirämische Materialien (Blut, Körpermaterial mit Blut, Liquor, Punktat, Viruskultur)	empfohlen
	Sperma, Vaginalsekret, synoviale/pleurale/peritoneale/perikardiale/amniotische Flüssigkeit und Gewebe	möglich
	Urin, Erbrochenes, Speichel, Stuhl, Tränen, Schweiß, Sputum	abgeraten
Schleimhautkontakt inkl. Auge	hochvirämische Materialien (Blut, Körpermaterial mit Blut, Liquor, Punktat, Viruskultur)	möglich
	gering virämische Materialien	abgeraten

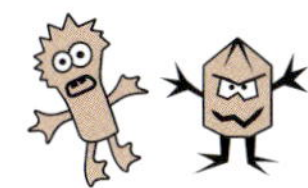

Um sich bei der Arbeit gegen eine HIV-Infektion zu schützen, müssen diese Regelungen bei jedem Patienten befolgt werden und nicht nur bei HIV-Positiven, denn es besteht die Möglichkeit, dass ein Patient HIV-positiv ist, der Sachverhalt aber nicht bekannt ist (z. B. Notaufnahmen), oder dass sich die betreffende Person in der diagnostischen Lücke befindet (s. oben).

HIV: Vorgehen nach Blutkontakt

- Nach einer Stich- oder Schnittverletzung oder bei Blutspritzern auf geschädigte Haut oder Schleimhaut sollte eine Blutung induziert werden. Die Wunde sollte tief für 2 bis 5 Minuten desinfiziert werden (muss weh tun!).
- Es muss eine Unfallanzeige (D-Arzt-Bericht) erstattet und der Betriebsarzt informiert werden.
- HIV-Test beim Patienten (dieser muss einverstanden sein) und beim Mitarbeiter unmittelbar nach der Verletzung zur Bestimmung des Antikörperstatus (wichtig für die Anerkennung einer möglichen Berufserkrankung). Falls dieser Test negativ ausfällt, sollten weitere Tests nach 3, 6 und 12 Wochen erfolgen.
- Falls der Patient HIV-positiv ist, wird eine sofortige Einleitung einer vorsorglichen antiviralen Therapie des Mitarbeiters diskutiert (**medikamentöse Postexpositionsprophylaxe, PEP**; s. Tab. 3-5). Ausführliche Informationen zur PEP sind über DAGNÄ e.V. (Deutsche Arbeitsgemeinschaft niedergelassener Ärzte in der Versorgung HIV-Infizierter e.V., www.dagnae.de) erhältlich.

3.4.8 Humanes Papillomvirus (HPV)

Die Papillomviren sind Verursacher der Genitalwarzen (Condylomata acuminata, s. Abb. 3-12). Frauen, die unter dieser unangenehmen lokalen Entzündung leiden, können im Laufe ihres Lebens Gebärmutterhalskrebs (Zervixkarzinom) entwickeln.

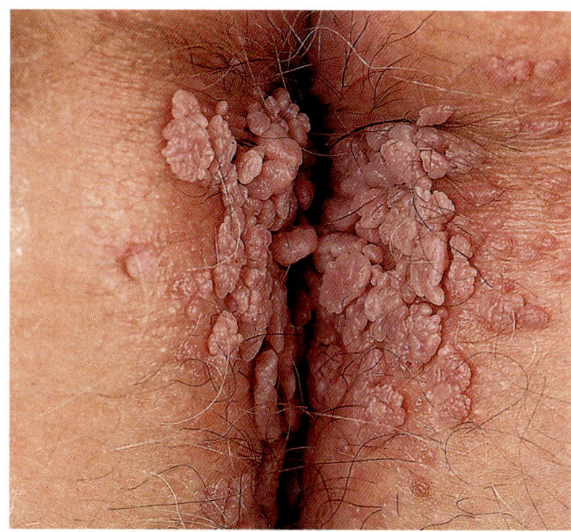

Abb. 3-12 Condylomata acuminata (aus: Bork K, Bräuninger W. Hautkrankheiten in der Praxis. Diagnostik und Therapie. 3. Aufl. Stuttgart, New York: Schattauer 2005)

Zur Eindämmung der bösartigen Krankheit wurde ein Impfstoff entwickelt, der seit 2007 von der STIKO allen Mädchen zwischen 12 und 17 Jahren empfohlen wird. Die Grundimmunisierung erfolgt in 3 Dosen und sollte vor dem ersten Geschlechtsverkehr abgeschlossen sein (s. auch Tab. 8-3, S. 133).

3.4.9 Influenzavirus

Influenzaviren sind weltweit verbreitet. Bisher wurden drei menschenpathogene Untertypen beschrieben:

- Influenzavirus Typ A
- Influenzavirus Typ B
- Influenzavirus Typ C

Alle Typen sind in der Lage, eine echte Virusgrippe zu verursachen, wobei Typ C in den letzten Jahren in Deutschland nicht mehr isoliert werden konnte und daher keine Bedeutung besitzt.

Unterscheiden muss man die Virusgrippe von banalen »**grippalen Infekten**«, die durch andere Viren (u. a. Adenoviren, Rhinoviren) verur-

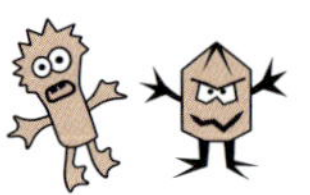

sacht werden. Der Verlauf der echten Grippe ist schwerwiegender, Todesfälle bei Risikopatienten (s. unten) sind keine Seltenheit. In regelmäßigen Abständen, etwa alle 10 Jahre, ist mit einer größeren **Grippeepidemie** zu rechnen. Beispielhaft sei die große Epidemie des Winters 1989/90 genannt. Viele europäische Staaten berichteten von dramatischen Krankheitszahlen: In Italien erkrankten mehr als 6 Millionen Menschen. In England beklagte man ca. 29 000 Todesfälle durch Influenzaviren. Ungefähr alle 10 bis 50 Jahre breiten sich Pandemien über mehrere Kontinente aus (letztmals 2009, hier jedoch ohne große Mortalität).
Erklärbar wird diese Epidemieregelmäßigkeit durch die veränderliche Oberflächenstruktur der Viren. Zwei Antigene, Neuraminidase (N) und Hämagglutinin (H), sind für das Eindringen der Viren in menschliche Wirtszellen und für eine Abwehrbarriere gegenüber schützenden Antikörpern verantwortlich.

Kommt es zu kleineren Mutationen im Virusgenom (**Antigendrift**), sind Epidemien vorprogrammiert. Infizieren zwei Viren eine Zelle gleichzeitig und tauschen ihr Erbmaterial untereinander aus (**Antigenshift**), können größere Pandemien auftreten.

Bisher konnten drei H-Antigene und zwei N-Antigene der Influenzaviren Typ A isoliert werden. Die Influenzaviren Typ B verändern ihre Antigenstruktur nicht.

Übertragung und Krankheitsbild: Grippeviren werden durch Tröpfcheninfektion übertragen. Nach 1 bis 3 Tagen treten die typischen **Symptome** einer **Grippe** auf:

- hohes Fieber
- deutliches Krankheitsgefühl
- Kopf-, Glieder- und Muskelschmerzen
- eventuell Erbrechen und Durchfälle

Komplikationen sind Pneumonien durch die Influenzaviren selbst oder durch bakterielle Superinfektionen, Herzmuskelentzündungen und eine Meningoenzephalitis.

Diagnostik: Der Nachweis einer Infektion gelingt durch Virusidentifizierung in Rachenabstrichen und durch Antikörperbestimmungen.

Therapie: Ein älteres Medikament (Amantadin) unterdrückt die intrazelluläre Vermehrung von Influenza A. Die Neuraminidasehemmer Oseltamivir (Tamiflu®) und Zanamivir (Relenza®) blockieren die Aktivität der viralen Neuraminidase und damit die Freisetzung neugebildeter Viren. Die Medikamente vermindern den Schweregrad und die Dauer der Erkrankung.

Prophylaxe: Eine **aktive Schutzimpfung** in den späten Herbst- oder frühen Winterwochen ist vor allem **Risikogruppen** zu empfehlen (s. auch Tab. 8-4, S. 143 ff.):

- Erwachsene und Kinder, die wegen einer Grunderkrankung durch eine Influenza gefährdet sind (Herzleiden, chronische Atemwegs- und Nierenerkrankungen, Diabetes mellitus, angeborene oder erworbene Immundefekte)
- Personen über 60 Jahre
- Bewohner von Alten- und Pflegeheimen
- Personen, die aus Berufsgründen ein Ansteckungsrisiko besitzen, z. B. in der Krankenversorgung Tätige, Personen mit regem Publikumsverkehr (Verkehrsbetriebe, öffentliche Verwaltung u. a.)

Die Impfung (Totimpfstoff, einmalige Gabe) wird nicht immer eine Erkrankung verhindern, kann jedoch vor Komplikationen schützen. Eine Schwangerschaft ist keine Kontraindikation.
Der Impfstoff wird jährlich neu angepasst und besteht aus drei Komponenten:

- zwei Influenza-A-Virustypen und
- einem Influenza-B-Virustyp.

Gehäuft isolierte Untertypen werden der WHO-Zentrale in Genf gemeldet. Die Influenzavirus-

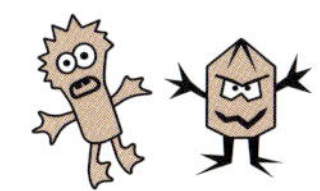

Übersicht Influenza

Erreger: Influenzaviren Typ A, B, (C); RNA-Viren

Epidemiologie: weltweite Verbreitung; Antigendrift führt zu Epidemien; Antigenshift führt zu Pandemien

Übertragung: Tröpfcheninfektion

Inkubationszeit und Ansteckung: 1–3 Tage

Krankheitsbild: typische Grippesymptome, Krankheitsdauer ca. 1 Woche

Diagnostik: Virusanzucht aus Rachenabstrichen, AK-Bestimmungen

Behandlung: symptomatisch, Amantadin zur Hemmung der Virusvermehrung (insbesondere Influenza Typ A), die Neuraminidasehemmer Oseltamivir (Tamiflu®) und Zanamivir (Relenza®)

Prophylaxe: aktive Impfung für Risikogruppen

Gesetzliche Bestimmungen, Berufskrankheit: Meldepflicht bei Erregernachweis

stämme sind durch eine international vereinheitlichte Nomenklatur gekennzeichnet. In der nachstehenden Reihenfolge werden angegeben:

- Virustyp
- erster Isolierungsort
- eine laufende Nummer
- das Isolierungsjahr
- die H- und N-Antigene

Seit der Saison 2010/2011 beinhaltet der Impfstoff auch den 2009 neu aufgetretenen Stamm der so genannten »Schweinegrippe«.
Der Impfstoff für die Saison 2011/2012 bestand gemäß den Empfehlungen der WHO und des Ausschusses für Humanarzneimittel (CHMP) bei der Europäischen Arzneimittelagentur (EMA) aus den Antigenen folgender Viren:

- A/California/07/2009 (H1N1)
- A/Perth/16/2009 (H3N2)
- B/Brisbane/60/2008

Aviäre Influenza

Seit 2005 sorgt der Subtyp H5N1 für Ängste und Schlagzeilen. Er ist der Verursacher der »Vogelgrippe«. In seiner bestehenden Form ist dieses Virus jedoch nur für Vögel hochgefährlich; Menschen macht es nur in Ausnahmefällen krank. Eine Gefahr besteht allerdings darin, dass sich der Vogelgrippeerreger mit dem menschlichen Influenza-A-Virus vermischen und sich bei fehlender Immunität der Bevölkerung gegen dieses neu entstandene Virus weltweit rasch ausbreiten könnte.

Schweinegrippe

Seit 2009 machte ein neu aufgetretener Stamm des Subtyps H1N1 in Mexiko den Ausbruch einer sehr ernstzunehmenden Pandemie mit voraussichtlich vielen Menschenopfern wahrscheinlich. Der Stamm »sprang« aus einer Schweinepopulation auf den Menschen über. Bis Ende April 2009 gab es fast 1 000 laborbestätigte Infektionen, darunter 50 Tote.
Zum Glück verlief diese Pandemie bislang nicht, wie von vielen Epidemiologen/Virologen befürchtet, mit einer hohen Morbidität und Mortalität, auch wenn einige Todesopfer, insbesondere bei jüngeren Menschen (15- bis 30-Jährige), auch in Deutschland zu beklagen waren.

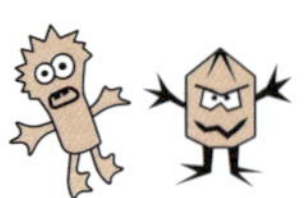

3.4.10 Masernvirus

Masern sind eine hochinfektiöse, akut fieberhafte Erkrankung, die durch respiratorische Symptome, Konjunktivitis, ein Exanthem und Enanthem gekennzeichnet ist.

Masern sind weltweit verbreitet. Vor der Impfmöglichkeit hatten in Deutschland etwa 90 % aller Kinder bis zum 10. Lebensjahr die Erkrankung durchgemacht.

Die Impfung hatte zunächst einen großen Erfolg. Bis zum Jahr 2004 wurden in Deutschland nur vereinzelte Masernfälle beobachtet. In den letzten Jahren vermeldet das RKI wieder eine Erkrankungszunahme mit lokalen Epidemien. Grund ist die unzureichende Durchimpfungsrate der Bevölkerung. Da Säuglinge erst nach dem ersten Lebensjahr geimpft werden können, sind gerade die Kleinsten besonders gefährdet (Kinderkrippen!). Für nichtimmune Jugendliche und Erwachsene gilt im Prinzip das Gleiche. Sind es doch gerade sie, bei denen »Kinderkrankheiten« nicht selten einen schweren Verlauf nehmen.

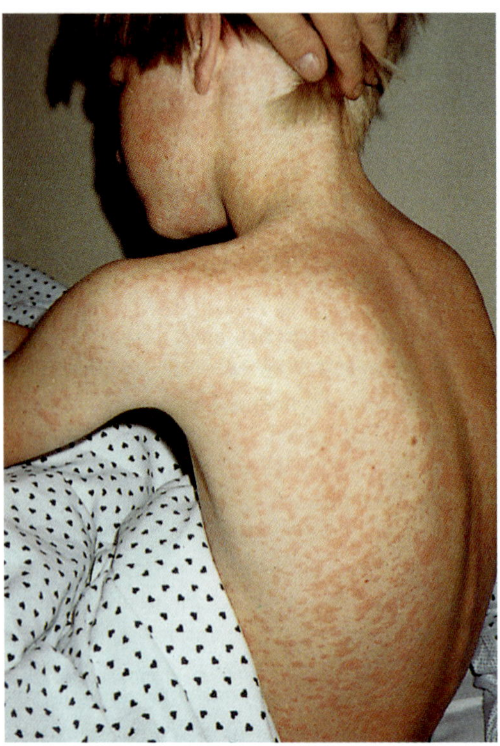

Abb. 3-13 Junge mit Masernexanthem (aus: Tischendorf FW. Der diagnostische Blick. 7. Aufl. Stuttgart, New York: Schattauer 2008)

Übertragung und Krankheitsbild: Die Übertragung erfolgt durch Tröpfcheninfektion.

Etwa 10 Tage nach Ansteckung treten uncharakteristische Anzeichen wie Fieber, Lichtscheu, Nasenlaufen, Halsschmerzen und eventuell Husten auf. Schon in dieser Phase sind weißliche Bezirke im Bereich der Wangenschleimhaut gegenüber den unteren Backenzähnen als Enanthem zu erkennen: die **Koplik-Flecken.** Nach kurztägiger Entfieberung kommt es zum Ausbruch des typischen rötlich-hellbraunen **Masernexanthems** (Abb. 3-13). Beginnend im Gesicht und hinter den Ohren, breitet es sich auf Körperstamm und Extremitäten aus. Später können die kleinen Flecken zu größeren konfluieren (zusammenfließen). Gleichzeitig steigt das Fieber und die Lichtscheu nimmt zu. Nach etwa einer Woche beginnt das Exanthem abzublassen, die Patienten werden fieberfrei.

Typische **Komplikationen** sind Pneumonien und eine Otitis media – meist durch bakterielle Superinfektionen. Besonders gefürchtet sind die Masernenzephalitis und die Meningitis mit hoher Letalität.

Ansteckung: Die Ansteckungsfähigkeit beginnt 4 Tage vor Exanthemausbruch und dauert während des gesamten Exanthemstadiums an.

Diagnostik: Die Diagnose wird durch die typischen Symptome oder durch Antikörperbestimmungen im Blut gestellt.

Therapie: Die Therapie kann nur rein symptomatisch erfolgen. Bei Auftreten einer bakteriellen Zweitinfektion (z. B. Pneumonie) wird eine antibiotische Behandlung erforderlich.

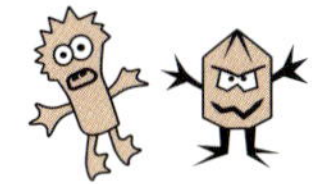

Übersicht Masern

Erreger: Masernvirus; RNA-Virus

Epidemiologie: weltweit verbreitet

Übertragung: Tröpfcheninfektion

Inkubationszeit und Ansteckung: ca. 10 Tage; Ansteckung 4 Tage vor Exanthemausbruch bis zum Verschwinden des Exanthems

Krankheitsbild: konfluierendes Exanthem, Lichtscheu, Fieber, Koplik-Flecken; Komplikationen: Pneumonie, Otitis media, Enzephalitis

Diagnostik: typische Symptome, Antikörpernachweis

Behandlung: symptomatische Therapie

Prophylaxe: vordringlich aktive Schutzimpfung zwischen dem 11. und 14. Lebensmonat; passive Impfung möglich

Gesetzliche Bestimmungen, Berufskrankheit: Meldepflicht schon bei Krankheitsverdacht, ferner bei Erkrankung und Tod

Prophylaxe: Die wirksamste Prophylaxe besteht in der **Masernlebendimpfung**, die nach Empfehlungen der STIKO zwischen dem 11. und 14. Lebensmonat erfolgen sollte. In der Regel wird die Masernimpfung zusammen mit der Mumps- und Rötelnimpfung durchgeführt (s. unten und S. 98 f. sowie Kap. 8 »Infektionsschutz durch Impfungen«, S. 129 ff.).

! Aufgrund des vermehrungsfähigen Masernlebendimpfstoffs dürfen Abwehrgeschwächte, Schwangere, akut fieberhaft Erkrankte und Personen mit einer Allergie gegen Hühnereiweiß nicht geimpft werden!

Nebenbei besteht die Möglichkeit einer passiven Immunisierung mit Masernimmunglobulin. Hiermit können gefährdete Personen geimpft werden. Außerdem kann das Immunglobulin ungeimpften Personen zur Milderung der Krankheitserscheinungen während der Inkubationszeit appliziert werden.

Gesetzliche Bestimmungen: Masern sind schon bei Krankheitsverdacht meldepflichtig.

3.4.11 Mumpsvirus

Mumps (Parotitis epidemica, Ziegenpeter) ist eine hochkontagiöse, mit Schwellung der Ohrspeicheldrüse einhergehende, fiebrige Viruserkrankung.

Übertragung und Krankheitsbild: Die Übertragung erfolgt durch Tröpfcheninfektion. Nach einer Inkubationszeit von 2 bis 3 Wochen kommt es in den meisten Fällen zu einer zunächst einseitigen **Parotisschwellung.** In der Regel schwillt nach wenigen Tagen auch die andere Seite an. Die Kinder klagen über starke Schmerzen beim Kauen und bei Kopfbewegungen. Häufig sind Halslymphknoten angeschwollen. Eine Schutzimpfung wurde vor allem aufgrund der **Komplikationen** eingeführt. In etwa der Hälfte der Erkrankungen kommt es zu einer Hodenentzündung (Orchitis), der eine Hodenatrophie und spätere Unfruchtbarkeit folgen können. Ebenso häufig ist eine Pankreatitis mit typischen Laborwertveränderungen (erhöhte Amylase und Lipase im Blut). Seltener werden eine Mastitis und eine Meningitis beobachtet.

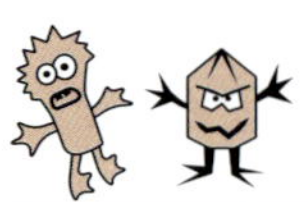

Ansteckung: Die Ansteckungsfähigkeit ist eine Woche vor und nach der Parotisschwellung am größten.

Therapie: Die therapeutischen Möglichkeiten sind – wie bei allen Viruserkrankungen – sehr begrenzt. Eine Kühlung der angeschwollenen Bereiche bringt jedoch Linderung. Bei Orchitis können Kortisongaben erfolgreich sein.

Prophylaxe: Es existiert ein Lebendimpfstoff zur **aktiven Immunisierung** zwischen dem 11. und 14. Lebensmonat (meist Kombinationsimpfung mit Masern und Röteln, s. Kap. 8 »Infektionsschutz durch Impfungen«, S. 129 ff.). Ein Immunglobulin zur **passiven Impfung** ist zwar im Handel erhältlich, die Wirksamkeit zur Prophylaxe und zur Milderung der Krankheitssymptome ist jedoch umstritten.

Gesetzliche Bestimmungen: Das IfSG sieht eine allgemeine Meldepflicht nicht vor. Der Leiter einer Gemeinschaftseinrichtung muss das Gesundheitsamt über Mumpserkrankungen informieren (§ 34 Abs. 6 IfSG).

3.4.12 Norovirus

Noroviren sind weltweit verbreitet. Sie sind für einen Großteil der nicht-bakteriell bedingten Gastroenteritiden bei Kindern (30 %) und bei Erwachsenen (bis zu 50 %) verantwortlich. Gerade in Gemeinschaftseinrichtungen (Krankenhäuser und Altenheime!) sind sie häufig Verursacher von Epidemien.

Übertragung und Inkubationszeit: Die Viren werden über den Stuhl und das Erbrochene übertragen. Die Übertragung erfolgt direkt von Mensch zu Mensch fäkal-oral oder durch Tröpfchen, seltener durch kontaminierte Nahrungsmittel. Die Inkubationszeit beträgt 6 bis 50 Stunden.

Krankheitsbild: Noroviren verursachen akut beginnende Gastroenteritiden, die durch schwallartiges Erbrechen und starke Durchfälle gekennzeichnet sind und zu einem erheblichen Flüssigkeitsverlust führen können (s. Kap. 2 Abschnitt »Durchfallerkrankungen«, S. 43 f.). In der Regel besteht ein ausgeprägtes Krankheitsgefühl mit Bauchschmerzen, Übelkeit, Kopf- und Muskelschmerzen sowie Mattigkeit.

Diagnostik: Nachweis von Viren oder deren Antigenen im Stuhl.

Therapie: Sie erfolgt rein symptomatisch durch Ausgleich des Wasser- und Elektrolytverlusts. Eine antivirale Therapie steht nicht zur Verfügung.

Prophylaxe: Eine Impfung gibt es nicht. Zur Verhinderung einer epidemieartigen Ausbreitung muss eine Reihe von präventiven Maßnahmen getroffen werden (s. auch Tab. 17-1, S. 246 f.).

Gesetzliche Bestimmungen: Der Nachweis von Noroviren im Stuhl ist durch das Labor meldepflichtig. Der Verdacht einer akuten infektiösen Gastroenteritis muss von den behandelnden Ärzten gemeldet werden.

3.4.13 Parvovirus

Parvovirus B 19 verursacht Ringelröteln, eine der 5 mit klassischem Exanthem einhergehenden Kinderkrankheiten (neben Masern, Scharlach, Windpocken und Röteln).

Übertragung und Krankheitsbild: Die Ansteckung erfolgt über Tröpfchen. Nach 2 bis 5 Tagen kommt es zu grippeähnlichen Symptomen verbunden mit feuriger Verfärbung der Wangen. Einige Tage später erscheint an Armen und Beinen das charakteristische Exanthem in Ringel- oder Girlandenform (Erythema infektiosum). Im Verlauf kann es zu Gelenkentzündungen und Blutbildveränderungen kommen.

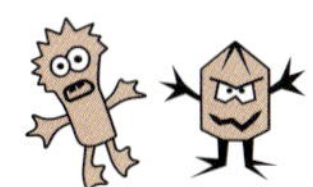

Während der Schwangerschaft kann der Erreger von der infizierten Mutter an den Fötus weitergegeben werden. Gefürchtet ist ein Spontanabort oder ein Hydrops fetalis.

Prophylaxe und Therapie: Es gibt weder eine Impfung noch eine spezifische Therapie. Schwangere sollen den Kontakt mit Erkrankten meiden.

3.4.14 Pockenvirus

Bis in die 1970er-Jahre gehörten die Pockenviren zu den gefürchtetsten Infektionserregern. Durch breit angelegte Impfkampagnen konnte der letzte Pockenfall 1977 in Somalia gemeldet werden. Geimpfte Personen tragen noch Rudimente der Kampagnen in Form von Narben im Oberarmbereich.

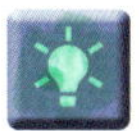

Die WHO erklärte 1980 die Erde für pockenfrei.

Seither existieren Pockenviren nur noch in Hochsicherheitslaboren zu Forschungszwecken in den USA, der ehemaligen Sowjetunion und Japan. In den Medien erscheinen allerdings immer wieder Meldungen, wonach andere Länder über dieses Virusmaterial – zum eventuellen Einsatz als biologische Waffe – verfügen sollen (Bioterrorismus).

3.4.15 Poliomyelitisvirus

Erreger: Der Erreger der Polioerkrankung (Kinderlähmung) ist ein RNA-Virus aus der Familie der Enteroviren. Drei Virustypen (1–3) sind bekannt. Infektionen können zu Lähmungen unterschiedlichen Schweregrades führen.

Epidemiologie: War die Kinderlähmung in den 1950er-Jahren in Deutschland noch ein großes Problem, so traten seit Einführung der **Schluckimpfung** 1961 Polioerkrankungen nur noch sporadisch auf. Zu Epidemien kommt es vorwiegend in Ländern mit schlechten hygienischen Verhältnissen (Asien, Afrika). In Europa wurde lediglich eine kleinere Epidemie im Oktober 1992 in den Niederlanden beobachtet (80 Erkrankte, sämtlich Impfverweigerer einer religiösen Gemeinschaft).
Für das Poliovirus ist nur der Mensch als Wirt bekannt. Die WHO versucht immer noch, die Erkrankung durch gezielte Impfkampagnen auszurotten.

Übertragung: Das Enterovirus wird hauptsächlich durch fäkal-orale Schmierinfektion übertragen, auch wenn eine Tröpfcheninfektion theoretisch möglich erscheint. In Europa und Nordamerika tritt die Polioerkrankung vorwiegend im Sommer und Herbst auf. Die Erkrankung ist wenig kontagiös. Nur in höchstens 5 % der Fälle verläuft sie manifest, das heißt, dass 95 % der Infektionen unbemerkt bleiben. Jedoch führt auch die inapparente Infektion zu lebenslanger Immunität, allerdings nur gegen den Erregertyp, der übertragen wurde.

Inkubationszeit und Krankheitsverlauf: Die Inkubationszeit beträgt 1 bis 2 Wochen, wobei sich die Viren zunächst im Rachenraum und im Darm vermehren. Erst später erfolgt der Übertritt ins Blut und in die Nervenbahnen. Typischerweise ist der **Krankheitsverlauf** – wie bei vielen anderen Virusinfektionen – **zweigipfelig:** Nach einem unspezifischen grippeähnlichen Initialstadium (1–2 Tage) folgt eine mehrere Tage andauernde Ruhephase. Erst dann haben sich die Viren in ihrem **Zielorgan Vorderhornzellen** des Rückenmarks oder des Hirnstamms eingenistet. Charakteristisch sind plötzliche, innerhalb von wenigen Stunden auftretende Lähmungserscheinungen (»Morgenlähmung«, nachdem man am Abend zuvor noch gesund war). Betroffen sind häufig die unteren Extremitäten, das Zwerchfell, die Interkostalmuskulatur oder die Hirnnerven. Nur in seltenen Fällen kommt es zu Todesfällen durch komplette Lähmung der Atemmuskulatur.

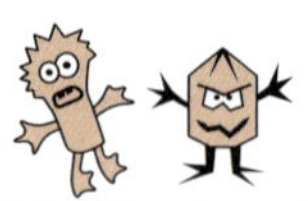

Die Lähmungen können nach einer Weile spontan zurückgehen oder zu Dauerfolgen wie Atrophie, Kontrakturen oder Skelettdeformationen führen.

Diagnostik: Der Erreger kann in Stuhlproben, durch Rachenabstriche und im Blut nachgewiesen werden. Antikörperbestimmungen können eine Infektion bestätigen und den Krankheitsverlauf beschreiben.

Therapie: Eine kausale Therapie ist nicht möglich. Behandlungserfolge werden durch physiotherapeutische Übungen erzielt.

Prophylaxe: Wegen der schlechten therapeutischen Möglichkeiten drängen Kinderärzte und Gesundheitsämter immer wieder zu Recht auf die Durchführung der **aktiven Immunisierung.** Seit 1990 hat es in Deutschland keine im Land erworbene Polio mehr gegeben. Dies führt zu einer immer wieder beklagten Impfmüdigkeit, vor allem der Erwachsenen. Durch Zuwanderung oder Fernreisen besteht aber ein nicht zu unterschätzendes »**Importrisiko**« der Polioviren aus den Entwicklungsländern: Eingeschleppte Viren können sich bei nicht ausreichender Immunität in der hiesigen Bevölkerung epidemieartig ausbreiten.

Dabei ist alles so einfach:
In Deutschland stehen **zwei** prinzipiell unterschiedliche **aktive Impfstoffe** zur Verfügung:

- **Polioimpfung nach Salk** (IPV = inaktive Polio-Vakzine): Trivalenter (enthält die drei verschiedenen Polioviren) Impfstoff mit **abgetöteten** (inaktivierten) **Viren** zur intramuskulären Injektion. Seit 1998 die **von der STIKO empfohlene Impfung** für die Bundesrepublik (s. auch Kap. 8 Abschnitt »Anmerkungen zu den im Impfkalender aufgeführten Standardimpfungen«, S. 137).
  Vorteil: Durch abgetötete Erreger kann es nicht zu einer Impfpoliomyelitis kommen. HIV-Infizierte können geimpft werden.
  Nachteil: Die i.m.-Impfung führt nur zur Bildung von Blutantikörpern (IgG, humorale Immunität). Nach Infektion mit dem Poliovirus besteht kein Schutz in der Darmschleimhaut und es kann zur Virämie kommen. Daher **schlechterer Impfschutz** als bei der Impfung nach Sabin. Auffrischimpfungen werden alle 5 Jahre notwendig.
- **Polioimpfung nach Sabin** (OPV = orale Polio-Vakzine): Trivalenter Impfstoff mit **lebenden**, vermehrungsfähigen, aber **abgeschwächten Viren** zur oralen Applikation (Werbeslogan der 1960er- bis 1980er-Jahre: »Schluckimpfung ist süß, Kinderlähmung ist

Übersicht Poliomyelitis – Kinderlähmung

Erreger: Polioviren 1, 2, 3; RNA-Viren ohne Envelope

Epidemiologie: weltweit verbreitet, vor allem in Entwicklungsländern

Übertragung: fäkal-orale Schmierinfektion bei schlechter Hygiene

Inkubationszeit und Ansteckung: 1–2 Wochen

Krankheitsbild: Muskellähmungen unterschiedlicher Lokalisation

Diagnostik: Erregernachweis oder Antikörperbestimmung

Behandlung: symptomatische Behandlung, Physiotherapie

Prophylaxe: aktive Impfung mit Totimpfstoff nach Salk (IPV)

Gesetzliche Bestimmungen, Berufskrankheit: Meldepflicht schon bei Krankheitsverdacht!

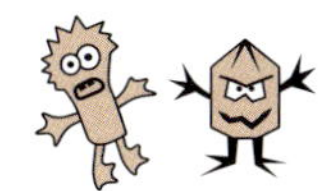

grausam«). Hierdurch wird die natürliche Infektion simuliert.

Vorteil: Durch die orale Aufnahme lebender Viren erfolgt deren Vermehrung im Darm und dadurch eine Immunisierung durch IgA-Antikörper bereits in der Darmschleimhaut und gleichzeitig durch IgG-Antikörper im Blut. Diese Impfung bietet also einen zweifachen Schutz.

Nachteil: Eine Rückmutation der abgeschwächten Viren zu pathogenen Krankheitserregern ist möglich. Daher wird die Impfung mit OPV von der STIKO nicht mehr empfohlen!

Gesetzliche Bestimmungen: Eine Meldepflicht besteht wegen eines möglichen Epidemieausbruchs schon bei Krankheitsverdacht. Eine Isolierung für mindestens eine Woche wird erforderlich. Die Impfung möglicher Kontaktpersonen wird angeraten.

3.4.16 Respiratory Syncytial Virus (RSV)

Das **RSV** ist ein pneumotropes Virus und Verursacher akuter Atemwegsinfektionen im frühen Kindesalter.

Das Virus breitet sich so effektiv aus, dass fast alle Menschen in den ersten Lebensjahren eine Infektion durchmachen. Bei Säuglingen mit Grunderkrankungen und unreif Geborenen kann es zu oftmals dramatisch verlaufenden Infektionen (Bronchitis, Pneumonie) kommen. Ältere Kinder und Erwachsene erkranken, wenn überhaupt, nur leicht.
Es wird diskutiert, dass Personen, die im frühen Kindesalter eine schwerere RSV-Infektion durchgemacht haben, im späteren Lebensalter gehäuft obstruktive Atemwegserkrankungen erleiden.

Übertragung und Krankheitsbild: Die Übertragung erfolgt durch Tröpfcheninfektion oder kontaminierte Gegenstände. Letzterer Übertragungsweg spielt bei nosokomialen Infektionen in Kinderkliniken eine große Rolle. Nach einer Inkubationszeit von 4 bis 7 Tagen beginnt die Erkrankung mit Husten und Schnupfen. Später können tiefere Atemwege betroffen sein: Tracheobronchitis, Bronchiolitis, Pneumonie. Die Erkrankung dauert je nach Schwere des Krankheitsbildes 1 bis 3 Wochen.

Diagnostik: Häufig kann die Diagnose nicht durch Antikörperbestimmungen gestellt werden, da junge Säuglinge noch nicht zur adäquaten Antikörperbildung in der Lage sind. Der direkte Virusnachweis gelingt mit Sekreten aus Nasen- und Rachenabstrichen durch den ELISA (s. Abschnitt »Diagnostik von Viruserkrankungen«, S. 103).

Therapie: Eine gezielte Therapie ist wie bei vielen anderen Virusinfektionen nicht möglich. Bei schweren Verläufen ist eine Sauerstofftherapie angezeigt. Bakterielle Superinfektionen können eine Antibiotikatherapie notwendig machen.

Prophylaxe: Eine Immunprophylaxe im Sinne einer Impfung ist nicht möglich. Eine umfangreiche persönliche Hygiene (Händewaschen, Nasen-Mund-Schutz) wird besonders auf Säuglingsstationen erforderlich.

Gesetzliche Bestimmungen: Eine Meldepflicht besteht nicht.

3.4.17 Rhinovirus

Erreger: Rhinoviren (RNA-Virus) sind die wichtigsten Erreger des **gewöhnlichen Schnupfens.** Da vermutet wird, dass jeder Mensch ca. 2 bis 5 Rhinovirus-Infektionen im Jahr durchmacht, besitzen diese Viren eine besondere **sozialökonomische Bedeutung.**

Übertragung und Krankheitsbild: Eine Übertragung erfolgt durch Tröpfcheninfektion (Hus-

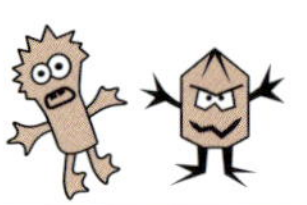

ten, Niesen) oder durch direkten Kontakt (Küssen, Händeschütteln usw.). Nach Vermehrung im Nasenschleimhautbereich kommt es binnen 24 Stunden zu den bekannten Symptomen eines Schnupfens: Husten, Niesen, Nasenlaufen, Hals- und Muskelschmerzen, Unwohlsein, eventuell Fieber.

Diagnostik: Eine Labordiagnostik (Antikörpernachweis) wird nur in ganz seltenen Fällen durchgeführt und dann vor allem, um gefährlichere Erkrankungen auszuschließen.

Therapie: Eine kausale Therapie existiert nicht, auch wenn dies durch die breit angelegte Werbung suggeriert werden soll. Manchen Erkrankten hilft jedoch ein schleimhautabschwellendes Nasenspray.

Prophylaxe: Eine Impfung ist nicht möglich.

Gesetzliche Bestimmungen: Eine Meldepflicht besteht natürlich nicht.

3.4.18 Rötelnvirus

Die **Röteln** (Rubella) sind eine meist harmlos verlaufende, akut fieberhafte Erkrankung, die durch ein feinfleckiges Exanthem und durch eine regionale Lymphknotenschwellung gekennzeichnet ist.

Übertragung: Die Übertragung erfolgt über Tröpfcheninfektion oder die Plazenta (Rötelnembryopathie, s. unten).

Inkubationszeit und Krankheitsbild: Die Inkubationszeit beträgt 2 bis 3 Wochen; etwa die Hälfte der Infektionen verläuft unbemerkt. Im Krankheitsfall kommt es neben milden grippeähnlichen Symptomen zur Ausbildung eines feinfleckigen, nicht konfluierenden Exanthems. Es beginnt hinter den Ohren und breitet sich rasch auf Gesicht, Hals, Rumpf und Extremitäten aus. Die Hauterscheinungen sind hellrot und etwas größer als beim Scharlach. Typisch ist eine schmerzhafte Vergrößerung der Hals- und Nackenlymphknoten. Komplikationen sind sehr selten.

Diagnostik: Die Labordiagnose der Röteln erfolgt durch Nachweis spezifischer Antikörper.

Therapie: Eine Therapie ist nicht möglich und in der Regel auch nicht nötig.

Rötelnembryopathie

Wird eine schwangere Frau, die **nicht immun** ist, durch das Rötelnvirus infiziert, so kann das Virus über die Plazenta auf die Frucht übergehen. **Missbildungen** sind vor allem im ersten Schwangerschaftsdrittel während der Organentwicklung (Embryonalphase) zu erwarten. Bei schweren Schädigungen kann es zum Abort kommen. Wird das Kind ausgetragen, können folgende Schädigungen gefunden werden:

- Herzfehler
- Augendefekte (Katarakt, Retinopathie, Glaukom)
- Schwerhörigkeit bis zur Taubheit durch Innenohrschädigung
- Schädigungen des ZNS (Enzephalitis, geistige Retardierung)

Im weiteren Leben kann noch eine Reihe anderer Defekte erkennbar werden.

! Wegen der Gefahr von Missbildungen ist die **Rötelnimpfung** für alle Kleinkinder (aktive Impfung ab dem 11. bis 14. Lebensmonat als Kombinationsimpfung mit Masern und Mumps) **unverzichtbar** (s. auch Tab. 8-2, S. 132)!

Zudem ist jedem Mädchen während oder nach der Pubertät – spätestens wenn ein Kinderwunsch besteht – eine Antikörperbestimmung dringend anzuraten, um festzustellen, ob ein ausreichender Schutz gegen eine Rötelninfektion besteht. Leider geschieht dies nur selten.

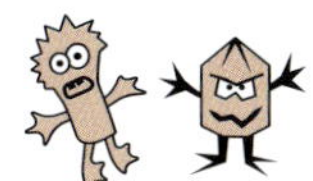

Übersicht Röteln

Erreger: Rötelnvirus; RNA-Virus

Epidemiologie: weltweit

Übertragung: vor allem Tröpfcheninfektion und über die Plazenta!

Inkubationszeit und Ansteckung: 2–3 Wochen

Krankheitsbild: exanthematische Erkrankung, regionale Lymphknotenschwellung, Rötelnembryopathie!

Diagnostik: Antikörpernachweis

Behandlung: symptomatisch

Prophylaxe: aktive Schutzimpfung ab dem 11. Lebensmonat, Immunglobulingabe von nichtimmunen Schwangeren bei Rötelnkontakt möglich

Gesetzliche Bestimmungen, Berufskrankheit: Nur die Rötelnembryopathie ist meldepflichtig.

! Stellt der Gynäkologe in einer Frühschwangerschaft eine frische Rötelninfektion der nichtimmunen werdenden Mutter fest, so besteht die Indikation zum Schwangerschaftsabbruch!

Feststellung der Rötelnimmunität

Angaben über angeblich in der Kindheit durchgemachte Röteln sind unzuverlässig. Auch ist die Rötelnimpfung nicht immer eine Garantie für einen sicheren Schutz, da es eine kleine Zahl von Non-Respondern gibt. Die Feststellung der Rötelnimmunität erfolgt demnach ausschließlich durch den **Nachweis rötelnspezifischer Antikörper.** Die Röteln-IgG- und -IgM-ELISA-Tests haben im August 2011 den bislang häufig eingesetzten Hämagglutinationshemmtest (HHT) – auch hinsichtlich der Vergütung durch die Krankenkassen – abgelöst. Immunschutz ist ab einem Titer von 10 IU/ml gegeben!

3.4.19 Rotavirus

Rotaviren sind doppelsträngige RNA-Viren ohne Hüllmembran (»nackte Viren«). Sie werden weltweit auf Säuglings- und Kleinkinderstationen nachgewiesen und verursachen dort, vereinzelt oder epidemisch, **Durchfallerkrankungen**. Bevorzugte Erkrankungszeit sind die Wintermonate.

Auch außerhalb von Einrichtungen lässt sich ein Kontakt mit Rotaviren nicht vermeiden. Die Erreger sind weit verbreitet und hochkontagiös, so dass sich nahezu jedes Kind in den ersten 3 Lebensjahren infiziert.

Untersuchungen haben belegt, dass Rotaviren für zwei Drittel aller Durchfallerkrankungen bei Kindern unter 4 Jahren verantwortlich sind.

Übertragung: Die Übertragung erfolgt fäkal-oral durch eine Schmutz- und Schmierinfektion. Ansteckungsquelle sind akut erkrankte oder symptomfrei infizierte Kinder.

Inkubationszeit und Krankheitsbild: Die Inkubationszeit beträgt 2 bis 4 Tage. Anschließend kommt es zu einer plötzlich einsetzenden Gastroenteritis mit Erbrechen, Fieber sowie wässerig-schleimigen Durchfällen.

! Es besteht die **Gefahr einer Exsikkose**, so dass die Wasser- und Mineralverluste ausgeglichen werden müssen (s. Abschnitt »Durchfallerkrankungen«, S. 43 f.)!

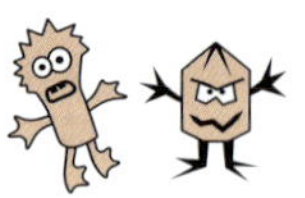

Die Krankheitsdauer beträgt 4 bis 5 Tage; der Verlauf ist meist gutartig.

Diagnostik: Der Nachweis einer Rotavirusinfektion gelingt durch Antigenbestimmungen aus Stuhlproben und durch Nachweis von Antikörpern im Serum.

Prophylaxe: Seit Februar bzw. Juni 2006 sind in Deutschland zwei Lebendimpfstoffe gegen Rotaviren für Säuglinge bis zur vollendeten 24. bzw. 26. Lebenswoche zugelassen. Derzeit wird die Impfung gegen Rotaviren im Säuglingsalter von der STIKO aber noch nicht empfohlen (vgl. RKI, Stand 05/2010).
Des Weiteren steht die Vermeidung der nosokomialen Infektion im Vordergrund. Die Händedesinfektion auf Kinderkrankenstationen sollte sehr ernst genommen werden, um die Viren nicht von einem kranken auf ein noch nicht infiziertes Kind zu übertragen. Nach durchgemachter Erkrankung besteht kein vollständiger Schutz. Ursache ist eine nachlassende Immunität der Dünndarmschleimhaut.

Gesetzliche Bestimmungen: Der Erregernachweis ist meldepflichtig.

3.4.20 Tollwutvirus

Die **Tollwut** (Rhabies, Lyssa) ist eine akute Erkrankung des Zentralnervensystems, die durch das Tollwutvirus verursacht wird. Sie verläuft praktisch immer tödlich.

Epidemiologie: Tollwutviren sind weltweit verbreitet. Nur wenige Inselstaaten bzw. Kontinente sind auch heute noch **tollwutfrei**: Großbritannien, Irland, Norwegen, Schweden, Finnland, Island und Malta sowie Japan, Australien, Neuseeland und einige Pazifik- und Karibikinseln.
Tollwutverdächtige Tiere zeigen:

- artfremdes Verhalten (bei Wildtieren verliert ein Reh beispielsweise die Scheu vor dem Menschen)
- vermehrten Speichelfluss
- veränderte Essgewohnheiten (bei Haustieren zu beobachten)
- Unruhe und Krämpfe
- unsicheren Stand und Gang
- vermehrte Angriffslust

Übertragung: Fast alle warmblütigen Tiere können an der Tollwut erkranken. Daher kommen sie auch als potenzielle Überträger in Betracht. In Europa wird die Tollwut hauptsächlich über Füchse und Rehwild übertragen. Unter den Haustieren besitzen Hunde und Katzen größere Bedeutung. In Amerika sind vor allem Stinktiere und Fledermäuse als Vektoren gesichert.

Inkubationszeit und Krankheitsverlauf: Da das Virus mit dem **Speichel** infizierter Tiere ausgeschieden wird, erfolgt die **Infektion durch Kontakt** mit dieser Körperflüssigkeit. Die intakte Haut stellt eine gute Barriere dar, daher erfolgt eine Übertragung entweder durch einen Biss, seltener durch Belecken verletzter Hautpartien oder durch Aerosole. Nach einem Biss vermehren sich die Viren in Muskelzellen. Von dort aus wandern die Viren entlang der Nervenbahnen zum **Zielorgan, d.h. zum zentralen Nervensystem**. Da diese Strecke einige Zeit benötigt (3 mm/Stunde), ist auch die **Inkubationszeit** nicht einheitlich (20 Tage bis mehrere Monate).

Je näher die Bisswunde am ZNS liegt, desto früher ist mit dem Krankheitsausbruch zu rechnen.

Die Erkrankung beginnt mit Missempfindungen im Bereich der Eintrittspforte. Später wird sie durch neurologische Symptome wie generalisierte Krämpfe und Muskelspasmen im Kehlkopfbereich charakterisiert. Der Patient ist erregt und kann nicht mehr schlucken (»wilde Wut«). Der virushaltige Speichel läuft aus dem Mund. Anblick von Wasser kann einen

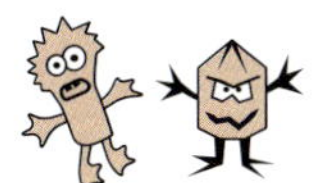

Schlundkrampf auslösen (Hydrophobie). Wenn ein Patient diese Phase überlebt, stirbt er im paralytischen Stadium (»stille Wut«) durch Atemlähmung.

Therapie: Eine Behandlung ist nicht möglich.

Diagnostik: Während der Inkubationszeit gibt es keine Diagnosemöglichkeit. Bei Krankheitsausbruch kommt sie für den Patienten zu spät (Antikörpernachweis). Das Virus kann bei tollwutverdächtigen Tieren und Menschen im Speichel gefunden werden. Nach dem Tod gelingt der Beweis am besten durch Untersuchungen des Hirngewebes.

Prophylaxe: Die Verhinderung einer Tollwutinfektion unterteilt sich in drei Komponenten:

- **Vektorprophylaxe:** Man versucht zu verhindern, dass sich die Tollwut in noch nicht durchseuchten Gebieten ausbreitet (oben angesprochene Inselregionen). Einige Länder verbieten z.B. das Mitführen von Hunden auf Urlaubsreisen. Andere verlangen den Nachweis einer Tollwutschutzimpfung der Haustiere. In Südamerika, wo häufig tollwutinfizierte Fledermäuse als Überträger fungieren, werden ganze Rinderherden geimpft. In Europa werden Impfköder für Wildtiere ausgelegt, um das Erregerreservoir zu reduzieren.
- **Allgemeine Maßnahmen, lokale Wundbehandlung:** Die wirksamste Schutzmaßnahme ist die Beseitigung des Tollwutvirus von der Infektionsstelle. Daher soll eine Bisswunde, ob tollwutverdächtig oder nicht, in jedem Fall mit Wasser und Seife ausgewaschen und gespült werden. Anschließend wird die Wunde mit Alkohol- oder Iodlösung desinfiziert. Die Wundrandexzision muss großzügig sein, eine Wundnaht muss unterbleiben. Es soll an dieser Stelle auch an eine Tetanusprophylaxe erinnert werden.
- **Impfprophylaxe:** Es bestehen zwei Möglichkeiten:
  - **Präexpositionelle Prophylaxe (vor einem Biss):** Die aktive Impfung wird in erster Linie gefährdeten Personen wie Waldarbeitern, Jägern, Tierärzten, Tierpflegern sowie Entwicklungshelfern empfohlen. Sie erfolgt durch 3-malige intramuskuläre Verabreichung des Impfstoffs. Eine Auffrischimpfung ist nach 3 bis 5 Jahren vorgesehen (s. auch Tab. 8-4, S. 153 f.).
  - **Postexpositionelle Prophylaxe (nach einem Biss):** Besteht kein Impfschutz, so kann nach einem Biss durch ein tollwutverdächtiges Tier der Ausbruch einer Erkrankung verhindert werden. Eine Impfung wird ferner bei Kontakt von nicht intakter Haut oder Schleimhaut mit der Impfflüssigkeit eines beschädigten Impfstoffköders empfohlen. Es muss in diesem Fall eine Simultanimpfung durchgeführt werden (WHO-Empfehlung): aktiv 6-mal an den Tagen 0, 3, 7, 14, 30 und 90 sowie passiv mit Tollwuthyperimmunglobulin. Dabei wird die Hälfte intramuskulär und der Rest im Gebiet der Bisswunde appliziert (s. auch unter www.rki.de).

! In jedem Fall soll bei Kontakt mit einem tollwutverdächtigen Tier oder bei jeglicher Bissverletzung ein Arztbesuch erfolgen!

Gesetzliche Bestimmungen: Nach § 6 IfSG besteht eine namentliche Meldepflicht für die Verletzung eines Menschen durch ein tollwutkrankes, -verdächtiges oder ansteckungsverdächtiges Tier. Ferner ist der Nachweis eines Virus durch ein Labor meldepflichtig.

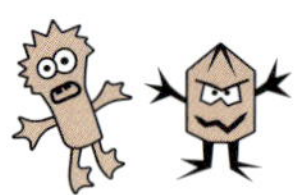

3.4.21 Slow-Virus-Erkrankungen: Creutzfeldt-Jakob-Krankheit, Scrapie, BSE

Slow-Virus-Erkrankungen sind durch folgende Kriterien **charakterisiert**:

- jahrelange Inkubationszeit
- langsam progredienter Verlauf, der mit dem Tod endet
- Begrenzung der Infektion auf ein Organsystem

Erkrankungen konnten bisher bei Tieren und Menschen gefunden werden. Beispiele sind:

- die **Creutzfeldt-Jakob-Krankheit** (CJK) beim Menschen
- die **Scrapie** (**Traberkrankheit**) bei Schafen
- die **BSE** (**bovine spongiöse Enzephalopathie**) bei Rindern

Bei ihnen geht man davon aus, dass ein Prion (= infektiöses Eiweißpartikel) zur Infektion führt.

Slow-Virus-Infektionen sind die Ursache chronischer Krankheitsprozesse, die vorwiegend das ZNS betreffen und tödlich verlaufen.

Bei der **CJK** wurde eine Infektion von Mensch zu Mensch durch Hornhaut- oder Duratransplantate nachgewiesen.

Als Hauptinfektionsquelle der **BSE** kommt die Verfütterung von Fleisch- und Knochenmehlen, die von Scrapie-Schafen stammen, an Rinder in Betracht. Nach Meinung von Human- und Veterinärmedizinern kann eine Infektionsgefahr für den Menschen durch den Verzehr BSE-verseuchten Rinderfleisches nicht ausgeschlossen werden.

Nähere Zusammenhänge sind weiterhin Gegenstand der Forschung. Ob »langsame Viren« auch an anderen, schleichend und progredient verlaufenden, therapeutisch nicht beeinflussbaren Erkrankungen (Alzheimer-Krankheit, Multiple Sklerose, AIDS-Enzephalopathie u. a.) beteiligt sind, wird derzeit diskutiert.

3.4.22 Tumorviren

Einige Viren besitzen die Potenz, eine maligne Entartung infizierter Wirtszellen zu fördern oder gar auszulösen: die **Tumorviren** oder **onkogenen Viren**.

Krebsauslösende Vertreter finden sich in allen Gruppen pathogener **Viren mit doppelsträngiger DNA** (Adenoviren, Hepatitis-B-Viren, Herpesviren und Papillomviren). Unter den **RNA-Viren** haben die Retroviren (s. Abschnitt »Humanes Immundefizienzvirus (HIV) und AIDS«, S. 83) und das Hepatitis-C-Virus onkogene Eigenschaften.

Menschliche **Adenoviren** verursachen maligne Lymphome und Lymphosarkome bei Nagetieren.

Schon lange ist bekannt, dass eine chronische **Hepatitis B** zum primären Leberkrebs führen kann. In Teilen von Asien und Afrika ist das Leberzellkarzinom die häufigste aller bösartigen Erkrankungen überhaupt.

Das Nasopharynxkarzinom in China und das Burkitt-Lymphom in Schwarzafrika wird eng mit dem **Epstein-Barr-Virus** (aus der Familie der Herpesviren) in Zusammenhang gebracht (s. Abschnitt »EBV und Tumorerkrankungen«, S. 82).

Beim Gebärmutterhalskrebs können in über 90 % Bestandteile des **humanen Papillomvirus (HPV)** (s. auch Abschnitt »Humanes Papillomvirus (HPV)«, S. 89) als Verursacher der Krebsentstehung gefunden werden.

Auch können Hautwarzen, die durch menschliche Papillomviren verursacht werden, zu Plattenepithelkarzinomen entarten.

Retroviren werden als Verursacher von T-Zell-Leukämien gesehen. Auch im Rahmen einer HIV-Erkrankung sieht man immer wieder die Ausbildung bösartiger Tumoren (z. B. Kaposi-Sarkome), obwohl nicht gesichert ist, ob die Viren selbst tumorauslösend sind oder durch die hervorgerufene Abwehrschwäche die Krebsentstehung begünstigt wird.

Inwiefern noch weitere Viren an der Krebsentstehung beim Menschen beteiligt sind, werden zukünftige Forschungen zeigen.

3.5 Diagnostik von Viruserkrankungen

Wenn eindeutige klinische Hinweise auf eine Virusinfektion (z. B. Masernexanthem) fehlen, kann sie nur durch ein labordiagnostisches Verfahren nachgewiesen werden. Dafür stehen folgende Untersuchungsmethoden zur Verfügung: Mittels **Elektronenmikroskopie** können einige Viren bereits aufgrund ihrer charakteristischen Morphologie erkannt werden. Dies geschieht entweder mit oder ohne fluoreszierenden Farbstoff (**Fluoreszenztest**).
Bei geringer Virusmenge werden die Erreger auf **Zellkulturen** oder in **Bruteiern** angezüchtet.

Prinzipiell können alle Patientensekrete und -ausscheidungen für eine Untersuchung verwendet werden. Wichtig ist, dass das Material schnell auf den Transportweg gelangt und nicht eintrocknet.

Einen sehr großen Stellenwert zum Nachweis einer Virusinfektion besitzen serologische Verfahren (Tab. 3-6). Hier werden virusspezifische Antikörper aus Serumproben eines Patienten bestimmt. Das Ergebnis wird als Titer angegeben.

Tab. 3-6 Auswahl gebräuchlicher serologischer Tests

- Komplementbindungsreaktion (KBR)
- Neutralisationstest
- Hämagglutinationshemmtest (HHT)
- Immunfluoreszenztest
- Radioimmunoassay (RIA)
- Enzyme-linked immunosorbent assay (ELISA)
- Western-Blot
- Polymerase chain reaction = Polymerasekettenreaktion (PCR)

Eine **Infektion** liegt vor, wenn in einer zweiten Blutprobe nach Ablauf von ca. 2 Wochen ein **Antikörper(titer)anstieg** nachgewiesen wird.

Drei **Antikörper-** bzw. **Immunglobulinklassen** werden unterschieden:

- Frühe Antikörper gehören der **IgM-Klasse** an. Sie sind nach Ablauf der akuten Infektion in der Regel nicht mehr nachweisbar, können aber z.T. jahrelang persistieren.
- **IgG-Antikörper** treten kurze Zeit später auf. Je nach Nachweismethode und Viruserkrankung können sie monatelang – oft lebenslang – im Serum bestimmt werden. Das Auftreten von IgG-Antikörpern weist somit auf eine nicht ganz frische Infektion hin. Diese Antikörper sind im Falle einer späteren Infektion ein Grundstein der Immunität.
- **IgA-Antikörper** werden von Schleimhäuten des Darms oder des Respirationstrakts gebildet. Ihnen verdanken wir einen spezifischen **lokalen Schutz** vor einer Infektion.

3.6 Therapeutische Möglichkeiten bei Viruserkrankungen

Früher waren Viruserkrankungen nicht therapierbar, inzwischen konnten aber Chemotherapeutika (Virustatika) entwickelt werden, die zumindest bei einigen Viruserkrankungen Erfolg versprechende Therapieansätze zeigen.

Virustatika sollen bei der Virusvermehrung nur viruseigene Prozesse hemmen ohne die körpereigenen Zellen zu schädigen.

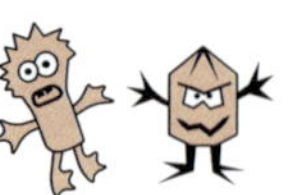

Folgende **Wirkprinzipien** der **Virustatika** sind *theoretisch* denkbar (in Anlehnung an Abb. 3-2, S. 64):

- Verhinderung der Virusandockung an eine Wirtszelle
- Verhinderung der Viruspenetration
- Hemmung von viruseigenen Enzymen
- Verhinderung des Einbaus viruseigener Nukleinsäure in das Genom der Wirtszelle
- Verhinderung der Virusvermehrung
- Verhinderung des Viruszusammenbaus aus gebildeten Einzelbestandteilen
- Verhinderung der Virusfreisetzung

Ein Erreichen dieser theoretischen »Traumziele« liegt noch in weiter Ferne. Unter anderem besitzen folgende Medikamente klinische Bedeutung:

- **Aciclovir** (z. B. Zovirax®) hemmt den Einbau der viralen Nukleinsäure in das Genom der befallenen Zelle. Es ist ein gut wirksames Virustatikum für schwere Herpes-simplex- und Varicella-Zoster-Infektionen.
- **Ganciclovir** (z. B. Cymeven®) hemmt die Nukleinsäuresynthese von Zytomegalieviren in der infizierten Zelle.
- **Azidothymidin** (u. a. Retrovir®) hemmt die reverse Transkriptase und verhindert dadurch die Umwandlung viraler RNA in eine DNA. Es wird zur Therapie einer HIV-Infektion verwendet (s. S. 86).
- **Amantadin** verhindert das Eindringen von Viren in eine Wirtszelle und wirkt bei rechtzeitiger Gabe prophylaktisch gegen eine Influenza-A-Virus-Infektion.
- **Interferone** schützen gegen zahlreiche Virusarten, indem sie die Abwehrleistung der Zellen verbessern. Interferone werden auch von infizierten Körperzellen selbst gebildet und in die Umgebung abgegeben. Man nimmt an, dass Nachbarzellen vor einer Viruspenetration geschützt werden.
- **Immunglobuline** (Antikörper) werden aus dem Blut von Spendern isoliert, die eine hohe Zahl von spezifischen Antikörpern besitzen. Sie können zur Prophylaxe und Therapie von Virusinfektionen eingesetzt werden.

Weitere Medikamente sind in den letzten Jahren zugelassen worden oder befinden sich in vielversprechenden Testphasen. Trotzdem sei auch hier an die unverzichtbaren Schutzimpfungen gegen Viruserkrankungen erinnert.

4 Pilze

Alexander Kirov

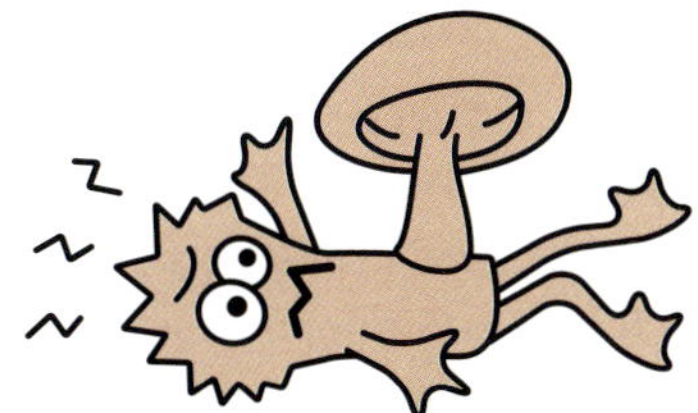

Pilze (Fungi) bilden – neben Pflanzen und Tieren – ein weiteres, eigenständiges Reich der Lebewesen, das sich durch einen extremen Formenreichtum auszeichnet. Daher muss auf eine detaillierte Darstellung der Arten verzichtet werden.

Die Vermehrung erfolgt entweder geschlechtlich oder häufiger ungeschlechtlich. Als Nahrung sind Pilze auf organische Substanzen angewiesen. Da sie nicht, wie die Pflanzen, Photosynthese betreiben können, können sie nur als harmlose (außer bei Immundefizienzen) Saprophyten oder »Parasiten« existieren. Nur eine sehr geringe Zahl der etwa 100 000 bekannten Arten ist menschenpathogen. Pilzerkrankungen (Mykosen) gewinnen jedoch an Bedeutung, da opportunistische Infektionen abwehrgeschwächter Menschen immer häufiger diagnostiziert werden.

Tab. 4-1 Begünstigende Faktoren für eine Pilzerkrankung

- Lebensalter (alte Menschen und Säuglinge)
- Stoffwechselerkrankungen (z. B. Diabetes)
- Verbrennungskrankheiten
- Abwehrschwäche (z. B. AIDS)
- bösartige Neubildungen (z. B. Lymphome, Leukämien, Krebs)
- immunsuppressive Therapie (z. B. Cortison, Zytostatika)

Mykosen sind meist »Erkrankungen von Kranken« (Tab. 4-1).

War bei einer Erkrankung der Pilz schon in der Körperflora vorhanden, spricht man von einer **endogenen Mykose**, wird ein Pilz eingeatmet oder verschluckt, von einer **exogenen Mykose**.

Pilze haben in der Medizin Bedeutung als:

- Erreger von Mykosen
- Giftstoffproduzenten (z. B. Aflatoxine durch Aspergillus)
- Verursacher allergischer Reaktionen
- Produzenten von Antibiotika (z. B. Penicillin)

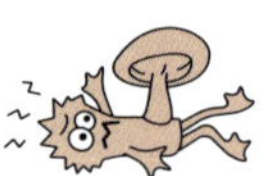

4.1 Einteilung und Übersicht humanmedizinisch bedeutsamer Pilze

Die humanmedizinisch wichtigen Pilze werden in folgende Gruppen eingeteilt:

- Sprosspilze (Hefen), z. B. Candida, Cryptococcus
- Schimmelpilze, z. B. Aspergillus
- Hautpilze (Dermatophyten), z. B. Trichophyton, Microsporum

Diese Einteilung besitzt vor allem Bedeutung für die antimykotische Therapie (s. unten). Im klinischen Alltag ist die Ausbreitung einer Pilzerkrankung wichtig. Oberflächenmykosen der Haut bekommt hauptsächlich der Hautarzt oder der Hausarzt zu sehen. Dagegen stellen systemische Mykosen (Organmykosen) ein häufig spät erkanntes und schweres internistisches oder intensivmedizinisches Krankheitsbild dar.

4.1.1 Sprosspilze

Sprosspilze (Hefen) vermehren sich durch **Sprossung**: Aus einer Mutterzelle wächst die Tochterzelle heraus.

Candida

Candida ist ein physiologischer Pilz des Respirations- und Genitaltrakts sowie der Haut und kann bei lokaler oder genereller Immunschwäche zu Krankheitserscheinungen führen.
Der Hauptvertreter dieser Gruppe ist Candida albicans. Er ist Verursacher der Candidiasis oder des Soors.

Die **Candidiasis** ist eine oberflächliche Pilzerkrankung der Haut und Schleimhäute mit möglicher Streuung in alle Organe bei schlechter Abwehrlage.

Krankheitsbilder: Der **Mundsoor** (Abb. 4-1) besteht aus weißlichen, abwischbaren (anschließend kommt es häufig zu einer Blutung) Belägen, die hauptsächlich an Zunge, Wangenschleimhaut und Rachen zu finden sind. Häufig betroffen sind Neugeborene, die durch einen nicht sanierten Geburtskanal infiziert wurden, oder abwehrgeschwächte bzw. mit Antibiotika und Kortison behandelte erwachsene Patienten. Mundsoor wird auch nach der falschen Anwendung von Kortisonsprays beobachtet.
Die **Windeldermatitis** geht fast immer mit einer Candidabesiedlung einher. Begünstigt wird diese Candidiasis durch die modernen, fast luftundurchlässigen Windeln, die den Pilzen ein ideales Klima zur Vermehrung bieten.
Weitere Formen des Soorbefalls sind das **Analekzem**, die **Genitalcandidiasis** oder die candidabedingte **Nagelmykose**.
Eine **Aussaat von Pilzzellen in innere Organe** erfolgt praktisch nur bei Immunschwäche (s. auch Tab. 4-1). Prinzipiell kann jedes Organ betroffen sein, bevorzugt sind jedoch die Lungen, die Nieren, das Hirn und das Herz. Es handelt sich jeweils um sehr schwere, fiebrige Krankheitsbilder, wobei an eine Pilzinfektion als Ursache meist erst gedacht wird, wenn eine längere Antibiotikatherapie keinen Erfolg zeigt.

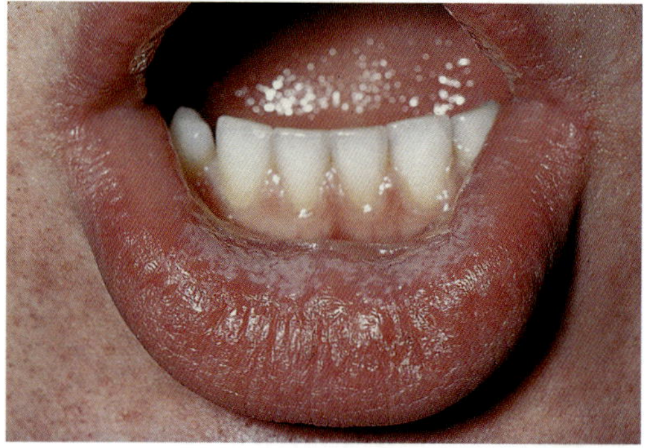

Abb. 4-1 Candidiasis, Mundsoor. Abwischbare, weißliche Beläge im Bereich der Unterlippe (aus: Bork K, Bräuninger W. Hautkrankheiten in der Praxis. Diagnostik und Therapie. 3. Aufl. Stuttgart, New York: Schattauer 2005)

Diagnostik: Die Soorbesiedlung im Haut- oder Schleimhautbereich ist durch das charakteristische Erscheinungsbild leicht zu diagnostizieren. Bei Verdacht auf eine Organcandidiasis besteht je nach klinischem Erscheinungsbild die Möglichkeit einer Blutkultur, einer Liquorpunktion oder eines Antigennachweises (Galaktosamantest).

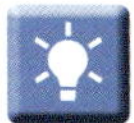
Die Antikörperbestimmung (Candid-IHA-Test) im Blut ist wegen der meist schlechten Antikörperproduktion der Patienten unsicher.

Therapie: Zur antimykotischen Behandlung steht eine Reihe von Präparaten zur Verfügung. Je nach Lokalisation und Schweregrad einer Candidiasis können Salben, Lösungen, Tabletten oder Infusionen verordnet werden (Tab. 4-2).

Prophylaxe: Eine prophylaktische Impfung zur Verhinderung von Pilzerkrankungen gibt es bislang nicht.

Cryptococcus

Durch den Hefepilz **Cryptococcus neoformans** wird die **Kryptokokkose** verursacht, eine Pilzerkrankung, die beim gesunden Menschen sehr selten vorkommt. Bei Patienten mit reduziertem Allgemeinzustand kann sich ein tödliches Krankheitsbild entwickeln.

Epidemiologie: Der Pilz kommt weltweit vor. Sehr häufig wird er in Taubenkot gefunden, daher sind Taubenzüchter besonders gefährdet.

Krankheitsbilder: Bei der **Lungenkryptokokkose** erfolgt die Infektion wie bei anderen tiefen (systemischen) Mykosen durch Inhalation. Die Erkrankung kann spontan ausheilen oder sich zu einer schweren Pneumonie entwickeln.

Die **ZNS-Kryptokokkose** wird durch eine hämatogene Aussaat eines nicht erfassten Lungenherds hervorgerufen. Klinisch stehen die Zeichen eines Meningismus im Vordergrund. Es folgen Ausfälle der Hirnnerven. Die Prognose ist sehr schlecht: Der ZNS-Befall endet meistens letal.

Tab. 4-2 Medikamentenauswahl für die antimykotische Behandlung

Salben	Ciclopiroxolamin (Batrafen®) Clotrimazol (z. B. Canesten®) Nystatin (z. B. Moronal®)
Tabletten	Amphotericin B (z. B. Ampho-Moronal®) Fluconazol (Diflucan®) Flucytosin (Ancotil®) Nystatin (Moronal®)
Infusionen	Amphotericin B Fluconazol (Diflucan®) Flucytosin (Ancotil®) Caspofungin (Cancidas®) Voriconazol (VFend®) Posaconazol (Noxafil®) Nidulafungin (Ecalta®)

Diagnostik: Die Diagnose kann durch Erregernachweis im Bronchialsekret oder im Liquor gesichert werden.

Therapie: Systemische Gabe von Antimykotika.

4.1.2 Schimmelpilze

Schimmelpilze besiedeln im Allgemeinen abgestorbene pflanzliche und tierische Stoffe. Nur wenige Arten besitzen eine medizinische Bedeutung. Stellvertretend soll hier Aspergillus besprochen werden.

Aspergillus

Epidemiologie: Aspergilluspilze sind in der Umwelt weit verbreitet und kommen unter anderem auch auf Pflanzen und in der Erde von

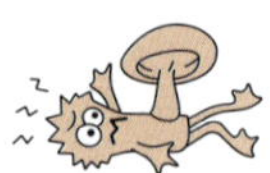

Topfblumen, aber auch in Tapeten und Mauerwerk vor. Auf diese Weise kommen immer wieder **Aspergillosen** im Krankenhaus zustande. Vor allem **Aspergillus fumigatus** kann bei abwehrgeschwächten Menschen schwere Organmykosen hervorrufen.

Krankheitsbild: Der häufigste **Manifestationsort** ist der **Respirationstrakt**. Patienten mit chronischen Bronchitiden, Tuberkulosekranke oder Patienten nach immunsuppressiver Therapie erkranken bevorzugt. In der Lunge kann sich eine tumorähnliche Struktur (**Aspergillom**) ausbilden, die mit einem Karzinom verwechselt werden kann. Aber auch Pneumonien kommen vor.

Einige Aspergillusarten sind in der Lage, ein Mykotoxin, das **Aflatoxin**, zu produzieren. Dieses Gift besitzt eine **leberschädigende** Wirkung und kann bei chronischer Zufuhr **krebsauslösend** sein. Das Aflatoxin findet man auf Nüssen und verschiedenen Getreidearten.

Diagnostik: Bronchialspülungen oder Biopsien aus betroffenen Gebieten können die Diagnose sichern. Hilfreich können Antikörperbestimmungen im Blut sein; sie sind bei immunsupprimierten Patienten aber unzuverlässig.

Therapie: Amphotericin B kann inhaliert oder in Kombination mit Flucytosin systemisch verabreicht werden.

Gesetzliche Bestimmungen: Durch Einatmen von Aspergillussporen können Überempfindlichkeitsreaktionen des Lungenparenchyms und der Alveolen ausgelöst werden. Diese durch Aspergillus induzierte, **exogene allergische Alveolitis** ist bei Arbeitern z. B. in Papierfabriken, Sägewerken oder Kleiderkammern (z. B. in Gefängnissen) als Berufserkrankung (mit ihren hohen Schadensersatzverpflichtungen der Berufgenossenschaft) anerkannt.

4.1.3 Dermatophyten

Dermatophyten sind in der Lage, die Hornsubstanz aufzulösen. Dadurch sind sie eine der häufigsten Ursachen von Infektionskrankheiten der Haut.

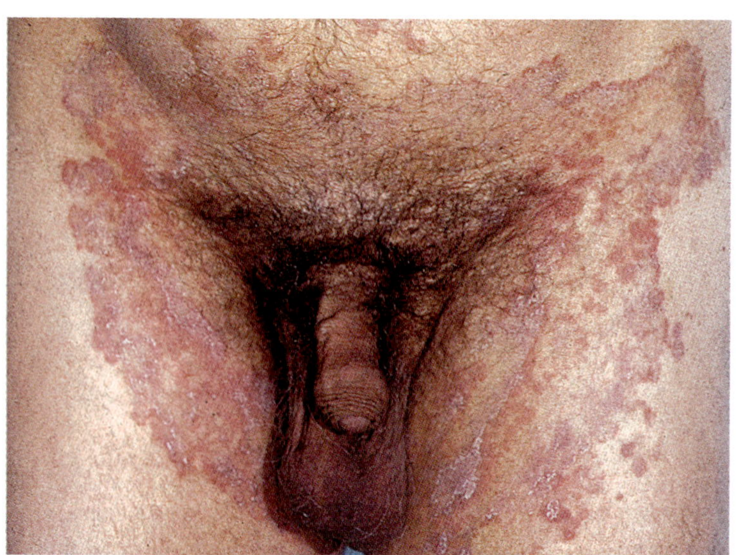

Abb. 4-2 Tinea corporis. Scharf begrenztes Erythem im Genitalbereich (aus: Tischendorf FW. Der diagnostische Blick. 7. Aufl. Stuttgart, New York: Schattauer 2008)

Krankheitsentstehung: Übermäßiges Schwitzen, basischer pH-Wert, Hautfalten und mangelndes Trocknen der Füße, z. B. in Schwimmbad oder Sauna, sind begünstigende Faktoren. Ebenso tragen Turnschuhe zu einem feuchtwarmen Klima, in dem Dermatophyten gedeihen, bei.

Für praktische Belange ist es am einfachsten, die **Erkrankungen** durch Dermatophyten nach der betroffenen Körperregion **einzuteilen**, zumal die Erregerart fast immer dieselbe ist, **Trichophyton** (oder auch Microsporum). Die Erkrankung wird dann als Tinea bezeichnet:

- Tinea capitis: Pilzerkrankung der behaarten Kopfhaut
- Tinea corporis: Hautpilzerkrankung (Abb. 4-2)
- Tinea pedum: Fußpilzerkrankung
- Tinea unguium (Onchomykose): Nagelpilzerkrankung

Therapie: Diese Pilzerkrankungen werden am besten durch den Hautarzt behandelt. Es werden antimykotische Substanzen eingesetzt.

5 Parasiten

Alexander Kirov

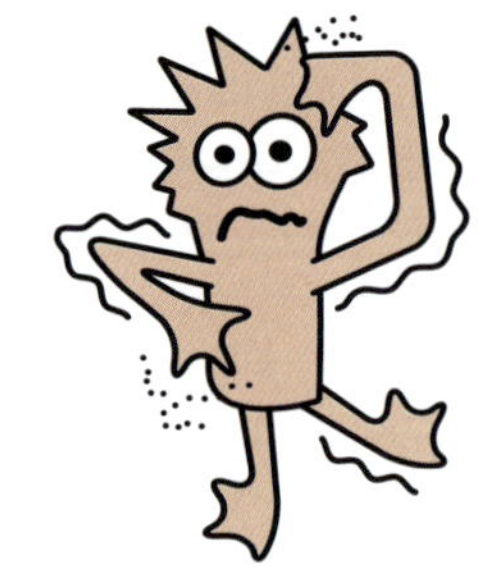

Parasiten sind tierische Schmarotzer, die auf Kosten eines anderen Lebewesens existieren. Die durch Parasiten verursachten Erkrankungen nennt man **Parasitosen.**

In den Formenkreis der Parasiten gehören:

- Protozoen (einzellige Tiere)
- Helminthen (Würmer)
- Arthropoden (Gliederfüßler)

Auch wenn man in mitteleuropäischen Krankenhäusern selten Kontakt mit betroffenen Patienten hat, ist es aus mehreren Gründen wichtig, Parasitosen zu erwähnen:

- Weltweit sehr häufige Infektionskrankheiten, wie Malaria und die Bilharziose, werden durch Parasiten verursacht.
- Es sind **keine Impfmöglichkeiten** vorhanden. Eine spezifische Behandlung bereitet auch heute noch vielfach Schwierigkeiten.
- Durch den Ferntourismus werden immer wieder parasitenbedingte Infektionskrankheiten eingeschleppt, so dass mit einer Zunahme dieser Erkrankungen bei uns gerechnet werden muss.

Parasitenerkrankungen weisen eine Reihe von **Besonderheiten** auf, die sie vor allem von bakteriellen Infektionen abgrenzen:

- Geographische, sozioökonomische und hygienische Faktoren spielen bei den Parasitosen eine besondere Rolle. Sie kommen häufig in Entwicklungsländern sowie in tropischen und subtropischen Regionen vor.

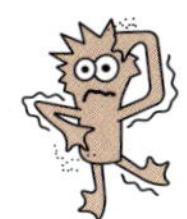

- Parasiten machen im Menschen häufig einen komplizierten Entwicklungszyklus durch (z. B. Malaria, S. 112 f.), in den auch andere Lebewesen eingeschaltet sein können. Ist dies der Fall, spricht man von einem **Wirtswechsel**. In den **Endwirten** kommen die geschlechtsreifen Parasiten vor, in den **Zwischenwirten** dagegen die nicht sexuellen Formen (bei Protozoen) oder die Larvenstadien (bei Würmern). **Hauptwirte** sind die bevorzugten Endwirte der Parasiten, während **Nebenwirte** nur ausnahmsweise befallen werden. Wird der Mensch von einem Parasiten heimgesucht, der normalerweise nur eine bestimmte Tierart befällt, ist der Mensch ein **Fehlwirt**. In diesem Fall kann der Parasit den Menschen meist nicht verlassen oder geschlechtsreif werden.
- Parasiten können zu schweren Fremdkörperreaktionen sowie zum Verschluss von Hohlorganen führen.
- Parasiten weisen eine geringere toxische Potenz als Bakterien auf.
- Im Blutbild kann man bei Parasitosen häufig eine Eosinophilie, eine Vermehrung der eosinophilen Granylozyten, nachweisen.

5.1 Protozoen

Protozoen (Urtierchen) sind einzellige Lebewesen. Sie werden dem Tierreich zugerechnet.

Die Protozoen **vermehren** sich im Allgemeinen durch Zweiteilung. Einige Vertreter sind jedoch zur geschlechtlichen Fortpflanzung in der Lage (Plasmodien, Toxoplasmen).

Nur wenige Arten sind für den Menschen pathogen. Eine Übersicht der humanmedizinisch wichtigen Protozoen findet sich in Tabelle 5-1. Diese Übersicht stellt lediglich eine kleine Auswahl dar. Alle genannten Infektionskrankheiten erschöpfend zu erörtern, würde den Rahmen dieses Lehrbuchs sprengen.

5.1.1 Entamoeba histolytica

Epidemiologie: Ein Amöbenbefall kommt bevorzugt in warmen Regionen vor. Man schätzt, dass 400 bis 500 Millionen Menschen betroffen sind.

Übertragung: Die Infektion erfolgt durch Aufnahme von **Erregerzysten** über verunreinigte

Tab. 5-1 Übersicht über humanmedizinisch wichtige Protozoen

Erreger	Übertragung	Erkrankung beim Menschen
Entamoeba histolytica	oral	Amöbiase (Darm, Leber)
Giardia lamblia	oral	Dünndarminfekt
Leishmania	Mücken	Leishmaniase, verschiedene Formen
Plasmodien	Anophelesmücke	Malaria
Pneumocystis jirovecii	aerogen	Pneumonie
Toxoplasma gondii	oral, Plazenta	Toxoplasmose
Trichomonas vaginalis	direkter Kontakt	Genitalinfektion
Trypanosomen	• Raubwanzenkot • Tse-Tse-Fliege	• Chagas-Krankheit (Südamerika) • Schlafkrankheit (Afrika: endemisch Zaire)

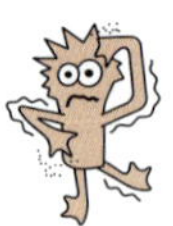

Nahrungsmittel oder Trinkwasser. Im Darmkanal wandelt sich die Zystenform in Tochteramöben (sog. **Minutaform**) um. Diese können sich vermehren und **Magnaformen** bilden, welche in das Dickdarmgewebe eindringen können. Die bei einer Darmentleerung frei werdenden Zysten stellen die Quelle einer weiteren Amöbeninfektion dar. Infektiosität kann noch nach vielen Monaten bestehen.

Krankheitsbild: Nach einer Infektion kann es zu starken Bauchschmerzen und blutig-schleimigen Durchfällen kommen: Die **Amöbenruhr**. Komplikationen sind Fisteln, Stenosen, Verwachsungen der Darmschlingen sowie Abszesse der Leber und anderer Organe.

Diagnostik: Die Diagnose kann durch Erregernachweis im Stuhl und durch Antikörpernachweis im Blutserum gesichert werden. Größere Abszesse können computertomographisch dargestellt werden.

Therapie: Eine Therapie muss bei akuter Diarrhö sowie bei chronischer, asymptomatischer Ausscheidung von Zysten erfolgen. Bewährt haben sich mehrere Medikamente, unter anderem Metronidazol (z.B. Clont®).

5.1.2 Plasmodien und Malaria

Die durch Plasmodien verursachte Malaria ist weltweit verbreitet, besonders in tropischen und subtropischen Gebieten. Man schätzt die Anzahl der Malariakranken auf jährlich 200 bis 500 Millionen Menschen. Die meisten Erkrankungen in endemischen Gebieten verlaufen harmloser, möglicherweise als Folge einer relativen Immunität der Einheimischen. Todesfälle (über 1 Mio./Jahr) kommen besonders bei der Malaria tropica vor. Fälle touristisch importierter Malaria spielen in Europa und den USA eine immer größere Rolle, da die Diagnose erst spät gestellt wird und die Erkrankungshäufigkeit durch den wachsenden Ferntourismus zunimmt.

Tab. 5-2 Die Erreger der verschiedenen Malariaformen

Erreger	Malariaform
Plasmodium vivax und Plasmodium ovale	Malaria tertiana – Malaria an jedem dritten Tag = Fieber alle 48 Stunden = ein Tag fieberfreies Intervall
Plasmodium malariae	Malaria quartana – Malaria an jedem vierten Tag = Fieber alle 72 Stunden = zwei Tage fieberfreies Intervall
Plasmodium falciparum	Malaria tropica – Wechselfieber = unregelmäßiges Fieber

! Von den 4 Millionen Bundesbürgern, die jährlich in Malariagebiete reisen, bringen etwa 600 die Erkrankung mit nach Hause. Für ca. 2 von ihnen endet sie tödlich.

Übertragung: Malaria (»mala aria« = schlechte Luft) kann durch vier unterschiedliche Plasmodiumarten hervorgerufen werden (Tab. 5-2). Die Übertragung erfolgt über die weibliche **Anophelesmücke**. Wird ein gesunder Mensch von einer infizierten Mücke gestochen, gelan-

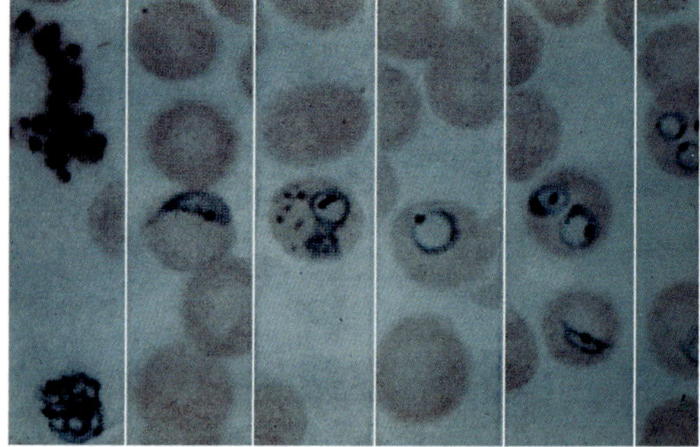

Abb. 5-1 Malaria tropica. Intraerythrozytäre Ringformen (ungeschlechtlich). Pappenheim-Färbung (aus: Bruhn HD, Junker R, Schäfer H, Schreiber S. LaborMedizin. 3. Auflage. Stuttgart: Schattauer 2011)

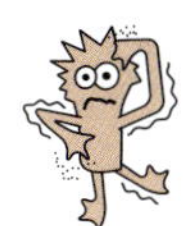

gen Plasmodium-**Sporozoiten** von deren Speicheldrüse in das Blut des Menschen. Zunächst werden Leberzellen befallen. Dort erfolgt die Umwandlung zu **Merozoiten**, die ihrerseits Erythrozyten befallen können und in diesen die charakteristische Ringform (**Trophozoiten**, Abb. 5-1) ausbilden können. Merozoiten können auch eine Entwicklung zu männlichen und weiblichen Geschlechtszellen durchmachen, die **Gametozyten**. Wenn nun der infizierte Mensch erneut, durch eine andere Mücke, gestochen wird, kann diese beim Saugakt die Gametozyten aufnehmen. Im Mückendarm entwickeln sich schließlich die Sporozoiten, die in die Speicheldrüse gelangen. Der Erregerentwicklungszyklus ist damit geschlossen (Abb. 5-2).

Krankheitsbild: Bis zum Auftreten der Plasmodien im Blut vergeht etwa eine Woche. Die klassischen Malariasymptome sind:

- Schüttelfrost
- kurz anhaltendes Fieber bis 41 °C
- Kopf- und Gliederschmerzen
- Hepatosplenomegalie mit Ikterus
- Anämie

Je nach Erreger erfolgen die **Fieberschübe** alle 48 (Malaria tertiana) bzw. 72 Stunden (Malaria quartana). Die Fieberschübe sind Folge der intraerythrozytären Vermehrung und ein Symptom für den zeitgleichen Untergang vieler roter Blutkörperchen. Bei Malaria tropica können die Fieberattacken unregelmäßig täglich auftreten. Der Krankheitsverlauf ist hier fulminanter, und Todesfälle sind nicht selten. Unmittelbare **Todesursachen** sind Pneumonie, Schock oder Hirnschädigungen.

Diagnostik: Der wichtigste Schritt der Malariadiagnostik ist, überhaupt an die Möglichkeit einer Malaria zu denken. Darüber hinaus ist es für die Prognose und die Therapie wichtig, die Plasmodienart zu differenzieren. Der mikroskopische Nachweis von Malariaparasiten im Blut sollte durch erfahrene Untersucher erfolgen. Dafür stehen ggf. spezialisierte Tropeninstitute zur Verfügung. Blutproben für die Untersuchung sollten mehrmals während eines Fieberschubs abgenommen werden. Auch stehen Schnelltests zur Verfügung, die parasitenspezifische Antigene auch bei geringer Parasitämie nachweisen, leider aber auch falsch negativ ausfallen können.

Therapie: Die Wahl eines Malariamedikaments richtet sich nach dem Erregertyp und einem vermuteten bzw. bekannten Resistenzspektrum. Gerade Plasmodium falciparum zeigt ausgesprochene **Resistenzentwicklungen** gegen verschiedene Malariamedikamente, so dass eine heute aktuelle Therapie morgen schon wieder veraltet sein kann. Daher wird in diesem Rahmen auf eine Therapieempfehlung verzichtet. Gegebenenfalls muss sich der Patient in eine Tropenklinik begeben.

Prophylaxe: Die **allgemeine Prophylaxe** zur Verhinderung eines Mückenstiches wird in Kapitel 7 »Abstecher in die Reisemedizin« (S. 125 ff.) behandelt.

Die **medikamentöse Prophylaxe** ist bei Reisen in Malariagebiete grundsätzlich empfehlenswert, wird aber immer differenzierter und

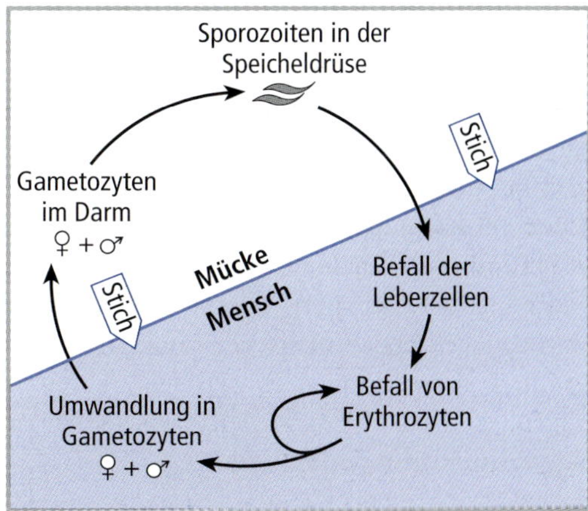

Abb. 5-2 Entwicklungszyklus des Malariaerregers Plasmodium (vereinfacht)

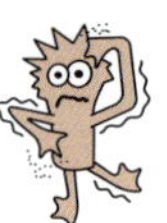

Übersicht Malaria

Erreger: Plasmodium vivax, P. ovale, P. malariae, P. falciparum

Epidemiologie: Verbreitung in tropischen und subtropischen Regionen

Übertragung: Stich der Anopheles-Mücke

Inkubationszeit und Ansteckung: bei P. falciparum ca. 2 Wochen, bei den übrigen Formen einige Monate

Krankheitsbild: Fieber, Anämie, Ikterus, Hepatosplenomegalie, neurologische Symptomatik

Diagnostik: mikroskopischer Erregernachweis im Blutausstrich

Behandlung: Empfehlung entfällt (s. »Therapie«)

Prophylaxe: Verhinderung eines Mückenstichs, Chemoprophylaxe

Gesetzliche Bestimmungen, Berufskrankheit: nicht namentliche Meldung bei Erregernachweis an das Robert Koch-Institut

erfordert eine optimale individuelle Beratung. Die Resistenzentwicklung der Plasmodien gegenüber den Malariamitteln ist in den einzelnen Malariagebieten durchaus unterschiedlich. Daher kann hier keine allgemein gültige Empfehlung gegeben werden. Auch müssen Besonderheiten (ggf. auch Nebenwirkungen) hinsichtlich Schwangerschaft, des Alters (Kinder und Jugendliche) oder bei Reisenden mit bestimmten Grunderkrankungen berücksichtigt werden.

5.1.3 Pneumocystis jirovecii

Pneumocystis jirovecii (ehemals Pneumocystis carinii) ist ein allgemein verbreiteter Parasit und bei gesunden, immunkompetenten Menschen ein harmloser Bewohner der Atemwege. Bei immungeschwächten Patienten (unreif Geborene, AIDS-Patienten) ist Pneumocystis als Verursacher opportunistischer Infektionen bekannt. Untersuchungen in den USA konnten zeigen, dass 60 bis 90 % der AIDS-Patienten eine Pneumozystose durchmachen.

Übertragung, Inkubationszeit und Krankheitsbild: Nach Tröpfcheninfektion und einer Inkubationszeit von 10 bis 30 Tagen entwickelt sich das Bild einer schweren interstitiellen Pneumonie, der **Pneumocystis-jirovecii-Pneumonie.** Charakteristische Symptome sind zunehmende Luftnot, Fieber und unproduktiver Husten.

Diagnostik: Eine Diagnose wird am besten durch die mikroskopische Untersuchung von Bronchialsekret gestellt (Bronchiallavage). Sputumuntersuchungen sind meist wertlos.

Therapie: Die Pneumozystose ist antibiotisch behandelbar. Begleitend hat sich die therapeutische und, vor allem bei AIDS-Patienten, prophylaktische Inhalation mit Pentamidin bewährt.

5.1.4 Toxoplasma gondii

Der Einzeller Toxoplasma gondii ist weltweit verbreitet und der Erreger der Toxoplasmose. Serologische Untersuchungen weisen auf einen hohen Durchseuchungsgrad der Bevölkerung hin. Antikörper findet man in einigen Gegen-

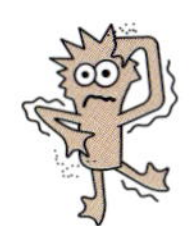

den bei nahezu 70 % der untersuchten Personen. Ernsthafte Erkrankungen werden aber selten beobachtet.

Übertragung und Inkubationszeit: Die Übertragung auf den Menschen kann oral (Katzenkot, rohes Fleisch von Schaf, Schwein und Rind), diaplazentar oder selten durch Bluttransfusionen erfolgen. Die Inkubationszeit beträgt 2 bis 3 Wochen.

Krankheitsbild: Bei der **Toxoplasmose des Erwachsenen** kann man in den meisten Fällen nur durch Antikörperuntersuchungen eine stattgefundene Infektion nachweisen. Erkrankt der (immungeschwächte) Mensch doch, werden meist unspezifische Allgemeinsymptome beschrieben: Abgeschlagenheit, Fieber und Kopfschmerzen, evtl. Lymphknotenvergrößerung. Ferner kann es zu einer Chorioretinitis mit Sehschwäche sowie zu einer Hirnbeteiligung kommen. Der Erreger bleibt zeitlebens im Körper. Bei AIDS-Patienten werden häufig Reaktivierungen der Toxoplasmoseherde beobachtet.
In westlichen Ländern rechnet man mit einem Fall **konnataler Toxoplasmose** auf 1 000 Lebendgeburten. Sie entwickelt sich, wenn die Mutter während der Schwangerschaft (ca. 4.–6. Monat) eine Erstinfektion durchmacht. Die Folgen können Abort, Totgeburt oder postnatale Spätmanifestationen sein. Zu letzteren zählen die Chorioretinitis und Hirnschädigungen.

Diagnostik: Die frische Infektion wird durch Antikörpertiteranstieg (IgM- und IgG-Avidität, zwei Blutuntersuchungen im Abstand von 2–4 Wochen erforderlich) bewiesen. Der IgG-Aviditätstest erlaubt eine Aussage über den ungefähren Zeitpunkt einer Infektion. Bei Aviditätswerten um 8 bis 15 % ist von einer frischen Infektion innerhalb der letzten 1 bis 3 Wochen auszugehen, während Werte von mehr als 50 bis 60 % einen Infektionszeitpunkt von – in der Regel – mehr als 12 Wochen anzeigen. Die Chorioretinitis wird durch den Augenarzt diagnostiziert. Mittels Liquorpunktion kann eine ZNS-Beteiligung bestätigt werden.

Therapie: Eine chemotherapeutische Behandlung ist nur bei schweren Toxoplasmoseverläufen indiziert.

Prophylaxe: Da die Infektion des Erwachsenen in der Regel durch orale Aufnahme des Erregers erfolgt, sollten sich nicht immunkompetente schwangere Frauen und Immungeschwächte von Katzen fern halten. Ebenso sollten sie rohes oder nicht genügend erhitztes Fleisch vom Speiseplan streichen. Eine Impfung ist nicht möglich.

Gesetzliche Bestimmungen: Eine konnatale Toxoplasmose ist meldepflichtig! (2010 gab es in Deutschland 14 Toxoplasmosefälle während der Schwangerschaft/Geburt.)

5.1.5 Trichomonas vaginalis

Trichomonas ist ein einzelliger, durch fünf Geißeln gut beweglicher Parasit und Erreger einer häufigeren Geschlechtskrankheit, der Trichomoniasis.

Übertragung: Die Übertragung erfolgt durch direkten Kontakt oder in Schwimmbädern.

Inkubationszeit und Krankheitsbild: Nach einer etwa viertägigen Inkubationszeit klagen die Frauen über Juckreiz am äußeren Genital und gelb-grünlichen, übel riechenden Ausfluss (**Trichomonadenkolpitis**). Bei beiden Geschlechtern ist eine begleitende Entzündung der Harnwege möglich.

Diagnostik: Die Diagnose wird durch mikroskopischen Nachweis des Erregers im Abstrichpräparat gestellt.

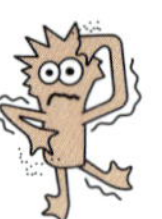

Therapie: Therapeutisch wird häufig Metronidazol (z. B. Clont®) eingesetzt. Um Reinfektionen zu vermeiden, muss in jedem Fall der Partner mitbehandelt werden.

5.2 Helminthen – Würmer

Parasitierende Würmer sind **vielzellige Lebewesen**, die sekundär in ihren Wirtsorganismus eingewandert sind.

Erwachsene Würmer sind in der Regel Anaerobier. Sie sind daher meist im Darm zu finden. Wurmeier oder Larven sind häufig auf Sauerstoff angewiesen und somit gezwungen, aerobes Milieu aufzusuchen.

Diese Tatsache macht deutlich, dass zur Wurmentwicklung ein Organ- bzw. Wirtswechsel notwendig ist, wobei im **Endwirt** der erwachsene Wurm und im **Zwischenwirt** die Larven anzutreffen sind.

Das bedeutet, dass es im befallenen Organismus keine Vermehrung der Wurmparasiten gibt. Die Zahl der einmalig aufgenommenen Parasiten bleibt unverändert – im Gegensatz zu den Protozoen – und bestimmt, ob es zu Krankheitserscheinungen kommt oder nicht. So gibt es Wurminfektionen, die wegen geringer Parasitenzahl keine Beschwerden machen.
Klinisch relevante Erkrankungen entstehen durch eine massive, einmalige Infektion oder durch wiederholte Infektionen mit wenigen Würmern.

Tab. 5-3 Übersicht wichtiger Wurmparasiten

Parasit	Übertragung
Nematoden (Fadenwürmer)	
• Ascaris (Spulwurm)	• Schmutz- und Schmierinfektion, orale Aufnahme der Larven und Eier
• Ancylostoma (Hakenwurm)	• aktives Eindringen der Würmer in den Wirt
• Enterobius (Madenwurm)	• Schmutz- und Schmierinfektion, orale Aufnahme der Larven und Eier
• Filarien	• Übertragung durch Insekten
• Necator (Hakenwurm)	• aktives Eindringen der Würmer in den Wirt
• Trichinella	• Infektion durch Verzehr des Zwischenwirtes
Trematoden (Saugwürmer)	
• Fasciola (großer Leberegel)	• Schmutz- und Schmierinfektion, orale Aufnahme der Larven und Eier
• Schistosomen	• aktives Eindringen der Würmer in den Wirt
Cestoden (Bandwürmer)	
• Diphyllobotrium (Fischbandwurm)	• Infektion durch Verzehr des Zwischenwirtes
• Echinococcus (Hunde-/Fuchsbandwurm)	• Infektion durch Verzehr des Zwischenwirtes
• Taenia (Schweine-/Rinderbandwurm)	• Infektion durch Verzehr des Zwischenwirtes

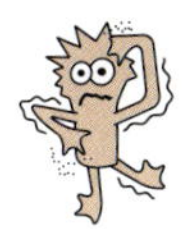

Es existieren unzählige Wurmparasitenarten – die meisten davon kommen in tropischen und subtropischen Regionen vor. Daher beschränkt sich dieses Kapitel auf die wesentlichsten Helminthosen (Tab. 5-3).

5.2.1 Nematoden – Fadenwürmer

Ascaris lumbricoides

Epidemiologie: Der Befall mit **Spulwürmern** (Ascaris lumbricoides) ist weltweit sehr verbreitet. Man schätzt, dass etwa ein Drittel der Weltbevölkerung Wurmträger ist.

Übertragung: Die erwachsenen Spulwürmer sind bis zu 40 cm lang und leben im Darmlumen. Das Weibchen gibt seine Eier über den Stuhl des Menschen an die Umwelt ab. Die ausgereiften Wurmeier (inzwischen Larven) gelangen über verunreinigte Nahrung oder Schmutz- und Schmierinfektion (z. B. Spielplätze) wieder in den Darm, durchbohren die Darmschleimhaut und besiedeln die Lunge. In den oberen Atemwegen angekommen, werden sie verschluckt und entwickeln sich zu geschlechtsreifen Würmern. Diese Phase dauert etwa zwei Monate.

Krankheitsbild: Während der Larvenwanderung können Fieber, Eosinophilie und pulmonale Symptome wie Husten und Luftnot auftreten. Massiver Darmbefall führt zu Durchfall, Koliken und Erbrechen. Komplikationen können durch Verschluss von Hohlorganen (Darm, Gallen- und Pankreaswege) auftreten.

Diagnostik: Der Nachweis von Ascariseiern oder -würmern im Stuhl sichert die Diagnose.

Therapie: Therapeutisch werden Mebendazol (Vermox®) oder Pyrantel (Helmex®) eingesetzt.

Ancylostoma und Necator

Epidemiologie: Beide **Hakenwürmer** sind weit verbreitet. Man schätzt, dass etwa ein Viertel der Weltbevölkerung Wurmträger ist.

Übertragung: Beide Geschlechter werden etwa 10 mm groß und sind als erwachsene Würmer im Dünndarm zu finden, wo sie bis zu 10 Jahre verbleiben können. Die Hakenwürmer beißen sich zum Blutsaugen in der Darmschleimhaut fest. Die Eier werden mit dem Stuhl ausgeschieden. Nach Reifung penetrieren die Larven aktiv die Haut (meistens die Fußhaut [gehäufte Krankheit von Bergmännern, die bei 40 °C mit nackten Füßen im Stollen mit Grubenwasser arbeiten]). Über Venen, Herz, Lunge und Rachen werden die Larven schließlich wieder verschluckt.

Krankheitsbild: Die Eindringstelle zeigt ein juckendes Erythem. Nur ein schwerer Befall führt zu schwereren Symptomen wie z. B. Anämie und Herzschwäche.

Diagnostik: Die Diagnose wird durch Wurmnachweis im Stuhl gestellt.

Therapie: Therapeutisch wird Pyrantel (Helmex®) empfohlen.

Enterobius vermicularis

Epidemiologie: Der Befall mit **Madenwürmern (Oxyuriasis)** ist in gemäßigten Zonen mit Abstand die häufigste Wurmerkrankung bei Kindern.

Übertragung: Die nur 10 mm großen Weibchen leben im Zäkum (Blinddarm) und aufsteigenden Kolon und wandern nachts zur Afterregion, wo die Eier abgelegt werden. Die Eier sind schon wenige Stunden später infektiös, so dass es leicht und häufig durch Schmutz- und Schmierinfektion (Kratzen, Wäsche) zur erneu-

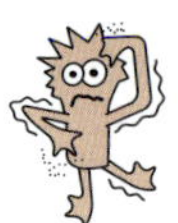

ten Selbstinfektion kommt. Denkbar ist auch eine aktive Larvenwanderung in den Enddarm (Retroinfektion).

Krankheitsbild: Beherrschend ist der ausgeprägte Juckreiz in der Analregion. Die Genitalregion kann beteiligt sein.

Diagnostik: Wurmeier lassen sich gut auf einem durchsichtigen Klebestreifen nachweisen, den man morgens auf den After und seine Umgebung aufklebt, gleich wieder abnimmt und mikroskopisch untersucht.

Therapie: Zahlreiche Wurmmittel sind hilfreich (z. B. Pyrantel). Wäschewechsel, Handpflege und Behandlung der Familienmitglieder sind zur Vermeidung einer Reinfektion erforderlich.

Filarien

Filarien sind Wurmparasiten, die von Blut saugenden Insekten übertragen werden und vorwiegend in tropischen Regionen vorkommen. Durch Befall des lymphatischen Gefäßsystems kann dieses verstopfen und zu massiven Beinödemen führen (Elephantiasis). Andere Filarien können eine Erblindung hervorrufen (Flussblindheit, Onchozerkose).

Trichinella spiralis

Übertragung: Zur **Trichinose** kommt es nach Verzehr von ungenügend erhitztem Schweinefleisch. Im Darm bohren sich die Würmer durch die Wand und gelangen über den Blutstrom praktisch in alle Organe und bevorzugt in die Muskulatur. Hier bleiben sie jahrelang lebensfähig.

Krankheitsbild: Symptome eines Befalls mit Trichinen sind Muskelschwellungen, Schmerzen und Eosinophilie.

Diagnostik: Die Diagnose kann durch Muskelbiopsie oder Antikörpernachweis gestellt werden.

Therapie: Therapeutisch kommt Mebendazol (Vermox®) zum Einsatz.

Gesetzliche Bestimmungen: Seit der gesetzlich vorgeschriebenen Fleischbeschau in Deutschland sind Infektionen mit Trichinen sehr selten geworden.

5.2.2 Trematoden – Saugwürmer

Fasciola hepatica

Epidemiologie: Leberegel kommen weltweit vor und sind Parasiten bei pflanzenfressenden Tieren (Endwirt). Der Mensch wird nur in Ausnahmefällen befallen (Nebenwirt).
Leberegel werden noch immer zu medizinischen Zwecken gezüchtet und z. B. in der Urologie zur Behandlung von Nebenhodenentzündungen eingesetzt.

Übertragung: Fasciola (großer Leberegel) wird bis zu 4 cm groß und lebt in den Gallengängen seines Hauptwirts. Über Galle und Stuhl werden Wurmeier ausgeschieden. Erster Zwischenwirt ist eine Wasserschnecke. Im zweiten Larvenstadium wird der sich an Wasserkresse heftende Wurm (jetzt Zerkarie) durch Verzehr der Wasserkresse wieder vom Hauptwirt aufgenommen.

Krankheitsbild: Beim Menschen können erhebliche Leberschäden bis zur Zirrhose auftreten.

Diagnostik: Die Diagnose wird durch Eiernachweis im Stuhl oder im Duodenalsaft gestellt.

Therapie: Therapeutisch wird Praziquantel (Biltricide®, Cesol®) eingesetzt.

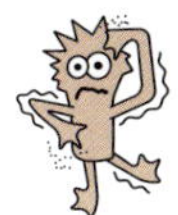

Schistosomen

Epidemiologie: Die in Afrika, Asien und Südamerika weit verbreitete **Bilharziose** wird durch Schistosomen (Pärchenegel) verursacht. Man schätzt, dass etwa 300 Millionen Menschen infiziert und doppelt so viele gefährdet sind. Die Bilharziose gehört somit zu den wichtigsten Infektionskrankheiten überhaupt.

Übertragung: Die Eier der erwachsenen Würmer werden mit dem Stuhl ausgeschieden. Aus den Eiern schlüpfen **Merazidien**, die in Schnecken als Zwischenwirt zu infektionstüchtigen **Zerkarien** heranreifen. Bei Kontakt mit kontaminierten Gewässern dringen die Zerkarien in die Haut ein und entwickeln sich in den Mesenterial- und Pfortadervenen zu geschlechtsreifen Schistosomen.

Krankheitsbild: Der Eintrittsort durch die Haut ist durch eine **Zerkariendermatitis** gekennzeichnet. Je nach Zielorgan unterscheidet man die Darmbilharziose von der Blasenbilharziose:

- Die **Darmbilharziose** kann zu schleimig-blutigen Durchfällen führen. In schweren Fällen kann es zur Hepatosplenomegalie kommen.
- Klinische Zeichen der **Blasenbilharziose** sind Harndrang, Harnbrennen und Hämaturie. Ein erhöhtes Harnblasenkrebsrisiko ist bei Bilharziose statistisch gesichert.

Diagnostik: Die Diagnose wird durch Einachweis im Stuhl oder Urin gesichert.

Therapie: Zur Behandlung steht unter anderem Praziquantel zur Verfügung.

5.2.3 Cestoden – Bandwürmer

Erreger: Die geschlechtsreifen Bandwürmer sind einheitlich gebaut. Sie bestehen aus einem **Kopf**, der der Verankerung in der Darmschleimhaut dient. Die Verankerung wird durch Saugnäpfe, Sauggruben oder Widerhaken erreicht. Unterhalb des Kopfes folgt der **Bandwurmkörper**, der in unterschiedlich viele Unterglieder aufgeteilt ist (Proglottiden).
Da Bandwürmer Zwitter sind, enthalten die einzelnen Glieder sowohl den männlichen als auch den weiblichen Geschlechtsapparat. Nach der Befruchtung reifen die Eier (s. auch Abb. 5-3, S. 120) im Uterus; die eigefüllten Proglottiden werden mit dem Stuhl ausgeschieden.

Diagnostik: Einen Bandwurmbefall kann man durch mikroskopischen Nachweis von Eiern oder Proglottiden im Stuhl sichern.

Diphyllobothrium latum (Fischbandwurm)

Epidemiologie: Der bis zu 2 m lange Fischbandwurm kommt weltweit vor.

Übertragung: Nach Genuss von rohem Fisch kann es zur Infektion kommen. Die Entwicklung führt über mehrere Zwischenwirte.

Krankheitsbild: Die Fischbandwürmer brauchen für ihren Stoffwechsel erhebliche Mengen an Vitamin B_{12}. Deshalb kann sich beim Menschen eine perniziöse Anämie ausbilden.

Therapie: Es wird eine einmalige Gabe von Niclosamid (Yomesan®) und eventuell die Substitution von Vitamin B_{12} empfohlen.

Taenia saginata (Rinderbandwurm)

Der Rinderbandwurm wird ca. 10 m lang. Zur Infektion kommt es durch ungenügend erhitztes Rindfleisch.

Übertragung: Die Eier werden vom Zwischenwirt Rind aufgenommen. Sie setzen eine Larve frei, die aktiv die Darmwand durchwandert und auf hämatogenem Weg in die Muskulatur gelangt. Hier wandelt sie sich in eine 10 mm große

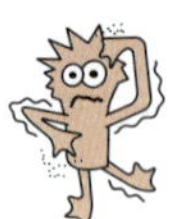

Finne um. Nach Verzehr von rohem, finnenhaltigem Fleisch reift der Parasit im Menschendarm aus und bleibt jahrzehntelang lebens- und vermehrungsfähig.

Krankheitsbild: Der Bandwurmbefall erzeugt in der Regel keine fassbaren Beschwerden.

Therapie: Die Behandlung erfolgt mit Yomesan®.

Taenia solium (Schweinebandwurm)

Wesentlich seltener als Rinderbandwurmbefall ist der Befall mit Schweinebandwürmern (Abb. 5-3).

Übertragung und Krankheitsbild: Die Entwicklung gleicht der des Rinderbandwurms. Die **Zystizerkose** wird durch Ablagerung von Schweinebandwurmfinnen in verschiedenen Organen (Muskulatur, Hirn, Leber) hervorgerufen. Die Herde können verkalken und bei Beschwerden eine operative Entfernung notwendig machen.

Therapie: Therapieerfolge wurden mit Niclosamid (Yomesan®) und Praziquantel erzielt.

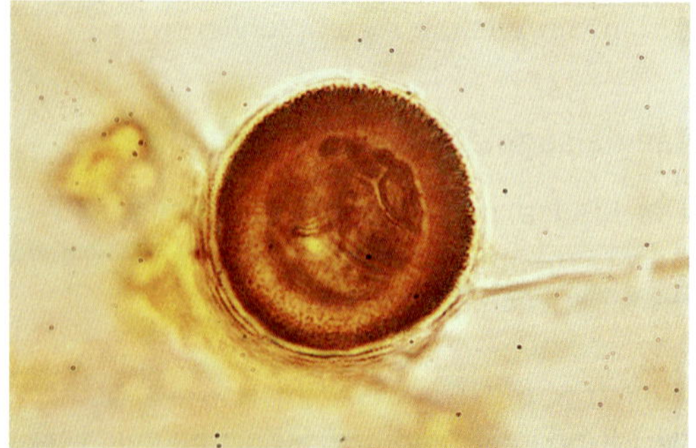

Abb. 5-3 Ei von Taenia spec. (mit freundlicher Genehmigung von Prof. Bruhn, Universitätsklinikum Kiel)

Echinokokken

Zwei Formen der Echinokokkose werden unterschieden:

- großzystische Echinokokkose
- kleinzystische, multilokuläre Echinokokkose

Großzystische Echinokokkose (Hundebandwurm)

Erreger: Der **Hundebandwurm** (Echinococcus granulosus oder cysticus) lebt im Dünndarm von Hunden (Endwirt). Dieser Parasit ist nur wenige Millimeter groß und besitzt 3 bis 4 Proglottiden.

Übertragung: Die Wurmeier gelangen über den Stuhl ins Freie. Von hier werden sie über die Nahrung vom Zwischenwirt (Schafe, Rinder, Pferde) aufgenommen. Menschen infizieren sich durch orale Aufnahme von Eiern mit Tierkot (Streicheln von Hunden). Larven durchbohren die Darmschleimhaut und befallen über den Blutkreislauf die Leber und die Lunge, wo sie sich zur **Finne** entwickeln.

Krankheitsbild: Im befallenen Organ kann sich eine mehrere Zentimeter große **zystische Struktur** entwickeln, die nicht selten mit einem Tumorleiden verwechselt wird. Die Zyste kann platzen und zur Aussaat der Finnen führen. Bei Beschwerden sollte die Echinokokkuszyste im Ganzen entfernt werden.

Diagnostik: Die Diagnose kann durch Antikörperbestimmungen im Blut und durch bildgebende Verfahren (Sonographie, Computertomographie) gesichert werden.

Eine diagnostische Punktion von Echinokokkuszysten muss unterbleiben!

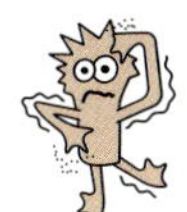

Kleinzystische, multilokuläre Echinokokkose (Fuchsbandwurm)

Epidemiologie: Der Erreger dieser Form der Echinokokkose ist der Echinococcus alveolaris oder multilocularis. Der **Fuchsbandwurm** ist seltener als der Hundebandwurm, in Europa aber endemisch.

Krankheitsbild: Nach Befall des Menschen lassen sich multiple kleine Absiedelungen in der Leber, seltener auch in der Lunge nachweisen. Da um einen Herd keine feste Wand gebildet wird, kommt es zu einem infiltrativen Wachstum wie bei einem metastatischen Tumorleiden. Eine operative Entfernung ist in diesem Fall nicht möglich. Die Letalität dieser Erkrankung ist außerordentlich hoch.

Therapie: Therapieversuche können mit Mebendazol und Albendazol unternommen werden.

5.3 Arthropoden

Bekannte Arthropoden wie Kopflaus, Filzlaus und Krätzmilbe werden in Kapitel 16 »Schädlingsbekämpfung« (S. 235 ff.) besprochen.

6 Wie wehren wir uns?

Alexander Kirov

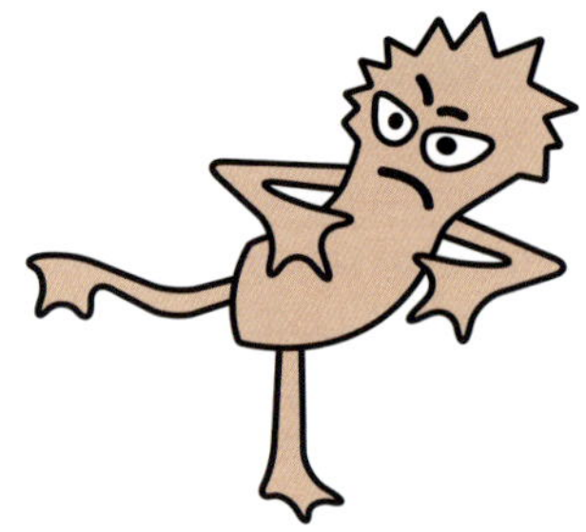

Lebende Organismen sind ständigen Angriffen von Erregern ausgesetzt. Überleben können nur die Organismen, die ein funktionsfähiges Abwehrsystem besitzen. Höhere Lebewesen wie der Mensch verfügen über mehrere **Möglichkeiten der Verteidigung**. Zu ihnen zählen zum Beispiel:

- physiologische Barrieren
- lokale oder generalisierte, unspezifische Entzündungsreaktionen
- die Phagozytose
- die Gruppe der als »immunologisch« bezeichneten Vorgänge

Voraussetzung für ein **intaktes Immunsystem** ist die Fähigkeit, »Selbst« und »Fremd« zu unterscheiden und die darüber gewonnenen Informationen lebenslang zu speichern.

Im Folgenden soll ein kurz gefasster Überblick die wesentlichen Standpfeiler unseres Immunsystems darstellen.

6.1 Physiologische Barrieren

Das Eindringen von potenziell pathogenen Mikroorganismen wird durch eine Reihe physiologischer Barrieren erschwert:

- **Intakte Haut** ist für die meisten Erreger nicht durchdringbar. Zusätzlich sind vorhandene Fettsäuren für viele Mikroorganismen toxisch.
- **pH-Wert-Veränderungen** im Magen und in der Vagina führen zur Zerstörung der meisten Keime.
- **Schleimhäute** werden ständig gereinigt, z. B. durch Flimmerhärchen in der Trachea oder durch Spülungen des Harntrakts durch Urin.
- **Physiologische Keime** besiedeln bestimmte Organe (Verdauungstrakt, Vagina) und verdrängen pathogene Erreger (s. auch Kap. 2 Abschnitt »Physiologische Flora«, S. 10 ff.).

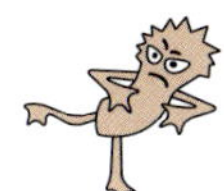

6.2 Lokale, unspezifische Entzündungsreaktion

Kurz nach dem Eindringen von Erregern entsteht ein **örtlich begrenzter Gewebsschaden**. In unmittelbarer Nachbarschaft erweitern sich Arteriolen und Kapillaren, so dass sich die Durchblutung erhöht. Es entsteht eine Rötung (**rubor**; s. auch Abb. 1-1, S. 3). Die vermehrte Durchblutung und die gesteigerten Stoffwechselvorgänge werden als Wärme empfunden (**calor**). Im weiteren Verlauf kann durch Verengung kleiner Venen der Blutabfluss verhindert werden. Die Folge ist ein Flüssigkeitsaustritt und damit verbunden ein Ödem (Schwellung oder **tumor**). Die erhöhte Gewebsspannung führt zum Entzündungsschmerz (**dolor**). Schwellung und Schmerz behindern die Gewebsfunktion (**functio laesa**).

6.3 Generalisierte, unspezifische Entzündungsreaktion

Fieber wird u. a. durch den Zerfall von Bakterien und damit der Freisetzung von Endotoxinen ausgelöst und führt zu einer Beschleunigung aller Stoffwechselvorgänge. Eine **Tachykardie** bedingt eine Steigerung der Durchblutung des gesamten Organismus. Dadurch werden vermehrt Blutzellen und Antikörper an den Entzündungsherd transportiert. Über Eiweißstoffe wird die Granulozytenneubildung im Knochenmark gefördert. Es kommt zur **Leukozytose**. Auch jugendliche Leukozyten werden vermehrt aus dem Knochenmark ausgeschüttet. Eine Linksverschiebung ist die Folge. Die verstärkte Neigung der Erythrozyten zur Verklumpung und eine Veränderung der Bluteiweiße führen zu einer **beschleunigten Blutkörperchen-Senkungsgeschwindigkeit**.

6.4 Phagozytose

Die **Phagozytose**, das »Verschlingen« von eingedrungenen Infektionserregern, ist ein Bestandteil der **unspezifischen, zellulären Abwehr.**

Phagozyten (Blutmonozyten, Gewebsmakrophagen, neutrophile Granulozyten) enthalten hochaktive Enzyme, mit deren Hilfe die Abtötung von Erregern sowie deren Verdauung ermöglicht wird.

Phagozyten können außerdem Erregerbestandteile (Antigene) an ihre Oberfläche binden und diese anderen Abwehrzellen präsentieren:

- **T-Helfer-Zellen** können die Antigene erkennen und über Botenstoffe (Interleukine) die Antikörperproduktion in B-Lymhozyten bzw. Plasmazellen stimulieren (s. unten).
- **Natürliche T-Killer-Zellen** werden angelockt und können einen befallenen Phagozyten lysieren.

6.5 Spezifische (humorale) Infektionsabwehr

Die humorale Immunabwehr wird durch spezifisch gebildete **Antikörper** gesichert. Spezifisch bedeutet, dass für ein Antigen (auf Virus- oder Bakterienoberflächen kann es viele geben) genau passende Antikörper gebildet werden. Die Massenproduktion der Antikörper (Immunglobuline) ist Aufgabe der **Plasmazellen**, die ihrerseits von den **B-Lymphozyten** abstammen.

Kurze Zeit nach einer Infektion werden zunächst Immunglobuline der Klasse **IgM** gebildet. Diese frühen Antikörper werden nach einer Woche von den dauerhaften **IgG**-Antikörpern abgelöst. **IgA**-Antikörper werden vornehmlich von Plasmazellen im Schleimhautbereich (Atemwege, Darm) gebildet.

Wenn die Infektion abgewehrt ist, verbleibt ein Teil der B-Lymphozyten als so genannte **Ge-**

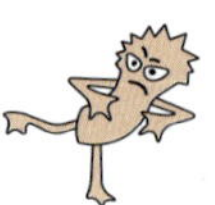

dächtniszellen, die bei erneutem Kontakt mit dem spezifischen Antigen möglicherweise lebenslang zur schnellen Antikörperproduktion bereitstehen.

Die gleiche Aufgabe kommt der **aktiven Impfung** mit abgeschwächten oder abgetöteten Erregern oder molekularbiologisch hergestellten Erregerstrukturteilen (Antigen) zu. Ihr Ziel ist die Bildung der Gedächtniszellen, die bei Infektion mit dem »wirklichen« Antigen sofort passende Antikörper in großer Zahl »ausspucken«.

6.6 Spezifische (zelluläre) Infektionsabwehr

Bei Erkrankungen, die durch einige Bakterienarten (wie Tuberkulose, Listeriose, Typhus abdominalis), aber auch durch Viren, Parasiten und Pilze hervorgerufen werden, fällt auf, dass die Infektionsabwehr nicht mit Eiterbildung einhergeht, sondern **Granulome** entstehen. Diese heißen dann – auf den Erreger bezogen – Tuberkulom, Listeriom etc. Man spricht hier auch von so genannten »kalten« Abszessen.

Die Erreger werden zwar durch Makrophagen (Fresszellen) aufgenommen, können zunächst aber nicht abgetötet werden. Im Gegenteil, sie haben die Fähigkeit, sich in den Fresszellen sogar zu vermehren. Die T-Lymphozyten können die Erreger erst erkennen, wenn die Makrophagen bestimmte Antigene der inkorporierten Erreger an ihrer Oberfläche präsentieren. Daraufhin versetzen die T-Lymphozyten wiederum die Makrophagen in den Zustand einer erhöhten Abwehrleistung und führen schließlich zur Erregerabtötung.

Analog zur Antikörperbestimmung im Serum bei der humoralen Abwehr wird die zelluläre Abwehr durch Prüfung der »Überempfindlichkeit vom verzögerten Typ« (engl.: DTH = **d**elayed **t**ype **h**ypersensitivity) messbar. Bekanntes Beispiel hierfür war der **Tine-Test**: Nach subkutaner Injektion von abgetöteten Mycobakterien wird (verzögert) nach 2 bis 4 Tagen an der Injektionsstelle ein Granulom sichtbar, wenn (irgendwann) zuvor eine spezifische zelluläre Abwehr des Organismus gegen Tuberkelbakterien stattgefunden hat.

7 Abstecher in die Reisemedizin

Alexander Kirov

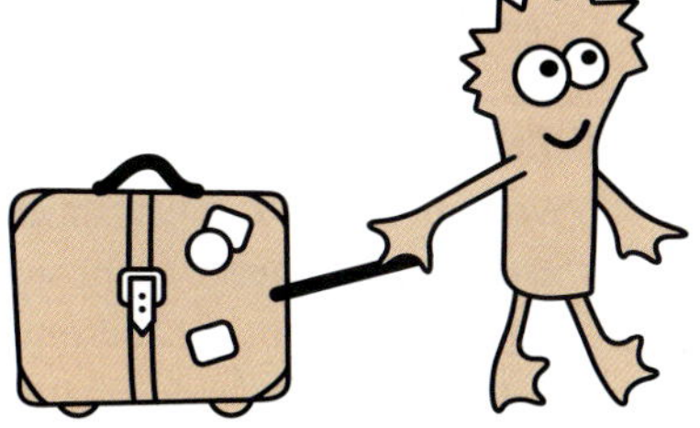

»Unsere Welt ist kleiner geworden.«

Dieser Satz ist natürlich nicht wörtlich zu nehmen. Gemeint ist vielmehr, dass die modernen Verkehrsmittel immer mehr Menschen die Möglichkeit zu Fernreisen bieten. Etwa 5 % der Bundesbürger fliegen im Jahr in die Tropen – das sind ungefähr 4 Millionen Menschen.
Aber: andere Länder, andere Sitten, andere Infektionskrankheiten; etwa 80 % der Urlauber berichten im Anschluss an einen Tropenaufenthalt über Gesundheitsstörungen.
Daher ist die Verhütung und Behandlung von Infektionskrankheiten, die aus fernen Ländern eingeschleppt werden, zu einem wichtigen Problem der Reisemedizin geworden.

 Ziel der **Reisemedizin** ist es, die Gesundheit der Reisenden zu bewahren.

Jeder Reisende sollte bei der Reiseplanung an mögliche Infektionskrankheiten denken und sich entsprechend informieren. Für grundlegende erste Informationen steht der Hausarzt gerne zur Verfügung. Detaillierte Informationen gibt es bei:

- dem Grünen Kreuz
- der Deutschen Gesellschaft für Tropenmedizin und Internationale Gesundheit (DTG) e.V.
- dem CRM Centrum für Reisemedizin in Düsseldorf
- den öffentlichen Impfeinrichtungen
- dem Robert Koch-Institut

Es folgt ein kurzer Überblick über wichtige Infektionskrankheiten, die bei Fernreisen eine Rolle spielen können. Die einzelnen Krankheitsbilder und nähere Informationen sind den jeweiligen Kapiteln zu entnehmen.

7.1 Reisediarrhö

An der Spitze der touristischen Infektionen steht die Reisediarrhö. Die Erkrankungsrate bei einem 14-tägigen Urlaub beträgt in den Tropen etwa 20 bis 50 %. Besonders betroffen sind

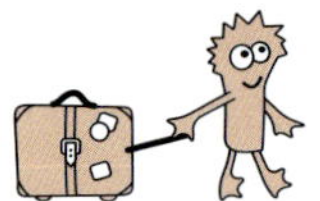

Kleinkinder, bei denen das Leiden nicht nur häufiger ist, sondern auch schwerer und länger verläuft.

Übertragung und Erreger: Die Reisediarrhö wird meistens durch fäkal kontaminierte Speisen und Getränke verursacht. Bakterielle Erreger herrschen vor, besonders enterotoxische E.-coli-Stämme (enterohämorrhagische Escherichia coli, EHEC), die rund 40 % der Durchfallerkrankungen auslösen (»**Montezumas Rache**«). Salmonellen, Shigellen, Campylobacter und andere Bakterien wie auch Lamblien und Amöben sind erheblich seltener verantwortlich. Auch Viren werden zunehmend als Verursacher von Reisediarrhöen diagnostiziert.

Krankheitsbild: Die Reisediarrhö tritt gewöhnlich in den ersten Tagen des Auslandsaufenthalts auf und dauert im Schnitt etwa 4 Tage. In der Regel ist sie ein harmloses Krankheitsbild mit 5 bis 6 Stühlen/Tag. Bauchkrämpfe und Erbrechen sind häufig und beeinträchtigen die Patienten sehr – die schönsten Tage des Jahres sind vermiest.

Prophylaxe: Die Möglichkeit der Prophylaxe ist zwar gegeben, wird aber nur sehr selten konsequent genutzt. Wer möchte schon im teuer bezahlten Urlaub auf kalte Buffets und mit Eiswürfeln gekühlte Drinks verzichten. Nur wenige Reisende halten sich an die folgende Regel:

»Boil it, cook it, peel it or forget it.« (Siede es, koche es, schäle es oder vergiss es.)

Eine Impfung gibt es nicht. Auch Impfstoffe gegen Typhus oder Cholera schützen nicht vor Reisediarrhö, sondern verbreiten beim Laien höchstens die Illusion eines Schutzes.

Therapie: Eine wirksame Therapie besteht in der Einnahme von darmmotilitätshemmenden Medikamenten wie Loperamid (z. B. Imodium®). Antibiotika können in schwereren Fällen die Therapie ergänzen und den Krankheitsverlauf abkürzen. Empfohlen werden Cotrimoxazol, Gyrasehemmer oder Tetracyclinpräparate.

Der **exakte Wasser- und Elektrolytersatz** ist besonders bei Kleinkindern und Alten unverzichtbar. Bei sonst gesunden Erwachsenen reichen häufig zuckerhaltige Getränke und Salzgebäck aus.

Die WHO (Weltgesundheitsorganisation) hat folgende **Therapieempfehlungen** zur **oralen Substitution** bei schweren Durchfallerkrankungen veröffentlicht:

- 3,5 g NaCl (1 gestrichener Teelöffel Kochsalz)
- 2,5 g Natriumbicarbonat (1 gestrichener Teelöffel Backsoda)
- 1,5 g Kaliumchlorid (1 Tasse Orangensaft oder 2 Bananen)
- 20 g Glukose oder 40 g Saccharose (4–6 Teelöffel Zucker) gelöst in 1 l einwandfreiem Wasser

Diese Substitutionslösung wird altersabhängig in nachfolgend angegebener **Dosierung** eingesetzt:

- Kinder unter 2 Jahren: 50–100 ml nach jedem Durchfall
- Kinder zwischen dem 2. und 10. Lebensjahr: 100–200 ml nach jedem Durchfall
- ältere Kinder und Erwachsene: ca. 300 ml nach jedem Durchfall

(modifiziert nach Angaben der WHO)

7.2 Tetanus, Poliomyelitis und Diphtherie

Vor Reiseantritt sollte der Impfschutz gegen Tetanus (S. 27 ff.), Poliomyelitis (S. 95 ff.) und Diphtherie (S. 24 f.) überprüft und gegebenenfalls eine Auffrischimpfung durchgeführt werden. Diese Infektionskrankheiten kommen weltweit vor und stellen für Kinder und Erwachsene ein ernsthaftes Gesundheitsrisiko dar.

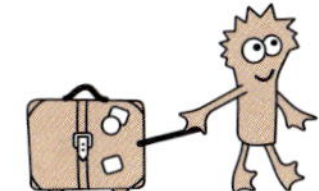

7.3 Hepatitis

Zu den weltweit häufigsten Infektionskrankheiten gehören die Virushepatitiden (S. 68 ff.). Gegen die Hepatitis A und Hepatitis B gibt es die Möglichkeit einer aktiven Immunisierung. Zur kurzfristigen Hepatitis-A-Prophylaxe steht auch ein passiver Impfschutz mit Immunglobulinen zur Verfügung.

7.4 Gelbfieber

Gelbfieber (S. 67) ist in Afrika und Südamerika endemisch. Eine Impfung soll 10 Tage vor Reisebeginn durch eine amtliche Gelbfieberimpfstelle erfolgen und in den Internationalen Impfausweis eingetragen werden. Nur in einigen Ländern besteht eine Impfpflicht vor Einreise.

7.5 Cholera und Typhus

Eine immunisierende Prophylaxe gegen Cholera (S. 47 f.) und Typhus (S. 46 f.) wird nicht zwingend notwendig, wenn man die Hygienevorschriften beachtet. So soll in den Tropen nur abgekochtes Wasser getrunken, auf rohe Speisen verzichtet, nur selbst geschältes Obst verzehrt und möglichst auch Eiswürfel gemieden werden.

In Tabelle 8-4 (S. 138 ff.) sind die wichtigsten Reiseimpfungen ebenfalls zu finden.

7.6 Bilharziose

Vor dem Baden in stehenden oder langsam fließenden Gewässern mit Süßwasser wird wegen der Bilharziosegefahr gewarnt (S. 119).

7.7 Sexuell übertragbare Krankheiten

Der **Sextourismus** ist immer noch Realität! Trotz AIDS-Aufklärung gehen etwa 4 % der Besucher Ostafrikas ungeschützte sexuelle Kontakte mit Einheimischen ein. In Nordthailand sind 30 bis 40 % der Prostituierten HIV-positiv. Daher wird weiterhin mit touristisch importierten **HIV-Infektionen** gerechnet.
Andere sexuell übertragbare Erkrankungen (**Gonorrhö, Lues** u. a.) sind zwar auch existent, werden aber durch die gute Behandelbarkeit in den Hintergrund gedrängt. Die Bedeutung der Kondombenutzung als prophylaktische Maßnahme sei auch hier erwähnt.

7.8 Malaria

Die weltweit häufigste Infektionskrankheit überhaupt ist die Malaria (s. auch Kap. 5 Abschnitt »Plasmodien und Malaria«, S. 112 ff.). Die wichtigste Vorbeugemaßnahme ist die **Verhütung eines Moskitostiches**, da keine 100 %ig wirksame medikamentöse Prophylaxe möglich ist. Die **WHO** gibt folgende **Empfehlungen**:

- Da Moskitos vor allem nachtaktiv sind, wird in den Tropen von der Dämmerung bis zum Morgengrauen der Aufenthalt in geschlossenen Räumen empfohlen. Bei Aufenthalt im Freien nach Sonnenuntergang sollten langärmelige Kleidung und lange Hosen getragen werden; dunkle Farben sind zu vermeiden, da sie Moskitos anziehen und die Mücken schlechter gesehen werden.
- Unbedeckte Hautstellen sollen mit einem insektenabwehrenden Mittel (Repellent) eingerieben werden.
- Nachts Türen und Fenster dicht verschließen und – wenn nötig – unter einem Moskitonetz schlafen.
- Abends in Schlafräumen ein Insektenvertilgungsmittel versprühen, elektrische Insekti-

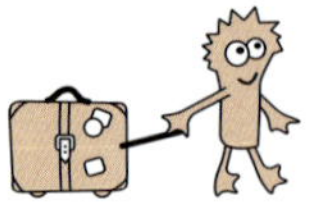

zidverdampfer benutzen oder Mückenvertreibungskerzen abbrennen.

Für die **medikamentöse Malariaprophylaxe** (mit Chloroquin, Proguanil, Mefloquin oder der Atovaqoun/Proguanil-Kombination) ist die genaue Kenntnis der gegenwärtigen Resistenzlage im Reisegebiet notwendig, welche sich binnen weniger Monate ändern kann. Trotz richtiger Vorbeugung bleibt die Möglichkeit einer Malariainfektion bestehen, so dass bei unklarem Fieber während des Aufenthaltes oder nach Rückkehr immer an Malaria gedacht werden muss.

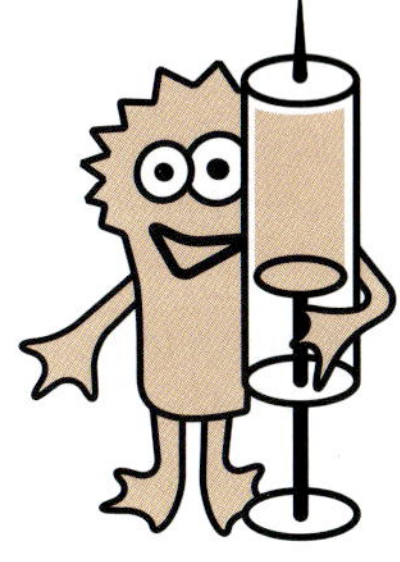

8 Infektionsschutz durch Impfungen

Alexander Kirov

Vor 150 Jahren starb jedes zweite Kind an einer Infektionskrankheit, noch bevor es seinen zehnten Geburtstag erreichte – ein heute unvorstellbarer Gedanke. Dank der Entwicklung und Anwendung von Impfstoffen haben heute die meisten »Kinderkrankheiten« – jedenfalls in Industriestaaten – ihren Schrecken verloren. Das Resultat dieser Impferfolge ist jedoch leider eine wachsende **Impfmüdigkeit** der Bevölkerung. Durch die Sorglosigkeit vieler Erwachsener musste in den letzten Jahren immer wieder über epidemieartige Ausbrüche von »vergessenen« Infektionskrankheiten berichtet werden. Aber:

- Die gefährlichen Infektionskrankheiten sind nicht eliminiert, sondern nur durch Hygienemaßnahmen und Schutzimpfungen zurückgedrängt.
- Die Anzahl der durch Impfung geschützten Personen nimmt kontinuierlich ab, weil Grundimmunisierungen und Auffrischimpfungen aus Unwissenheit und Sorglosigkeit unterbleiben.
- Wer meint, dass »Kinderkrankheiten« für Erwachsene harmlos und unbedenklich sind, irrt. Das Gegenteil ist häufig der Fall. So verlaufen »Kinderkrankheiten« im Erwachsenenalter meist schwerer und mit einer höheren Komplikationsrate.
- Die Infektionsgefahr über den »Import« von Erregern wächst durch steigende Auslandskontakte der Bevölkerung.

Während Kinder und Jugendliche gegen die häufigsten Erreger noch die Standardimpfungen erhalten, wie sie der Impfkalender (s. Tab. 8-3, S. 133) empfiehlt, tut sich spätestens mit Erreichen des 15. Lebensjahres eine **Impflücke** auf. Wenn diese nicht in weiteren Lebensabschnitten durch Auffrischimpfungen geschlossen wird, kann sie sich zu einer dauerhaften Schwachstelle entwickeln.

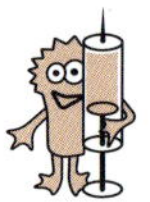

Eine vollständige Durchimpfung der Bevölkerung kann viele Menschenleben retten. Sie ist ein großes Ziel der Präventivmedizin, obwohl in Deutschland keine Impfpflicht besteht.

Die meisten Impfungen und Impfbegriffe wurden in den vorangegangenen Kapiteln bereits angesprochen. Hier soll eine Übersicht dem besseren Verständnis dienen.

8.1 Vakzination

Eine Schutzimpfung wird auch als **Vakzination** bezeichnet. Sie bietet Schutz vor einer Infektionskrankheit. Im Kindesalter wird in der Regel eine **Grundimmunisierung** gegen viele Erkrankungen durchgeführt. Später wird – bei nachlassendem Impfschutz – eine **Auffrischimpfung** (*Booster*) notwendig.

8.2 Aktive Impfung

Nach einer **aktiven Impfung** erfolgt die aktive Auseinandersetzung des Immunsystems mit dem Impfstoff. Das Resultat ist eine spezifische **Antikörperbildung** gegen den jeweiligen Erreger oder gegen Erregerbestandteile. Dies braucht Zeit, daher ist eine Immunität erst nach einigen Wochen zu erwarten. Die aktiven Impfstoffe unterscheiden sich nach ihrer Zusammensetzung. So gibt es **Impfstoffe** mit abgeschwächten **lebenden** (z. B. Polioimpfung nach Sabin, S. 96 f.) und solche mit **abgetöteten** Erregern (z. B. Polioimpfung nach Salk, S. 96). Andere Immunisierungen werden nur mit Erregerteilen (z. B. HBs-Ag bei der Hepatitis B, S. 72 f.) durchgeführt. Bei einer **Toxoidimpfung** werden abgeschwächte Erregergifte appliziert, die zwar nicht vor einer Infektion und Vermehrung des Eindringlings schützen, aber die Giftwirkung aufheben (z. B. Tetanus- oder Diphtherieimpfung, S. 28 f. und S. 25).

8.3 Passive Impfung

Eine **passive Immunisierung** wird immer dann notwendig, wenn Eile geboten ist oder kein aktiver Impfstoff zur Verfügung steht. Dies ist häufig der Fall, wenn eine Infektion schon stattgefunden hat und eine aktive Impfung zu spät kommen würde, um den Krankheitsausbruch zu verhindern (z. B. FSME, Botulismus, Tollwut, S. 66 f., S. 29 f. und S. 100 f.). Der Impfstoff besteht aus **Immunglobulinen** und enthält keine Erreger. Daher kommt es nicht zu einer Auseinandersetzung mit dem Immunsystem (es verhält sich passiv) und somit auch nicht zu einer eigenen Antikörperbildung im Körper des Geimpften. Ein Schutz besteht sofort nach der Impfung, hält aber nur wenige Wochen bis Monate an. Bei einigen Infektionskrankheiten wird der Impfstoff auch **Antitoxin** genannt (z. B. Tetanus, Diphtherie), da er gegen bakterielle Toxine wirkt.

8.4 Simultanimpfung

Unter einer **Simultanimpfung** versteht man eine gleichzeitige passive und aktive Immunisierung mit dem Ziel eines sofort einsetzenden und zugleich lang anhaltenden Impfschutzes. Die bekannteste Simultanimpfung ist die Tetanussimultanimpfung (S. 29) im Falle der Verletzung eines Nichtimmunen (Tab. 8-1). Weitere Beispiele sind Tollwut (S. 101) oder Hepatitis B (S. 72 f.).

8.5 Indikations- und Routineimpfung

Indikationsimpfungen sind nur für bestimmte Bevölkerungskreise notwendig, beispielsweise für Menschen, die während ihrer Berufsausübung bestimmten Infektionsgefahren ausgesetzt sind (z. B. Hepatitis B im Krankenhaus oder Tollwut bei Waldarbeitern), oder für Fern-

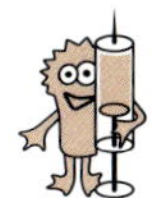

Tab. 8-1 Tetanus-Immunprophylaxe im Verletzungsfall (nach: Epidemiologisches Bulletin 30/2011, S. 292; www.rki.de, Abdruck mit freundlicher Genehmigung des RKI)

Vorgeschichte der Tetanus-Immunisierung (Anzahl der erhaltenen Tetanus-Impfdosen)	Saubere, geringfügige Wunden		Alle anderen Wunden[1]	
	DTaP/Tdap[2]	TIG[3]	DTaP/Tdap[2]	TIG[3]
Unbekannt	ja	nein	ja	ja
0 bis 1	ja	nein	ja	ja
2	ja	nein	ja	nein[4]
3 oder mehr	nein[5]	nein	nein[6]	nein

1 Tiefe und/oder verschmutzte (mit Staub, Erde, Speichel, Stuhl kontaminierte) Wunden, Verletzungen mit Gewebszertrümmerung und reduzierter Sauerstoffversorgung oder Eindringen von Fremdkörpern (z. B. Quetsch-, Riss-, Biss-, Stich-, Schusswunden)
- schwere Verbrennungen und Erfrierungen
- Gewebsnekrosen
- septische Aborte

2 Kinder unter 6 Jahren erhalten einen Kombinationsimpfstoff mit DTaP, ältere Kinder Tdap (d. h. Tetanus-Diphtherie-Impfstoff mit verringertem Diphtherietoxoid-Gehalt und verringerter azellulärer Pertussis-Komponente). Erwachsene erhalten ebenfalls Tdap, wenn sie noch keine Tdap-Impfung im Erwachsenenalter (≥ 18 Jahre) erhalten haben oder sofern eine aktuelle Indikation für eine Pertussis-Impfung besteht (s. Tab. 8-4, S. 150).

3 TIG = Tetanus-Immunglobulin, im Allgemeinen werden 250 IE verabreicht, die Dosis kann auf 500 IE erhöht werden; TIG wird simultan mit DTaP/Tdap-Impfstoff angewendet.

4 Ja, wenn die Verletzung länger als 24 Stunden zurückliegt.

5 Ja (*1 Dosis*), wenn seit der letzten Impfung mehr als 10 Jahre vergangen sind.

6 Ja (*1 Dosis*), wenn seit der letzten Impfung mehr als 5 Jahre vergangen sind.

reisende (Gelbfieber, Cholera, Typhus, Hepatitis A u. a.).

Dagegen werden **Routineimpfungen** allen Menschen empfohlen, sofern aus gesundheitlichen Gründen, wegen einer Schwangerschaft oder Allergien gegen den jeweiligen Impfstoff oder seine Zusätze keine Einwände bestehen.

8.6 Impfpläne

Die folgenden Impfpläne und die Anmerkungen zu den einzelnen Impfungen entsprechen den Empfehlungen der Ständigen Impfkommission (STIKO) des Robert Koch-Instituts (RKI) (Stand: Juli 2011; nach RKI, Epidemiologisches Bulletin 30/2011, S. 275 ff.; www.rki.de). Die Impfempfehlungen werden regelmäßig von der STIKO aktualisiert; die aktuellen Impfpläne sind auf der Homepage des RKI, www.rki.de, einsehbar.

8.6.1 Impfkalender

Die Impfkalender für Säuglinge und Kleinkinder (Tab. 8-2, S. 132) und für Kinder, Jugendliche und Erwachsene (Tab. 8-3, S. 133) umfassen Impfungen zum Schutz vor Tetanus (T), Diphtherie (D/d), Pertussis (aP/ap), *Haemophilus influenzae* Typ b (Hib), Poliomyelitis (IPV),

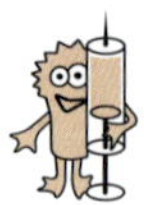

Tab. 8-2 Impfkalender (Standardimpfungen) für Säuglinge und Kleinkinder bis 2 Jahre (nach: Epidemiologisches Bulletin 30/2011, S. 276; www.rki.de, Abdruck mit freundlicher Genehmigung des RKI)

Impfung	Alter in Monaten				
	2	3	4	11–14	15–23
Tetanus	G1	G2	G3	G4	
Diphtherie	G1	G2	G3	G4	
Pertussis	G1	G2	G3	G4	
***Haemophilus influenzae* Typ b**	G1	G2[1]	G3	G4	
Poliomyelitis	G1	G2[1]	G3	G4	
Hepatitis B	G1	G2[1]	G3	G4	
Pneumokokken	G1	G2	G3	G4	
Meningokokken				G1 (ab 12 Monaten)	
Masern, Mumps, Röteln				G1	G2
Varizellen				G1	G2

1 Bei Anwendung eines monovalenten Impfstoffes kann diese Dosis entfallen.
G: Grundimmunisierung (in bis zu 4 Teilimpfungen G1–G4)

Hepatitis B (HB), Pneumokokken, Meningokokken, Masern, Mumps, Röteln (MMR), Varizellen sowie gegen humane Papillomviren (HPV) und Influenza. Der Zeitpunkt der empfohlenen Impfung wird in Monaten (Tab. 8-2) und in Jahren (Tab. 8-3) angegeben. Die Impfungen sollten zum frühestmöglichen Zeitpunkt erfolgen. Um die Zahl der Injektionen möglichst gering zu halten, sollten vorzugsweise Kombinationsimpfstoffe verwendet werden. Die Überprüfung und gegebenenfalls Vervollständigung des Impfstatus ist in jedem Lebensalter sinnvoll. Fehlende Impfungen sollten sofort, entsprechend den Empfehlungen für das jeweilige Lebensalter, nachgeholt werden. Zu den zeitlichen Mindestabständen zwischen zwei Impfungen sowie zur Möglichkeit der Koadministration von Impfstoffen sind die Fachinformationen des jeweiligen Impfstoffes zu beachten. Für einen lang dauernden Impfschutz ist es von besonderer Bedeutung, dass bei der Grundimmunisierung der empfohlene Mindestabstand zwischen vorletzter und letzter Impfung (in der Regel 6 Monate) nicht unterschritten wird.

Die angegebenen Impftermine berücksichtigen die für den Aufbau eines Impfschutzes notwendigen Mindestabstände zwischen den Impfungen. Die Früherkennungsuntersuchungen für Säuglinge und Kinder, die Schuleingangsuntersuchung, Schuluntersuchungen, die Jugendgesundheitsuntersuchungen sowie die Untersuchungen nach dem Jugendarbeitsschutzgesetz sollen für die Impfprophylaxe genutzt werden. Die im Impfkalender empfohlenen Standardimpfungen sollten auch alle Personen mit chronischen Krankheiten erhalten, sofern keine spezifischen Kontraindikationen vorliegen.

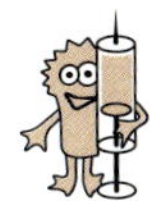

Tab. 8-3 Impfkalender (Standardimpfungen) für Kinder ab 5 Jahre, Jugendliche und Erwachsene (nach: Epidemiologisches Bulletin 30/2011, S. 277; www.rki.de, Abdruck mit freundlicher Genehmigung des RKI)

Impfung	Alter in Jahren				
	5–6	9–11	12–17	ab 18	ab 60
Tetanus	A1	A2		A (ggf. N) Auffrischimpfung jeweils 10 Jahre nach der letzten vorangegangenen Dosis. Die nächste fällige Td-Impfung einmalig als Tdap- bzw. bei entsprechender Indikation als Tdap-IPV-Kombinationsimpfung.	
Diphtherie	A1	A2			
Pertussis	A1	A2			
Poliomyelitis		A1		ggf. N	
Hepatitis B	N				
Pneumokokken					S[1]
Meningokokken	N				
Masern	N			S[2]	
Mumps, Röteln	N				
Varizellen	N				
Influenza					S Jährliche Impfung
Humanes Papillomvirus (HPV)			G1–G3 Standardimpfung für Mädchen und junge Frauen		

1 Einmalige Impfung mit Polysaccharid-Impfstoff, Auffrischimpfung nur für bestimmte Indikationen empfohlen, vgl. Tab. 8-4

2 Einmalige Impfung für alle nach 1970 geborenen Personen ≥ 18 Jahre mit unklarem Impfstatus, ohne Impfung oder mit nur einer Impfung in der Kindheit, vorzugsweise mit einem MMR-Impfstoff

A: Auffrischimpfung

G: Grundimmunisierung (in bis zu 3 Teilimpfungen G1–G3)

N: Nachholimpfung (Grundimpfung aller noch nicht Geimpften bzw. Komplettierung einer unvollständigen Impfserie)

S: Standardimpfung

Wegen der besonderen Gefährdung in der frühen Kindheit muss es das Ziel sein, empfohlene Impfungen für Säuglinge **möglichst frühzeitig** durchzuführen und spätestens bis zum Alter von 14 bzw. 23 Monaten die Grundimmunisierungen zu vollenden. Die Erfahrung zeigt, dass Impfungen, die später als empfohlen begonnen wurden, häufig nicht zeitgerecht fortgesetzt werden. Bis zur Feststellung und Schließung von Impflücken, z. B. bei der Schuleingangsun-

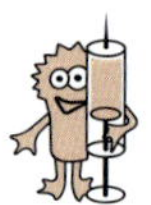

tersuchung, verfügen unzureichend geimpfte Kinder nur über einen mangelhaften Impfschutz. Noch vor dem Eintritt in eine Gemeinschaftseinrichtung, spätestens aber vor dem Schuleintritt, ist für einen altersentsprechenden vollständigen Impfschutz Sorge zu tragen. Spätestens bis zum vollendeten 18. Lebensjahr (d. h. bis zum Tag vor dem 18. Geburtstag) sind bei Jugendlichen versäumte Impfungen nachzuholen.

(Quelle: RKI, Epidemiologisches Bulletin 30/2011, S. 276 f.; www.rki.de)

8.6.2 Anmerkungen zu den im Impfkalender aufgeführten Standardimpfungen

Diphtherie: Ab einem Alter von 5 bzw. 6 Jahren (je nach Angaben des Herstellers) wird bei Auffrischimpfungen und zur Grundimmunisierung ein Impfstoff mit reduziertem Diphtherietoxoid-Gehalt (d) verwendet, in der Regel kombiniert mit Tetanustoxoid und Pertussis-Antigen oder weiteren indizierten Antigenen.

***Haemophilus influenzae* Typ b (Hib):** Ab einem Alter von 5 Jahren ist eine Hib-Impfung nur in Ausnahmefällen indiziert (s. Tab. 8-4, z. B. funktionelle oder anatomische Asplenie). Für die einzelnen Impfungen der Grundimmunisierung sollte – wenn möglich – ein Impfstoff mit gleichem Trägerprotein verwendet werden. Wenn jedoch nicht bekannt ist, mit welchem Impfstoff zuvor geimpft worden ist, weil der Handelsname nicht – wie erforderlich – dokumentiert wurde, dann muss die Grundimmunisierung nicht erneut begonnen werden, sondern kann mit jedem Hib-Impfstoff fortgesetzt werden.

Hepatitis B (HB): Serologische Vor- bzw. Nachtestungen zur Kontrolle des Impferfolgs sind bei der Grundimmunisierung im Kindes- und Jugendalter nicht erforderlich. Eine Wiederimpfung 10 Jahre nach Impfung im Säuglings- und Kleinkindalter ist derzeit für Kinder und Jugendliche nicht generell empfohlen. Kinder und Jugendliche, die einer Risikogruppe angehören, erhalten eine Wiederimpfung entsprechend Tab. 8-4 der STIKO-Empfehlungen (s. auch Epidemiologisches Bulletin 31/2007).

Postexpositionelle Hepatitis-B-Prophylaxe bei Neugeborenen von HBs-Ag-positiven Müttern bzw. von Müttern mit unbekanntem HBs-Ag-Status: Entsprechend den Mutterschafts-Richtlinien ist bei allen Schwangeren nach der 32. Schwangerschaftswoche, möglichst nahe am Geburtstermin, das Serum auf HBs-Ag zu untersuchen. Ist das Ergebnis positiv, dann ist bei dem Neugeborenen unmittelbar post partum, d. h. innerhalb von 12 Stunden, mit der Immunisierung gegen Hepatitis B zu beginnen. Dabei werden simultan die erste Dosis HB-Impfstoff und HB-Immunglobulin verabreicht. Die begonnene HB-Grundimmunisierung wird einen Monat nach der 1. Impfung durch eine 2. Impfung und frühestens 5 Monate nach der 2. Impfung durch eine 3. Impfung vervollständigt.

Bei Neugeborenen inklusive Frühgeborenen von Müttern, deren HBs-Ag-Status nicht bekannt ist und bei denen noch vor bzw. sofort nach der Geburt die serologische Kontrolle nicht möglich ist, wird unabhängig vom Geburtsgewicht ebenfalls unmittelbar post partum die Grundimmunisierung mit HB-Impfstoff begonnen. Bei nachträglicher Feststellung einer HBs-Ag-Positivität der Mutter kann beim Neugeborenen innerhalb von 7 Tagen postnatal die passive Immunisierung nachgeholt werden.

Nach Abschluss der Grundimmunisierung des Neugeborenen einer HBs-Ag-positiven Mutter ist eine serologische Kontrolle erforderlich (s. auch Epidemiologisches Bulletin 10/2000 und 8/2001).

Humane Papillomviren (HPV): Die STIKO empfiehlt zur Reduktion der Krankheitslast durch den Gebärmutterhalskrebs eine generelle

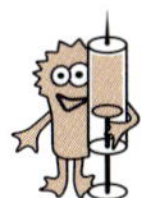

Impfung gegen humane Papillomviren (Typen HPV 16, 18) für alle Mädchen im Alter von 12 bis 17 Jahren. Die Impfung mit 3 Dosen sollte vor dem ersten Geschlechtsverkehr abgeschlossen sein. Die genaue Dauer der Immunität nach Verabreichung aller Impfstoffdosen ist derzeit noch nicht bekannt. Die Frage der Notwendigkeit einer Wiederimpfung kann deshalb noch nicht beantwortet werden. Über die epidemiologische Wirksamkeit der Immunisierung von Jungen und Männern zur Verhinderung der Infektion bei Frauen liegen keine ausreichenden Daten vor. Die Impfung gegen HPV sollte auch als Gelegenheit genutzt werden, andere für Jugendliche von der STIKO empfohlene Impfungen zu vervollständigen. Zur gleichzeitigen Gabe mit anderen Impfstoffen verweist die STIKO auf die jeweiligen Fachinformationen.

Geimpfte Personen sind darauf hinzuweisen, dass die Impfung mit einem der aktuell verfügbaren Impfstoffe gegen humane Papillomviren nicht gegen alle potenziell onkogenen HPV-Typen schützt und dass deshalb die Früherkennungsmaßnahmen zum Gebärmutterhalskrebs unverändert in Anspruch genommen werden müssen. Eine wissenschaftliche Bewertung der HPV-Impfung wurde – ergänzend zur wissenschaftlichen Begründung, die im Epidemiologischen Bulletin 12/2007 publiziert worden ist – im Epidemiologischen Bulletin 32/2009 veröffentlicht.

Influenza: Die STIKO empfiehlt die jährliche Impfung im Herbst mit einem Impfstoff mit aktueller von der WHO empfohlener Antigenkombination als Standardimpfung aller Personen ab 60 Jahre sowie als Indikationsimpfung bei bestimmten Personengruppen (s. Tab. 8-4). Die jährliche Impfung wird auch dann empfohlen, wenn die Antigenzusammensetzung des Impfstoffs gegenüber der vorhergehenden Saison unverändert ist.

Masern, Mumps, Röteln (MMR): Die Impfung gegen Masern, Mumps und Röteln sollte mit einem Kombinationsimpfstoff (MMR-Impfstoff) durchgeführt werden, in der Regel im Alter von 11 bis 14 Monaten. Bis zum Ende des 2. Lebensjahres soll auch die 2. MMR-Impfung erfolgt sein, um den frühestmöglichen Impfschutz zu erreichen.

In folgenden Situationen kann die erste MMR-Impfung unter Berücksichtigung der gegebenen epidemiologischen Situation bereits ab einem Alter von 9 Monaten erfolgen:

- bevorstehende Aufnahme in eine Gemeinschaftseinrichtung
- nach möglichem Kontakt zu Masernkranken

Sofern die Erstimpfung vor dem Alter von 11 Monaten erfolgte, muss die 2. MMR-Impfung bereits zu Beginn des 2. Lebensjahres erfolgen, da persistierende mütterliche Antikörper im 1. Lebensjahr die Impfviren neutralisieren können.

Für eine MMR-Impfung von Säuglingen unter 9 Monaten fehlen umfassende Daten zur Sicherheit und Wirksamkeit, sodass solche Säuglinge in einem Ausbruchsgeschehen in erster Linie durch Impfungen der Kontaktpersonen in der Umgebung zu schützen sind. Individuelle Risiko-Nutzen-Abwägungen können eine Impfung mit 6 bis 8 Monaten ausnahmsweise begründen. Vor dem Alter von 9 Monaten geimpfte Säuglinge sollen zum Aufbau einer langfristigen Immunität 2 weitere Dosen MMR-Impfstoff im 2. Lebensjahr erhalten. Nach Kontakt zu Masernkranken können unter 9 Monate alte Säuglinge nach individueller Risiko-Nutzen-Abwägung alternativ Immunglobuline zum Schutz vor einer Erkrankung erhalten. Nach einer Immunglobulingabe ist die MMR-Impfung für 5 bis 6 Monate nicht sicher wirksam. Dies sollte bei der Indikation zur Immunglobulingabe berücksichtigt werden.

Empfohlen wird die MMR-Impfung auch für alle nach 1970 geborenen Erwachsenen mit unklarem Impfstatus, ohne Impfung oder mit nur einer Impfung in der Kindheit, insbesondere wenn sie im Gesundheitsdienst, in der Betreu-

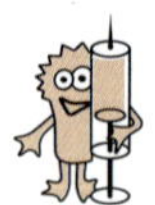

ung von Immundefizienten oder in Gemeinschaftseinrichtungen arbeiten (einmalige Impfung, vorzugsweise mit einem MMR-Impfstoff). Eine ausführliche Begründung dieser Empfehlung findet sich im Epidemiologischen Bulletin 32/2010.

Meningokokken: Die STIKO empfiehlt die Impfung gegen Meningokokken der Serogruppe C mit einem konjugierten Meningokokken-C-Impfstoff für alle Kinder im 2. Lebensjahr zum frühestmöglichen Zeitpunkt. Primäres Impfziel ist es, die Morbidität invasiver Meningokokken-Erkrankungen der Serogruppe C und die resultierenden Folgen wie Hospitalisierung, schwere Komplikationen, Behinderung und Tod zu reduzieren. Von der Impfung aller Kinder im 2. Lebensjahr ist entsprechend den bestehenden Erfahrungen aus anderen Ländern (u.a. Großbritannien, den Niederlanden, Spanien, Belgien) auch eine Wirkung auf die Häufigkeit der Erkrankung in anderen Altersgruppen zu erwarten. Ein zweiter niedrigerer Inzidenzgipfel der Erkrankung besteht in Deutschland für Jugendliche. Eine ausführliche Begründung der Impfempfehlung findet sich im Epidemiologischen Bulletin 31/2006 und unter www.rki.de > Infektionsschutz > Impfen.

Die Grundimmunisierung von Kindern im 2. Lebensjahr gegen Meningokokken erfolgt mit einer Impfstoff-Dosis. Zur gleichzeitigen Gabe mit anderen Impfstoffen verweist die STIKO auf die jeweiligen Fachinformationen.

Zusätzlich zu diesen Hinweisen sind die Empfehlungen zur Impfung von Risikopersonen (s. Tab. 8-4) zu beachten.

Pertussis: In Anbetracht der epidemiologischen Pertussis-Situation in Deutschland und der Schwere des klinischen Verlaufs einer Pertussis im Säuglingsalter ist es dringend geboten, mit der Grundimmunisierung der Säuglinge und Kleinkinder zum frühestmöglichen Zeitpunkt, d.h. unmittelbar nach Vollendung des 2. Lebensmonats, zu beginnen und sie zeitgerecht fortzuführen. Auffrischimpfungen sind mit 5 bis 6 Jahren (s. auch Epidemiologisches Bulletin 3/2006) und 9 bis 17 Jahren (s.a auch Epidemiologisches Bulletin 17/2000) empfohlen. Ab dem Alter von 5 bis 6 Jahren werden sowohl zur Auffrischimpfung als auch zu einer ggf. nachzuholenden Grundimmunisierung Impfstoffe mit reduziertem Pertussis-Antigengehalt (Tdap oder Tdap-IPV) verwendet.

Für alle Erwachsenen empfiehlt die STIKO, die nächste fällige Td-Impfung **einmalig** als Tdap-Kombinationsimpfung zu verabreichen (bei entsprechender Indikation als Tdap-IPV-Kombinationsimpfung). Da ein monovalenter Pertussis-Impfstoff nicht mehr zur Verfügung steht, wird die Gabe von Kombinationsimpfstoffen zu den jeweiligen Impfterminen empfohlen. Bei bestehender Indikation zur Pertussis-Impfung kann ein Tdap-Kombinationsimpfstoff verwendet werden, auch wenn in einem Zeitraum von weniger als 5 Jahren zuvor ein Td-haltiger Impfstoff verimpft worden ist (s. dazu Epidemiologisches Bulletin 33/2009).

Im Zusammenhang mit erkannten **Pertussis-Häufungen** kann auch bei vollständig geimpften Kindern und Jugendlichen mit engem Kontakt zu Erkrankten im Haushalt oder in Gemeinschaftseinrichtungen eine Impfung erwogen werden, wenn die letzte Impfung länger als 5 Jahre zurückliegt. Speziell vor Geburt eines Kindes bzw. für Frauen im gebärfähigen Alter sollte überprüft werden, ob ein adäquater Immunschutz (Impfung innerhalb der vergangenen 10 Jahre) gegen Pertussis für enge Haushaltskontaktpersonen und Betreuer des Neugeborenen (s. Tab. 8-4) besteht. Dieser sollte ggf. mit einem **Kombinationsimpfstoff (Tdap)** unter Berücksichtigung der Indikation der anderen im Impfstoff enthaltenen Antigene aktualisiert werden.

Jede Auffrischimpfung mit Td (auch im Verletzungsfall) sollte Anlass sein, eine mögliche Indikation einer Pertussis-Impfung zu überprüfen und gegebenenfalls einen Kombinationsimpfstoff (Tdap) einzusetzen.

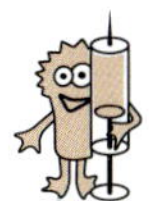

Pneumokokken: Primäres Impfziel einer generellen Impfung gegen Pneumokokken für alle Kinder bis 24 Monate ist es, die Morbidität invasiver Pneumokokken-Infektionen (IPD) und die daraus entstehenden Folgen wie Hospitalisierung, Behinderung und Tod zu reduzieren. Eine ausführliche Begründung der Impfempfehlung findet sich im Epidemiologischen Bulletin 32/2006 und unter www.rki.de/impfen. Zur gleichzeitigen Gabe mit anderen Impfstoffen verweist die STIKO auf die jeweiligen Fachinformationen.
Für Personen ≥ 60 Jahre wird als Standardimpfung die einmalige Impfung gegen Pneumokokken mit einem Pneumokokken-Polysaccharidimpfstoff empfohlen. Wiederholungsimpfungen im Abstand von 5 Jahren sollten nur bei bestimmten Indikationen erfolgen (s. Tab. 8-4).
Zusätzlich zu diesen Hinweisen sind die Empfehlungen zur Impfung von Risikopersonen (s. Tab. 8-4) zu beachten.

Poliomyelitis: Der Polio-Lebendimpfstoff, die orale Polio-Vakzine (OPV), wird wegen des – wenn auch sehr geringen – Risikos einer Vakzine-assoziierten paralytischen Poliomyelitis (VAPP) nicht mehr empfohlen. Zum Schutz vor der Poliomyelitis wird ein zu injizierender Impfstoff, inaktivierte Polio-Vakzine (IPV), empfohlen. Im Alter von 9 bis 17 Jahren wird für Jugendliche eine Auffrischimpfung mit einem Impfstoff, der IPV enthält, empfohlen. Eine mit OPV begonnene Grundimmunisierung wird mit IPV komplettiert. Zusätzliche Hinweise zur Impfung gegen Poliomyelitis sind in Tabelle 8-4 wiedergegeben.

Varizellen: Die 1. Dosis der Impfung gegen Varizellen wird in der Regel im Alter von 11 bis 14 Monaten verabreicht, und zwar entweder simultan mit der 1. MMR-Impfung oder frühestens 4 Wochen nach dieser. Es kann auch ein MMR-Varizellen-Kombinationsimpfstoff (MMRV-Kombinationsimpfstoff) angewendet werden. Die 2. Dosis Varizellen-Impfstoff sollte im Alter von 15 bis 23 Monaten verabreicht werden.
Bei allen ungeimpften 9- bis 17-jährigen Jugendlichen ohne Varizellen-Anamnese sollte eine Nachholimpfung ebenfalls mit zwei Dosen nach Angaben des Herstellers erfolgen.
Der Mindestabstand zwischen zwei Dosen Varizellen- bzw. MMRV-Impfstoff beträgt 4 bis 6 Wochen (je nach Hersteller – Fachinformation beachten).
Die ausführliche wissenschaftliche Begründung zur Varizellen-Impfempfehlung wurde im Epidemiologischen Bulletin 32/2009 veröffentlicht.

(Quelle: RKI, Epidemiologisches Bulletin 30/2011, S. 278 ff.; www.rki.de)

8.6.3 Indikations- und Auffrischimpfungen

Zur Erfüllung des Impfplanes für Säuglinge, Kinder, Jugendliche und Erwachsene (s. Tab. 8-2 und 8-3) sollte der Impfstatus regelmäßig überprüft und ggf. ergänzt werden; jede Arztkonsultation sollte dafür genutzt werden.
Andere Impfungen können bei besonderer epidemiologischer Situation oder Gefährdung für Kinder, Jugendliche und Erwachsene indiziert sein (Indikationsimpfungen). Zu den Indikationsimpfungen gehören auch Reiseimpfungen. Sie können aufgrund der internationalen Gesundheitsvorschriften (Gelbfieber-Impfung) erforderlich sein oder sie werden zum individuellen Schutz empfohlen.
Die Empfehlung über Art und zeitliche Reihenfolge der Impfungen obliegt dem Arzt in jedem Einzelfall unter Abwägung der Indikation und gegebenenfalls bestehender Kontraindikationen.
(...)
Die in Tabelle 8-4 (S. 138 ff.) genannten Impfungen unterscheiden sich sowohl hinsichtlich ihrer epidemiologischen Bedeutung als auch hinsichtlich ihrer Kostenübernahme; sie werden in folgende Kategorien eingeteilt:

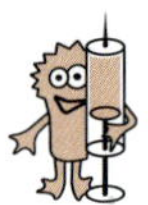

S **Standard**impfungen mit allgemeiner Anwendung (s. auch Tab. 8-2 und 8-3, Impfkalender)
A **Auffrisch**impfungen
I **Indikation**simpfungen für Risikogruppen bei individuell (nicht beruflich) erhöhtem Expositions-, Erkrankungs- oder Komplikationsrisiko sowie auch zum Schutz Dritter
B Impfungen auf Grund eines erhöhten **beruflichen** Risikos, z. B. nach Gefährdungsbeurteilung gemäß Arbeitsschutzgesetz/Biostoffverordnung/Verordnung zur arbeitsmedizinischen Vorsorge (ArbMedVV) und dem G 42 und aus hygienischer Indikation
R Impfungen auf Grund von **Reisen**
P **Postexpositionelle** Prophylaxe/Riegelungsimpfungen bzw. andere Maßnahmen der spezifischen Prophylaxe (Immunglobulingabe oder Chemoprophylaxe) bei Kontaktpersonen in Familie und Gemeinschaft

(Quelle: RKI, Epidemiologisches Bulletin 30/2011, S. 280; www.rki.de)

Tab. 8-4 Indikations- und Auffrischimpfungen sowie andere Maßnahmen der spezifischen Prophylaxe (nach: Epidemiologisches Bulletin 30/2011, S. 281 ff.; www.rki.de, Abdruck mit freundlicher Genehmigung des RKI)

Impfung gegen	Kategorie	Indikation bzw. Reiseziel	Anwendungshinweise (Packungsbeilage/ Fachinformationen beachten)
Cholera	R	Aufenthalte in Infektionsgebieten, speziell unter mangelhaften Hygienebedingungen bei aktuellen Ausbrüchen, z. B. in Flüchtlingslagern oder bei Naturkatastrophen	Nach Angaben des Herstellers
Diphtherie	S/A	Alle Personen bei fehlender oder unvollständiger Grundimmunisierung oder wenn die letzte Impfung der Grundimmunisierung oder die letzte Auffrischimpfung länger als 10 Jahre zurückliegt	Erwachsene sollen die nächste fällige Diphtherie-Impfung einmalig als Tdap-Kombinationsimpfung erhalten, **bei entsprechender Indikation als Tdap-IPV-Kombinationsimpfung.** Bei bestehender Diphtherie-Impfindikation und ausreichendem Tetanus- und Pertussis-Impfschutz sollte monovalent gegen Diphtherie geimpft werden. Ungeimpfte oder Personen mit fehlendem Impfnachweis sollten 2 Impfungen im Abstand von 4–8 Wochen und eine 3. Impfung 6–12 Monate nach der 2. Impfung erhalten.

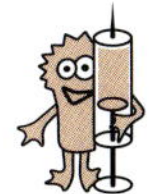

Tab. 8-4 (Fortsetzung)

Impfung gegen	Kategorie	Indikation bzw. Reiseziel	Anwendungshinweise (Packungsbeilage/ Fachinformationen beachten)
Diphtherie (Fortsetzung)	**S/A**		Eine Reise in ein Infektionsgebiet sollte frühestens nach der 2. Impfung angetreten werden.
	P	Bei Epidemien oder regional erhöhter Morbidität	Entsprechend den Empfehlungen der Gesundheitsbehörden
	P	Für Personen mit engem (*face to face*) Kontakt zu Erkrankten, Auffrischimpfung 5 Jahre nach der letzten Impfung	Chemoprophylaxe Unabhängig vom Impfstatus präventive antibiotische Therapie, z. B. mit Erythromycin (s. »Ratgeber Diphtherie«, www.rki.de > Infektionskrankheiten A–Z > Diphtherie)
FSME (Frühsommer-meningo-enzephalitis)	**I** **B**	Personen, die in FSME-Risikogebieten Zecken exponiert sind oder Personen, die durch FSME beruflich gefährdet sind (exponiertes Laborpersonal sowie in Risikogebieten z. B. Forstarbeiter und Exponierte in der Landwirtschaft) Saisonalität beachten: April–November **Risikogebiete in Deutschland** sind zur Zeit insbesondere: • **Baden-Württemberg** • **Bayern** (außer dem größten Teil Schwabens und dem westlichen Teil Oberbayerns) • **Hessen** (Landkreis [LK] Odenwald, LK Bergstraße, LK Darmstadt-Dieburg, Stadtkreis [SK] Darmstadt, LK Groß-Gerau, LK Offenbach, SK Offenbach, LK Main-Kinzig-Kreis, LK Marburg-Biedenkopf) • **Rheinland-Pfalz** (LK Birkenfeld) • **Thüringen** (SK Jena, SK Gera, LK Saale-Holzland-Kreis, LK Saale-Orla-Kreis, LK Saalfeld-Rudolstadt, LK Hildburghausen, LK Sonneberg)	Grundimmunisierung und Auffrischimpfungen mit einem für Erwachsene bzw. Kinder zugelassenen Impfstoff nach Angaben des Herstellers Entsprechend den Empfehlungen der Gesundheitsbehörden; Hinweise zu FSME-Risikogebieten – veröffentlicht im *Epidemiologischen Bulletin* des RKI, Ausgabe 15/2011 – sind zu beachten.

Fortsetzung auf S. 140

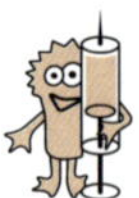

Tab. 8-4 (Fortsetzung)

Impfung gegen	Kategorie	Indikation bzw. Reiseziel	Anwendungshinweise (Packungsbeilage/ Fachinformationen beachten)
FSME (Frühsommer-meningo-enzephalitis) (Fortsetzung)	R	Zeckenexposition in FSME-Risikogebieten außerhalb Deutschlands	
	P		(Siehe *Epidemiologisches Bulletin* 15/2007, S. 136)
Gelbfieber	R/B	Entsprechend den Impfanforderungen der Ziel- oder Transitländer sowie vor Aufenthalt in bekannten Endemiegebieten im tropischen Afrika und in Südamerika; die Hinweise der WHO zu Gelbfieber-Infektionsgebieten sind zu beachten.	Einmalige Impfung in den von den Gesundheitsbehörden zugelassenen Gelbfieber-Impfstellen; Auffrischimpfungen in 10-jährigen Intervallen
Haemophilus influenzae **Typ b (Hib)**	I	Personen mit anatomischer oder funktioneller Asplenie	
	P	Nach engem Kontakt zu einem Patienten mit invasiver *Haemophilus-influenzae*-b-Infektion wird eine Rifampicin-Prophylaxe empfohlen: • für alle Haushaltsmitglieder (außer für Schwangere) ab einem Alter von 1 Monat, wenn sich dort ein ungeimpftes oder unzureichend geimpftes Kind im Alter bis zu 4 Jahren oder aber eine Person mit einem relevanten Immundefekt befindet, • für ungeimpfte exponierte Kinder bis 4 Jahre in Gemeinschaftseinrichtungen. Falls eine Prophylaxe indiziert ist, sollte sie zum frühestmöglichen Zeitpunkt, spätestens 7 Tage nach Beginn der Erkrankung des Indexfalls, begonnen werden.	Dosierung Rifampicin: **ab 1 Monat:** 20 mg/kg/Tag (maximal 600 mg) in 1 ED für 4 Tage **Erwachsene:** 600 mg p.o. in 1 ED für 4 Tage Da bei Schwangeren die Gabe von Rifampicin und Gyrasehemmern kontraindiziert ist, kommt bei ihnen zur Prophylaxe ggf. Ceftriaxon in Frage.

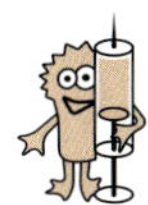

Tab. 8-4 (Fortsetzung)

Impfung gegen	Kategorie	Indikation bzw. Reiseziel	Anwendungshinweise (Packungsbeilage/ Fachinformationen beachten)
Hepatitis A (HA)	I	1. Personen mit einem Sexualverhalten mit hoher Infektionsgefährdung 2. Personen mit häufiger Übertragung von Blutbestandteilen, z. B. Hämophile, oder Krankheiten der Leber/ mit Leberbeteiligung 3. Bewohner von psychiatrischen Einrichtungen oder vergleichbaren Fürsorgeeinrichtungen für Menschen mit Verhaltensstörung oder Zerebralschädigung	Grundimmunisierung und Auffrischimpfung nach Angaben des Herstellers Die serologische Vortestung auf Anti-HAV ist nur bei den Personen erforderlich, die länger in Endemiegebieten gelebt haben **oder** in Familien aus Endemiegebieten aufgewachsen sind **oder** vor 1950 geboren wurden.
	B	4. Gesundheitsdienst (inkl. Küche, Labor, technischer und Reinigungs- bzw. Rettungsdienst, psychiatrische und Fürsorgeeinrichtungen, Behindertenwerkstätten, Asylbewerberheime) Durch Kontakt mit möglicherweise infektiösem Stuhl Gefährdete inkl. Auszubildende und Studenten 5. Kanalisations- und Klärwerksarbeiter mit Abwasserkontakt 6. Tätigkeit (inkl. Küche und Reinigung) in Kindertagesstätten, Kinderheimen u. ä.	
	P	Kontakt zu an Hepatitis-A-Kranken (Riegelungsimpfung vor allem in Gemeinschaftseinrichtungen; s. a. »Ratgeber Hepatitis A«, > www.rki.de > Infektionskrankheiten A – Z > Hepatitis A)	Nach einer Exposition von Personen, für die eine Hepatitis A eine besonders große Gefahr darstellt (z. B. chronisch HBV- oder HCV-Infizierte), sollte simultan mit der ersten Impfung ein Immunglobulin-Präparat gegeben werden.
	R	Reisende in Regionen mit hoher Hepatitis-A-Prävalenz	

Fortsetzung auf S. 142

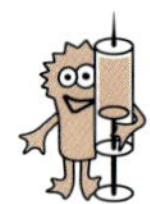

Tab. 8-4 (Fortsetzung)

Impfung gegen	Kategorie	Indikation bzw. Reiseziel	Anwendungshinweise (Packungsbeilage/ Fachinformationen beachten)
Hepatitis B (HB)	I	1. Patienten mit chronischer Nieren-(Dialyse)/Leberkrankheit/Krankheit mit Leberbeteiligung/häufiger Übertragung von Blut(bestandteilen, z. B. Hämophile), vor ausgedehntem chirurgischem Eingriff (z. B. unter Verwendung der Herz-Lungen-Maschine), HIV-Positive 2. Kontakt mit HBs-Ag-Träger in Familie/Wohngemeinschaft 3. Sexualkontakt zu HBs-Ag-Träger bzw. Sexualverhalten mit hoher Infektionsgefährdung 4. Drogenabhängigkeit, längerer Gefängnisaufenthalt 5. Durch Kontakt mit HBs-Ag-Trägern in einer Gemeinschaft (Kindergärten, Kinderheime, Pflegestätten, Schulklassen, Spielgemeinschaften) gefährdete Personen 6. Patienten in psychiatrischen Einrichtungen oder Bewohner vergleichbarer Fürsorgeeinrichtungen für Menschen mit Verhaltensstörung oder Zerebralschädigung sowie Personen in Behindertenwerkstätten	Hepatitis-B-Impfung nach serologischer Vortestung (Indikationen 1–4, 6, 7, Anti-HBc-Test negativ); Impferfolgskontrolle erforderlich (Indikationen 1, 2, 7, 8: Anti-HBs-Test 4–8 Wochen nach 3. Dosis) bzw. sinnvoll bei über 40-Jährigen/anderen Personen mit möglicher schlechter Ansprechrate (z. B. Immundefizienz) Bei Anti-HBs-Werten < 100 IE/l sofort Wiederimpfung mit erneuter Kontrolle; bei erneutem Nichtansprechen Wiederimpfungen mit i. d. R. max. 3 Dosen wiederholen Bei erfolgreicher Impfung (Anti-HBs ≥ 100 IE/l) Auffrischung nach 10 Jahren (1 Dosis) Bei in der Kindheit Geimpften mit neu aufgetretenem HB-Risiko (z. B. Indikation 1–8) eine Dosis HB-Impfstoff mit anschließender serologischer Kontrolle (Anti-HBs- und Anti-HBc-Bestimmung) 4–8 Wochen nach Wiederimpfung für die Indikation 1, 2, 7, 8
	B	7. Gesundheitsdienst (inkl. Labor, technischer Reinigungs-/Rettungsdienst) sowie Personal psychiatrischer Einrichtungen/Fürsorgeeinrichtungen/Behindertenwerkstätten, Asylbewerberheime Durch Kontakt mit infiziertem Blut oder infizierten Körperflüssigkeiten Gefährdete, Auszubildende und Studenten	

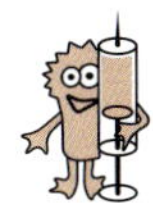

Tab. 8-4 (Fortsetzung)

Impfung gegen	Kategorie	Indikation bzw. Reiseziel	Anwendungshinweise (Packungsbeilage/ Fachinformationen beachten)
Hepatitis B (HB) (Fortsetzung)	**B**	8. Möglicher Kontakt mit infiziertem Blut oder infizierten Körperflüssigkeiten (Gefährdungsbeurteilung durchführen), z. B. Müllentsorger, industrieller Umgang mit Blut(produkten), ehrenamtliche Ersthelfer, Polizisten, Sozialarbeiter, (Gefängnis-)Personal mit Kontakt zu Drogenabhängigen	
	R/B	Reisende in Regionen mit hoher Hepatitis-B-Prävalenz bei Langzeitaufenthalt mit engem Kontakt zu Einheimischen	
	P	Verletzungen mit möglicherweise HBV-haltigen Gegenständen, z. B. Nadelstich	(Siehe »Immunprophylaxe bei Exposition«, Epidemiologisches Bulletin 30/2011, S. 292)
		Neugeborene HBs-Ag-positiver Mütter oder von Müttern mit unbekanntem HBs-Ag-Status (unabhängig vom Geburtsgewicht)	(Siehe Anmerkungen zum Impfkalender, Epidemiologisches Bulletin 30/2011, S. 278)
Humane Papillomviren (HPV)			Frauen, die zum von der STIKO empfohlenen Zeitpunkt (12–17 Jahre) keine Impfung gegen HPV erhalten haben, können ebenfalls von einer Impfung gegen HPV profitieren. Es liegt in der Verantwortung des Arztes, nach individueller Prüfung von Nutzen und Risiko der Impfung seine Patientinnen auf der Basis der Impfstoffzulassung darauf hinzuweisen.
Influenza	**I**	Alle Schwangeren ab 2. Trimenon, bei erhöhter gesundheitlicher Gefährdung infolge eines Grundleidens ab 1. Trimenon	Impfung mit einem Impfstoff mit aktueller von der WHO empfohlener Antigenkombination
		Kinder, Jugendliche und Erwachsene mit erhöhter gesundheitlicher Gefährdung infolge eines Grundleidens, wie z. B.:	Jährliche Impfung im Herbst mit einem Impfstoff mit aktueller von der WHO empfohlener Antigenkombination

Fortsetzung auf S. 144

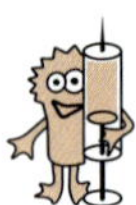

Tab. 8-4 (Fortsetzung)

Impfung gegen	Kategorie	Indikation bzw. Reiseziel	Anwendungshinweise (Packungsbeilage/ Fachinformationen beachten)
Influenza (Fortsetzung)	I	• chronische Krankheiten der Atmungsorgane (inklusive Asthma und COPD) • chronische Herz-Kreislauf-, Leber- und Nierenkrankheiten • Diabetes und andere Stoffwechselkrankheiten • chronische neurologische Krankheiten, z. B. Multiple Sklerose mit durch Infektionen getriggerten Schüben • Personen mit angeborenen oder erworbenen Immundefekten mit T- und/oder B-zellularer Restfunktion • HIV-Infektion Bewohner von Alters- oder Pflegeheimen	
	B/I	Personen mit erhöhter Gefährdung, z. B. medizinisches Personal, Personen in Einrichtungen mit umfangreichem Publikumsverkehr sowie Personen, die als mögliche Infektionsquelle für von ihnen betreute ungeimpfte Risikopersonen fungieren können	
		Personen mit erhöhter Gefährdung durch direkten Kontakt zu Geflügel und Wildvögeln	Eine Impfung mit dem aktuellen saisonalen humanen Influenza-Impfstoff bietet keinen direkten Schutz vor Infektionen durch den Erreger der aviaren Influenza, sie kann jedoch Doppelinfektionen mit den aktuell zirkulierenden Influenzaviren verhindern (s. a.: TRBA 608 des ABAS unter www.baua.de > Themen von A–Z > Biologische Arbeitsstoffe > Technische Regeln für Biologische Arbeitsstoffe).

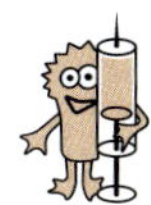

Tab. 8-4 (Fortsetzung)

Impfung gegen	Kate- gorie	Indikation bzw. Reiseziel	Anwendungshinweise (Packungsbeilage/ Fachinformationen beachten)
Influenza (Fortsetzung)	**R/I**	Für Reisende ab 60 Jahren und die unter I (Indikationsimpfung) genannten Personengruppen, die nicht über einen aktuellen Impfschutz verfügen, ist die Impfung generell empfehlenswert, für andere Reisende ist eine Influenza-Impfung nach Risikoabwägung entsprechend Exposition und Impfstoffverfügbarkeit sinnvoll.	
	I	Wenn eine intensive Epidemie aufgrund von Erfahrungen in anderen Ländern droht oder nach deutlicher Antigendrift bzw. einer Antigenshift zu erwarten ist und der Impfstoff die neue Variante enthält	Entsprechend den Empfehlungen der Gesundheitsbehörden
Masern	**B**	Nach 1970 Geborene mit unklarem Impfstatus, ohne Impfung oder mit nur einer Impfung in der Kindheit, die im Gesundheitsdienst und bei der Betreuung von Immundefizienten sowie in Gemeinschaftseinrichtungen tätig sind	Einmalige Impfung, vorzugsweise mit einem MMR-Impfstoff
	P	Postexpositionsprophylaxe Ungeimpfte ab dem Alter von 9 Monaten bzw. in der Kindheit nur einmal geimpfte Personen oder Personen mit unklarem Impfstatus mit Kontakt zu Masernkranken; möglichst innerhalb von 3 Tagen nach Exposition	Einmalige Impfung, vorzugsweise mit einem MMR-Impfstoff Die Immunglobulingabe ist zu erwägen für gefährdete Personen mit hohem Komplikationsrisiko und für Schwangere (s. a. *Epid. Bull.* 29/2001, S. 223).
	I	Im Rahmen eines Ausbruchs Nach 1970 Geborene mit unklarem Impfstatus, ohne Impfung oder mit nur einer Impfung in der Kindheit	Einmalige Impfung, vorzugsweise mit einem MMR-Impfstoff

Fortsetzung auf S. 146

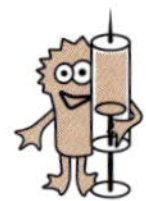

Tab. 8-4 (Fortsetzung)

Impfung gegen	Kategorie	Indikation bzw. Reiseziel	Anwendungshinweise (Packungsbeilage/ Fachinformationen beachten)
Meningokokken-Infektionen (Gruppen A, C, W_{135}, Y)	I	Gesundheitlich Gefährdete: Personen mit angeborenen oder erworbenen Immundefekten mit T- und/oder B-zellulärer Restfunktion, insbesondere Komplement-/Properdindefekte, Hypogammaglobulinämie; Asplenie	• **Kinder im Alter von 2 bis 23 Monaten:** Impfung mit konjugiertem Meningokokken-C-(MenC-)Impfstoff; nach Vollendung des 2. Lebensjahres durch 4-valenten Polysaccharid-Impfstoff (PS-Impfstoff) ergänzen. Mindestabstand von 2 Monaten beachten. • **Kinder im Alter von 2 bis 10 Jahren:** ggf. fehlende Impfung mit konjugiertem MenC-Impfstoff nachholen, gefolgt von einer Impfung mit 4-valentem PS-Impfstoff. Mindestabstand von 2 Monaten beachten. • Ab einem Alter von **11 Jahren** Impfung mit 4-valentem Konjugatimpfstoff.
	B	Gefährdetes Laborpersonal (bei Arbeiten mit dem Risiko eines *N.-meningitidis*-Aerosols!)	Impfung mit 4-valentem Konjugatimpfstoff. Bei bereits mit einem PS-Impfstoff geimpften Personen sollte bei der nächsten fälligen Auffrischung mit 4-valentem Konjugatimpfstoff geimpft werden. Ist bereits eine Impfung mit konjugiertem MenC-Impfstoff erfolgt, ist eine weitere Impfung mit 4-valentem Konjugatimpfstoff empfohlen.
	R	Reisende in Länder mit epidemischem/hyperendemischem Vorkommen, besonders bei engem Kontakt zur einheimischen Bevölkerung; Entwicklungshelfer; dies gilt auch für Aufenthalte in Regionen mit Krankheitsausbrüchen und Impfempfehlung für die einheimische Bevölkerung (WHO- und Länderhinweise beachten)	Ab einem Alter von 11 Jahren Impfung mit einem 4-valenten Konjugatimpfstoff. Bis zum Alter von 10 Jahren eine Impfung mit epidemiologisch indiziertem AC- oder A,C,W_{135},Y-Polysaccharid-Impfstoff (für den afrikanischen Meningitis-Gürtel wird wegen der

Tab. 8-4 (Fortsetzung)

Impfung gegen	Kategorie	Indikation bzw. Reiseziel	Anwendungshinweise (Packungsbeilage/ Fachinformationen beachten)
Meningokokken-Infektionen (Gruppen A, C, W_{135}, Y) (Fortsetzung)	R		Zirkulation der Serogruppe W_{135} in einigen Ländern derzeit der A,C,W_{135},Y-Impfstoff bevorzugt). Der Impferfolg ist bei Kindern unter 2 Jahren vor allem für die Serogruppen C, W_{135} und Y deutlich schlechter als bei Erwachsenen; es kann für diese Altersgruppe jedoch zumindest ein kurzfristiger Schutz gegen die Serogruppe A erreicht werden. Bei Kindern von 1 bis 10 Jahren sollte die Standardimpfung mit MenC-Konjugatimpfstoff möglichst vor einer PS-Impfung durchgeführt werden. Wenn vor einer Krankheit durch die Serogruppe C geschützt werden soll, steht für Personen ab 2 Monaten eine Impfprophylaxe mit konjugiertem Impfstoff zur Verfügung.
	R	Vor Pilgerreise (Hadj)	Bis zum Alter von 10 Jahren Impfung mit 4-valentem PS-Impfstoff. Ab dem Alter von 11 Jahren Impfung mit 4-valentem Konjugatimpfstoff (Einreisebestimmungen beachten).
	R	Schüler/Studenten vor Langzeitaufenthalten in Ländern mit empfohlener allgemeiner Impfung für Jugendliche oder selektiver Impfung für Schüler/ Studenten	Entsprechend den Empfehlungen der Zielländer Bei fortbestehendem Infektionsrisiko Wiederimpfung für alle oben angegebenen Indikationen nach Angaben des Herstellers, für PS-Impfstoff im Allgemeinen nach 3 Jahren. Die Wiederimpfung erfolgt bei Personen ab 11 Jahren mit dem 4-valenten Konjugatimpfstoff.

Fortsetzung auf S. 148

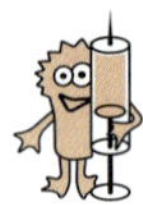

Tab. 8-4 (Fortsetzung)

Impfung gegen	Kategorie	Indikation bzw. Reiseziel	Anwendungshinweise (Packungsbeilage/ Fachinformationen beachten)
Meningokokken-Infektionen (Gruppen A, C, W_{135}, Y) (Fortsetzung)	**I/P**	Bei Ausbrüchen oder regionalen Häufungen auf Empfehlung der Gesundheitsbehörde (s. Abschnitt »Spezielle Hinweise zur Durchführung von Schutzimpfungen« Epidemiologisches Bulletin 30/2011, S. 291)	
	P	Für Personen mit engem Kontakt zu einem Erkrankten mit einer invasiven Meningokokken-Infektion (alle Serogruppen) wird eine Rifampicin-Prophylaxe empfohlen (außer für Schwangere; s. dort) Hierzu zählen: • alle Haushaltskontaktmitglieder • Personen mit Kontakt zu oropharyngealen Sekreten eines Patienten • Kontaktpersonen in Kindereinrichtungen mit Kindern unter 6 Jahren (bei guter Gruppentrennung nur die betroffene Gruppe) • Personen mit engen Kontakten in Gemeinschaftseinrichtungen mit haushaltsähnlichem Charakter (Internate, Wohnheime sowie Kasernen)	**Dosierung:** *Rifampicin:* **Neugeborene:** 10 mg/kg/Tag in 2 ED p.o. für 2 Tage **Säuglinge, Kinder und Jugendliche bis 60 kg:** 20 mg/kg/Tag in 2 ED p.o. für 2 Tage (maximale ED 600 mg) **Jugendliche und Erwachsene ab 60 kg:** 2 x 600 mg/Tag für 2 Tage Eradikationsrate: 72–90 % ggf. *Ceftriaxon*: **bis 12 Jahre:** 125 mg i.m. **ab 12 Jahre:** 250 mg i.m. in einer ED Eradikationsrate: 97 % ggf. *Ciprofloxacin*: **ab 18 Jahre:** einmal 500 mg p.o. Eradikationsrate: 90–95 %
		Die Chemoprophylaxe ist indiziert, falls enge Kontakte mit dem Indexpatienten in den letzten 7 Tagen vor dessen Erkrankungsbeginn stattgefunden haben. Sie sollte möglichst bald nach der Diagnosestellung beim Indexpatienten erfolgen, ist aber bis zu 10 Tage nach letzter Exposition sinnvoll.	Da bei Schwangeren die Gabe von Rifampicin und Gyrasehemmern kontraindiziert ist, kommt bei ihnen zur Prophylaxe ggf. Ceftriaxon in Frage.

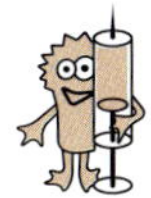

Tab. 8-4 (Fortsetzung)

Impfung gegen	Kategorie	Indikation bzw. Reiseziel	Anwendungshinweise (Packungsbeilage/ Fachinformationen beachten)
Meningokokken-Infektionen (Gruppen A, C, W_{135}, Y) (Fortsetzung)	P		Der Indexpatient mit einer invasiven Meningokokken-Infektion sollte nach Abschluss der Therapie ebenfalls Rifampicin erhalten, sofern er nicht intravenös mit einem Cephalosporin der 3. Generation behandelt wurde.
		Zusätzlich zur Chemoprophylaxe wird für bisher ungeimpfte enge Kontaktpersonen (Haushaltskontakte oder enge Kontakte mit haushaltsähnlichem Charakter) eines Erkrankten mit einer impfpräventablen invasiven Meningokokken-Infektion so bald wie möglich nach dem Kontakt die Meningokokken-Impfung empfohlen.	• **Bei Serogruppe C:** Impfung mit einem Konjugatimpfstoff ab dem Alter von 2 Monaten, nach Empfehlungen des Herstellers • **Bei Serogruppe W_{135} oder Y:** Ab dem Alter von 24 Monaten bis zum Alter von 10 Jahren Impfung mit 4-valentem PS-Impfstoff. Ab dem Alter von 11 Jahren: Impfung mit 4-valentem Konjugatimpfstoff • **Bei Serogruppe A:** Ab dem Alter von 3 Monaten bis zum Alter von 10 Jahren Impfung mit bivalentem (A,C) oder ab dem Alter von 6 Monaten bis zum Alter von 10 Jahren mit 4-valentem PS-Impfstoff. Ab dem Alter von 11 Jahren: Impfung mit 4-valentem Konjugatimpfstoff (siehe auch Neuerungen *Epid. Bull.* 33/2010)
Mumps	B	Ungeimpfte bzw. empfängliche Personen in Einrichtungen der Pädiatrie, in Gemeinschaftseinrichtungen für das Vorschulalter und in Kinderheimen	Einmalige Impfung, vorzugsweise mit MMR-Impfstoff
	P	Ungeimpfte oder einmal geimpfte Personen und Personen mit unklarem Immunstatus mit Kontakt zu Mumpskranken; möglichst innerhalb von 3 Tagen nach Exposition	Vorzugsweise mit MMR-Impfstoff

Fortsetzung auf S. 150

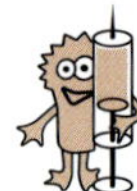

Tab. 8-4 (Fortsetzung)

Impfung gegen	Kate-gorie	Indikation bzw. Reiseziel	Anwendungshinweise (Packungsbeilage/ Fachinformationen beachten)
Pertussis	**S/A**	Erwachsene sollen die nächste fällige Td-Impfung einmalig als Tdap-Kombinationsimpfung erhalten.	Tdap-Kombinationsimpfstoff, bei entsprechender Indikation als Tdap-IPV-Kombinations-impfung
	I	Sofern **in den letzten 10 Jahren keine Pertussis-Impfung stattgefunden hat,** sollen • Frauen im gebärfähigen Alter, • enge Haushaltskontaktpersonen (Eltern, Geschwister) und Betreuer (z. B. Tagesmütter, Babysitter, ggf. Großeltern) möglichst 4 Wochen vor Geburt des Kindes 1 Dosis Pertussis-Impfstoff erhalten. Erfolgte die Impfung nicht vor der Konzeption, sollte die Mutter bevorzugt in den ersten Tagen nach der Geburt des Kindes geimpft werden.	
	B	Sofern in den letzten 10 Jahren keine Pertussis-Impfung stattgefunden hat, sollte Personal **im Gesundheitsdienst sowie in Gemeinschaftseinrichtungen** eine Dosis Pertussis-Impfstoff erhalten.	
	P	In einer Familie bzw. Wohngemeinschaft oder einer Gemeinschaftseinrichtung ist für Personen mit engen Kontakten ohne Impfschutz eine Chemoprophylaxe mit einem Makrolid empfehlenswert (s. a. »Ratgeber Pertussis«, www.rki.de > Infektionskrankheiten von A–Z > Pertussis).	

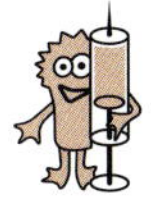

Tab. 8-4 (Fortsetzung)

Impfung gegen	Kate-gorie	Indikation bzw. Reiseziel	Anwendungshinweise (Packungsbeilage/ Fachinformationen beachten)
Pneumo-kokken-Krank-heiten	I	Kinder (ab vollendetem 2. Lebensjahr), Jugendliche und Erwachsene mit erhöhter gesundheitlicher Gefährdung infolge einer Grundkrankheit: 1. Angeborene oder erworbene Immundefekte mit T- und/oder B-zellulärer Restfunktion, wie z. B.: • Hypogammaglobulinamie, Komplement- und Properdindefekte • bei funktioneller oder anatomischer Asplenie • bei Sichelzellenanamie • bei Krankheiten der blutbildenden Organe • bei neoplastischen Krankheiten • bei HIV-Infektion • nach Knochenmarktransplantation • vor Organtransplantation und vor Beginn einer immunsuppressiven Therapie 2. Chronische Krankheiten, wie z. B.: • Herz-Kreislauf-Krankheiten • Krankheiten der Atmungsorgane (inkl. Asthma und COPD) • Diabetes mellitus oder andere Stoffwechselkrankheiten • chronische Nierenkrankheiten/ nephrotisches Syndrom • neurologische Krankheiten, z. B. Zerebralparesen oder Anfallsleiden • Liquorfistel	Gefährdete Kleinkinder (vom vollendeten 2. Lebensjahr bis zum vollendeten 5. Lebensjahr) erhalten eine Impfung mit **Pneumokokken-Konjugatimpfstoff** Personen mit fortbestehender gesundheitlicher Gefahrdung können ab vollendetem 2. Lebensjahr **Polysaccharid-Impfstoff** erhalten. Bei den – wie empfohlen – zuvor mit Konjugatimpfstoff geimpften Kindern (s. o.) beträgt der Mindestabstand zur nachfolgenden Impfung mit Polysaccharid-Impfstoff 2 Monate Bei folgenden Indikationen sind eine, ggf. auch mehrere Wiederholungsimpfungen mit Polysaccharid-Impfstoff im Abstand von 5 (Erwachsene) bzw. mindestens 3 Jahren (Kinder unter 10 Jahren) in Erwägung zu ziehen (Risiko-Nutzen-Abwägung beachten): 1. angeborene oder erworbene Immundefekte mit T- und/oder B-zellulärer Restfunktion 2. chronische Nierenkrankheiten/ nephrotisches Syndrom

Fortsetzung auf S. 152

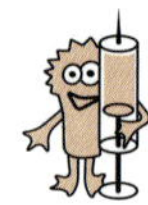

Tab. 8-4 (Fortsetzung)

Impfung gegen	Kategorie	Indikation bzw. Reiseziel	Anwendungshinweise (Packungsbeilage/ Fachinformationen beachten)
Poliomyelitis	**S/A**	Alle Personen mit fehlender oder unvollständiger Grundimmunisierung Alle Personen ohne einmalige Auffrischimpfung	Erwachsene, die im Säuglings- und Kleinkindalter eine vollständige Grundimmunisierung und im Jugendalter oder später mindestens eine Auffrischimpfung erhalten haben oder die als Erwachsene nach Angaben des Herstellers grundimmunisiert wurden und eine Auffrischimpfung erhalten haben, gelten als vollständig immunisiert. Darüber hinaus wird eine routinemäßige Auffrischimpfung nach dem vollendeten 18. Lebensjahr nicht empfohlen. Ungeimpfte Personen erhalten IPV entsprechend den Angaben des Herstellers. Ausstehende Impfungen der Grundimmunisierung werden mit IPV nachgeholt.
	I	Für folgende Personengruppen ist eine Auffrischimpfung indiziert: • Reisende in Regionen mit Infektionsrisiko (die aktuelle epidemische Situation ist zu beachten, insbesondere die Meldungen der WHO) • Aussiedler, Flüchtlinge und Asylbewerber, die in Gemeinschaftsunterkünften leben, bei der Einreise aus Gebieten mit Polio-Risiko	Impfung mit IPV, wenn die Impfungen der Grundimmunisierung nicht vollständig dokumentiert sind oder die letzte Impfung der Grundimmunisierung bzw. die letzte Auffrischimpfung länger als 10 Jahre zurückliegen. Personen ohne Nachweis einer Grundimmunisierung sollten vor Reisebeginn wenigstens 2 Dosen IPV erhalten.
	B	• Personal der oben genannten Einrichtungen • Medizinisches Personal, das engen Kontakt zu Erkrankten haben kann • Personal in Laboren mit Poliomyelitis-Risiko	

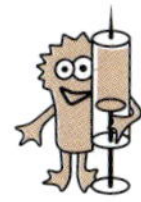

Tab. 8-4 (Fortsetzung)

Impfung gegen	Kategorie	Indikation bzw. Reiseziel	Anwendungshinweise (Packungsbeilage/ Fachinformationen beachten)
Poliomyelitis (Fortsetzung)	**P**	Bei einer Poliomyelitis-Erkrankung sollten **alle** Kontaktpersonen unabhängig vom Impfstatus ohne Zeitverzug eine Impfung mit IPV erhalten.	Sofortige umfassende Ermittlung und Festlegung von Maßnahmen durch die Gesundheitsbehörde
		Ein Sekundärfall ist Anlass für Riegelungsimpfungen.	Riegelungsimpfung mit IPV und Festlegung weiterer Maßnahmen durch Anordnung der Gesundheitsbehörden
Röteln	**I**	Ungeimpfte Frauen oder Frauen mit unklarem Impfstatus im gebärfähigen Alter	Zweimalige Impfung – bei entsprechender Indikation mit einem MMR-Impfstoff
		Einmal geimpfte Frauen im gebärfähigen Alter	Einmalige Impfung – bei entsprechender Indikation mit einem MMR-Impfstoff
	B	Ungeimpfte Personen oder Personen mit unklarem Impfstatus in Einrichtungen der Pädiatrie, der Geburtshilfe und der Schwangerenbetreuung sowie in Gemeinschaftseinrichtungen	Einmalige Impfung – bei entsprechender Indikation mit einem MMR-Impfstoff
Tetanus	**S/A**	Alle Personen mit fehlender oder unvollständiger Grundimmunisierung, wenn die letzte Impfung der Grundimmunisierung oder die letzte Auffrischimpfung länger als 10 Jahre zurückliegt Eine begonnene Grundimmunisierung wird vervollständigt, Auffrischimpfung in 10-jährigem Intervall	Erwachsene sollen die nächste fällige Tetanus-Impfung einmalig als Tdap-Kombinationsimpfung erhalten, **bei entsprechender Indikation als Tdap-IPV-Kombinationsimpfung.**
	P	Siehe Tabelle 8-1, S. 131	
Tollwut	**B**	1. Tierärzte, Jäger, Forstpersonal u. a. Personen mit Umgang mit Tieren in Gebieten mit **neu aufgetretener** Wildtiertollwut 2. Personen mit beruflichem oder sonstigem engen Kontakt zu Fledermäusen	Dosierungsschema nach Angaben des Herstellers Personen mit weiter bestehendem Expositionsrisiko sollten regelmäßig eine Auffrischimpfung entsprechend den Angaben des Herstellers erhalten.

Fortsetzung auf S. 154

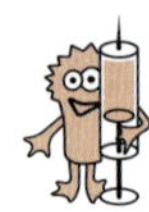

Tab. 8-4 (Fortsetzung)

Impfung gegen	Kategorie	Indikation bzw. Reiseziel	Anwendungshinweise (Packungsbeilage/ Fachinformationen beachten)
Tollwut (Fortsetzung)	**B**	3. Laborpersonal mit Expositionsrisiko gegenüber Tollwutviren	Mit Tollwutvirus arbeitendes Laborpersonal sollte halbjährlich auf neutralisierende Antikörper untersucht werden. Eine Auffrischimpfung ist bei < 0,5 IE/ml Serum indiziert.
	R	Reisende in Regionen mit hoher Tollwutgefährdung (z. B. durch streunende Hunde)	
	P	(Siehe Tabelle 5, Epidemiologisches Bulletin 30/2011, S. 293)	
Tuberkulose		Die Impfung mit dem derzeit verfügbaren BCG-Impfstoff wird nicht empfohlen.	
Typhus	**R**	Bei Reisen in Endemiegebiete	Nach Angaben des Herstellers
Varizellen	**I**	1. Seronegative Frauen mit Kinderwunsch 2. Seronegative Patienten vor geplanter immunsuppressiver Therapie oder Organtransplantation 3. Empfängliche Patienten mit schwerer Neurodermitis 4. Empfängliche Personen mit engem Kontakt zu den unter Punkt 2. und 3. Genannten	Nach Angaben des Herstellers Die Hinweise zur Impfung seronegativer Patienten unter immunsuppressiver Therapie sind dem *Epidemiologischen Bulletin*, Sonderdruck November 2005, zu entnehmen. »Empfängliche Personen« bedeutet: keine Impfung und anamnestisch keine Varizellen oder bei serologischer Testung kein Nachweis spezifischer Antikörper
	B	Seronegatives Personal im Gesundheitsdienst, insbesondere in den Bereichen Pädiatrie, Onkologie, Gynäkologie/ Geburtshilfe, Intensivmedizin und im Bereich der Betreuung von Immundefizienten sowie bei Neueinstellungen in Gemeinschaftseinrichtungen für das Vorschulalter	

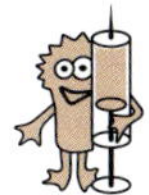

Tab. 8-4 (Fortsetzung)

Impfung gegen	Kate-gorie	Indikation bzw. Reiseziel	Anwendungshinweise (Packungsbeilage/Fachinformationen beachten)
Varizellen (Fortsetzung)	P	**Empfehlungen zur postexpositionellen Varizellen-Prophylaxe:** Durch **Inkubationsimpfung:** Bei ungeimpften Personen mit negativer Varizellen-Anamnese und Kontakt zu Risikopersonen ist eine postexpositionelle Impfung innerhalb von 5 Tagen nach Exposition* oder innerhalb von 3 Tagen nach Beginn des Exanthems beim Indexfall zu erwägen. Dies ist jedoch keine ausreichende Begründung für den Verzicht auf die Absonderung gegenüber Risikopersonen. * Exposition heißt: • 1 Stunde oder länger mit infektiöser Person in einem Raum • *face-to-face*-Kontakt • Haushaltskontakt	Durch **passive Immunisierung** mit Varizella-Zoster-Immunglobulin (VZIG): Die postexpositionelle Gabe von VZIG wird empfohlen innerhalb von 96 Stunden nach Exposition*, sie kann den Ausbruch einer Erkrankung verhindern oder deutlich abschwächen. Sie wird empfohlen für Personen mit erhöhtem Risiko für Varizellen-Komplikationen, dazu zählen: • ungeimpfte Schwangere ohne Varizellen-Anamnese • immundefiziente Patienten mit unbekannter oder fehlender Varizellen-Immunität • Neugeborene, deren Mutter 5 Tage vor bis 2 Tage nach der Entbindung an Varizellen erkrankte Für Applikation und Dosierung von VZIG sind die Herstellerangaben zu beachten!

9 Meldepflicht übertragbarer Infektionskrankheiten nach dem Infektionsschutzgesetz

Alexander Kirov

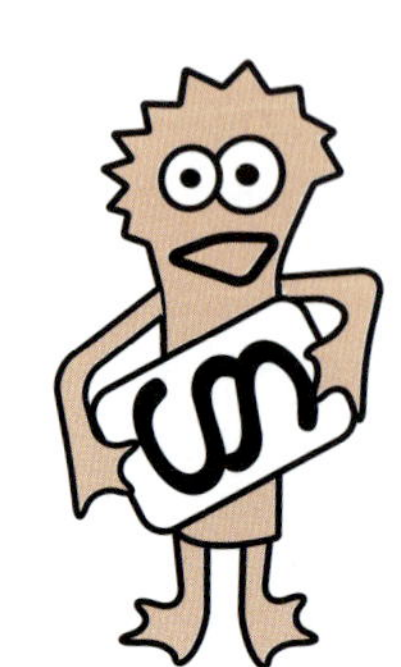

Am 1. Januar 2001 hat das Infektionsschutzgesetz das Bundesseuchengesetz abgelöst und wurde seither mehrfach geringfügig aktualisiert. Im Gegensatz zum Bundesseuchengesetz wird im Infektionsschutzgesetz (IfSG) zwischen der Meldung von Krankheitsbildern und dem Nachweis von Erregern unterschieden. Die Liste der zu meldenden Erkrankungen ist dadurch kleiner geworden. Man erhofft sich hierdurch eine Verbesserung der Meldemoral.

Eine Reihe von Krankheiten wurde aus der Meldepflicht genommen: Zytomegalie, Gasbrand, Keuchhusten und Pocken sowie aus dem Geschlechtskrankheitengesetz Haemophilus ducreyi und Neisseria gonorrhoeae. **Hinzugekommen** ist die Meldepflicht für Verdacht und Erkrankung an **Masern** sowie für Verdacht auf eine über das übliche Ausmaß einer Impfreaktion hinausgehende gesundheitliche Schädigung. Für die Leiter von Medizinaluntersuchungsämtern und sonstigen privaten oder öffentlichen Untersuchungsstellen einschließlich der Krankenhauslaboratorien gibt es eine Liste von meldepflichtigen Erregernachweisen, die zum Teil vorher nicht meldepflichtig waren, wie Adenoviren im Konjunktivalabstrich, Legionellen, Masernviren und Echinokokken.

Nachweise von einigen Krankheitserregern, z. B. dem Malariaerreger Plasmodium, HIV, Treponemen und Toxoplasma gondii, müssen direkt und nicht namentlich an das Robert Koch-Institut gemeldet werden.

Das IfSG ist in 16 Abschnitte und 77 Paragraphen unterteilt, von denen einige zitiert werden sollen. Der vollständige Gesetzestext findet sich im Internet, z. B. auf der Homepage des Robert Koch-Instituts (www.rki.de).

Abbildung 9-1 (S. 161) zeigt ein Muster eines Meldeformulars für das Land Nordrhein-Westfalen.

1. Abschnitt
Allgemeine Vorschriften
(Auszug)

§ 1
Zweck des Gesetzes

(1) Zweck des Gesetzes ist es, übertragbaren Krankheiten beim Menschen vorzubeugen, Infektionen frühzeitig zu erkennen und ihre Weiterverbreitung zu verhindern.

(2) Die hierfür notwendige Mitwirkung und Zusammenarbeit von Behörden des Bundes, der Länder und der Kommunen, Ärzten, Tierärzten, Krankenhäusern, wissenschaftlichen Einrichtungen sowie sonstigen Beteiligten soll entsprechend dem jeweiligen Stand der medizinischen und epidemiologischen Wissenschaft und Technik gestaltet und unterstützt werden. Die Eigenverantwortung der Träger und Leiter von Gemeinschaftseinrichtungen, Lebensmittelbetrieben, Gesundheitseinrichtungen sowie des Einzelnen bei der Prävention über-

tragbarer Krankheiten soll verdeutlicht und gefördert werden.

§ 2
Begriffsbestimmungen

Im Sinne dieses Gesetzes ist

1. Krankheitserreger
   ein vermehrungsfähiges Agens (Virus, Bakterium, Pilz, Parasit) oder ein sonstiges biologisches transmissibles Agens, das bei Menschen eine Infektion oder übertragbare Krankheit verursachen kann,
2. Infektion
   die Aufnahme eines Krankheitserregers und seine nachfolgende Entwicklung oder Vermehrung im menschlichen Organismus,
3. übertragbare Krankheit
   eine durch Krankheitserreger oder deren toxische Produkte, die unmittelbar oder mittelbar auf den Menschen übertragen werden, verursachte Krankheit,
4. Kranker
   eine Person, die an einer übertragbaren Krankheit erkrankt ist,
5. Krankheitsverdächtiger
   eine Person, bei der Symptome bestehen, welche das Vorliegen einer bestimmten übertragbaren Krankheit vermuten lassen,
6. Ausscheider
   eine Person, die Krankheitserreger ausscheidet und dadurch eine Ansteckungsquelle für die Allgemeinheit sein kann, ohne krank oder krankheitsverdächtig zu sein,
7. Ansteckungsverdächtiger
   eine Person, von der anzunehmen ist, dass sie Krankheitserreger aufgenommen hat, ohne krank, krankheitsverdächtig oder Ausscheider zu sein,
8. nosokomiale Infektion
   eine Infektion mit lokalen oder systemischen Infektionszeichen als Reaktion auf das Vorhandensein von Erregern oder ihrer Toxine, die im zeitlichen Zusammenhang mit einer stationären oder einer ambulanten medizinischen Maßnahme steht, soweit die Infektion nicht bereits vorher bestand,
9. Schutzimpfung
   die Gabe eines Impfstoffes mit dem Ziel, vor einer übertragbaren Krankheit zu schützen,
10. andere Maßnahme der spezifischen Prophylaxe
    die Gabe von Antikörpern (passive Immunprophylaxe) oder die Gabe von Medikamenten (Chemoprophylaxe) zum Schutz vor Weiterverbreitung bestimmter übertragbarer Krankheiten,
11. Impfschaden
    die gesundheitliche und wirtschaftliche Folge einer über das übliche Ausmaß einer Impfreaktion hinausgehenden gesundheitlichen Schädigung durch die Schutzimpfung; ein Impfschaden liegt auch vor, wenn mit vermehrungsfähigen Erregern geimpft wurde und eine andere als die geimpfte Person geschädigt wurde,
12. Gesundheitsschädling
    ein Tier, durch das Krankheitserreger auf Menschen übertragen werden können,
13. Sentinel-Erhebung
    eine epidemiologische Methode zur stichprobenartigen Erfassung der Verbreitung bestimmter übertragbarer Krankheiten und der Immunität gegen bestimmte übertragbare Krankheiten in ausgewählten Bevölkerungsgruppen,
14. Gesundheitsamt
    die nach Landesrecht für die Durchführung dieses Gesetzes bestimmte und mit einem Amtsarzt besetzte Behörde.

3. Abschnitt
Meldewesen

§ 6
Meldepflichtige Krankheiten

(1) Namentlich ist zu melden:

1. der Krankheitsverdacht, die Erkrankung sowie der Tod an
   a) Botulismus
   b) Cholera
   c) Diphtherie
   d) humaner spongiformer Enzephalopathie, außer familiär-hereditärer Formen

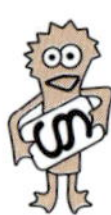

   e) akuter Virushepatitis
   f) enteropathischem hämolytisch-urämischem Syndrom (HUS)
   g) virusbedingtem hämorrhagischen Fieber
   h) Masern
   i) Meningokokken-Meningitis oder -Sepsis
   j) Milzbrand
   k) Poliomyelitis (als Verdacht gilt jede akute schlaffe Lähmung, außer wenn traumatisch bedingt)
   l) Pest
   m) Tollwut
   n) Typhus abdominalis/Paratyphus

   sowie die Erkrankung und der Tod an einer behandlungsbedürftigen Tuberkulose, auch wenn ein bakteriologischer Nachweis nicht vorliegt,
2. der Verdacht auf und die Erkrankung an einer mikrobiell bedingten Lebensmittelvergiftung oder an einer akuten infektiösen Gastroenteritis, wenn
   a) eine Person betroffen ist, die eine Tätigkeit im Sinne des § 42 Abs. 1 ausübt,
   b) zwei oder mehr gleichartige Erkrankungen auftreten, bei denen ein epidemischer Zusammenhang wahrscheinlich ist oder vermutet wird,
3. der Verdacht einer über das übliche Ausmaß einer Impfreaktion hinausgehenden gesundheitlichen Schädigung,
4. die Verletzung eines Menschen durch ein tollwutkrankes, -verdächtiges oder ansteckungsverdächtiges Tier sowie die Berührung eines solchen Tieres oder Tierkörpers,
5. soweit nicht nach den Nummern 1 bis 4 meldepflichtig, das Auftreten
   a) einer bedrohlichen Krankheit oder
   b) von zwei oder mehr gleichartigen Erkrankungen, bei denen ein epidemischer Zusammenhang wahrscheinlich ist oder vermutet wird,

   wenn dies auf eine schwerwiegende Gefahr für die Allgemeinheit hinweist und Krankheitserreger als Ursache in Betracht kommen, die nicht in § 7 genannt sind.

Die Meldung nach Satz 1 hat gemäß § 8 Abs. 1 Nr. 1, 3 bis 8, § 9 Abs. 1, 2, 3 Satz 1 oder 3 oder Abs. 4 zu erfolgen.

(2) Dem Gesundheitsamt ist über die Meldung nach Absatz 1 Nr. 1 hinaus mitzuteilen, wenn Personen, die an einer behandlungsbedürftigen Lungentuberkulose leiden, eine Behandlung verweigern oder abbrechen. Die Meldung nach Satz 1 hat gemäß § 8 Abs. 1 Nr. 1, § 9 Abs. 1 und 3 Satz 1 oder 3 zu erfolgen.

(3) Dem Gesundheitsamt ist unverzüglich das gehäufte Auftreten nosokomialer Infektionen, bei denen ein epidemischer Zusammenhang wahrscheinlich ist oder vermutet wird, als Ausbruch nicht namentlich zu melden. Die Meldung nach Satz 1 hat gemäß § 8 Abs. 1 Nr. 1, 3 und 5, § 10 Absatz 6 zu erfolgen.

§ 7
Meldepflichtige Nachweise von Krankheitserregern

(1) Namentlich ist bei folgenden Krankheitserregern, soweit nicht anders bestimmt, der direkte oder indirekte Nachweis zu melden, soweit die Nachweise auf eine akute Infektion hinweisen:

1. Adenoviren; Meldepflicht nur für den direkten Nachweis im Konjunktivalabstrich
2. Bacillus anthracis
3. Borrelia recurrentis
4. Brucella sp.
5. Campylobacter sp., darmpathogen
6. Chlamydia psittaci
7. Clostridium botulinum oder Toxinnachweis
8. Corynebacterium diphtheriae, Toxin bildend
9. Coxiella burnetii
10. Cryptosporidium parvum
11. Ebolavirus
12. a) Escherichia coli, enterohämorrhagische Stämme (EHEC)
    b) Escherichia coli, sonstige darmpathogene Stämme
13. Francisella tularensis
14. FSME-Virus
15. Gelbfiebervirus
16. Giardia lamblia
17. Haemophilus influenzae; Meldepflicht nur für den direkten Nachweis aus Liquor oder Blut

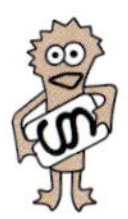

18. Hantaviren
19. Hepatitis-A-Virus
20. Hepatitis-B-Virus
21. Hepatitis-C-Virus; Meldepflicht für alle Nachweise, soweit nicht bekannt ist, dass eine chronische Infektion vorliegt
22. Hepatitis-D-Virus
23. Hepatitis-E-Virus
24. Influenzaviren; Meldepflicht nur für den direkten Nachweis
25. Lassavirus
26. Legionella sp.
27. Leptospira interrogans
28. Listeria monocytogenes; Meldepflicht nur für den direkten Nachweis aus Blut, Liquor oder anderen normalerweise sterilen Substraten sowie aus Abstrichen von Neugeborenen
29. Marburgvirus
30. Masernvirus
31. Mycobacterium leprae
32. Mycobacterium tuberculosis/africanum, Mycobacterium bovis; Meldepflicht für den direkten Erregernachweis sowie nachfolgend für das Ergebnis der Resistenzbestimmung; vorab auch für den Nachweis säurefester Stäbchen im Sputum
33. Neisseria meningitidis; Meldepflicht nur für den direkten Nachweis aus Liquor, Blut, hämorrhagischen Hautinfiltraten oder anderen normalerweise sterilen Substraten
34. Norwalk-ähnliches Virus; Meldepflicht nur für den direkten Nachweis aus Stuhl
35. Poliovirus
36. Rabiesvirus
37. Rickettsia prowazekii
38. Rotavirus
39. Salmonella Paratyphi; Meldepflicht für alle direkten Nachweise
40. Salmonella Typhi; Meldepflicht für alle direkten Nachweise
41. Salmonella, sonstige
42. Shigella sp.
43. Trichinella spiralis
44. Vibrio cholerae O 1 und O 139
45. Yersinia enterocolitica, darmpathogen
46. Yersinia pestis
47. andere Erreger hämorrhagischer Fieber.

Die Meldung nach Satz 1 hat gemäß § 8 Abs. 1 Nr. 2, 3, 4 und Abs. 4, § 9 Abs. 1, 2, 3 Satz 1 oder 3 zu erfolgen.

(2) Namentlich sind in dieser Vorschrift nicht genannte Krankheitserreger zu melden, soweit deren örtliche und zeitliche Häufung auf eine schwer wiegende Gefahr für die Allgemeinheit hinweist. Die Meldung nach Satz 1 hat gemäß § 8 Abs. 1 Nr. 2, 3 und Abs. 4, § 9 Abs. 2, 3 Satz 1 oder 3 zu erfolgen.

(3) Nicht namentlich ist bei folgenden Krankheitserregern der direkte oder indirekte Nachweis zu melden:

1. Treponema pallidum
2. HIV
3. Echinococcus sp.
4. Plasmodium sp.
5. Rubellavirus; Meldepflicht nur bei konnatalen Infektionen
6. Toxoplasma gondii; Meldepflicht nur bei konnatalen Infektionen.

Die Meldung nach Satz 1 hat gemäß § 8 Abs. 1 Nr. 2, 3 und Abs. 4, § 10 Abs. 1 Satz 1, Abs. 3, 4 Satz 1 zu erfolgen.

§ 8
Zur Meldung verpflichtete Personen

(1) Zur Meldung oder Mitteilung sind verpflichtet:

1. im Falle des § 6 der feststellende Arzt; in Krankenhäusern oder anderen Einrichtungen der stationären Pflege ist für die Einhaltung der Meldepflicht neben dem feststellenden Arzt auch der leitende Arzt, in Krankenhäusern mit mehreren selbständigen Abteilungen der leitende Abteilungsarzt, in Einrichtungen ohne leitenden Arzt der behandelnde Arzt verantwortlich,
2. im Falle des § 7 die Leiter von Medizinaluntersuchungsämtern und sonstigen privaten oder öffentlichen Untersuchungsstellen einschließlich der Krankenhauslaboratorien,
3. im Falle der §§ 6 und 7 die Leiter von Einrichtungen der pathologisch-anatomischen Diagnostik,

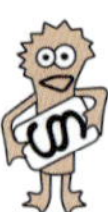

wenn ein Befund erhoben wird, der sicher oder mit hoher Wahrscheinlichkeit auf das Vorliegen einer meldepflichtigen Erkrankung oder Infektion durch einen meldepflichtigen Krankheitserreger schließen lässt,

4. im Falle des § 6 Abs. 1 Nr. 4 und im Falle des § 7 Abs. 1 Nr. 36 bei Tieren, mit denen Menschen Kontakt gehabt haben, auch der Tierarzt,
5. im Falle des § 6 Abs. 1 Nr. 1, 2 und 5 und Abs. 3 Angehörige eines anderen Heil- oder Pflegeberufs, der für die Berufsausübung oder die Führung der Berufsbezeichnung eine staatlich geregelte Ausbildung oder Anerkennung erfordert,
6. im Falle des § 6 Abs. 1 Nr. 1, 2 und 5 der verantwortliche Luftfahrzeugführer oder der Kapitän eines Seeschiffes,
7. im Falle des § 6 Abs. 1 Nr. 1, 2 und 5 die Leiter von Pflegeeinrichtungen, Justizvollzugsanstalten, Heimen, Lagern oder ähnlichen Einrichtungen,
8. im Falle des § 6 Abs. 1 der Heilpraktiker.

(2) Die Meldepflicht besteht nicht für Personen des Not- und Rettungsdienstes, wenn der Patient unverzüglich in eine ärztlich geleitete Einrichtung gebracht wurde. Die Meldepflicht besteht für die in Absatz 1 Nr. 5 bis 7 bezeichneten Personen nur, wenn ein Arzt nicht hinzugezogen wurde.

(3) Die Meldepflicht besteht nicht, wenn dem Meldepflichtigen ein Nachweis vorliegt, dass die Meldung bereits erfolgte und andere als die bereits gemeldeten Angaben nicht erhoben wurden. Satz 1 gilt auch für Erkrankungen, bei denen der Verdacht bereits gemeldet wurde.

(4) Absatz 1 Nr. 2 gilt entsprechend für Personen, die die Untersuchung zum Nachweis von Krankheitserregern außerhalb des Geltungsbereichs dieses Gesetzes durchführen lassen.

(5) Der Meldepflichtige hat dem Gesundheitsamt unverzüglich mitzuteilen, wenn sich eine Verdachtsmeldung nicht bestätigt hat.

Patient: Geschlecht: ☐ weibl. ☐ männl.

geb. am:

Telefon[1]:

[1] Telefonnummer bitte eintragen

Meldeformular NRW - Vertraulich -

Meldepflichtige Krankheit gemäß §§ 6, 8, 9 IfSG

☐ **Verdacht**

☐ **Klinische Diagnose**

☐ **Tod:**

Todesdatum: ....

Nur bei impfpräventablen Krankheiten:

Gegen diese Krankheit:

☐ **geimpft zuletzt:** ☐ **nicht geimpft**

Datum: ....

Wievielte Impfdosis? ....

Art der Impfung (z.B. MMR, DTaP): ....

☐ **Botulismus**

☐ **Cholera**

☐ **Creutzfeldt-Jakob-Krankheit (CJK) / vCJK**
(außer familiär-hereditären Formen)

☐ **Diphtherie**

☐ **Hämorrhagisches Fieber, virusbedingt**

☐ **Hepatitis, akute virale; Typ**[2]: ....
- ☐ Ikterus
- ☐ Oberbauchbeschwerden
- ☐ Lebertransaminasen, erhöhte
- ☐ Fieber

☐ **HUS (hämolytisch-urämisches Syndrom, enteropathisch)**
- ☐ Durchfall
- ☐ Bauchschmerzen
- ☐ Erbrechen
- ☐ Nierenfunktionsstörung
- ☐ Thrombozytopenie
- ☐ Anämie, hämolytische

☐ **Masern**
- ☐ Respiratorische Symptomatik
- ☐ Katarrh (wässriger Schnupfen)
- ☐ Konjunktivitis
- ☐ Koplikschen Flecken
- ☐ Fieber
- ☐ Exanthem

☐ **Meningokokken-Meningitis/-Sepsis**
- ☐ Fieber
- ☐ Haut-/Schleimhautveränderungen/-läsionen
- ☐ Hirndruckzeichen
- ☐ Meningeale Zeichen
- ☐ Kreislaufversagen, rasch einsetzend

☐ **Milzbrand**

☐ **Paratyphus**

☐ **Poliomyelitis**
Als Verdacht gilt jede akute schlaffe Lähmung, außer wenn traumatisch bedingt

☐ **Pest**

☐ **Tollwut**

☐ **Tollwutexposition, mögliche** (§ 6 Abs. 1 Nr. 4 IfSG)

☐ **Typhus abdominalis**

☐ **Tuberkulose**
- ☐ Erkrankung/Tod an einer behandlungsbedürftigen Tuberkulose, auch bei fehlendem bakteriologischem Nachweis
- ☐ Therapieabbruch/-verweigerung

☐ **Mikrobiell bedingte Lebensmittelvergiftung oder akute infektiöse Gastroenteritis**
- ☐ **a)** bei Personen, die eine Tätigkeit im Sinne des § 42 Abs.1 IfSG im Lebensmittelbereich ausüben
- ☐ **b)** bei 2 oder mehr Erkrankungen mit wahrscheinlichem oder vermutetem epidemiologischem Zusammenhang

Erreger[2]: ....

☐ **Gesundheitliche Schädigung nach Impfung**
(Zusätzliche Informationen werden über gesonderten Meldebogen erhoben, der beim Gesundheitsamt zu beziehen ist)

☐ **Bedrohliche andere Krankheit**
....

☐ **Häufung anderer Erkrankungen**
(2 oder mehr Fälle mit wahrscheinlichem oder vermutetem epidemiologischem Zusammenhang) mit Gefährdung für die Allgemeinheit

Art der Erkrankung / Erreger[2]:
....

[2] falls bekannt

☐ **Aviäre Influenza (Meldepflicht nach AIMPV v. 11.05.2007)**

Prinzipiell meldepflichtig ist die aviäre Influenza jeglichen Subtyps. Gegenwärtig besteht eine Falldefinition nur für A/H5N1

- ☐ Fieber > 38,0°C, oder Schüttelfrost
- ☐ Akuter Beginn
- ☐ Husten
- ☐ Atemnot

Aufenthalt innerhalb 7 Tagen vor Erkrankungsbeginn
- ☐ Aufenthalt in einem Gebiet mit laborbestätigter hochpathogener aviärer Influenza (HPAI) A/H5N1 beim Tier (in Deutschland: 10km-Beobachtungsgebiet; s. www.fli.bund.de; im Ausland: s. www.oie.int)

Kontaktanamnese
- ☐ Direkter Kontakt mit erkranktem/verstorbenem Vogel/Geflügel oder anderem Tier mit möglicher HPAI oder dessen Ausscheidungen (gemäß Falldefinition FLI (www.fli.bund.de)
- ☐ Aufenthalt auf einem Grundstück, auf dem innerhalb der vorausgegangenen 6 Wochen infiziertes oder infektionsverdächtiges Geflügel gehalten wurde
- ☐ Verzehr von rohem oder nicht vollständig erhitzten Geflügelprodukten aus einem HPAI-Gebiet
- ☐ Direkter Kontakt mit menschlichem wahrscheinlichen Fall
- ☐ Direkter Kontakt mit menschlichem bestätigten Fall
- ☐ Arbeit in einem Labor, in dem Proben auf Influenza A/H5 getestet wurden

Epidemiologische Situation

☐ Patient/in ist im medizinischen Bereich tätig

☐ Patient/in ist im Lebensmittelbereich tätig nur bei akuter Gastroenteritis, akuter viraler Hepatitis, Typhus, Paratyphus, Cholera (§ 42 Abs. 1 IfSG)

☐ Patient/in ist in Gemeinschaftseinrichtung **tätig** z.B. Schule, Kinderkrippe, Heim, sonst. Massenunterkünfte (§§ 34 und 36 Abs. 1 IfSG)

☐ Patient/in wird **betreut** in Gemeinschaftseinrichtung für Kinder oder Jugendliche z.B. Schule, Kinderkrippe (§ 33 IfSG)

☐ Patient/in ist in Krankenhaus / stationärer Pflegeeinrichtung seit: ....

Name/Ort der Einrichtung: ....

☐ Patient/in war im Ausland von: .... bis: .... Land/Länder: ....

☐ Teil einer Erkrankungshäufung (2 oder mehr Erkrankungen, bei denen ein epidemiologischer Zusammenhang vermutet wird): Erregername, Ausbruchsort, vermutete Exposition, etc.:
....

☐ Es wurde ein Labor / eine Untersuchungsstelle mit der Erregerdiagnostik beauftragt[3]

Name des Labors: .... Probenentnahme am: ....

▶ **unverzüglich zu melden an:**

Adresse des zuständigen Gesundheitsamtes:

Erkrankungsdatum[4]:
....

Diagnosedatum[4]:
....

Datum der Meldung:
....

Meldende Person (Ärztin/Arzt, Praxis, Krankenhaus):

[3] Die Laborausschlusskennziffer 32006 umfasst Erkrankungen oder den Verdacht auf Erkrankungen, bei denen eine gesetzliche Meldepflicht besteht (§§ 6 und 7 IfSG).

[4] wenn genaues Datum nicht bekannt ist, bitte den wahrscheinlichen Zeitraum angeben.

Für Nadeldrucker bitte den Vordruck 12.a.1/E (Verordnung häuslicher Krankenpflege) der KBV, für Laserdrucker nur Adressfeld verwenden

Version 2007-07-16

Abb. 9-1 Muster eines Meldeformulars für meldepflichtige Krankheiten gemäß §§ 6, 8, 9 IfSG (nicht zu verwenden für Meldungen durch ein Labor) (Quelle: www.rki.de, Abdruck mit freundlicher Genehmigung des RKI)

Teil II
Krankenhaushygiene

Hartmut Unverricht

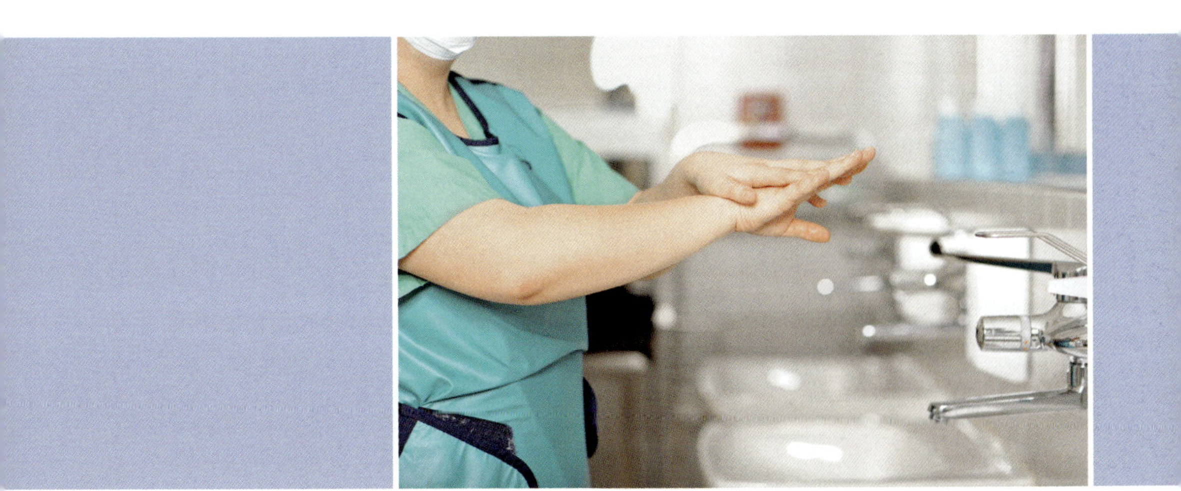

10 Geschichte der Krankenhaushygiene

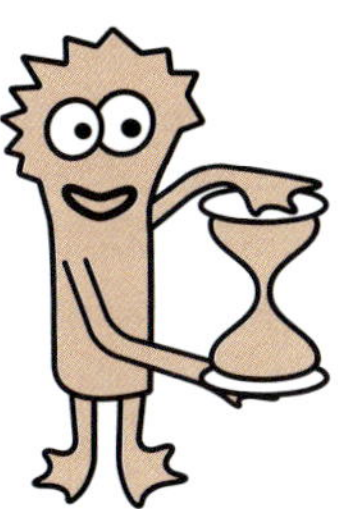

Hartmut Unverricht

10.1 Geschichtlicher Rückblick

Die Erhaltung der Gesundheit und die Bekämpfung von Krankheiten und Seuchen ist eines der ältesten Anliegen der Menschheit.

Bereits die Medizin der alten Kulturen (Ägypten, Babylonien, Mexiko, Peru) beschreibt die Tugend der Reinlichkeit, und schon um 2100 v. Chr. leisteten die **Griechen** Erstaunliches auf dem Gebiet der Hygiene und Volksgesundheitspflege. So gab es in großen Siedlungsgebieten für die Bevölkerung eine Wasserversorgung, Kanalisation und Badeeinrichtungen. Man wusste um die Ansteckungsmöglichkeit durch Personen, die z. B. an Pocken oder Masern erkrankt waren, und versuchte durch Absonderung der Erkrankten eine Weiterverbreitung der Krankheiten zu verhindern.

Auch im Zwölftafelgesetz der **Römer** fanden sich um 450 v. Chr. hygienische Vorschriften, z. B. für die Anlage einer Wasserleitung und eines Abwassersystems, für die Bestattung von Leichen und die Überwachung des Lebensmittelverkaufs. Um die Zeitenwende kam es zur Einrichtung von so genannten Valetudinarien (Valetudinarium = Gesundheitshaus), um die Gesundheit der Sklaven auf den großen Landgütern zu erhalten bzw. wiederherzustellen. Aus den Valetudinarien entwickelten sich die römischen Militärlazarette, die an allen Legionärsstandorten des Römischen Reiches zu finden waren.

Mit Beginn des **Mittelalters** entstanden unter dem Einfluss des Christentums ab ca. 390 n. Chr. erste Einrichtungen, die sich der Armen- und Krankenpflege widmeten. Leprakranke wurden in so genannten Leprosorien isoliert von der Außenwelt angesiedelt.

In Unkenntnis über die wahren Ursachen von Seuchen, insbesondere der Pest, Eiterungen und Blutvergiftungen, machte man dämonische Mächte dafür verantwortlich. Darin ist auch ein

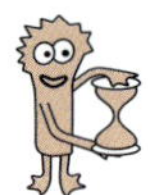

Grund für die Hexenverbrennungen zu sehen. Die Sichtweise, Krankheit als Strafe für Sünde zu sehen, fand Unterstützung im christlichen Glauben. Martin Luther schrieb: »Über das ist kein Zweifel, dass Pestilenz und Fieber und andere schwere Krankheiten nichts anderes sind als des Teufels Werke.«

Bis zum 19. Jahrhundert war die »**Miasmenlehre**« für die Ansteckung und Verbreitung von Infektionen die theoretische Grundlage. Miasma ist ein historischer Begriff zur Bezeichnung belebter und unbelebter Krankheitsstoffe. Man ging davon aus, dass Ausdünstungen und schlechte Luft eine Krankheit weiterverbreiten (Malaria = schlechte Luft). So behandelte man Seuchen unter anderem mit Essenzen und Duftstoffen, wie z.B. Zwiebeln, Riechäpfel, Kampfer, Weihrauch und Essig. Ärzte, die Pestkranke behandelten, versuchten sich durch Schnabelmasken, in die essiggetränkte Schwämme eingelegt wurden (s. z.B. Abb. 2-16, S. 50), vor einer Infektion zu schützen, leider vergeblich. Erst die Mitte des **19. Jahrhunderts** gewonnene Erkenntnis, dass Infektionskrankheiten durch Mikroorganismen verursacht werden, machte nachfolgend die Entwicklung von Verhütungs- und Vorbeugungsmaßnahmen möglich. Einige Beispiele:

- **1879:** Max Neisser entdeckt die Gonokokken.
- **1882:** Robert Koch entdeckt den Tuberkuloseerreger.
- **1884:** Robert Koch entdeckt den Choleraerreger.
- **1890:** Emil von Behring entdeckt ein Heilserum gegen Diphtherie.
- **1913:** Emil von Behring führt die aktive Schutzimpfung gegen Diphtherie ein.

Die öffentliche Gesundheitspflege und damit die Hygiene der Allgemeinheit wurden wesentlich beeinflusst durch Johann Peter Frank und Max von Pettenkofer (s. Kap. 20 Abschnitt »Das Zeitalter der Aufklärung«, S. 309, und Abschnitt »Das 19. Jahrhundert«, S. 310).

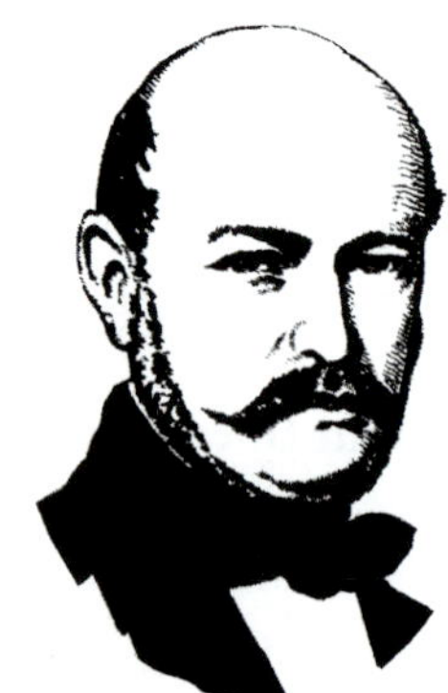

Abb. 10-1 Ignaz Philipp Semmelweis*

10.2 Meilensteine der Krankenhaushygiene in den letzten 200 Jahren

Für die Entwicklung der Krankenhaushygiene waren die nachfolgend dargestellten Entdeckungen und Erkenntnisse bedeutsam:

10.2.1 Ignaz Philipp Semmelweis (1818–1865)

Er gilt als der »Retter der Mütter«. Als Arzt und Geburtshelfer führt er erste Desinfektionsmaßnahmen im klinischen Bereich ein. Als er 1846 die Stelle eines Assistenzarztes an der ersten Gebärklinik in Wien antritt, ist die Sterblichkeitsrate an Kindbettfieber mit über 10 % sehr hoch – allerdings nur in der Abteilung mit Studentenbesuch. In der Abteilung, in der die Mütter von Hebammen betreut werden, liegt die Sterblichkeit bei weniger als 1 %. Semmelweis erkennt den Mechanismus der Kontaktinfektion: Ärzte und Medizinstudenten arbeiten sowohl im Kreißsaal als auch auf der Wochenstation

* Abb. 10-1 bis 10-5 mit freundlicher Genehmigung der Fa. Bode Chemie GmbH, Hamburg

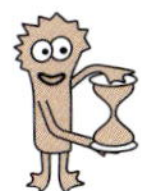

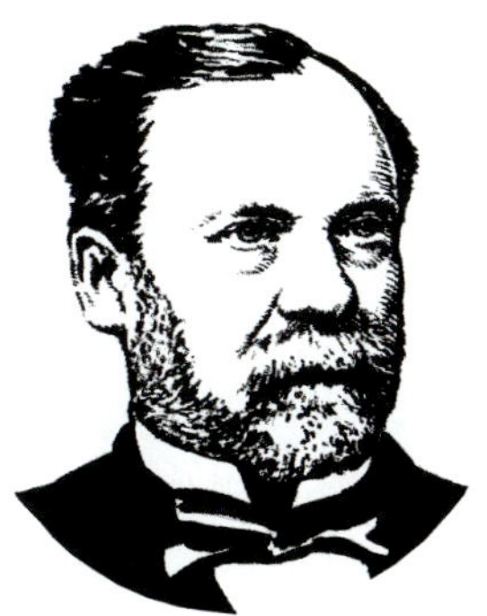

Abb. 10-2 Louis Pasteur*

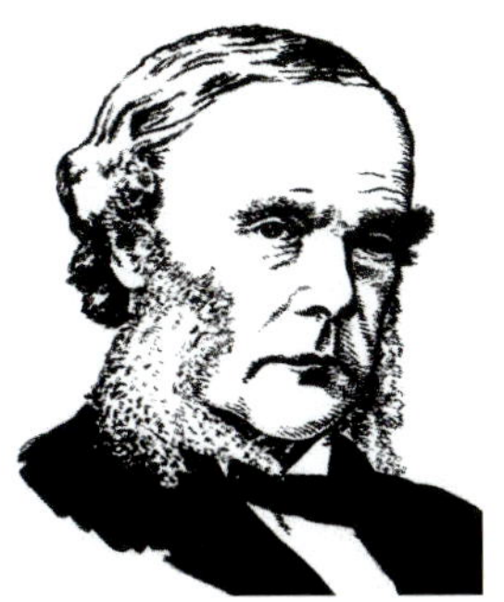

Abb. 10-3 Joseph Lister*

und im Sektionsraum, ohne zwischenzeitlich eine Händereinigung vorzunehmen. Zersetzte organische Stoffe infizierter Leichen werden durch die Hände der Ärzte in die Geburtswege von Gebärenden und Wöchnerinnen eingebracht. Semmelweis unterbricht die Infektionskette, indem er die Waschung der Hände mit Chlorkalkwasser beim Eintritt in das Kreißzimmer, später vor jeder Untersuchung gebärender Frauen veranlasst. Durch diese Maßnahme wird die Müttersterblichkeit drastisch reduziert. Semmelweis findet keine Akzeptanz unter den ärztlichen Kollegen, verliert seine Stellung und verstirbt 47-jährig an einer Sepsis in einem Wiener »Irrenhaus«. Posthum findet seine Arbeit jedoch Anerkennung durch Joseph Lister, der die Einführung des Prinzips der Asepsis auf ihn zurückführt.

Asepsis ist die Gesamtheit aller Maßnahmen zur Erzielung von Keimfreiheit. Das Eindringen oder Verschleppen von Erregern in den Organismus, z. B. bei Operationen, wird durch den Zustand der Keimfreiheit aller Gegenstände, wie Instrumente, Verbandstoffe, die mit einer Wunde in Berührung kommen, verhindert.

10.2.2 Louis Pasteur (1822–1895)

Der französische Chemiker und Biologe führt Untersuchungen über die Gärung und Fäulnis durch. Er erbringt den Nachweis, dass Kleinstlebewesen an Zersetzungs- und Krankheitsprozessen beteiligt sind, und schafft damit die Grundlage der heutigen Bakteriologie. Er entwickelt eine Methode zum Abtöten von Mikroorganismen durch Hitze, das **Pasteurisieren**, und ist damit Wegbereiter für spätere Sterilisationsverfahren. Neben dem Nachweis von Krankheitserregern gelingt ihm die Entwicklung von Impfstoffen gegen Milzbrand und Tollwut. Seine Erkenntnisse bilden die Grundlage für Asepsis und Antisepsis in der Chirurgie.

Antisepsis/Antiseptik umfasst antimikrobielle Maßnahmen auf der Körperoberfläche von Patienten (Haut, Schleimhaut, Wunden, chirurgisch eröffnete Bereiche) mit dem Ziel, einer Kolonisation mit Keimen und einer Infektion vorzubeugen oder eine bereits bestehende Infektion zu therapieren (s. auch Kap. 14 Abschnitt »Antiseptik der Haut und Schleimhaut«, S. 215 ff.). Antisepsis beinhaltet zudem alle Maßnahmen zur Bekämpfung von Mikroorganismen z. B. durch Desinfektion und Sterilisation.

10.2.3 Sir Joseph Lister (1827–1912)

Der englische Chirurg und Professor für Chirurgie an der Universität in Glasgow widmet sich dem Problem des Wundfiebers, an dem Patienten nach einer Operation häufig erkranken

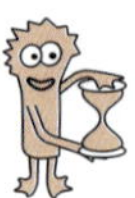

und dessen Verlauf meist tödlich ist. Gestützt auf die Erkenntnisse Pasteurs vertritt er die These, dass Bakterien aus der Luft in die Wunde eindringen und die tödliche Sepsis (Fäulnis, Blutvergiftung) bewirken. Er nutzt die Arbeiten des Pariser Apothekers François Jules Lemaire über die Wirkungsweise der **Karbolsäure** (5 %ige Phenollösung), einer bereits 1860 empfohlenen »Desinfizienz« im Kampf gegen die Wundinfektion. Beim klassischen Verfahren nach Lister werden während einer Operation Instrumente, Chirurg und Wunde mit Karbolsäure besprengt (s. dazu auch Abb. 10-4). Die Ergebnisse sind erstaunlich, die Zahl der Wundinfektionen rückläufig. Damit beendet Lister erfolgreich die Ära des »lobenswerten« Eiters, der bislang die Wundheilung charakterisierte, und wird zum Begründer der **Antisepsis.** Aus Listers Methode entwickelt sich später die Technik der Asepsis, die zunächst die Desinfektion der Instrumente mit Dampf, die Desinfektion der Hände des Operateurs und des Operationsgebietes beinhaltet. Waren chirurgische Abteilungen in den zurückliegenden Jahrzehnten Orte des »Hospitalbrandes«, so wuchs jetzt die Hoffnung, diese nach einem operativen Eingriff wieder lebendig zu verlassen.

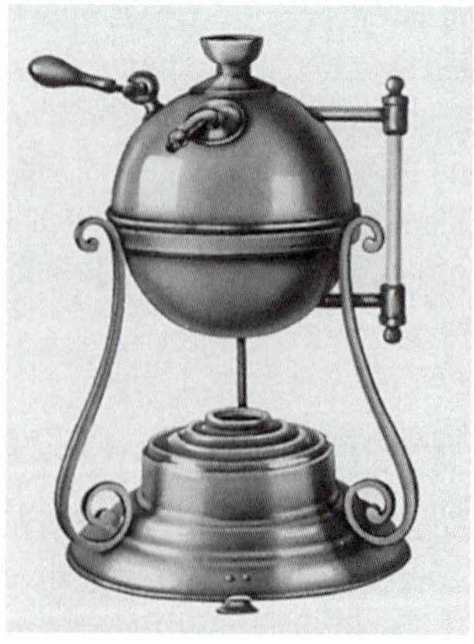

Abb. 10-4 Karbolzerstäuber*

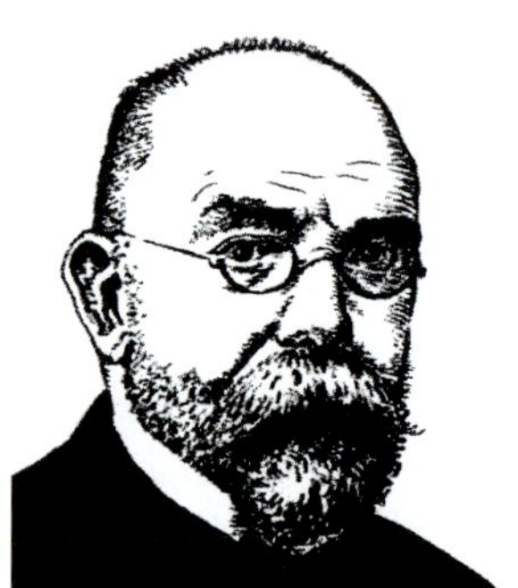

Abb. 10-5 Robert Koch*

10.2.4 Robert Koch (1843–1910)

Der deutsche Bakteriologe gilt als Hauptbegründer der modernen Bakteriologie. Ihm gelingt die Züchtung und Färbung von Bakterien. 1882 entdeckt er den Tuberkuloseerreger und erbringt den Nachweis, dass Lungenschwindsucht keine Ernährungsstörung, sondern eine Infektionskrankheit ist. Koch gelingt der Ausbau der bakteriologischen Arbeitsmethoden und der Desinfektionsmethoden. Er führt die Desinfektion mit Wasserdampf ein, die auch Sporen vernichtet.

10.2.5 Lysol

1889 erfolgt durch die von den Kaufleuten Schülke und Mayr gegründete Spezialfirma für Desinfektionsmittel die Herstellung des ersten Markendesinfektionsmittels **»Lysol«**. Seine Bewährungsprobe besteht dieses Mittel drei Jahre später bei der Bekämpfung der Choleraepidemie in Hamburg.

10.2.6 Sir Alexander Fleming (1881–1955)

Der britische Bakteriologe entdeckt 1929 **Penicillin** in Schimmelpilzkulturen und weist seine antibiotische Wirkung nach. Penicillin wird 1939 als erstes Antibiotikum in die Heilkunde eingeführt.

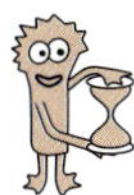

10.2.7 Gerhard Domagk (1895–1964)

Der deutsche Professor der Pathologie und Bakteriologie gilt als Begründer der Chemotherapie, ihm gelingt die Einführung der **Sulfonamide** als chemische Heilmittel.
Antibiotika und Sulfonamide ermöglichen erstmalig eine kausale (ursächlich zusammenhängende) Therapie bei bakteriellen Infektionen. Der unkritische und übermäßige Gebrauch von Antibiotika führte und führt jedoch noch heute zu einer ausgeprägten Resistenzentwicklung bei bestimmten Krankheitserregern (s. auch Kap. 2 Abschnitt »Antimikrobielle Therapie – Antibiotika«, S. 60 f.).

10.3 Wandel des Erregerspektrums

Auch die Erreger, die Krankenhausinfektionen verursachen, haben sich gewandelt. In den Krankenhäusern vor 100 Jahren waren die Streptokokken die Problemkeime, wogegen in den 1950er-Jahren die Staphylokokken als die Hauptverursacher von Krankenhausinfektionen galten. Neben weiteren Bakterien (z. B. Pseudomonas, E. coli) und Pilzen (z. B. Candida, Aspergillus) sind die Staphylokokken auch heute noch relevant. Unter dem Begriff **MRSA** werden Methicillin-resistente Staphylococcus-aureus-Stämme verstanden, die gegen fast alle gebräuchlichen Antibiotika resistent sind (s. auch S. 13 ff. und S. 249 ff.). Durch das Auftreten weiterer multiresistenter Erreger (MRE) verschärft sich die Problematik der nosokomialen Infektionen. Neben den Vancomycin-resistenten Enterokokken (VRE) gewinnen ESBL-(Extented spectrum Beta-Laktamase-)bildende gramnegative Erreger an Bedeutung. Dazu gehören z. B. Stämme von E. coli, Klebsiella und Enterobacter. Durch Leitlinien zur Antibiotikatherapie soll versucht werden, die Situation zu verbessern. Dafür ist am Robert Koch-Institut die »Kommission Antiinfektiva, Resistenz und Therapie« (ART) eingerichtet worden.
Vor diesem Hintergrund wird deutlich, dass hygienisches Verhalten eine entscheidende Rolle spielt. In den folgenden Kapiteln soll hygienisches Verhalten mit der Zielsetzung, nosokomiale Infektionen zu verhüten, differenziert und praxisrelevant betrachtet werden.

11 Nosokomiale Infektion und Infektionskette

Hartmut Unverricht

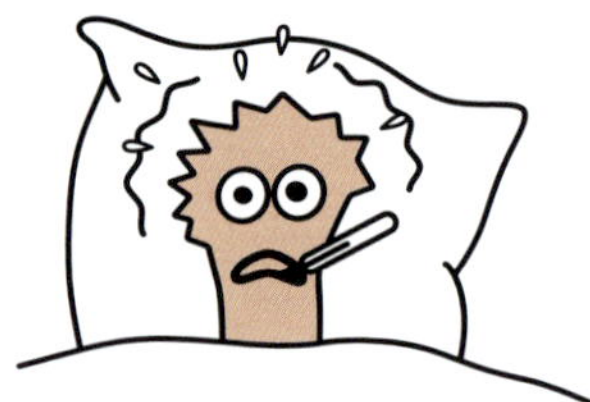

Hygiene: Das Wort stammt aus dem Griechischen (hygieinos) und bedeutet gesund, munter, wohlbehalten, heilsam. Der Begriff leitet sich von Hygieia, der griechischen Göttin der Gesundheit, ab. Unter Hygiene versteht man die Gesamtheit aller Verfahren und Verhaltensweisen, mit dem Ziel, Erkrankungen zu vermeiden und der Gesunderhaltung des Menschen und der Umwelt zu dienen.

Krankenhaushygiene beschäftigt sich mit der Verhütung und Bekämpfung krankenhauserworbener Infektionen; sie erfasst und analysiert des Weiteren die im Krankenhaus auftretenden Ursachen für eine mögliche Gesundheitsschädigung von Patienten und Personal. Sie kann damit der primären Prävention (= Krankheitsvorbeugung) zugeordnet werden.

11.1 Nosokomiale Infektion

Das Wort »nosokomion« entstammt dem Griechischen und bedeutet »Krankenhaus«. »Infektion« (lat. inficere = »hineintun«, sich mit einer Krankheit anstecken) beinhaltet das Eindringen von kleinsten Krankheitserregern in den menschlichen Organismus, ihre Haftfähigkeit, ihre Vermehrung und Ausbreitung. Demnach ist eine **nosokomiale Infektion** eine Infektion, die der Mensch im Krankenhaus erwirbt.

Synonym verwendet werden die Bezeichnungen krankenhauserworbene Infektion, Krankenhausinfektion und Hospitalinfektion.

Nach dem Infektionsschutzgesetz ist eine nosokomiale Infektion »eine Infektion mit lokalen oder systemischen Infektionszeichen als Reaktion auf das Vorhandensein von Erregern oder ihrer Toxine, die im zeitlichen Zusammenhang mit einer stationären oder einer ambulanten medizinischen Maßnahme steht, soweit die Infektion nicht bereits vorher bestand«.

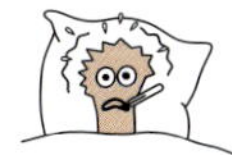

Infektionen, die während des Krankenhausaufenthaltes erworben und erst nach Entlassung evident (lat.: offenbar) werden, gelten ebenfalls als nosokomiale Infektionen.

Anhand klinischer Beurteilung, labormedizinischer Ergebnisse und weiterer diagnostischer Untersuchungen, wie z.B. Endoskopie, Röntgen, Punktionen, kann die Entscheidung über das Vorhandensein einer Infektion erfolgen.

Krankenhausinfektionen können somit als **Komplikationen** betrachtet werden, die zusätzlich zum eigentlichen Krankheitsgeschehen den Gesundheitszustand des Patienten beeinträchtigen oder möglicherweise bleibende Schäden oder den Tod verursachen.

Hochrechnungen gehen von 500 000 bis 800 000 Fällen nosokomialer Infektionen pro Jahr in Deutschland aus. Basierend auf Daten des deutschen Krankenhaus-Infektions-Surveillance-Systems (KISS, s. auch unten) und des Statistischen Bundesamtes treten alleine auf den Intensivstationen jährlich ca. 60 000 Krankenhausinfektionen auf.

Sichere Daten zu den durch nosokomiale Infektionen verursachten Kosten liegen für Deutschland nicht vor, Schätzwerte gehen von über einer Milliarde Euro aus. Diese Mehrkosten ergeben sich aus einem höheren Diagnostik- und Therapieaufwand, verlängertem stationären Aufenthalt, verlängerter Arbeitsunfähigkeit sowie erforderlicher Rehabilitationsmaßnahmen und Rentenzahlungen. Nosokomiale Infektionen erhalten damit eine erhebliche gesundheitspolitische und wirtschaftliche Bedeutung. Betont werden müssen auch die individuellen und sozialen Folgen für den betroffenen Patienten.

Ein geeignetes Instrument zur Qualitätssicherung ist mit »**KISS**«, dem **K**rankenhaus-**I**nfektions-**S**urveillance-**S**ystem (Surveillance = engl.: Überwachung, Beaufsichtigung) gegeben. Das Ziel ist, Referenzdaten zur Orientierung für die teilnehmenden Krankenhäuser sowie für weitere Krankenhäuser, die die Surveillance nach denselben Kriterien und Methoden durchführen, zu liefern. Mehr als 800 Krankenhäuser und ca. 600 Intensivstationen nehmen bundesweit teil. Die Angaben zur Häufigkeit von nosokomialen Infektionen und deren Erregern werden in verschiedenen Modulen erfasst: OP-KISS für Operationen, ITS-KISS für Intensivstationen, NEO-KISS für neonatologische Intensivstationen, ONKO-Kiss für Patienten mit Blutstammzelltransplantationen, AMBU-KISS für ambulantes Operieren und DEVICE-KISS für Normalpflegestationen. Device bedeutet Medizinprodukt, Hilfsmittel. Die invasive Device-Anwendung (z.B. Venenkatheter, Harnwegskatheter, invasive Beatmung) ist ein wesentlicher Risikofaktor für nosokomiale Infektionen. Mit den Modulen MRSA-KISS und CDAD-KISS (Clostridium **d**ifficile **a**ssoziierte **D**iarrhö) werden besondere Erreger eines Krankenhauses erfasst.

In einer von C. Geffers und P. Gastmeier 2011 veröffentlichten Arbeit (Nosokomiale Infektionen und multiresistente Erreger in Deutschland, in: Deutsches Ärzteblatt, Jg. 108, Heft 6, 11. Februar 2011) wird festgestellt, dass sich, je nach Intensivstationsart und Infektion, zwischen 0,9 und 9,6 Device-assoziierte Infektionen pro 1 000 Device-Tagen entwickeln. Während die Anzahl von Patienten mit MRSA über die letzten Jahre stabil geblieben ist, steigt die Häufigkeit anderer MRE (**m**ulti**r**esistenter **E**rreger) bei Intensivpatienten an. Krankenhausweit ist die Gefahr, eine CDAD zu erwerben, etwa doppelt so hoch wie für MRSA.

Für die verschiedenen nosokomialen Infektionen bestehen international verbreitete Definitionen, die durch das Center for Disease Control and Prevention (**CDC**) in den USA festgelegt und kontinuierlich weiterentwickelt werden. Die CDC-Definitionen dienen der Beurteilung von Symptomkomplexen, um im Rahmen der Surveillance nosokomialer Infektionen einheitlich festlegen zu können, wann nosokomiale Infektionen vorhanden sind. Sie sollen die nationale und internationale Vergleichbarkeit von Surveillancedaten sicherstellen.

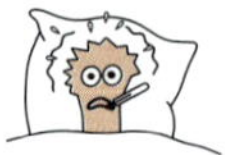

Tab. 11-1 Die häufigsten Ursachen für Krankenhausinfektionen

Personal	• Vernachlässigung geltender Hygieneregeln • mangelnde Ausbildung und Kenntnis des ärztlichen und pflegerischen Personals
Patienten	• erhöhtes Durchschnittsalter der Patienten • erhöhter Anteil an Schwerstkranken • therapeutisch bedingte Abwehrschwäche, z. B. durch immunsuppressive oder zytostatische Therapie • Intensivpflegemaßnahmen bei herabgesetzter Abwehrlage
Medizin/Medizintechnik	• komplizierte und aufwendigere Operationen • technisch komplizierte, schwer desinfizierbare medizinische Geräte • mangelhafte Ver- und Entsorgungsmaßnahmen • durch unkritische Antibiotikatherapie bedingte Resistenzentwicklung der Erreger
Krankheitserreger	• Zunahme virulenter Erreger im Krankenhaus • Zunahme multiresistenter Keime • Verbreitung von Erregern mit hoher Ansteckungsfähigkeit, z. B. Rotaviren und Noroviren
Umwelt	• Krankenhausumgebung fördert die Ausbreitung von nosokomialen Infektionserregern z. B. durch Nähe zu anderen Patienten, Kontamination von Geräten, nicht desinfizierte Hände des medizinischen Personals

Einen Überblick über die häufigsten Ursachen nosokomialer Infektionen gibt Tabelle 11-1.

Die Konsequenzen, die sich für den Patienten, das Pflege- und ärztliche Personal, die Krankenhäuser und die Allgemeinheit aus nosokomialen Infektionen ergeben, machen deutlich, dass deren Vermeidung ein vorrangiges Ziel sein muss. So beinhaltet eine wirksame Prävention von Krankenhausinfektionen u. a. die Beschäftigung von qualifiziertem Hygienepersonal, die Surveillance von Krankenhausinfektionen und die Entwicklung und Umsetzung von Standards und Leitlinien zur Infektionskontrolle. Als Beispiele hierfür dienen die Händedesinfektion, die Isolierung von Patienten mit übertragbaren Krankheiten, die Kontrolle der Antibiotikaanwendung und Maßnahmen der Reinigung, Desinfektion und Sterilisation.

11.2 Infektionskette

Für die **Entwicklung einer Infektion** sind drei Faktoren bedeutend:

- die Infektionsquelle
- der Übertragungsweg und die Eintrittspforte
- der Empfänger

Infektionsquelle, Übertragungsweg mit Eintrittspforte sowie Empfänger ergeben zusammen die **Infektionskette**.

11.2.1 Infektionsquellen

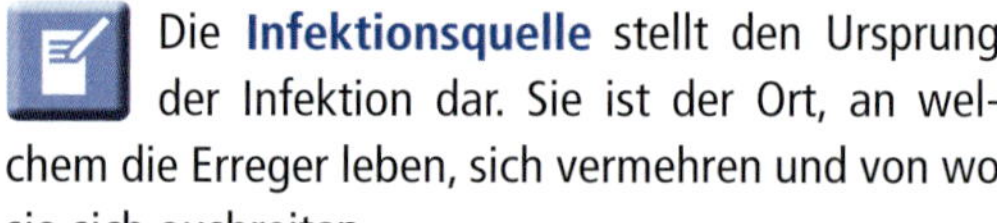

Die **Infektionsquelle** stellt den Ursprung der Infektion dar. Sie ist der Ort, an welchem die Erreger leben, sich vermehren und von wo sie sich ausbreiten.

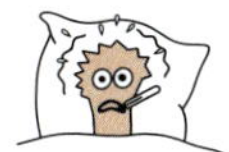

Potenzielle Infektionsquelle im Krankenhaus ist vor allem der Mensch selbst, sowohl als Patient als auch als Mitarbeiter. Aber auch Gegenstände, Substanzen oder Umgebungen sind mögliche Infektionsquellen, wenn sie für den Infektionserreger günstige Lebensbedingungen bieten. Dazu gehören Wärme (30–40 °C), Feuchtigkeit, Nährstoffe und gleichbleibende Bedingungen. Damit bietet der menschliche Körper beste Voraussetzungen für die Ansiedlung und Vermehrung von Infektionserregern.

Betrachten wir **Haut** und **Schleimhaut** des Menschen unter dem Aspekt der Keimbesiedelung einmal etwas genauer: Die Haut und Schleimhaut des Menschen ist mit einer Vielzahl von **Mikroorganismen** besiedelt, die mit ihm in einer Symbiose (Zusammenleben zweier Lebewesen zum gegenseitigen Nutzen) leben und ihm im Allgemeinen nicht schaden. In Tabelle 11-2 wird am Beispiel der Haut (Hände) der Unterschied zwischen **residenter** (= Standort-) und **transienter** Flora (= Kontakt- oder Anflugflora) dargestellt.

Ergänzt werden muss die **temporär residente Flora.** Hierzu gehören Keime, die grundsätzlich der transienten Flora zugeordnet werden, die aber zeitweilig auf der Haut nachweisbar sein können und sich dort vermehren, **ohne** jedoch **klinische Erscheinungen** hervorzurufen.

Der Nachweis von Staphylococcus aureus auf der Haut **ohne** Vorliegen einer Infektion kann als Beispiel für diese Kategorie genannt werden.

Das Vorhandensein von Krankheitserregern, wie MRSA, an einer oder mehreren Körperstellen ohne systemische Entzündungszeichen und ohne klinische Symptomatik wird als **Kolonisation** oder **Besiedlung** bezeichnet.

Neben der Haut verfügen auch **andere Körperregionen**, wie der Nasen-Rachen-Raum, das Genitale und der Darm, über eine gleich-

Tab. 11-2 Residente und transiente Hautflora im Vergleich

Residente Hautflora	Transiente Hautflora
umfasst Bakterien, die auf der Haut »residieren« (Standortflora)	umfasst Keime, die von außen auf die Haut gelangen (Kontakt- oder Anflugflora)
sind hauteigene Bakterien, die ständig auf der Haut leben	Bakterien siedeln sich vorübergehend als »Gäste« an und stammen aus der Umgebung
Bakterien vermehren sich in der obersten Hautschicht:	
wirken in der Regel nicht pathogen, bei geschwächten Patienten kann jedoch ein Teil der residenten Flora pathogen wirken	beinhalten durchaus potenzielle Krankheitserreger wie MRSA
koagulasenegative Staphylokokken, Mikrokokken, bestimmte Korynebakterien und in tieferen Hautschichten Propionibakterien	große Variabilität, u. a. Pseudomonaden, Proteus, Enterobakterien, aerobe Sporenbildner, Pilze, Viren
werden durch das natürliche Abschuppen der oberen Hornhautpartikel freigesetzt, sind durch Waschen kaum zu entfernen	durch Waschen wird die Anzahl nur verringert!
durch Desinfektion zu reduzieren	durch **Desinfektion** wird Abtötung erreicht!

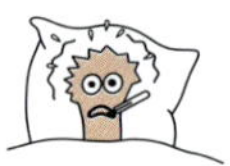

bleibende Besiedelung (**residente Flora**) mit Mikroorganismen (s. auch Kap. 2 Abschnitt »Physiologische Flora«, S. 10 ff.).

Gegenstände, **Materialien** und **Umgebungen** können zur Infektionsquelle werden, wenn sie mit menschlichen Ausscheidungen, wie z. B. Urin oder Stuhl, kontaminiert sind. Substanzen, wie Infusions- und Injektionslösungen, Inhalate, Nahrungsmittel und Medikamente, stellen eine Infektionsquelle durch fehlerhafte Handhabung, Zubereitung und Überlagerung dar.

11.2.2 Übertragungswege

Entstammen die krankheitserregenden Mikroorganismen der körpereigenen Flora, spricht man von einer **endogenen Infektion**.
Eine **exogene Infektion** liegt vor, wenn die Ursachen in der belebten oder unbelebten Umgebung des Patienten zu suchen sind.

Zur **belebten Umgebung** zählen alle Personen, die Kontakt zum Patienten haben. An erster Stelle sind hier Pflegepersonal und ärztliches Personal zu nennen. Fast ausschließlich erfolgt die Übertragung von Mikroorganismen über die **Hände**.

Beispiele für die **unbelebte Umgebung** des Patienten sind Verbandmaterialien, Katheter, Sonden, Drainagen, medizintechnische Geräte, Inventar und die Luft.

Übertragung endogener Infektionen

Endogene Infektionen können in primäre und sekundäre Infektionen unterschieden werden. Eine **primär endogene** Infektion liegt dann vor, wenn die Erreger zur normalen Flora der Menschen gehören. Werden die Erreger erst im Laufe des Krankenhausaufenthaltes Teil der patienteneigenen Flora und entwickelt sich später daraus eine endogene Infektion, so handelt es sich um eine **sekundär endogene** Infektion.

Die Übertragung endogener Infektionen ist durch eine Störung der physiologischen Flora und durch die Verschleppung körpereigener Keime in Bereiche, die normalerweise nicht mikrobiell besiedelt sind, möglich.

Eine **Störung der physiologischen Flora** ist möglich:

- bei einer schweren Abwehrschwäche
- nach Therapie mit Immunsuppressiva
- bei Fehlernährung (Eiweiß- und Vitaminmangel)
- bei Stoffwechselerkrankungen, z. B. Diabetes mellitus

Eine **Verschleppung körpereigener Keime** ist möglich:

- im Rahmen der Körperwaschung, wenn Darmkeime zur Harnröhrenöffnung oder in eine Wunde verschleppt werden
- bei invasiven Maßnahmen, wie dem Legen eines Venenzuganges (Verschleppung der Hautflora in das Gefäßsystem)
- bei einer endotrachealen Intubation (Verschleppung der Nasen-Rachen-Flora in tiefere Atemwegsabschnitte)

Übertragung exogener Infektionen

Bei einer **exogenen Infektion** erfolgt die Aufnahme der Erreger aus der Umgebung. Infektionserreger können auf verschiedenen Wegen exogen übertragen werden, Tabelle 11-3 gibt eine Übersicht.

Kontaktinfektion

Eine Übertragung durch Kontakt ist dann gegeben, wenn man mit einem **Keimreservoir** in Berührung kommt und diese Keime aufnimmt. Hierbei sind der direkte und indirekte Kontakt zu unterscheiden:

- **Direkter Kontakt:** Übertragung erfolgt durch Körperkontakt, vorwiegend über die Hände des Personals. Der Austausch von Keimen von Patient zu Patient, von Personal

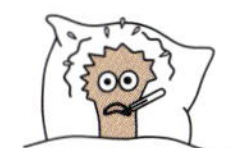

zu Patient und umgekehrt wird als **Kreuzinfektion** bezeichnet.

- **Indirekter Kontakt:** Übertragung erfolgt durch kontaminierte Gegenstände, Luft oder Wasser, die mit dem Patienten an infektionsgefährdeten Körperstellen, wie Wunden oder Schleimhäuten, in Berührung kommen.
- Bei einer Übertragung von Mensch zu Mensch spricht man von einer **homologen**, bei einer Übertragung durch die unbelebte Umgebung oder tierische Lebewesen von einer **heterologen** Übertragung.

Als Beispiel kann hier die MRSA-Infektion oder -Besiedlung genannt werden: Der Indexpatient hat eine nicht erkannte MRSA-Besiedlung. Beim nächsten Patienten gelangt der Erreger durch unzureichende Händehygiene beim Verbandwechsel **direkt** in die Wunde. Bei unterlassener Flächendesinfektion der Patientenliege erfolgt die **indirekte** Übertragung von MRSA auf den nachfolgenden Patienten (s. auch Abb. 14-2, S. 204).

Kontamination ist das Vorhandensein von Mikroorganismen auf einer belebten oder unbelebten Oberfläche.

Tab. 11-3 Übertragungswege exogener Infektionen

Relevante Übertragungswege		Beispiele möglicher Erkrankungen
aerogen	Tröpfcheninfektion, Aerosole (z. B. aus Inhalatoren, Beatmungsgeräten), Inhalation von kontaminiertem Staub	Keuchhusten, Grippe, Diphtherie, Tuberkulose
oral	über kontaminierte Lebensmittel und fäkal-orale Schmierinfektion	Salmonellen, Typhus, Cholera, Ruhr
sexuell	Übertragung durch Geschlechtsverkehr	Syphilis, HIV-Infektion, Hepatitis B, Herpes genitalis
Wunden	Übertragung durch kontaminierte Gegenstände bei Verletzungen und iatrogenen (im Zusammenhang mit der ärztlichen Behandlung, durch direkte Übertragung bei diagnostischen oder therapeutischen Tätigkeiten entstanden) Eingriffen; durch Bisse	Spritzenabszesse, Gasbrand, Tollwut
vektoriell	Stich oder Biss von Insekten, die sich häufig aus einem Tierreservoir infiziert haben. Tiere sind oft Zwischenwirte oder Vektoren (Krankheitserreger übertragende Insekten).	Läuse (Fleckfieber), Zecken (FSME), Mücken (Malaria). Bei Übertragung zwischen Tier und Mensch spricht man von Zoonosen.
diaplazentar	Übertragung einer Infektion während der Gravidität. Abhängig vom Zeitpunkt der Infektion kommt es zur Embryopathie oder Fetopathie.	Embryopathie (Röteln), Fetopathie (Syphilis, Listeriose, Toxoplasmose, Zytomegalie)

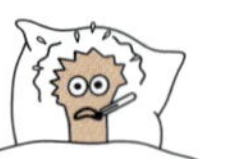

11.2.3 Eintrittspforten

Neben den **natürlichen Zugängen** wie Mund, Nase, Harnröhre und Vagina ergeben sich beim Patienten im Krankenhaus, durch invasive Maßnahmen bedingt, **künstliche Zugänge** zum Körperinneren.

Diese kurz- oder längerfristig geschaffenen künstlichen Zugänge, z. B. durch Injektion, Venenkatheter, Sondierung, Drainage, Katheterisierung oder Operation, stellen damit zusätzliche Eintrittspforten dar. Insbesondere dauerhafte Überbrückungen, wie der Blasenverweilkatheter und der zentrale Venenkatheter, bieten das Problem einer möglichen zusätzlichen Infektionsübertragung und steigern damit das Infektionsrisiko. So erstaunt es nicht, dass Venenkatheter nachweislich die häufigste Sepsisursache darstellen (s. Kap. 18 Abschnitt »Prävention primärer Bakteriämien«, S. 286 ff.).

11.2.4 Empfänger

Der gesunde Mensch verfügt über verschiedene Abwehrmechanismen gegen Infektionserreger (s. Kap. 6 »Wie wehren wir uns?«, S. 122 ff.).

Eine Infektion tritt nur dann auf, wenn Mikroorganismen in der Lage sind, diese Abwehr-

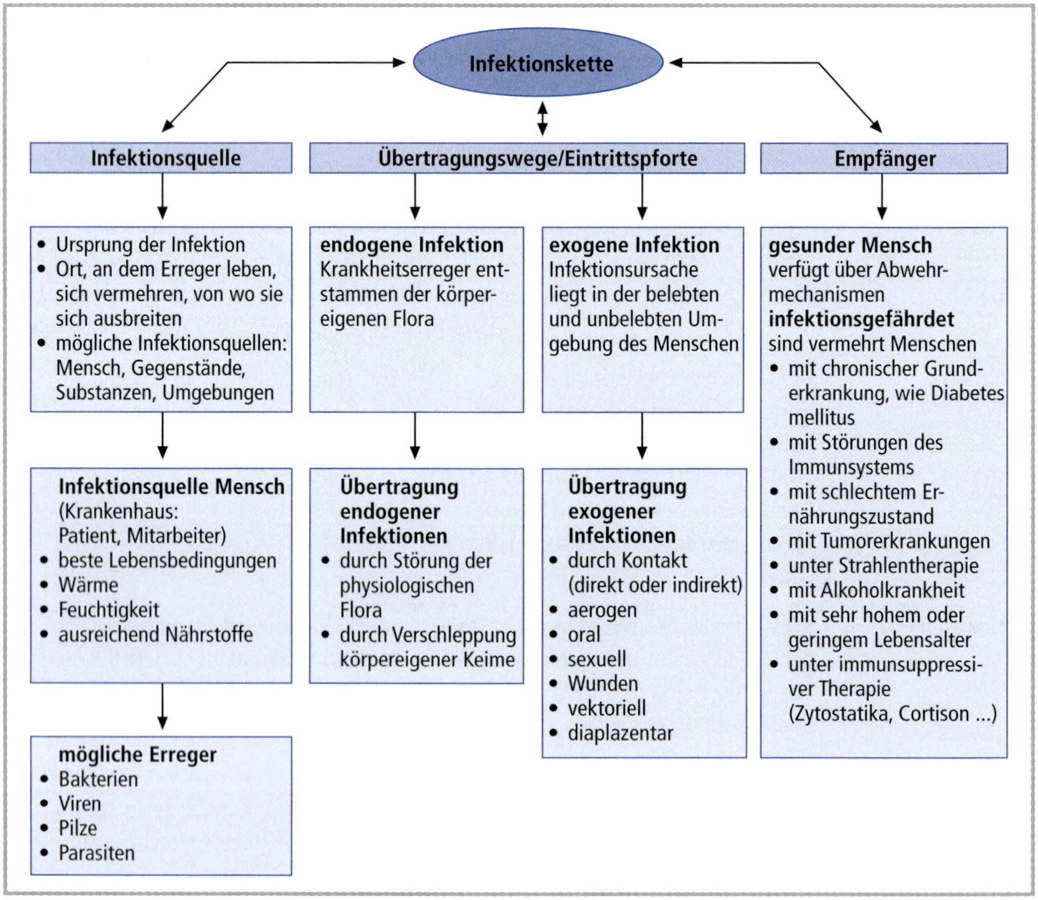

Infektionskette

Infektionsquelle

- Ursprung der Infektion
- Ort, an dem Erreger leben, sich vermehren, von wo sie sich ausbreiten
- mögliche Infektionsquellen: Mensch, Gegenstände, Substanzen, Umgebungen

Infektionsquelle Mensch (Krankenhaus: Patient, Mitarbeiter)
- beste Lebensbedingungen
- Wärme
- Feuchtigkeit
- ausreichend Nährstoffe

mögliche Erreger
- Bakterien
- Viren
- Pilze
- Parasiten

Übertragungswege/Eintrittspforte

endogene Infektion
Krankheitserreger entstammen der körpereigenen Flora

Übertragung endogener Infektionen
- durch Störung der physiologischen Flora
- durch Verschleppung körpereigener Keime

exogene Infektion
Infektionsursache liegt in der belebten und unbelebten Umgebung des Menschen

Übertragung exogener Infektionen
- durch Kontakt (direkt oder indirekt)
- aerogen
- oral
- sexuell
- Wunden
- vektoriell
- diaplazentar

Empfänger

gesunder Mensch
verfügt über Abwehrmechanismen
infektionsgefährdet
sind vermehrt Menschen
- mit chronischer Grunderkrankung, wie Diabetes mellitus
- mit Störungen des Immunsystems
- mit schlechtem Ernährungszustand
- mit Tumorerkrankungen
- unter Strahlentherapie
- mit Alkoholkrankheit
- mit sehr hohem oder geringem Lebensalter
- unter immunsuppressiver Therapie (Zytostatika, Cortison ...)

Abb. 11-1 Infektionskette

mechanismen zu umgehen oder zu inaktivieren. Mikroorganismen, die das bei einem gesunden Menschen bewirken können, werden als **pathogene Mikroorganismen** bezeichnet.

Sind die Abwehrkräfte des menschlichen Organismus geschwächt, so können selbst Keime, die zur physiologischen Flora gehören, zu einer Infektion führen. Diese Mikroorganismen bezeichnet man als **Opportunisten** oder **fakultativ pathogen**.

11.3 Welche Menschen sind vermehrt infektionsgefährdet?

Als besonders infektionsgefährdet gelten Patienten:

- mit chronischer Grunderkrankung wie Diabetes mellitus
- mit Störungen des Immunsystems
- mit schlechtem Ernährungszustand
- mit Neoplasmen, Karzinomen
- unter Strahlentherapie
- mit Alkoholkrankheit
- mit hohem oder geringem Lebensalter
- unter immunsuppressiver Therapie (Kortison, Zytostatika)
- mit Traumen, z. B. Verbrennungen
- bei denen komplizierte invasive Maßnahmen erforderlich sind
- mit lang dauernden Operationen

Die Pflege muss wissen, wie die einzelnen Faktoren innerhalb der Infektionskette (s. Abb. 11-1) zusammenhängen. Nur dann kann das Pflegepersonal das individuelle Infektionsrisiko eines Patienten einschätzen und hygienisch kompetent handeln.

12 Organisation der Krankenhaushygiene

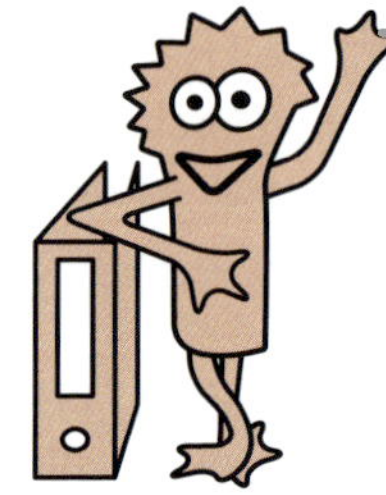

Hartmut Unverricht

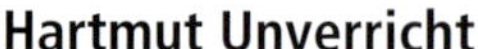

12.1 Gesetze und Regelwerke

Die Grundlagen für die Umsetzung der Krankenhaushygiene finden sich in einer Vielzahl von Gesetzen, Richtlinien und Verordnungen.

12.1.1 Gesetze

- **Infektionsschutzgesetz (IfSG) (Gesetz zur Verhütung und Bekämpfung von Infektionskrankheiten beim Menschen):**
  Ziel und Zweck des Infektionsschutzgesetzes ist es,
  - übertragbaren Krankheiten beim Menschen vorzubeugen,
  - frühzeitig bekannte und neue Infektionen zu erkennen,
  - deren Weiterverbreitung zu verhindern
  - und somit einen verbesserten Schutz der Bevölkerung vor Infektionskrankheiten zu gewährleisten.

  So regelt das IfSG u.a. die Meldepflicht bei übertragbaren Krankheiten und legt Maßnahmen zur Früherkennung, Verhütung und Behandlung fest (s. Kap. 9 »Meldepflicht übertragbarer Infektionskrankheiten nach dem Infektionsschutzgesetz«, S. 156 ff.).
  Die Prävention und Kontrolle nosokomialer Infektionen sind in mehreren Vorschriften geregelt. Das Infektionsschutzgesetz weist dem Robert Koch-Institut die Aufgaben eines epidemiologischen Zentrums für Infektionskrankheiten auf Bundesebene zu.
- **Sozialgesetzbuch (SGB):**
  Für das Gesundheitswesen ist insbesondere das Fünfte Buch des SGB bedeutsam. So wird in § 70 Absatz 2 (SGB V) gefordert, »dass die Krankenhäuser und ihre Leistungserbringer auf eine humane Krankenhausbehandlung der Versicherten hinzuwirken haben«. Humane Krankenhausbehandlung beinhaltet unter anderem den wirksamen Schutz des Versicherten vor nosokomialen Infektionen.
- **Krankenhausgesetze der Länder:**
  Sie enthalten Vorschriften, die das Krankenhaus verpflichten, die erforderlichen Maßnahmen durchzuführen, um Krankenhausinfektionen zu verhüten, zu erkennen und zu bekämpfen. Die Bundesländer verfügen

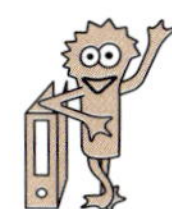

über Rechtsverordnungen zur Krankenhaushygiene, die auf Grundlage ihrer Krankenhausgesetze erlassen worden sind. In diesen **Krankenhaushygiene-Verordnungen** wird z.B. festgelegt, welche betrieblich-organisatorischen Voraussetzungen erfüllt werden müssen, insbesondere die Bildung einer Hygienekommission und deren Aufgaben.

- **Medizinproduktegesetz (MPG):**
  Es regelt insbesondere die Voraussetzungen, wie Medizinprodukte in Umlauf gebracht und in Betrieb genommen werden sollen. Die Medizinproduktebetreiberverordnung (MPBetreibV) ist gültig für das Errichten, Betreiben, Anwenden und Instandhalten von Medizinprodukten nach § 3 des Medizinproduktegesetzes. Allgemein anerkannte Regeln der Technik, Arbeitsschutz- und Unfallverhütungsvorschriften finden Berücksichtigung.
  Medizinprodukte dürfen nur von Personen betrieben werden, die eine entsprechende Kenntnis, Ausbildung und Erfahrung aufweisen. So ist eine Einweisung des Anwenders durch den Hersteller oder durch eine von ihm autorisierte Person die Voraussetzung für das Betreiben oder Anwenden eines Medizinproduktes. Der Anwender haftet beim Einsatz von Medizinprodukten.
  Zu den Medizinprodukten zählen z.B.:
  - Verbandstoffe
  - Infusionsgeräte
  - Patientenliftersysteme
  - Katheter
  - Herzschrittmacher
  - Sehhilfen
  - ärztliche Instrumente
  - Labordiagnostika

  Die Medizinprodukte müssen immer in einwandfreiem Zustand sein und sowohl für Patienten als auch Anwender sicher sein.
- **Arbeitsschutzgesetz:**
  Das Arbeitsschutzgesetz hat zum Ziel, Sicherheit und Gesundheitsschutz der Beschäftigten bei der Arbeit durch Maßnahmen des Arbeitsschutzes zu sichern und zu verbessern. So hat der Arbeitgeber die Aufgabe, die für den Beschäftigten mit der Arbeit verbundene Gefährdung durch eine sog. Gefährdungsanalyse zu ermitteln und erforderliche Maßnahmen zum Arbeitsschutz aufzuzeigen.
- **Ergänzende Gesetze mit Hygienerelevanz:**
  - Abfallgesetz
  - Lebensmittel- und Bedarfsgegenständegesetz

12.1.2 Regelwerke

- Die **Richtlinie für Krankenhaushygiene und Infektionsprävention** vom Robert Koch-Institut – dem Bundesinstitut für Infektionskrankheiten und nicht übertragbare Krankheiten – enthält **Leitlinien** und **Empfehlungen** zu hygienischen Anforderungen an die einzelnen Krankenhausbereiche und vermittelt den aktuellen Kenntnisstand der Krankenhaushygiene. Sie stellt eine umfassende und detaillierte Arbeitsgrundlage für die praktische Umsetzung der Krankenhaushygiene dar. Bei dieser Richtlinie handelt es sich zwar nicht um eine Rechtsverordnung, gegebenenfalls kann sie aber den Gerichten die Feststellung erleichtern, was in der Krankenhaushygiene getan bzw. unterlassen werden muss. Ziel dieser Richtlinie ist es, die Rate der nosokomialen Infektionen zu senken. Sie wirkt wesentlich an der Qualitätssicherung und -entwicklung mit. Die Empfehlungen der Kommission sind wissenschaftlich begründet und kategorisiert. Die Kategorisierung erfolgte in Anlehnung an die Vorschläge der CDC (Center for Disease Control and Prevention) und gemäß den Festlegungen der Kommission für Krankenhaushygiene und Infektionsprävention.
  In den Richtlinien Krankenhaushygiene (Juli 2010) sind folgende Kategorien aufgeführt:
  - »**Kategorie IA:** Diese Empfehlung basiert auf gut konzipierten systematischen Reviews oder einzelnen hochwertigen randomisierten kontrollierten Studien.«

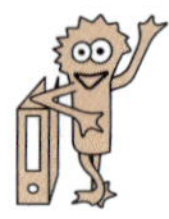

Vereinfacht gesagt, bedeutet dies, dass zur eindeutigen Fragestellung auch eine eindeutige Aussage gemacht werden kann. Ein Beispiel für diese Kategorie ist die Durchführung der chirurgischen Händedesinfektion. Hier zeigt sich, dass man die Hände und Unterarme nicht bürsten sollte, weil dadurch Hautirritationen entstehen und eine höhere Keimabgabe nachweisbar ist.

  - **Kategorie IB:** Diese Empfehlung basiert auf klinischen oder hochwertigen epidemiologischen Studien *und* strengen, plausiblen und nachvollziehbaren theoretischen Ableitungen. Ein Beispiel ist die chirurgische Händedesinfektion: Bedingungen sind kurz und rund geschnittene Fingernägel, keine Nagelbettverletzungen.
  - **Kategorie II:** Diese Empfehlung basiert auf hinweisenden Studien/Untersuchungen und strengen, plausiblen und nachvollziehbaren theoretischen Ableitungen. Ein Beispiel: Folgen Eingriffe kurz aufeinander (OP + OP-Pause < 60 Minuten), kann vor dem nächsten Eingriff die Händewaschung unterbleiben.
  - **Kategorie III:** Maßnahmen, über deren Wirksamkeit nur unzureichende oder widersprüchliche Hinweise vorliegen, deshalb ist eine Empfehlung nicht möglich. Beispielsweise ist bei der chirurgischen Händedesinfektion darauf zu achten, dass Bereiche oberhalb des Ellenbogens (Ärmel!) nicht befeuchtet werden.
  - **Kategorie IV:** Anforderungen, Maßnahmen und Verfahrensweisen, die aufgrund allgemein geltender Rechtsvorschriften zu beachten sind. Zum Beispiel müssen Betriebsanweisung und Handschutzplan erstellt werden.
- **Listen über geprüfte Desinfektionsmittel und -verfahren** vom **Robert Koch-Institut** (RKI) und dem **Verbund für angewandte Hygiene** (VAH) bilden die Grundlage für die Auswahl der Mittel und Verfahren. Während die Liste der VAH auf die **Prophylaxe** ausgerichtet ist, bezieht sich die RKI-Liste auf den Seuchenfall.
- Die **Berufsgenossenschaft für Gesundheitsdienst und Wohlfahrtspflege** (**BGW**) ist der zuständige Träger der gesetzlichen Unfallversicherung für die im Gesundheitsdienst tätigen Personen. Mit der Zielsetzung, Arbeitsunfälle, Berufskrankheiten und arbeitsbedingte Gesundheitsgefahren zu verhüten, werden von den Trägern der gesetzlichen Unfallversicherung Berufsgenossenschaftliche Vorschriften und Regeln (BGV/BGR) veröffentlicht. Berufsgenossenschaftliche Regeln sollen dem Unternehmer Hilfestellung bei der Umsetzung seiner Pflichten, die sich aus staatlichen Arbeitsschutzvorschriften und Unfallverhütungsvorschriften ergeben, leisten.
- Die **Gefahrstoffverordnung** (GefStoffV) regelt umfassend die Schutzmaßnahmen für Beschäftigte bei Tätigkeiten mit Gefahrstoffen. Gefahrstoffe sind solche Stoffe, Zubereitungen und Erzeugnisse, die bestimmte physikalische oder chemische Eigenschaften besitzen, wie z.B. hochentzündlich, giftig, ätzend, krebserzeugend, um nur die gefährlichsten zu nennen.
  Piktogramme auf den Produkten zeigen diese Eigenschaften an (s. Abb. 12-1).

Abb. 12-1 Piktogramme bei alkoholischen Händedesinfektionsmitteln: a) reizt Augen, Haut und Atmungsorgane; b) entzündbar

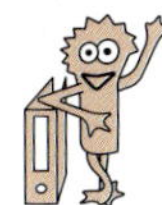

- Die **Biostoffverordnung** ist eine konkretisierende Verordnung zum Arbeitsschutzgesetz und regelt Tätigkeiten mit biologischen Arbeitsstoffen, d.h. im weitesten Sinne mit Mikroorganismen/Krankheitserregern. Sie enthält Regelungen zum Schutz der Beschäftigten bei diesen Tätigkeiten.
- Die **TRBA 250** (Technische Regeln für Biologische Arbeitsstoffe) beschreiben u.a. den Einsatz von persönlicher Schutzausrüstung und den Umgang mit spitzen und scharfen Arbeitsgeräten.
- **Normungswerke**, wie die Normen des Deutschen Institutes für Normung (DIN), die Europäische Norm (EN), die europäischen harmonisierten Normen des CEN (Comité Européen de Normalisation) und die internationalen Normen der ISO (International Organization for Standardization), sind bedeutungsvoll bei der Festlegung des allgemein anerkannten Standes der medizintechnischen Erkenntnisse.
- Veröffentlichungen im **Bundesgesundheitsblatt** beinhalten aktuelle Stellungnahmen zu speziellen Themen der Krankenhaushygiene.
- Neben den vorgenannten Richtlinien und Vorschriften muss auf die Rechtsprechung aufmerksam gemacht werden. Dieser liegen, gestützt auf Sachverständigengutachten, Grundsätze zu den Sorgfaltsanforderungen im Hygienebereich zugrunde. Sie vermitteln aus rechtlicher Sicht den »allgemein anerkannten Stand der medizinischen Erkenntnisse« im Rahmen der Krankenhaushygiene.
  Beispiel: Um einen anerkannten Verstoß gegen die Sorgfaltspflicht handelt es sich, wenn es zu einer Keimübertragung und anschließenden Infektion kommt, weil vor einer Injektion keine Hände- und Hautantiseptik erfolgte oder weil unsterile Infusionsflüssigkeit verabreicht wurde (z.B. wenn die Lösung nicht entsprechend den Hygieneanforderungen unmittelbar vor der Applikation, sondern länger als eine Stunde davor zubereitet wurde).

> **! Leitsatz bezüglich Hygienesicherheit, Urteil Bundesgerichtshof, 8. 10. 1991:**
> »Die Klinik hat für die Folgen einer Infektion aus einem beherrschbaren Bereich sowohl vertraglich als auch deliktisch einzustehen, sofern sie sich nicht dahingehend zu entlasten vermag, dass alle organisatorischen und technischen Vorkehrungen gegen vermeidbare Keimübertragungen getroffen waren …«
> Es gibt zwar aktuellere Urteile kleinerer Instanzen, die Rechtsprechung bezieht sich dabei aber immer auf dieses Urteil vom Bundesgerichtshof.

Der Arzt, das nachgeordnete nichtärztliche Personal und der Krankenhausträger können haftungsrechtlich in Anspruch genommen werden. Ebenso ist ein persönlicher strafrechtlicher Vorwurf wegen eines **hygienerelevanten Fehlverhaltens** möglich. Um dem **vorzubeugen**, empfiehlt sich:

- klare Dienstanweisungen und Zuständigkeiten festzulegen
- konsequent die Hygieneregeln einzuhalten, die Bestandteil der gesundheitsfachberuflichen und ärztlichen Aus- und Fortbildung sind
- Desinfektions- und Hygienepläne einzuhalten
- die neuesten wissenschaftlichen Erkenntnisse zu berücksichtigen und zu integrieren
- Anweisungen des verantwortlichen Arztes bzw. der verantwortlichen Hygienefachkraft zu beachten

12.2 Personelle Organisation

Die Leiter von Krankenhäusern sind verpflichtet, die nach dem Stand der medizinischen Wissenschaft erforderlichen Präventionsmaßnahmen zur Infektionsvermeidung durchzuführen. Um Regelungen zur Infektionsprävention zu treffen, ist eine Hygienekommission zu bilden.

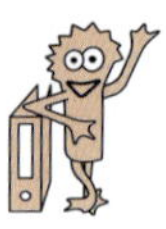

12.2.1 Hygienekommission

Beispiel für die Zusammensetzung einer Hygienekommission:

- ärztliche Leitung, ist Vorsitzende der Kommission
- Verwaltungsleitung
- Pflegedienstleitung
- Krankenhaushygieniker
- hygienebeauftragte Ärzte
- Hygienefachkraft
- technische Leitung
- Leitung von hauswirtschaftlichen Bereichen
- Krankenhaus-Apotheker
- je nach Tagesordnung können weitere Personen hinzugezogen werden, z. B. Betriebsärztlicher Dienst, Medizintechnik, öffentlicher Gesundheitsdienst

Aufgaben: Die Hygienekommission berät und unterstützt die Leitungsebene. Es werden hauseigene Arbeitsanweisungen und Empfehlungen erstellt. Einzelheiten werden in den Krankenhaushygieneverordnungen der Länder beschrieben, beispielsweise:

- nosokomiale Infektionen erfassen und bewerten, Infektionsstatistiken führen (Surveillance)
- Hygienepläne erstellen
- die Einhaltung der Hygienepläne überwachen
- Aus- und Fortbildung des Personals in der Hygiene sicherstellen
- bei der Planung der baulichen Einrichtung mitwirken

12.2.2 Krankenhaushygieniker

Der Krankenhaushygieniker ist ein Facharzt der Hygiene und Umweltmedizin oder der medizinischen Mikrobiologie und Infektionsepidemiologie und hat grundsätzlich eine beratende Funktion. Der Bedarf wird im Wesentlichen vom Risikoprofil der Einrichtung bestimmt.

Aufgaben: Der Krankenhaushygieniker hat folgende Aufgaben:

- **betrieblich-organisatorisch,** z. B. Beratung der Krankenhausleitung in allen Fragen der Krankenhaushygiene und Infektionsprävention, Surveillance nosokomialer Infektionen, Ausbruchs- und Krisenmanagement
- **baulich-funktionell,** z. B. Beratung bei der Bauplanung und dem Betrieb von Raumluft- und Klimatechnik
- **interdisziplinäre Zusammenarbeit,** z. B. Beteiligung an kommunalen oder überregionalen MRSA-Netzwerken
- **hygienisch-mikrobiologische Untersuchungen,** z. B. gezielte Umgebungsuntersuchungen bei Ausbrüchen

12.2.3 Hygienebeauftragter Arzt

Hygienebeauftragte Ärzte sollen in ihrem Gebiet Facharzt und weisungsbefugt sein. Es ist ihre Aufgabe, in enger Zusammenarbeit mit dem Hygienefachpersonal die notwendigen Hygienemaßnahmen umzusetzen, den Ursachen nosokomialer Infektionen nachzugehen und zeitnah Maßnahmen einzuleiten.

12.2.4 Hygienefachkraft

Die Fachgesundheits- und Krankenpfleger für Hygiene und Infektionsprävention (Hygienefachkraft) sind im klinischen Alltag zentrale Ansprechpartner für alle Berufsgruppen.

Aufgaben: Hygienefachkräfte haben folgende Aufgaben:

- **betrieblich-organisatorisch,** z. B. Erstellen von Hygiene- und Desinfektionsplänen, Durchführung von Schulungen und Begehungen, Beratung von Patienten und Angehörigen
- **baulich-funktionell,** z. B. Vor-Ort-Überwachung von Baumaßnahmen
- **abteilungs-/bereichsbezogen,** z. B. Kontrolle der Umsetzung von Hygienemaßnahmen

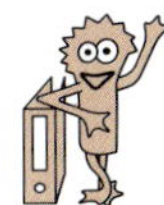

- **hygienisch-mikrobiologische Untersuchungen,** z. B. Entnahme von Wasserproben, Kontrolle der Sterilisatoren
- **Surveillance,** z. B. Erfassung von nosokomialen Infektionen, Erstellen von Infektionsstatistiken
- **Ausbruchsmanagement,** z. B. Mithilfe bei der Aufklärung von Infektionswegen, Mitwirkung bei der Festlegung von Maßnahmen zur Verhinderung von Ausbrüchen

Der Bedarf ist abhängig vom Risikoprofil der Station und der dort behandelten Patienten. Die Anzahl der Betten richtet sich nach der Risiko-Kategorie. Es gibt drei Kategorien:

- »hoch«, z. B. intensivmedizinische Betreuung/Schwerstbrandverletzte
- »mittel«, z. B. Chirurgie/alle Operationen
- »niedrig«, z. B. konservative Diagnostik/Innere Medizin

Die Hygienefachkraft nimmt eine zentrale Rolle in der Organisationsstruktur ein. Sie ist **Ansprechpartner für die Pflegepersonen** in allen hygienerelevanten Fragen.

12.2.5 Hygienebeauftragter in der Pflege

Die Hygienebeauftragten sollen hygieneinteressierte Pflegekräfte mit mehrjähriger Berufserfahrung sein. Sie sind zwischen Station/Bereich und Hygieneteam wertvolle Mittler und Multiplikatoren und können entscheidend zur Akzeptanz und Umsetzung empfohlener Maßnahmen beitragen.

12.3 Hygieneplan

Der **Hygieneplan** beinhaltet alle Maßnahmen zur Erkennung, Verhütung und Bekämpfung von Krankenhausinfektionen, die für ein Krankenhaus bzw. die einzelne Abteilung vom Krankenhaushygieniker oder der Hygienefachkraft erarbeitet und von der Hygienekommission beschlossen worden sind.

Der Hygieneplan hat zum Ziel, die Qualität der Hygiene zu fördern und zu sichern. Deshalb muss dieser in allen Pflege- und Funktionsbereichen vorliegen. Alle Mitarbeiter sind über die durchzuführenden Maßnahmen in Kenntnis zu setzen und verpflichtet, sachgemäß zu handeln.
Im Hygieneplan werden Maßnahmen zur Personal- und Patientenhygiene, Aufbereitung von Instrumenten, Geräten, Inventar und Flächen und zur Ver- und Entsorgung (Speisen, Abfall, Wäsche) festgelegt.
Im **Desinfektionsplan** wird beschrieben, welches Produkt bei welchem Objekt angewendet werden muss (mit Dosierung und Einwirkzeit).
Pflegestandards, z. B. zum septischen/aseptischen Verbandwechsel oder zum Einlegen eines Blasenverweilkatheters, können den Hygieneplan ergänzen.
Im § 23 des Infektionsschutzgesetzes ist festgelegt, dass Krankenhäuser, Vorsorge- und Rehabilitationseinrichtungen, Einrichtungen für ambulantes Operieren und Dialyseeinrichtungen die innerbetrieblichen Verfahrensweisen zur Infektionshygiene (z. B. Isolierungsmaßnahmen) in Hygieneplänen festlegen müssen. Der Hygieneplan hat die Bedeutung einer Dienstanweisung.

12.4 Qualitätssicherung

Nach dem Sozialgesetzbuch haben »Krankenhäuser und ihre Leistungserbringer auf eine humane Krankenhausbehandlung hinzuwirken«. Mit dem **Ziel**, für den Patienten und den Kostenträger eine bedarfsgerechte, zweckmäßige, wirtschaftliche und sichere **Leistungserbringung** zu erreichen, schreibt das Sozialgesetzbuch Maßnahmen zur Qualitätssicherung und Qualitätsüberprüfung vor:

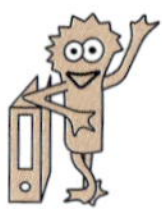

 »Die Krankenhäuser sind verpflichtet, sich an Maßnahmen der Qualitätssicherung zu beteiligen« (§ 137 SGB V).

Qualität kann definiert werden als »die Gesamtheit von Eigenschaften und Merkmalen eines Produktes oder einer Dienstleistung, die sich auf deren Eignung zur Erfüllung festgelegter oder vorausgesetzter Erfordernisse beziehen« (nach Deutsche Industrienorm DIN 55350 Teil 11).

Qualitätssicherung erstreckt sich grundsätzlich auf **drei Qualitätsebenen**:

- Strukturqualität
- Prozessqualität
- Ergebnisqualität

Aus krankenhaushygienischer Sicht beinhaltet:

- **Strukturqualität** unter anderem die Qualifizierung und die Ausbildung des Personals, z.B. in Infektionsprävention und Hygiene, die Ausstattung der Arbeitsstätte in personeller, apparativer, baulich-räumlicher und finanzieller Hinsicht, Kommissionen z.B. für Hygiene, Arzneimittel, Abfall, Arbeitssicherheit.
- **Prozessqualität** die fachgerechte Durchführung von diagnostischen, therapeutischen, pflegerischen und technischen Maßnahmen. Dabei bilden Pflege-, Hygiene- und Behandlungsstandards die Grundlage.
- **Ergebnisqualität** die Beurteilung des Behandlungsergebnisses. Es wird nun erfasst, ob die Ziele der ärztlichen und pflegerischen Behandlung erreicht wurden, z.B. Vermeidung von Wund- oder Harnwegsinfektion. Dazu ist erforderlich, die nosokomialen Infektionen zu erfassen.

Daraus lassen sich mögliche Mängel in Diagnostik, Behandlung und Pflege erkennen und Maßnahmen zu ihrer Beseitigung ableiten.

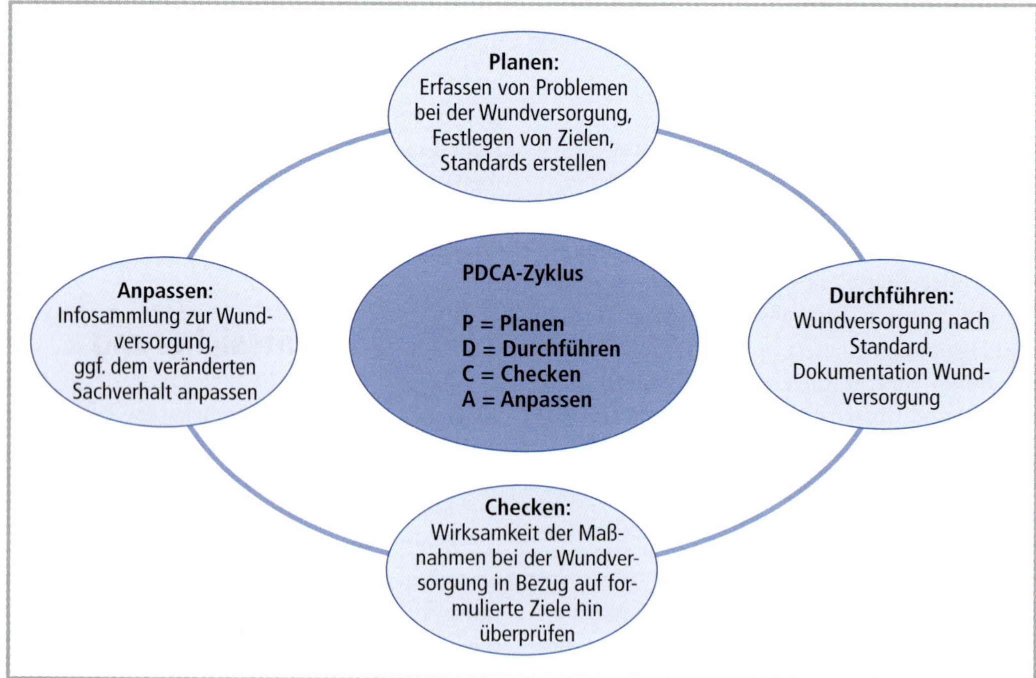

Abb. 12-2 PDCA-Zyklus am Beispiel der Wundversorgung

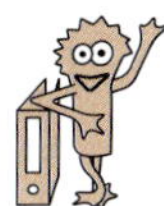

Für die Krankenhaushygiene erfolgen Qualitätsprüfungen unter anderem durch die **Begehungen** des **Gesundheitsamtes** und durch **regelmäßige Überprüfung** und **mikrobiologische Untersuchung** von z. B. Desinfektionsautomaten und Sterilisatoren durch das Hygienefachpersonal. Prüfintervalle und -methoden sind durch Verordnungen und Normen festgelegt.

Durch die Festlegung der Qualitätsanforderungen sowie deren konsequente Umsetzung und Kontrolle ist eine wirksame Verhütung von Krankenhausinfektionen möglich.

Pflegequalität muss also immer eine Integration von sachkundig ausgeführten Hygienemaßnahmen bei der praktischen Arbeit am Patienten umfassen.

Die Verhütung nosokomialer Infektionen kann allerdings nur durch gemeinsames zielgerichtetes Handeln aller an Pflege, Diagnostik und Therapie beteiligten Personen erreicht werden.

Um eine kontinuierliche Verbesserung der Qualität zu erreichen, können Prozesse nach dem **PDCA-Zyklus** erfolgen. PDCA steht für **P**lanen, **D**urchführen, **C**hecken, **A**npassen. Dieser Zyklus kann kein Ende finden, weil die Korrekturmaßnahmen eine erneute Planung erfordern (s. Abb. 12-2).

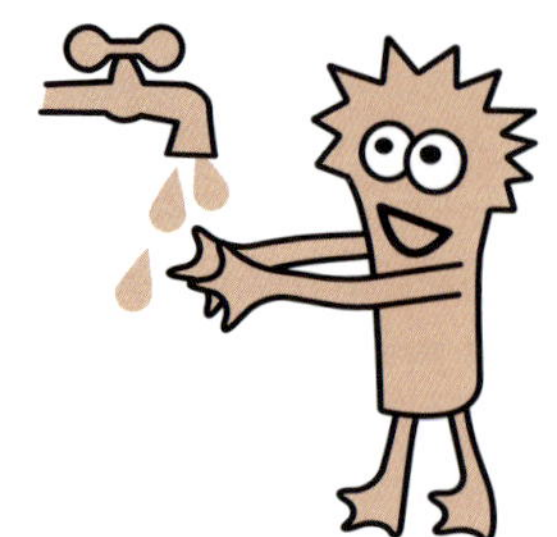

13 Individualhygiene

Hartmut Unverricht

Das Sauberkeitsverhalten eines Menschen ist das Ergebnis von Lernprozessen. Die persönliche Hygiene des Krankenhauspersonals ist extrem wichtig, gerade um nosokomiale Infektionen zu vermeiden. Die folgenden Abschnitte zeigen, worauf bei Körperpflege und Bekleidung im Krankenhaus besonders zu achten ist.

13.1 Körperpflege

Haare können durch anhaftende Keime ein mögliches Infektionsrisiko für den Patienten darstellen. Langes Haar ist während der Dienstzeit zusammenzubinden, da bei pflegerischen und ärztlichen Tätigkeiten der Kontakt mit Haaren zu vermeiden ist. So ist in Risikobereichen, wie Operationssälen, Stationen für Schwerstbrandverletzte, Zentralsterilisation und Küche, das Tragen von Einmalkopfhauben vorgeschrieben, sowie bei bestimmten pflegerischen Arbeiten, z.B. großflächiger Verbandwechsel, empfehlenswert. Das gesamte Kopfhaar muss hierbei bedeckt sein.

Fingernägel sollten kurz sein, da es zu einer Ansammlung von Schmutzpartikeln und Mikroorganismen unter den Nägeln kommen kann. Außerdem besteht eine Verletzungsgefahr für den Patienten, ebenso ist ein »Durchspießen« von Schutzhandschuhen möglich. Bei der Nagelpflege sollten Mikroläsionen vermieden werden, sie stellen eine Eintrittspforte für Erreger dar. Fingernägel dürfen nicht mit Nagellack lackiert sein, da brüchiger Nagellack eine Keimnische darstellt und eventuelle Verunreinigungen unter dem lackierten Nagel optisch nicht wahrnehmbar sind. Gleiches gilt für künstliche Fingernägel (s. auch Kap. 13 Abschnitt »Schmuck«, S. 188).

Da die Haut der **Hände** stark beansprucht wird, sollte eine gezielte Handpflege die Haut intakt und gepflegt erhalten.

13.2 Arbeitskleidung/ Berufskleidung/ Schutzkleidung

Arbeitskleidung ist Bekleidung, die anstelle von oder in Ergänzung zur Privatkleidung bei der Arbeit getragen wird. **Berufskleidung** ist eine berufsspezifische Arbeitskleidung, um Berufsangehörige als solche kenntlich zu machen.

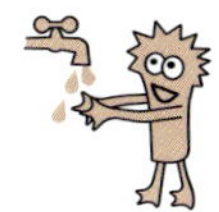

Arbeits- wie Berufskleidung haben keine spezifische Schutzfunktion gegen schädigende Einflüsse.

Schutzkleidung oder persönliche Schutzausrüstung (PSA) ist jede Kleidung, die dazu bestimmt ist, die Arbeits- oder Privatkleidung während der Arbeit vor schädigenden Einwirkungen, z. B. Kontamination durch biologische Arbeitsstoffe, zu schützen.

Der Arbeitgeber hat die persönliche Schutzausrüstung in ausreichender Stückzahl zur Verfügung zu stellen und ist verantwortlich für die regelmäßige Desinfektion und Reinigung. Falls Arbeitskleidung mit Krankheitserregern kontaminiert ist, ist sie zu wechseln und vom Arbeitgeber wie Schutzkleidung zu desinfizieren und zu reinigen.

Berufskleidung (bzw. Arbeitskleidung, Bereichskleidung):

- sollte zweckmäßig geschnitten sein und damit die erforderliche Bewegungsfreiheit, z. B. im Sinne der rückenschonenden Arbeitsweise, ermöglichen; Hosenanzüge bzw. Hosen mit elastischem Bündchen in Kombination mit Kasacks ermöglichen die erforderliche Bewegungsfreiheit und rückenentlastende Haltungen, z. B. Grätsch- oder Schrittstellung
- muss desinfizierbar sein
- sollte vom Gewebe her atmungsaktiv, feuchtigkeitsaufsaugend und wenig anfällig für statische Aufladung sein; gut geeignet sind Mischgewebe (z. B. 65 % Polyester/35 % Baumwolle)
- sollte glattflächig sein, ohne Schnörkel und Rüschen
- sollte kurzärmelig sein, denn lange Ärmel stellen eine Kontaminationsgefahr dar, da sie z. B. über verschmutzte Stellen streifen; der unbekleidete Unterarm hingegen lässt sich entsprechend desinfizieren und waschen
- soll in ausreichender Zahl zur Verfügung stehen, so dass ein bedarfsgerechter Wechsel sichergestellt ist
- darf erst im Krankenhaus angelegt werden und muss nach Dienstende sachgerecht entsorgt werden.

Mitarbeiter in Operationsabteilungen tragen **Bereichskleidung**, die nur in dieser Abteilung und nicht im übrigen Krankenhausbereich getragen werden darf. Diese Kleidung unterscheidet sich farblich von der Stationskleidung, z. B. grün oder blau. Die Bereichskleidung soll täglich bzw. sofort bei Verschmutzung gewechselt werden.

Beim Tragen von Privatkleidung als Arbeitskleidung, z. B. in der Psychiatrie, in Alten- und Pflegeheimen, Sozialstationen und Hospizen, muss unbedingt auf das bedarfsgerechte Anlegen von PSA geachtet werden. Liegt die Zuständigkeit für Erwerb, Desinfektion/Reinigung und Instandhaltung der Arbeitskleidung bei der Pflegeperson, ist vor allem die sachgerechte Aufbereitung zu beachten.

Das Epidemiologische Bulletin 1/2007 des RKI verweist auf eine Übersicht im Konsensuspapier der Sektion »Hygiene in der ambulanten und stationären Kranken- und Altenpflege/Rehabilitation« der Deutschen Gesellschaft für Krankenhaushygiene (DGKH) über Kleidung und Schutzausrüstung für Pflegeberufe aus hygienischer Sicht.

13.3 Schuhwerk

Viele Arbeitsunfälle stehen im ursächlichen Zusammenhang mit ungeeignetem Schuhwerk. Das Schuhwerk soll dem Fuß sicheren Halt geben (geschlossen, Fersenkappe) und bequem sein. Der Absatz sollte flach bis mittelhoch und breit aufsetzend sein. Absätze, die höher als 2 cm sind, beeinträchtigen bereits die Standfestigkeit und haben Auswirkung auf die Körperhaltung. Eine Verlagerung des Gewichtes auf den Vorfuß ergibt eine veränderte Beckenstellung und im Weiteren eine Belastung der Wirbelsäule. Das richtige Schuhwerk verhindert somit u. a. schmerzhafte Rückenleiden.

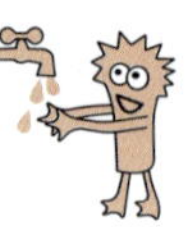

Die Berufsgenossenschaft für Gesundheitsdienst und Wohlfahrtspflege nennt die wichtigsten Kriterien (Dresscode Sicherheit M658/BGW):

- »Prüfen Sie, ob die Schuhe auf nassen Böden rutschfest sind.
- Der Schuh sollte vorn geschlossen sein und eine ebenfalls geschlossene, feste Fersenkappe haben. Derartige Schuhe garantieren Standsicherheit und erlauben auch schnelle Drehbewegungen.
- Die Fersenkappe schützt Ferse, Sehnen, Bänder sowie Gelenke und gibt dem Fuß seitlichen Halt. Eine Polsterung hilft, Verletzungen der Achillessehne zu vermeiden.
- Eine regulierbare Spannweite stellt sicher, dass der Schuh fest am Fuß sitzt. Ein ›Schwimmen‹ des Fußes wird verhindert.
- Ein anatomisch geformtes Fußbett stützt den Fuß und entlastet das Fußgewölbe. Stöße werden aufgefangen. Eine dämpfende Sohle fördert diesen Effekt.
- Wasserabweisendes, strapazierfähiges Material ist zu empfehlen. Darüber hinaus sollte es atmungsaktiv sein. Socken aus funktionellem Gewebe (z.B. Mikrofaser) wirken dabei unterstützend.«

13.4 Schmuck

Die »Technische Regel für biologische Arbeitsstoffe« (BGR/TRBA 250) im Gesundheitswesen und der Wohlfahrtspflege vom Juli 2006 hält fest: »Bei Tätigkeiten, die eine hygienische Händedesinfektion erfordern, dürfen an Händen und Unterarmen keine Schmuckstücke, Uhren und Eheringe getragen werden. Derartige Gegenstände können die Wirksamkeit der Händedesinfektion vermindern«. Künstliche Fingernägel werden vom Robert Koch-Institut als Schmuck definiert. Ebenso wird festgestellt, dass lackierte Fingernägel ein Infektionsrisiko darstellen können, weil Verschmutzungen nicht sichtbar sind und eine notwendige Entfernung dann u. U. unterbleibt. Schmuckstücke an Händen und Unterarmen, aber durchaus auch Halsketten und Ohrringe, stellen zudem eine potenzielle Verletzungsgefahr für den Patienten oder den Träger dar. Das Recht auf freie Entfaltung kann also durch Arbeitsschutzregelungen eingeschränkt werden.

! Wenn Krankenpflegepersonal gegen Unfallverhütungsvorschriften verstößt und dadurch sich selbst oder Patienten gefährdet, verstößt es gleichzeitig gegen seine arbeitsvertragliche Verpflichtung zur sorgfältigen Arbeit. Das kann eine Abmahnung, bei Wiederholung eine Kündigung zur Folge haben.

13.5 Persönliche Schutzausrüstung oder Schutzkleidung

Das Tragen der **persönlichen Schutzausrüstung (PSA)** dient der Infektionsprävention und dem Arbeitsschutz (s. auch S. 187). Anforderungen an die PSA und Hinweise für ihre Anwendung finden sich in der »Richtlinie für Krankenhaushygiene und Infektionsprävention« und in der »Technischen Regel für biologische Arbeitsstoffe« (BGR/TRBA 250). Durch den richtigen und konsequenten Einsatz von PSA wird eine Unterbrechung der Infektionskette, eine Reduzierung der Ansteckungsgefahr und damit letztendlich die Gesunderhaltung von Mitarbeitern und Patienten erreicht.

Persönliche Schutzausrüstung (s. auch Dresscode Sicherheit M658/BGW):

- Das Tragen von **dünnwandigen, flüssigkeitsdichten, allergenarmen, keimarmen Einmalhandschuhen** ist erforderlich, wenn die Hände mit Blut, Ausscheidungen, Eiter oder hautschädigenden Stoffen in Berührung kommen können. In der Praxis bedeutet das, dass z.B. beim Absaugen, bei der Pflege inkontinenter Patienten, beim Wa-

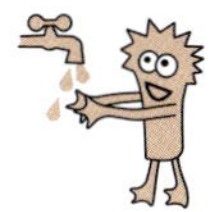

schen von MRSA-Patienten, bei der Entsorgung von Sekreten und Exkreten und beim Entfernen von Drainagen und Verbänden das Tragen von Schutzhandschuhen erforderlich ist. Die Handschuhe sind nach Gebrauch sofort sachgerecht zu entsorgen. Danach ist immer eine hygienische Händedesinfektion erforderlich, weil es zur Perforation bei mechanischer Beanspruchung oder Kontamination der Hände beim Ablegen kommen kann. Auch die Dichtigkeit von Einmalhandschuhen kann nicht immer zu 100 % gewährleistet sein. Zum Anziehen der Handschuhe müssen die Hände trocken sein, da ein feuchtes Milieu Hautirritationen begünstigt.

Sterile Handschuhe werden bei allen Tätigkeiten getragen, die eine aseptische Arbeitsweise voraussetzen, z. B. bei operativen Eingriffen, bei bestimmten Punktionen, beim Legen eines Blasenverweilkatheters.

Zum Einsatz von sterilen OP-Handschuhen ist auch Kapitel 18 »Epidemiologie und Prävention der häufigsten nosokomialen Infektionen«, S. 279, zu beachten.

- **Feste, flüssigkeitsdichte, allergenarme Handschuhe** (Haushaltshandschuhe) mit langer Stulpe sind zum Desinfizieren und Reinigen benutzter Instrumente, Geräte oder von Flächen zu tragen. Die lange Stulpe wird nach außen umgekrempelt. Das verhindert bei Reinigungs- und Desinfektionsmaßnahmen ein Hineinlaufen der Desinfektionsmittelllösung in den Handschuh. Dadurch wird der Forderung entsprochen, dass der Kontakt der Haut mit Desinfektionsmitteln, die nicht für die Desinfektion bzw. Antiseptik der Haut oder Schleimhaut bestimmt sind, grundsätzlich zu vermeiden ist. Einmalhandschuhe sind für Reinigungsarbeiten ungeeignet!

Die Handschuhe müssen entsprechend dem Nutzungszweck nach Größe, Material, Dicke und Reißfestigkeit ausgewählt werden.

- Das Tragen von **flüssigkeitsdichten Schürzen** oder Überwürfen ist erforderlich, wenn damit zu rechnen ist, dass die Berufskleidung durchnässt wird, und bei Arbeiten, bei denen eine starke Verschmutzung zu erwarten ist.
- In besonderen Bereichen, wie Infektionsstationen, kann zum Infektionsschutz das Tragen **langärmeliger Schutzkleidung** (Schutzkittel) erforderlich sein. Schutzkleidung schützt allerdings nur, wenn sie geschlossen getragen wird.
- In bestimmten Funktionseinheiten, wie der Operationsabteilung, Einheiten für Verbrennungskranke und Knochenmarktransplantationen, sind **desinfizierbare Schuhe** zu tragen, die ausschließlich für diese Bereiche vorgesehen sind.
- Der **Mund-Nasen-Schutz** (Gesichtsmaske) muss über Mund und Nase getragen werden und darf nicht vorübergehend heruntergezogen werden. Er muss nach Durchfeuchtung und nach jeder länger dauernden Operation gewechselt und sofort entsorgt werden. Der Mund-Nasen-Schutz z. B. im OP dient primär dem Patientenschutz und soll die Verbreitung von Tröpfchen aus dem Nasen-Rachen-Raum des Trägers verhindern. Zum Schutz des Beschäftigten vor einer Tröpfcheninfektion ist der übliche Mund-Nasen-Schutz nicht ausreichend. Hier müssen **partikelfiltrierende Halbmasken** getragen werden. Je nach Schutzwirkung vor Partikelgrößen werden diese in FFP (Filtering Face Piece) 1 bis 3 eingeteilt. Danach ist z. B. bei der Betreuung eines an Lungentuberkulose Erkrankten das Tragen einer partikelfiltrierenden Halbmaske der Schutzstufe FFP 2 notwendig. Bei einigen virusbedingten Tropenkrankheiten ist bei aerogener Übertragung eine FFP3-Maske erforderlich.
- Ein **Haarschutz** ist erforderlich in Operationsabteilungen und Einheiten für Verbrennungskranke und Knochenmarktransplantationen. Haare sind im Allgemeinen mit

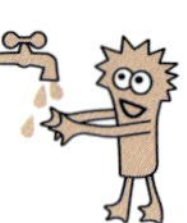

Keimen der Haut und der Umgebung kontaminiert, wobei die Haut der Stirn besonders hohe Keimzahlen aufweist. Der Haarschutz muss Kopf- und Barthaar vollständig bedecken. Hierzu stehen ein Haubenschutz (Abb. 13-1) oder ein Helmschutz (Abb. 13-2) zur Verfügung.

- **Augen- oder Gesichtsschutz** (Schutzbrille oder Visier) ist erforderlich, wenn mit Verspritzen oder Versprühen infektiöser Materialien oder Flüssigkeiten zu rechnen ist. Das kann schon beim endotrachealen Absaugen der Fall sein und ist bei gefäß- oder herzchirurgischen Eingriffen oder in der Zahnmedizin obligatorisch.

Es ist Aufgabe des Arbeitgebers nach einer **Gefährdungsanalyse** die Erfordernisse und den Umfang der persönlichen Schutzausrüstung und der Schutzmaßnahmen festzulegen. Die Beschäftigten müssen entsprechend unterwiesen werden.

Nach Ablegen und Entsorgung der Schutzkleidung, wie Handschuhe, Mund- und Nasenschutz, Schutzkittel und -schürze, ist grundsätzlich eine hygienische Händedesinfektion durchzuführen.

13.5.1 Allergie durch Latexhandschuhe

Allergien gegen Naturlatex nehmen bei Beschäftigten in der Kranken- und Altenpflege dramatisch zu. Die Berufsgenossenschaft für Gesundheitsdienst und Wohlfahrtspflege geht davon aus, dass bereits jeder 10. Beschäftigte gegen Latexproteine sensibilisiert ist. **Hauptverursacher** sind gepuderte Latexhandschuhe. Bei bestehender Latexallergie ist der einzig **wirksame Schutz** Haut- und Schleimhautkontakt mit Latexproteinen zu vermeiden. Dem Betroffenen müssen latexfreie Handschuhe zur Verfügung gestellt werden, und seine Kollegen müssen puderfreie Latexhandschuhe tragen, um die Aufnahme der Latexproteine durch die Luft zu vermeiden. Diese Maßnahmen verhindern eine Verschlimmerung der Allergie und eine mögliche Berufsunfähigkeit des Erkrankten.

Einer Latexallergie kann man vorbeugen:

- durch den Einsatz latexfreier Handschuhe; alternative Materialien sind **Nitril, Vinyl und Polyethylen (PE-Folie)**
- durch Gebrauch ungepuderter, latexproteinarmer Handschuhe (beinhalten weniger als 30 Mikrogramm Latexprotein pro Gramm Handschuh)

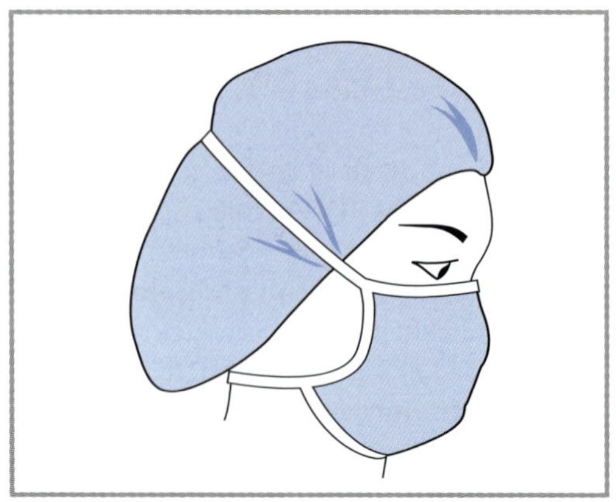

Abb. 13-1 Haubenschutz

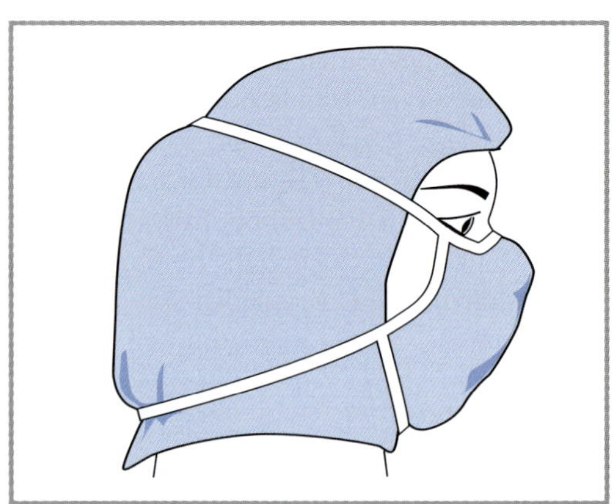

Abb. 13-2 Helmschutz

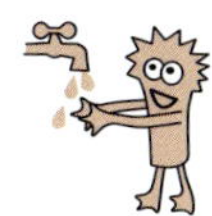

- durch konsequente Hautpflege, dazu zählt gutes Abtrocknen der Hände nach der Waschung und regelmäßiges Eincremen

Es soll an dieser Stelle der Hinweis nicht fehlen, dass fast 40 000 latexhaltige Produkte, so die »Latexallergie-Informationsvereinigung«, auf dem Markt sind. So findet sich Naturlatex z. B. in Pflastern, Kondomen, im Klebefilm von Briefmarken und Briefkuverts, in Kaugummis, Kleidung mit Stretcheffekt und Babyschnullern. Dies ist problematisch für den Betroffenen, weil derzeit keine Verpflichtung des Herstellers besteht, Naturlatex zu deklarieren. Erwähnenswert ist in diesem Zusammenhang die Kreuzallergie – Menschen, die auf Früchte, wie Bananen, Kiwis, Walnüsse, Aprikosen oder Pfirsiche, mit Hautrötungen oder Quaddeln reagieren, können ebenfalls gegen Latex allergisch sein.

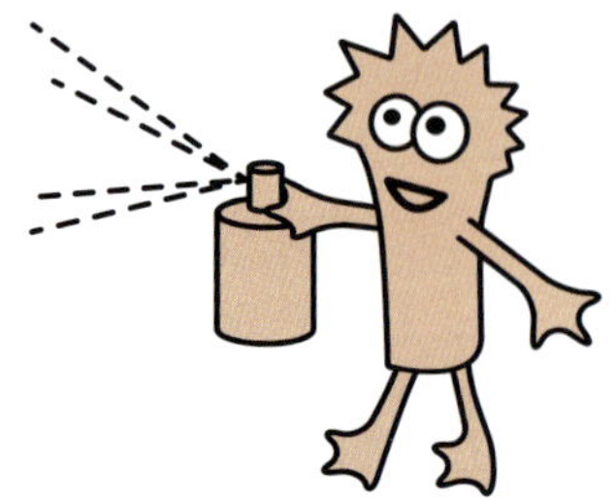

14 Desinfektion

Hartmut Unverricht

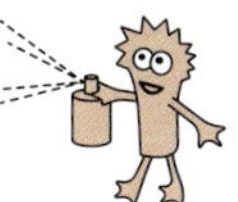

14.1 Definition: Reinigung – Desinfektion

Die Zahl der Mikroorganismen kann durch Reinigungs- und Desinfektionsmaßnahmen vermindert werden. Die Reinigung kann zu einer 50- bis 80%igen Reduktion führen. Dagegen wird durch Desinfektionsverfahren eine Reduktion von 84 bis 99,9 % erreicht.

Reinigung dient der Schmutzlösung und -beseitigung. Mit der Verwendung von Wasser und reinigungsverstärkenden Zusätzen zur Beseitigung von Schmutz werden zwar auch daran gebundene Keime entfernt, es kann aber keine Keimabtötung durch Reinigung erreicht werden.
Desinfektion ist eine Maßnahme zur Abtötung/Inaktivierung vermehrungsfähiger Mikroorganismen. Das heißt, ein Gegenstand/Bereich wird in einen Zustand versetzt, von dem keine Infektionsgefährdung mehr ausgehen kann. Mit der Desinfektion soll eine gezielte Keimreduktion und eine Unterbrechung der Infektionskette erreicht werden.

14.1.1 Wirkungsbereiche von Desinfektionsmitteln und -verfahren

In der Liste der vom Robert Koch-Institut geprüften und anerkannten Desinfektionsmittel und -verfahren werden auch die Wirkungsbereiche erfasst.

Das mikrobiologische Wirkungsspektrum eines Desinfektionsmittels oder -verfahrens ist einem **Wirkungsbereich** zugeordnet, der durch Buchstaben gekennzeichnet ist:

- **Wirkungsbereich A:** zur Abtötung von vegetativen bakteriellen Keimen einschließlich Mykobakterien sowie Pilzen einschließlich Pilzsporen geeignet
- **Wirkungsbereich B:** zur Inaktivierung von Viren geeignet
- **Wirkungsbereich C:** zur Abtötung von Sporen bis zur Resistenzstufe des Milzbrand-Erregers geeignet
- **Wirkungsbereich D:** zur Abtötung von Sporen der Erreger von Gasbrand (Clostridium perfringens) und Wundstarrkrampf (Clostridium tetani) geeignet (zur Abtötung dieser hitzeresistenten Sporen müssen Sterilisationsverfahren angewendet werden, s. Kap. 15 »Sterilisation«, S. 225 ff.)

Diese Wirkungsbereiche sind Grundlage für die Auswahl des Desinfektionsmittels/-verfahrens.

14.2 Physikalische Verfahren

Physikalische Verfahren nutzen zur Desinfektion thermische Methoden, Strahlung oder Filtration.

14.2.1 Thermische Desinfektion

Bei der **thermischen Desinfektion** werden die Erreger durch Einwirkung von Hitze unschädlich gemacht.

Thermische Desinfektionsverfahren erfassen in Abhängigkeit vom gewählten Verfahren die Wirkungsbereiche A, B, C. Wirkungsbereich D wird nur durch eine Sterilisation erreicht.

Je höher die **Temperatur** und je länger die **Einwirkzeit**, desto größer ist die Wirksamkeit des Verfahrens. Die Einwirkzeit ist die Zeit, die vom Erreichen der Solltemperatur im Kern des Gutes bis zum Abschalten des Heizaggregates bzw. der Dampfzufuhr benötigt wird.

Erhitzen in Wasser (Auskochen)

Die zu desinfizierenden Objekte werden in Wasser, dem Waschhilfsstoffe (z. B. Soda) zugefügt sind, eingelegt. Das Wasser wird anschließend bis zum Siedepunkt erhitzt und die Siedetemperatur über einen Zeitraum von

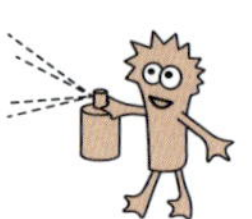

3 bis 15 Minuten gehalten. Diese Methode erfasst die Wirkungsbereiche A und B bei 3-minütiger und C bei 15-minütiger Einwirkzeit. Sie ist z. B. anwendbar zur Desinfektion von Milchflaschen und Saugern.

Spülen mit heißem Wasser

Beim Spülen mit heißem Wasser (+ Reiniger) werden die Objekte in speziellen Desinfektionsapparaten der vorgeschriebenen Temperatur (85–95 °C) und Einwirkzeit (7–20 Min.) ausgesetzt (je nach Verfahren Wirkungsbereich A oder A und B). Geeignete Objekte sind Instrumente, Anästhesiezubehör und Wäsche.

Behandeln mit Wasserdampf (Dampfdesinfektionsverfahren)

Bei der Dampfdesinfektion gibt es verschiedene Verfahren. Grundsätzlich müssen Verunreinigungen vor der Desinfektion entfernt werden, um ein »Einbrennen« zu verhindern.

Wird Wasser in einem nicht dicht schließenden Gerät bis zum Siedepunkt erhitzt, entspricht die Temperatur des Dampfes 100 °C. Der Dampf verdrängt (= Dampfströmungsverfahren) die Luft aus dem Gerät (z. B. Vaporisator zur Desinfektion von Saugern und Flaschen) und gelangt an alle Oberflächen der Objekte.

Verfahren der Wahl sind die Vakuumverfahren, insbesondere die fraktionierten Vakuumverfahren (VDV = Vakuum-Dampf-Vakuum). Diese arbeiten nach folgendem Prinzip:

- Entfernung der Luft aus Kammer und Desinfektionsgut durch mehrmaliges Evakuieren im Wechsel mit Einströmenlassen von Sattdampf
- Desinfektion mit Sattdampf
- Trocknen des Desinfektionsgutes durch Evakuieren

Zur Durchführung dieser Verfahren ist Dampf erforderlich, der frei von Fremdgasen/Luft ist. Die Desinfektionskammer muss vakuumdicht sein. Die Desinfektionswirkung tritt durch die Kombination von Temperatur, Zeit und Druck ein z. B. im

- Unterdruckverfahren: 75 °C / 20 Min. (Wirkungsbereich A und B, außer Virushepatitis),
- Überdruckverfahren: 105 °C / 1 Min. (A und B), 5 Min. (A, B und C).

Geeignete Objekte sind poröse Materialien wie z. B. Matratzen, Decken und Kissen (Federkissen verklumpen!).

14.2.2 Pasteurisierung

Eine besondere Form der Wärmeanwendung ist die Pasteurisierung, die in der Lebensmittelproduktion eingesetzt wird. Es handelt sich um eine »Teildesinfektion«, d. h. es sollen nur bestimmte Bakterien, die in einer Flüssigkeit vorhanden sind, abgetötet werden, z. B. Tuberkulosebakterien, Staphylokokken und Typhuserreger in der Milch. Die Haltbarmachung soll einerseits Krankheitserreger abtöten, andererseits Qualität und Geschmack der Getränke erhalten (z. B. die Vitamine A, B und C in der Milch).

Es gibt drei Methoden der Pasteurisierung:

- Kurzzeitverfahren: 71–74 °C/40 Sek. (Bier, Wein, Säfte)
- Hocherhitzung: 85 °C / 10–15 Sek. (Milch)
- Ultrahocherhitzung: 135–150 °C/für Bruchteile von Sekunden

14.2.3 Desinfektion mit UV-Strahlen

Eine Desinfektion von Flächen, Gegenständen oder Luft ist mit UV-Strahlung nicht möglich. Da UV-Strahlen Staub und Schmutz nicht durchdringen können, die Aktivität von UV-Strahlungsquellen sehr schnell abnimmt und sich der Patienten- und Personalschutz problematisch gestalten, kommt dieser Methode kaum Bedeutung zu. Lediglich in Desinfektionsmaschinen kann zur Desinfektion des Spülwassers UV-Licht benutzt werden.

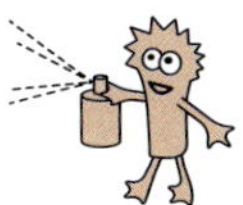

14.2.4 Filtration

Filtration wird häufig bei der Herstellung von Impfstoffen angewendet. Für eine Abtrennung von Viren werden sog. »Ultra-Sterilfilter« benötigt. Außerdem wird die Filtration bei medizinischen Gasen und der Wasseraufbereitung eingesetzt.

14.3 Chemische Verfahren

Die chemischen Desinfektionsmittel dienen vor allem zur Desinfektion von Objekten, die infolge ihrer Eigenschaften wie z. B. Materialbeschaffenheit, Größe oder Anordnung nicht mit thermischen Desinfektionsverfahren behandelt werden können.
Chemische Desinfektionsmittel enthalten Wirkstoffe, die Mikroorganismen abtöten bzw. inaktivieren. Die desinfizierende Wirkung beruht zum Beispiel auf der Zerstörung der mikrobiellen Zytoplasmamembran, der Enzym- und Wachstumshemmung, der Unterbindung von Stoffwechselvorgängen oder der Gerinnung der Proteine.
Bei der Auswahl der chemischen Desinfektionsmittel ist zu berücksichtigen:

- Resistenz der Keime
- Art des biologischen Milieus, in dem sich die Keime befinden
- Art des zu desinfizierenden Objektes

Der mikrobizide (abtötende Wirkung auf Mikroorganismen) Effekt ist abhängig von:

- der Konzentration des Mittels
- der Einwirkzeit

Anforderungen an Desinfektionsmittel:

- möglichst großes Wirkungsspektrum
- bakterizid = Bakterien abtötend
- fungizid = Pilze abtötend
- viruzid = Viren inaktivierend
- sporizid = Sporen abtötend
- Bakteriostase, Fungistase = Mikroorganismen werden nicht abgetötet, sondern Wachstum und Vermehrung gehemmt (z. B. auch durch Konservierungsmethoden, Kühlschrank, Tiefkühlung)
- kurze Einwirkzeit (z. B. Händedesinfektion: 30 Sek., Flächendesinfektion: 60 Min.)
- zuverlässige Wirkung (möglichst geringe Beeinträchtigung durch Eiweiß, Seife usw.)
- Stabilität (licht- und luftbeständig, Lagerfähigkeit)
- Wirtschaftlichkeit (wirksam in geringer Dosis; preiswert)
- gute Materialverträglichkeit
- gute Haut-/Schleimhautverträglichkeit (für entsprechende Produkte)
- geringe/keine mutagene (Erbmaterial verändernde)/kanzerogene (krebserzeugende) Wirkung
- wenig geruchsintensiv
- keine Belastung der Raumluft (Schleimhautreizungen)
- gute biologische Abbaubarkeit (Kläranlage)

Bei der Fülle an Anforderungen kann festgestellt werden, dass es das perfekte Desinfektionsmittel nicht geben kann.
Ein, auch für die Zukunft zutreffender Kommentar zur Desinfektion wurde im Bundesgesundheitsblatt 30, Nr. 8 (August 1987) veröffentlicht: »Völlig unschädliche oder sogar umweltfreundliche Desinfektionsmittel gibt es nicht. Es ist nun einmal ihre Aufgabe, lebende Zellen (Bakterien, Pilze, Protozoen) abzutöten. Schädliche Nebenwirkungen ergeben sich durch derartige Mittel zwangsläufig. Unschädlichkeit und zuverlässige Wirksamkeit sind zwei Forderungen, die sich gegenseitig ausschließen. Die Nebenwirkungen können nur durch entsprechende Vorsichtsmaßnahmen bei der Anwendung gering gehalten werden. Außerdem sollen Art und Umfang der Desinfektionsmaßnahmen den Erfordernissen angepasst werden.«
Für Desinfektions- und Reinigungsmittel werden Betriebsanweisungen erstellt, die vor Ort in

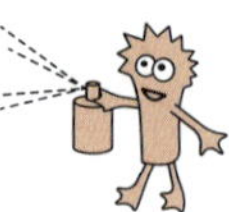

Betrieb: Kliniken Essen-Mitte	**BETRIEBSANWEISUNG** gem. GefStoffV	Betriebsteil: Huyssens-Stiftung Knappschafts-Krankenhaus
Rev.-Nr. 3 Datum: 2012	Arbeitsbereich: **Bereiche und Stationen**	Erstellt durch:

Ausgelaufene bzw. verschüttete flüssige und feste Gefahrstoffe (außer Zytostatika)

Bei allen vorhandenen Gefahrstoffen muss grundsätzlich davon ausgegangen werden, dass sie eine o. mehrere gefährliche Eigenschaften wie brandfördernd, entzündlich, giftig, gesundheitsschädlich, reizend, ätzend oder umweltgefährlich besitzen.

Kennzeichnung nach Gefahrstoff-Verordnung:

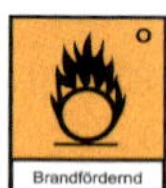

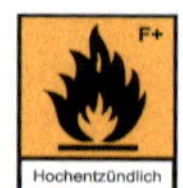

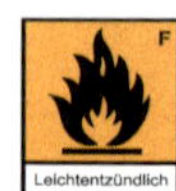

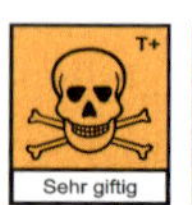

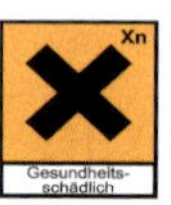

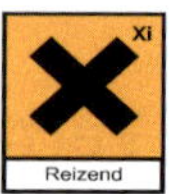

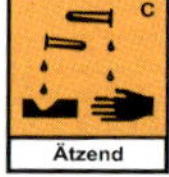

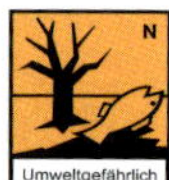

Kennzeichnung nach GHS (Global Harmonisierte System) zur Einstufung und Kennzeichnung von Chemikalien in der EU:

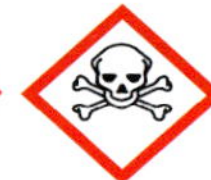
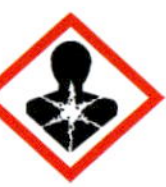
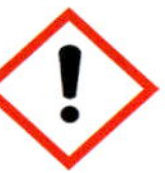

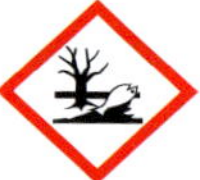

zzgl. Signalwort "**Achtung**" und/oder "**Gefahr**" Gültig für: *(Rein)Stoffe* ab 1.12.2010 / für *Gemische (Zubereitungen)* ab 1.6.2015

SCHUTZMAßNAHMEN UND VERHALTENSREGELN IM GEFAHRFALL1

Feuerwehr: 0-112

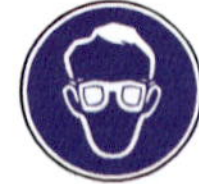

Kommt es zu unbeabsichtigter Freisetzung von Gefahrstoffen, so ist die persönliche Schutzausrüstung, wie **Schutzhandschuhe** und ggf. **Schutzbrille** anzulegen

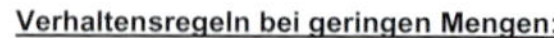

Verhaltensregeln bei geringen Mengen:

1. Kleine ausgetretene Mengen *flüssiger* Chemikalien sind mit saugfähigem Material (lt. Betriebsanweisung oder Sicherheitsdatenblatt) aufzunehmen.

   Bei Unsicherheit: **Krankenhausökologie kontaktieren**

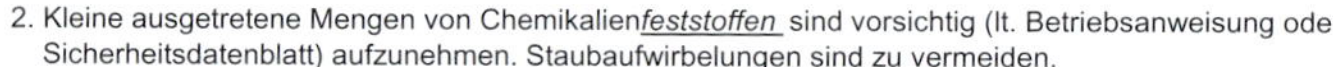

2. Kleine ausgetretene Mengen von Chemikalien*feststoffen* sind vorsichtig (lt. Betriebsanweisung oder Sicherheitsdatenblatt) aufzunehmen. Staubaufwirbelungen sind zu vermeiden.

Verhaltensregeln bei großen Mengen:

1. Gefährdete Personen warnen.
2. Nach Möglichkeit Hilflose retten und in Sicherheit bringen.
3. Keine Lichtschalter betätigen!
4. Für gute Durchlüftung sorgen.
5. Zuständige Bereichsleitung verständigen.
6. Die Krankenhausökologie und Arbeitssicherheit verständigen.

ERSTE HILFE

Notruf: 200 11

Die einzuleitenden Erste-Hilfe-Maßnahmen sind den Betriebsanweisungen für Gefahrstoffe zu entnehmen.
Arbeitsunfall dokumentieren
Durchgangsarzt: **Tel.:**

SACHGERECHTE ENTSORGUNG / WEITERE INFORMATIONEN

Informationen zur Entsorgung:
Aufgenommene Chemikalien (chemikaliengetränkte Bindemittel) sowie verschmutzte Schutzkleidung sind nach Rücksprache mit der Krankenhausökologie in entsprechend gekennzeichneten Behältern zu sammeln.
Aufgenommene Chemikalien nicht in den Hausmüll geben!

Informationen zur Arbeitssicherheit:
Arbeitssicherheit: Tel.: **Krankenhausökologie** Tel.:
Betriebsärztlicher Dienst Tel.:

Abb. 14-1 Beispiel für eine Betriebsanweisung

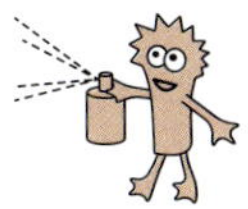

den Arbeitsbereichen nachzulesen sind. Beschrieben werden u. a. die Gefahren für Mensch und Umwelt, Schutzmaßnahmen, Verhaltensregeln und Erste-Hilfe-Maßnahmen. Die Gefahren werden mit Symbolen dargestellt, die auch auf den Gebinden vorhanden sind (s. Abb. 14-1).
Alle Mittel haben ihre Vor- und Nachteile und sie können jeweils nur für bestimmte Zwecke verwendet werden.

14.3.1 Wichtige Desinfektionswirkstoffe

Die wichtigsten chemischen **Desinfektionswirkstoffe** sind:

Alkohole

Für medizinische und technische Zwecke wird der Alkohol vergällt (durch Zusätze ungenießbar gemacht), um Missbrauch zu verhindern. Die Gebrauchslösungen haben – je nach Art des Alkohols (z. B. Ethanol, Propanol, Isopropanol) – eine Konzentration von 60 bis 80 %. Nieder- wie auch höherprozentiger Alkohol ist unwirksam. Oft werden die Substanzen mit anderen Stoffen kombiniert. Vorteile sind die kurze Einwirkzeit, das breite Wirkspektrum und die gute Hautverträglichkeit. Nachteile: Leicht entzündlich, deshalb nur auf kleinen Flächen anwenden! Alkoholempfindliche Kunststoffe (z. B. Acrylglas) können nicht behandelt werden.

! Alkohol tötet keine bakteriellen Sporen! Nicht alle Präparate haben eine ausreichende Wirksamkeit gegenüber Viren oder es müssen längere Einwirkzeiten eingehalten werden (beispielsweise bei Noroviren bis zu 2 Minuten lang einreiben).

Verträglichkeit/Toxikologie: Eine Aufnahme toxikologisch bedenklicher Mengen per Inhalation ist nicht zu erwarten.

Umweltverhalten: sehr gut biologisch abbaubar, ökologisch ohne besondere Relevanz

Anwendungsgebiete: Händedesinfektion, Hautdesinfektion, Flächendesinfektion

! Für die »Flächendesinfektion« von Durchstichstopfen oder 3-Wege-Hähnen wird entgegen der Gebrauchsinformation das »Hautdesinfektionsmittel« benutzt!

Aldehyde

Zu den Aldehyden gehören z. B. Formaldehyd, Glutaraldehyd, Glyoxal und auch Aldehydabspalter.
Weit verbreitet ist der Formaldehyd wegen des sehr breiten Wirkungsspektrums (selbst bakterielle Sporen werden bei entsprechender Konzentration und Einwirkzeit abgetötet). Aufgrund des Verdachts einer kanzerogenen Eigenschaft wird der Einsatz jedoch eingeschränkt. Bei sachgerechter Anwendung – u. a. kein Hautkontakt, keine Überdosierung – ist weder eine allergisierende noch eine Atemwege und Augenbindehaut reizende Wirkung gegeben. Die Geruchsschwelle mit 0,05 ppm (parts per million = 1 Millionstel) liegt weit unterhalb des MAK-Wertes (maximale Arbeitsplatz-Konzentration) von 0,5 ppm, weshalb Geruchswahrnehmung nicht mit gesundheitlicher Schädigung gleichzusetzen ist.
Ähnlich gute Eigenschaften, bei reduzierten Nebenwirkungen, bietet Glutaraldehyd. Häufig werden Aldehyde kombiniert eingesetzt, um ein ausgewogenes Produkt zu erhalten.
Vorteile sind, neben der hervorragenden Desinfektionswirkung, die gute Materialverträglichkeit und ein günstiger Preis.
Neben den beschriebenen Nachteilen eignen sich Aldehyde nicht zur Desinfektion von Ausscheidungen.

Verträglichkeit/Toxikologie: Akut orale Toxizität des Konzentrats: LD50 (letale Dosis, bei

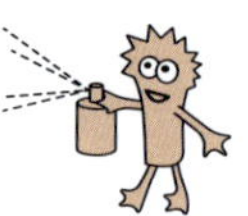

der 50 % der Versuchstiere sterben; wird heutzutage aus den Rohstoffdaten abgeschätzt, um Tierversuche zu vermeiden): 2016 mg/kg Ratte (Werte für ein Produkt mit einem Anteil von 10 % Glyoxal). Das bedeutet, wenn eine 1 kg schwere Ratte 2016 mg des Konzentrats verschluckt, hat sie eine 50%ige Chance, zu überleben. Bei in der Praxis üblichen Einsatzkonzentrationen werden die MAK-Werte deutlich unterschritten.

Umweltverhalten: In den Gebrauchsverdünnungen sind Aldehyde sehr gut biologisch abbaubar. Die Gebrauchslösungen stellen nur etwa 1 % des Krankenhausabwassers dar. Bei Einleitung ins öffentliche Kanalnetz werden die Substanzen zusätzlich verdünnt.

Anwendungsgebiete: Flächendesinfektion, Instrumentendesinfektion

Phenole

Das Phenol (Karbolsäure) ist der »klassische« Desinfektionswirkstoff, der zuerst um 1867 von *Lister* (s. Kap. 10 Abschnitt »Sir Joseph Lister«, S. 167 f.) eingesetzt wurde. In relativ hoher Konzentration (3–5 %) ist Phenol nur gegen vegetative Bakterien und Pilze wirksam. Im Krankenhaus finden Phenole, auch wegen ihrer schlechten Umweltverträglichkeit (verändern das Gleichgewicht in Kläranlagen), nur noch selten Anwendung. Moderne Phenolderivate (Abkömmlinge der Grundsubstanz) haben demgegenüber eine bessere mikrobizide Wirkung bei geringerer Toxizität.
Ein besonderer Vorteil der Phenolpräparate ist die Unempfindlichkeit gegen Eiweiß und Schmutzbelastung.

Anwendungsgebiete: Flächen, Wäsche und Ausscheidungen

Halogene

Chlor kann zur Trink- und Badewasserdesinfektion eingesetzt werden. Trotz der ausgezeichneten Wirkung gegen Bakterien, Pilze, Viren und Sporen finden chlorhaltige Desinfektionsmittel (wegen der unangenehmen Eigenschaften wie Schleimhautreizung, Geruch, Korrosivität) kaum Verwendung. **Chlorkalkmilch** eignet sich zur Desinfektion von Fäkalien, kommt in der Klinik aber in der Regel nicht zum Einsatz.
Iod wird in der Medizin schon sehr lange zur Haut-, Schleimhaut- und Wunddesinfektion eingesetzt. Iod hat ein breites Wirkungsspektrum, aber eine allergisierende Wirkung. Heute sind Kombinationspräparate im Einsatz, die das Allergierisiko minimieren. Diese **PVP-Iod-Präparate** (Polyvinylpyrrolidon) haben eine geringe Toxizität, aber auch Wirksamkeitsverlust durch organische Stoffe. Kontraindikation: Iodresorption bei Schwangeren, Säuglingen und bei Patienten mit Schilddrüsenerkrankungen. Einige Präparate weisen eine Wirkungslücke gegenüber Staphylokokken auf.

Oberflächenaktive Verbindungen

Die Wirkstoffgruppe der »Oberflächenaktiven Verbindungen« (die Stoffe sind sowohl fett- als auch wasserlöslich und erhöhen bzw. ermöglichen die Wasser-Benetzbarkeit von Oberflächen) gewinnt beim Bestreben, formaldehydfreie Alternativen anzubieten, an Bedeutung. Substanzen wie **QAV** (quartäre Ammoniumverbindungen), **Guanidine** (Chlorhexidin) oder **Amphotenside** (anionische und kationische Tenside) gehören zu dieser Gruppe. Das Wirkungsspektrum umfasst Bakterien, Pilze und einige Viren, nicht aber Polioviren und Sporen. Durch Wirkstoffkombinationen ist eine Wirkungssteigerung möglich.
Vorteilhaft ist die geringe Geruchsbelästigung. Nachteilig ist der relativ hohe Eiweißfehler.

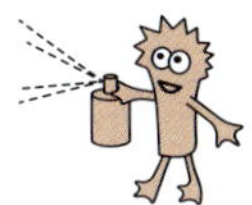

Verträglichkeit/Toxikologie: Akute orale Toxizität: LD50: 1100–1250 mg/kg Ratte. Die Gebrauchslösung ist, nach entsprechenden Testrichtlinien, auf der Haut nicht reizend, nicht sensibilisierend und verursacht keine Irritation.

Umweltverhalten: Die Abbaubarkeit der Tenside übertrifft die Anforderungen gemäß Wasch- und Reinigungsmittelgesetz. Übliche Gebrauchslösungen im Abwaser beeinträchtigen die biologische Kläranlage nicht.

Anwendungsgebiete: Flächendesinfektion, vor allem auch im Lebensmittelbereich, und Instrumentendesinfektion

Kationenaktive Verbindungen

Zur Gruppe der kationenaktiven Verbindungen gehört das **Octenidindihydrochlorid.** Es wird, in Verbindung mit anderen Wirkstoffen, als Antiseptikum von Schleimhaut und Wunden eingesetzt. Wirkungsspektrum: Bakterien, Pilze, Protozoen (Trichomonaden) und bestimmte Viren (Herpes simplex, HIV und HBV). Nebenwirkungen wie bei PVP-Iod-Präparaten treten nicht auf. Octenidin eignet sich gut zur Ganzkörperwaschung bei MRSA-Patienten.

14.3.2 Grundsätze für den Umgang mit chemischen Desinfektionsmitteln

- Zur Zubereitung der Gebrauchsverdünnung wird Trinkwasser verwendet.
- Konzentrat und Wassermenge sind unter Zuhilfenahme von Messgefäßen genau abzumessen. Bei der Anwendung von Dosiergeräten ist die Mindestentnahmemenge zu beachten, da sonst das Mischungsverhältnis nicht korrekt ist.
- Bei einer Unterschreitung der erforderlichen Konzentration ist die Desinfektion nicht sichergestellt, bei Überschreitung ist eine Materialschädigung die mögliche Folge.
- Die Prozentangaben beziehen sich bei flüssigen Präparaten auf Milliliter in 100 ml Gebrauchsverdünnung, bei pulverförmigen Präparaten auf Gramm in 100 ml der Gebrauchsverdünnung. Die für das Mittel vorgeschriebene Konzentration darf nicht unterschritten werden.
- Um Schaumbildung zu vermeiden, sollte zuerst das Wasser und dann erst das Desinfektionsmittel in den Behälter gegeben werden.
- Wasser und Desinfektionsmittel müssen sorgfältig miteinander vermischt werden.
- Die vorgeschriebenen Einwirkzeiten sind Mindestzeiten. Die korrekte Einhaltung der Einwirkzeiten ist sicherzustellen.
- Wenn keine speziellen Vorschriften bestehen, sollte die Temperatur des Desinfektionsmittelgemisches Zimmertemperatur betragen.
- Zur Herstellung der Gebrauchsverdünnung und zur Durchführung der Desinfektion ist Schutzkleidung (Schürze, Handschuhe, gegebenenfalls Brille und Gasmaske) zu tragen.
- Die chemischen Desinfektionsmittel dürfen nur dann mit der Haut in Kontakt kommen, wenn eine Desinfektion der Haut beabsichtigt ist. So sind z.B. zur Wischdesinfektion unbedingt feste, flüssigkeitsdichte Handschuhe zu tragen. Hautschädigung und mögliche allergische Sensibilisierung könnten die Folge von unsachgemäßem Verhalten sein.
- Bei der Anwendung von alkoholischen Desinfektionsmitteln für die Flächendesinfektion sind Sicherheitsregeln hinsichtlich der Brand- und Explosionsgefahr zu berücksichtigen.
- Die Desinfektionsmittel sind nur für den angegebenen Zweck zu verwenden (z.B. Hände, Instrumente, Flächen).
- Die Zumischung von Reinigungsmitteln ist zu unterlassen, da die Wirkung des Desinfektionsmittels eingeschränkt werden kann (Seifenfehler). Im Weiteren können dabei gesundheitsschädigende Dämpfe entstehen.

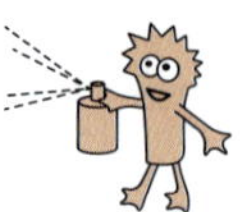

14.3.3 Methoden der chemischen Desinfektion

- **Einreiben**: Einmassieren des Präparats während einer definierten Zeitdauer (z. B. zur Händedesinfektion)
- **Abreiben/Abwischen**: Einarbeiten oder Auftragen des Mittels auf Flächen mit Schwamm, Lappen, Mopp, gegebenenfalls Bürste bei starker Verschmutzung (= Scheuern; z. B. im Sanitärbereich, Fußböden, Inventar) oder bei der Hautantiseptik Abwischen/Abreiben des Hautareals mit einem sterilisierten, in Hautdesinfektionsmittel getränkten Tupfer
- **Einlegen**: Der zu desinfizierende Gegenstand wird in geöffnetem Zustand vollständig in die Desinfektionsmittellösung eingelegt (z. B. Instrumente, evtl. Wäsche).
- **Verdampfen/Vernebeln**: Raumdesinfektion; sehr selten, nur nach Anordnung durch das Gesundheitsamt
- **Sprühen**: Aufsprühen eines Desinfektionsmittels bis zur vollständigen Benetzung eines Hautareals. Ist auf Flächen nur anzuwenden, wenn eine Wischdesinfektion nicht möglich ist (unzuverlässige Wirkung, Belastung des Personals durch Einatmen von Desinfektionsmitteldämpfen).

Tab. 14-1 Wirkstoffgruppen chemischer Desinfektionsmittel

Wirkstoff	Wirkungsspektrum	Anwendungsgebiet	Eigenschaften	Besonderheiten
Beim Einsatz der Produkte sind unbedingt die Herstellerangaben zu beachten!				
Aldehyde				
• Formaldehyd	• bakterizid • fungizid • viruzid Wirkungsbereich A und B	• Flächen • Instrumente • Wäsche	• schnell biologisch abbaubar • niedrige Einsatzkonzentration • gute Materialverträglichkeit • geringer Eiweißfehler	• Geruchsbelästigung • gute Be- und Entlüftung als Voraussetzung für die Anwendung • allergisierende Wirkung • bei erhöhter Konzentration und längerer Einwirkzeit auch gegen bakterielle Sporen wirksam
• Glutaraldehyd	• bakterizid • sporizid Wirkungsbereich A und B	• Flächen • Instrumente • Wäsche	• biologisch abbaubar • wirkt korrodierend auf Metalle	
• Glyoxal	• bakterizid Wirkungsbereich A	• Flächen • Instrumente • Wäsche	• gute Materialverträglichkeit	• Einsatz oft in Kombination mit anderen Wirkstoffen • Eiweißfehler

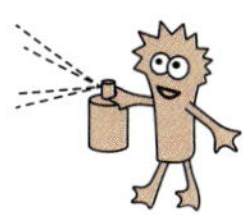

Tab. 14-1 (Fortsetzung)

Wirkstoff	Wirkungs-spektrum	Anwendungs-gebiet	Eigenschaften	Besonderheiten
Alkohole • Ethanol • Isopropanol • n-Propanol	• bakterizid • fungizid • »begrenzt viruzid« Wirkungsbereich A und B, Herstellerangaben beachten!	• Hände • Haut • Flächen	• biologisch abbaubar • schneller Wirkungseintritt • rasche Abtrocknung auf Haut und Händen	• Brand- und Explosionsgefahr bei Desinfektion großer Flächen
Phenole und Phenolderivate	• bakterizid • viruzid (nur behüllte Viren) Wirkungsbereich A	• Flächen • Instrumente • Wäsche • Sputum • Stuhl	• gute Reinigungswirkung • geringer Eiweißfehler • langsamer biologischer Abbau	• Einsatz oft kombiniert mit anderen Wirkstoffen • Anwendung nicht bei Neu- und Frühgeborenen wegen des toxischen Effekts
Quartäre Ammoniumverbindungen (QAV), oberflächenaktive Substanzen	• bakterizid • »begrenzt viruzid« Wirkungsbereich A und B, Herstellerangaben beachten!	• Flächen • Haut • Hände	• eingeschränktes Abbauverhalten im Abwasser • gute Haut- und Materialverträglichkeit	• Einsatz in Kombination mit anderen Wirkstoffen • nicht zusammen mit anionischen Tensiden (Seifenfehler) • erhebliche Wirkungslücken (Mykobakterien, gramnegative Bakterien)
Guanidine, Biguanidine, Chlorhexidin	• bakterizid Wirkungsbereich A (eingeschränkt)	• Haut • Hände • Flächen	• hoher Eiweißfehler • Anreicherung im Klärschlamm	• erhebliche Wirkungslücken (Mykobakterien, Sporen, Pilze)
Halogene				
• Chlor	• bakterizid • fungizid • viruzid Wirkungsbereich A und B	• Wäsche • Ausscheidungen • Instrumente • Trink- und Badewasser	• gute Materialverträglichkeit • schlechte biologische Abbaubarkeit	• wegen der Bildung toxischer Nebenprodukte nicht zur Desinfektion von Babyflaschen und Saugern anwendbar • Schleimhautreizung

Fortsetzung auf S. 202

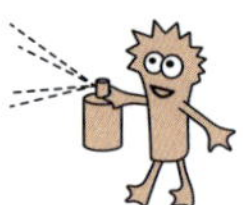

Tab. 14-1 (Fortsetzung)

Wirkstoff	Wirkungs-spektrum	Anwendungs-gebiet	Eigenschaften	Besonderheiten
• PVP-Iod	• bakterizid • fungizid • bedingt viruzid Wirkungsbereich A und B	• Haut • Schleim-haut	• hoher Eiweiß-fehler • schnelle Wirkung	• nicht einsetzbar in der Schwangerschaft, bei Neugeborenen, Säuglingen und Schilddrüsen-erkrankungen
Oxidations-mittel				
• MMPP-(Magnesium-monoperoxy-phthalat-) Hexahydrat	• bakterizid • fungizid • tuberkulozid • sporizid • viruzid Wirkungsbereich A und B	• Flächen • Geräte	• gute Material-verträglichkeit • rückstands-arm	• verstärkte Geruchs-bildung bei 4 %iger Konzentration, für ausreichende Lüftung sorgen, Wirkungs-verlust bei Eiweiß-belastung
• Peressig-säure	• bakterizid • fungizid • viruzid Wirkungsbereich A und B	• Wäsche • Instrumente • Flächen	• biologisch gut abbaubar • verchromte Instrumente korrodieren	• Geruchsbelästigung
• Wasserstoff-peroxid	• bakterizid • fungizid • bedingt viruzid Wirkungsbereich A	• Haut • Schleim-haut	• biologisch gut abbaubar • schnelle Wirkung	• sehr instabil
Bispyridine • Octenidin	• bakterizid • fungizid • bedingt viruzid Wirkungsbereich A	• Schleim-haut • Haut	• schnell wirksam	• geeignet zur Verwen-dung in der Gynäko-logie • Hautwaschung bei MRSA-Patienten

! Für die routinemäßige Desinfektion im Krankenhaus ist die Desinfektionsmittelliste des VAH (Verbund für angewandte Hygiene) Grundlage für die Auswahl geeigneter Desinfektionsverfahren. Bei behördlich angeordneten Desinfektionsmaßnahmen sind Mittel und Verfahren aus der Liste des Robert Koch-Instituts anzuwenden.

In diesen Listen sind der Wirkstoff, der Produktname, die Konzentration, die Einwirkzeit, der Wirkungsbereich und der Hersteller des Produktes genannt.

Tabelle 14-1 (S. 200 ff.) gibt einen Überblick über die chemischen Wirkstoffe unter Berücksichtigung des Wirkungsspektrums, des An-

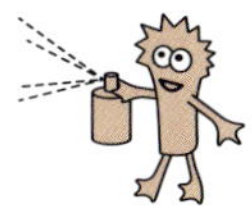

wendungsgebietes, der Eigenschaften und möglicher Besonderheiten.

14.4 Chemothermische Verfahren

Hier erfolgt die maschinelle Aufbereitung von thermolabilen Materialien bei 50–60 °C unter Einsatz von maschinentauglichen Reinigungs- und Desinfektionsmitteln. Zur Anwendung kommen dabei aldehydfreie- und aldehydbasierte Desinfektionsmittel. Die chemothermische Desinfektion findet heute bevorzugt Anwendung bei der Aufbereitung flexibler Endoskope und deren Zubehör.
Endoskop-Reinigungs-/Desinfektionsautomaten (ERD) sind speziell für diese Nutzung entwickelt. Bei der Reinigung flexibler Endoskope werden Aldehyde nicht empfohlen, weil es zur Fixierung von Eiweiß kommen kann, z. B. Prionen bei Patienten mit Creutzfeldt-Jakob-Krankheit (CJK).

Desinfektion ist möglich durch Anwendung physikalischer, chemischer oder durch Kombination dieser beiden Verfahren.
Physikalische Desinfektionsverfahren sind chemischen Verfahren grundsätzlich vorzuziehen.

14.5 Praktische Anwendungen der Desinfektionsverfahren

Desinfektionsverfahren im Krankenhaus erstrecken sich auf die Desinfektion:

- der Hände
- der Haut und Schleimhaut (Antiseptik)
- der Flächen
- der Instrumente
- der Wäsche
- der Betten
- der Ausscheidungen
- des Raumes

14.5.1 Händehygiene: Desinfizieren – Waschen – Pflegen

Die WHO hat im Jahr 2005 eine weltweite Initiative zur Verbesserung der Patientensicherheit gestartet. Dabei wurde die Bedeutung der Händedesinfektion in den Vordergrund gestellt. Auch Deutschland führte 2008 eine Kampagne zur Verbesserung der Compliance der Händedesinfektion durch – die »AKTION Saubere Hände«.
Die Hände des Menschen befinden sich ständig in Kontakt mit der Umgebung, sie nehmen Keime auf und geben sie weiter, entweder direkt durch Kontakt von Haut zu Haut (Abb. 14-2, S. 204) oder indirekt über Kontakt zu Flächen und Gegenständen (s. S. 175). Damit gilt die Hand als der Hauptrisikofaktor für die Übertragung nosokomialer Infektionen.
Schätzungen gehen davon aus, dass 90 % aller nosokomialen Infektionen über die Hände der Pflegepersonen, Ärzte und weiterer Therapeuten übertragen werden.

Hygienische Händedesinfektion

Die Händedesinfektion stellt die effektivste Maßnahme zur Verhütung nosokomialer Infektionen dar. Sie dient sowohl dem Schutz des Patienten als auch dem Schutz der Pflegeperson (s. Kap. 11 Abschnitt »Infektionsquellen«, S. 172 ff.).

Das **Ziel** der **hygienischen Händedesinfektion** (Kategorie IA, s. Kap. 12 Abschnitt »Regelwerke«, S. 179 f.) ist die Ausschaltung der Hände als Infektionsquelle und -überträger durch gezielte Abtötung der transienten Hautflora (Kontaminationsflora) und durch Keimzahlverminderung der residenten Flora.

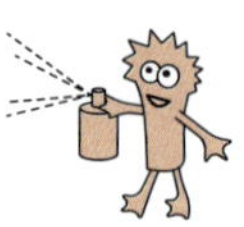

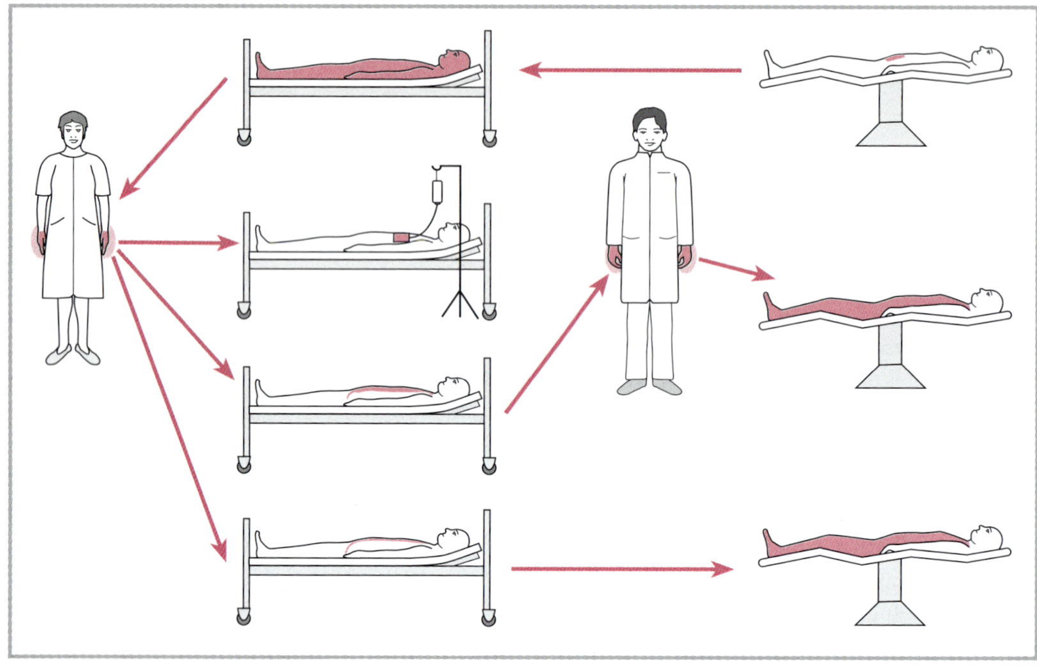

Abb. 14-2 Wege nosokomialer Infektionen in der Chirurgie (nach: Karavias T, Mischo-Kelling M. Chirurgie und Pflege. 2. Auflage. Stuttgart, New York: Schattauer 2001)

Indikation: Eine hygienische Händedesinfektion erfolgt z. B. in folgenden Situationen (s. Abb. 14-3):

- vor dem Betreten der reinen Seite der Personalschleuse von Operationsabteilungen, Sterilisationsabteilungen und anderen Reinraumbereichen
- vor Tätigkeiten mit Infektionsgefahr, wie Aufziehen von Medikamenten, Bereitstellung von Infusionen, Herstellung von Mischinfusionen
- vor invasiven Eingriffen, z. B. dem Legen eines Venenzugangs, eines Blasenverweilkatheters, Injektionen, Punktionen (auch wenn dabei sterile oder unsterile Handschuhe getragen werden)
- vor und nach Manipulationen und Pflegemaßnahmen, z. B. an Drainagen, Kathetern, Beatmungsgeräten
- vor Kontakt mit infektionsgefährdeten Patienten (z. B. Schwerkranke, Intensivpatienten, Leukämieerkrankte)
- vor und nach jeglichem Kontakt mit Wunden
- nach Kontakt mit infektiösem Material, wie Körperflüssigkeiten, Sekrete, Ausscheidungen, infizierte Körperregionen und andere potenziell infizierte Materialien oder Gegenstände (z. B. Steckbecken, Urindrainagesysteme, Absauggeräte, Arbeitsflächen, Schmutzwäsche)
- nach Kontakt mit Patienten, von denen eine Infektion ausgehen kann oder die mit Erregern von besonderer krankenhaushygienischer Bedeutung besiedelt sind, z. B. MRSA
- immer nach dem Ablegen von Schutzhandschuhen

Wirkstoffe zur Händedesinfektion: Alkohole (Ethanol, n-Propanol, Isopropanol) sind die Hauptwirkstoffe in Händedesinfektionsmitteln zum Einreiben. Präparate mit hoher Alkoholkonzentration bieten ein breites Wirkungsspek-

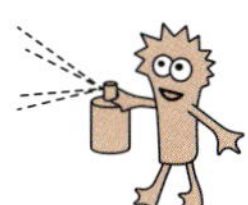

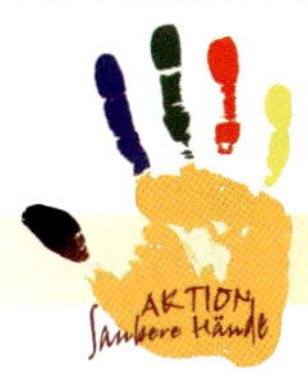

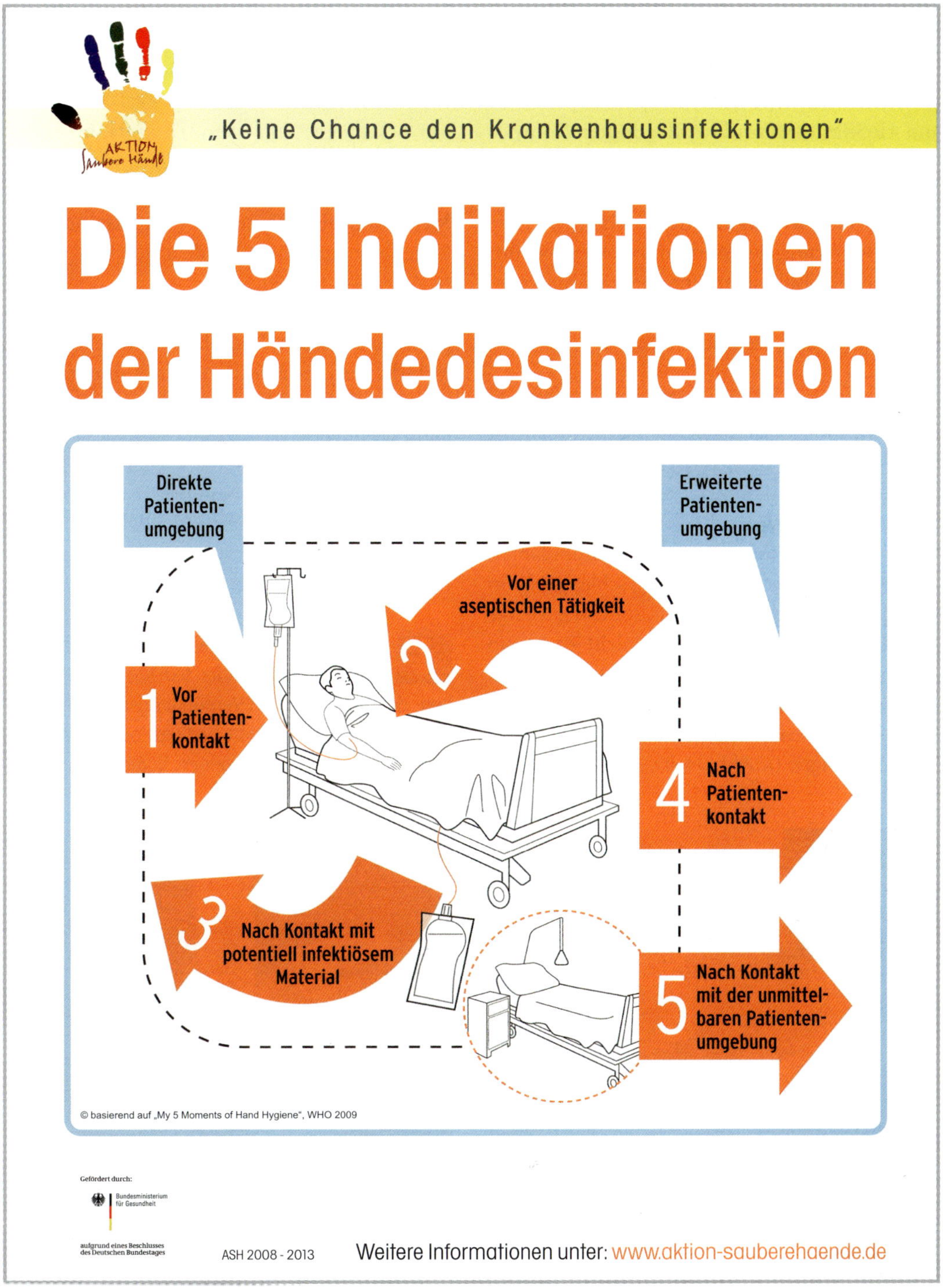
AKTION Saubere Hände
„Keine Chance den Krankenhausinfektionen"
Die 5 Indikationen der Händedesinfektion
Direkte Patienten-umgebung
Erweiterte Patienten-umgebung
1 Vor Patienten-kontakt
2 Vor einer aseptischen Tätigkeit
3 Nach Kontakt mit potentiell infektiösem Material
4 Nach Patienten-kontakt
5 Nach Kontakt mit der unmittel-baren Patienten-umgebung
© basierend auf „My 5 Moments of Hand Hygiene", WHO 2009
Gefördert durch:
Bundesministerium für Gesundheit
aufgrund eines Beschlusses des Deutschen Bundestages
ASH 2008 - 2013
Weitere Informationen unter: www.aktion-sauberehaende.de

Abb. 14-3 Indikationen der Händedesinfektion (mit freundlicher Genehmigung der »AKTION Saubere Hände«, Charité-Universitätsmedizin Berlin)

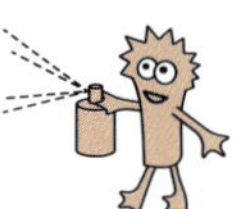

trum und eine schnelle Wirkung. Sie zeichnen sich im Weiteren durch eine gute Hautverträglichkeit und Langzeitwirkung aus.
Es sollten nur alkoholische Einreibepräparate mit **rückfettenden** und **pflegenden Komponenten** eingesetzt werden, da Zubereitungen auf reiner Alkoholbasis ohne Hautschutzanteile zu einer Hautschädigung führen.
Zur Erweiterung des Wirkungsspektrums können dem alkoholischen Einreibepräparat weitere Wirkstoffe (z. B. quartäre Ammoniumverbindungen) zugesetzt werden.

Durchführung: Neben der Entnahme des Händedesinfektionsmittels aus Spendern (möglichst per Ellenbogen), hat sich der Einsatz von Kitteltaschenflaschen bewährt; vor allem in kritischen Bereichen wie auf geriatrischen und psychiatrischen Stationen und im ambulanten Pflegedienst. Um eine Keimverschleppung in die Kitteltasche zu verhindern, sollte die Menge des Händedesinfektionsmittels nicht zu knapp bemessen werden. Mit den feuchten Händen kann dann erst die Oberfläche der Flasche abgerieben werden und danach die Händedesinfektion erfolgen (s. Abb. 14-4 a–d).

Um die Compliance zu erhöhen, hat die »AKTION Saubere Hände« die Durchführung vereinfacht. Die Einreibemethode setzt voraus, dass die Hände während der Einwirkzeit (30 Sekunden) mit dem Desinfektionsmittel feucht gehalten werden. Da Hände unterschiedlich groß sind, entfällt auch eine definierte Mengenangabe. Daumen, Fingerkuppen und Nagelfalze müssen besonders beachtet werden (s. Abb. 14-5, S. 208).
Diese individuellere Methode zeigt bessere Ergebnisse als starre, komplizierte Vorgaben. Um Mitarbeitern die Effektivität ihrer durchgeführten Händedesinfektion zu veranschaulichen, kann man zur hygienischen Händedesinfektion eine alkoholische Lösung, die einen Fluoreszenzindikator enthält, benutzen. Nach dem Einreiben bis zur Trocknung werden die Hände mit der Schwarzlichtlampe (Black Box) auf Benetzungslücken untersucht.

! Wichtig ist, das Händedesinfektionsmittel nicht auf nasse oder feuchte Hände zu geben, da dies durch den Verdünnungseffekt eine unzureichende Desinfektion bedingt, außerdem kann es verstärkt zu Hautreizungen kommen. Schmuck

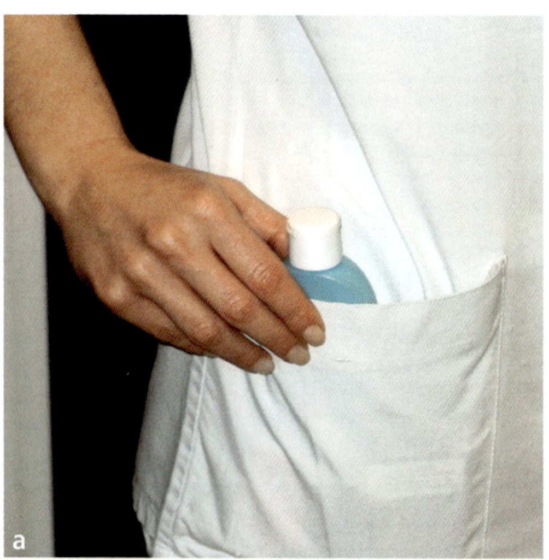

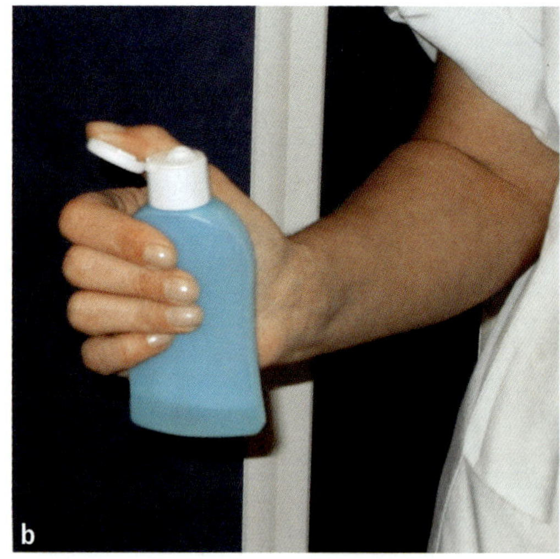

Abb. 14-4 Anwendung einer Kitteltaschenflasche mit Händedesinfektionsmittel: a) Kitteltaschenflasche, b) einhändiges Öffnen

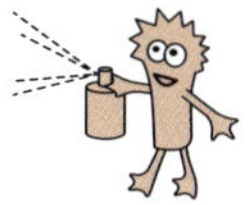

an den Fingern und Unterarmen beeinträchtigt die Wirksamkeit der Händedesinfektion (s. S. 188).

Zu beachten ist, dass bei einigen Krankheitserregern längere Einwirkzeiten eingehalten werden müssen. Beim Mykobakterium tuberculosis soll die Händedesinfektion zweimal durchgeführt werden. Bei Noroviren beträgt die Einwirkzeit, je nach Produkt, bis zu 2 Minuten. Auch bei Hepatitisviren und HIV muss die Produktbeschreibung beachtet werden. Clostridium difficile hat eine natürliche Resistenz gegenüber alkoholbasierten Desinfektionsmitteln. Hier müssen bei Kontaminationsgefahr unbedingt Einmalhandschuhe angelegt werden, um die Keimbelastung der Hände gering zu halten. Nach Ablegen der Handschuhe und der üblichen Händedesinfektion sind die Hände gründlich zu waschen. Das Waschen verringert die Keimzahl und somit auch die Infektionsdosis.
Sind die Hände stark verschmutzt, z. B. mit Blut, sollten sie vorsichtig abgespült und dann gewaschen werden. Dabei ist darauf zu achten, dass Kleidung und Umgebung nicht bespritzt werden. Bei möglicher Kontamination ist eine Wischdesinfektion des Kontaminationsbereiches und ein Wechsel der Berufskleidung erforderlich. Im Anschluss sind die Hände zu desinfizieren. Bei einer punktuellen Verunreinigung kann diese mit einem mit Händedesinfektionsmittel getränkten Papierhandtuch oder Zellstoff entfernt werden, danach müssen die Hände desinfiziert werden (Bundesgesundheitsblatt – Gesundheitsforschung – Gesundheitsschutz 3/2000).

Durch das Tragen von Einmalhandschuhen lässt sich eine direkte Kontamination vermeiden, deshalb sollte das medizinisch-pflegerische Personal bei möglichem Kontakt mit infizierten Materialien oder Ausscheidungen Schutzhandschuhe tragen und nach dem Grundsatz handeln: **»Vermeidung von Kontamination steht vor Desinfektion!«**

Eine hygienische Händedesinfektion behandschuhter Hände wird nicht allgemein empfohlen (Kategorie III, s. Kap. 12 Abschnitt »Regelwerke«, S. 180), kann aber im Ausnahmefall erwogen werden, da auf Schutzhandschuhen eine höhere Keimzahlreduktion als auf der Haut der Hand erreichbar ist.

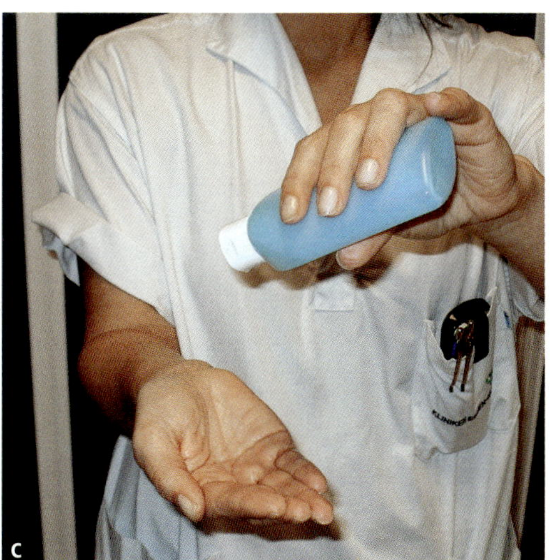

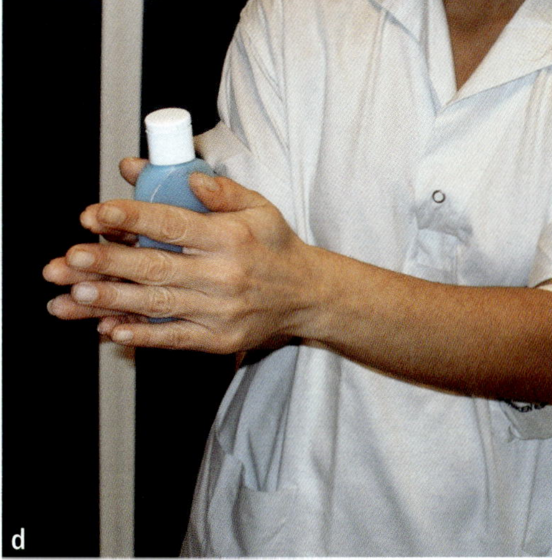

Abb. 14-4 Anwendung einer Kitteltaschenflasche mit Händedesinfektionsmittel: c) ausreichende Menge entnehmen, d) Desinfektion der Flaschenoberfläche

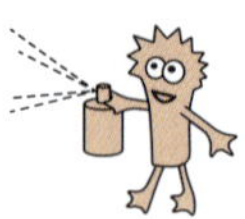

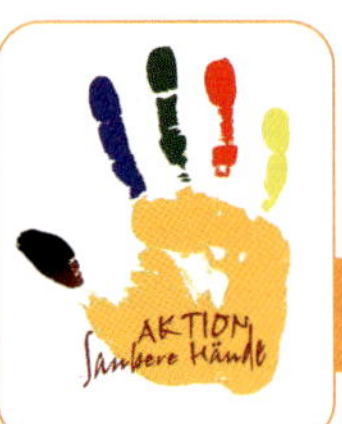

Einreibemethode

für Ihre Händedesinfektion

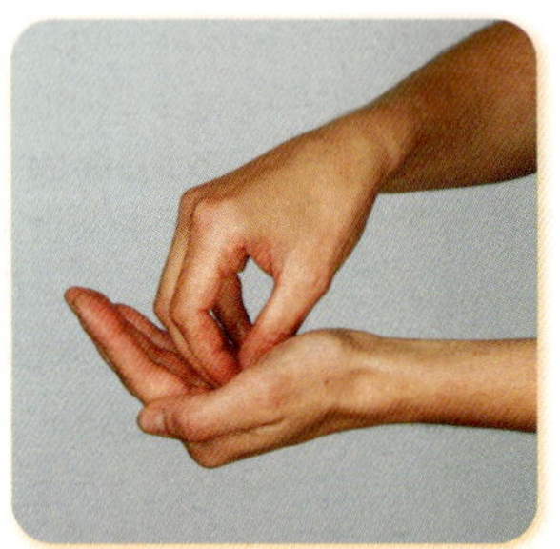

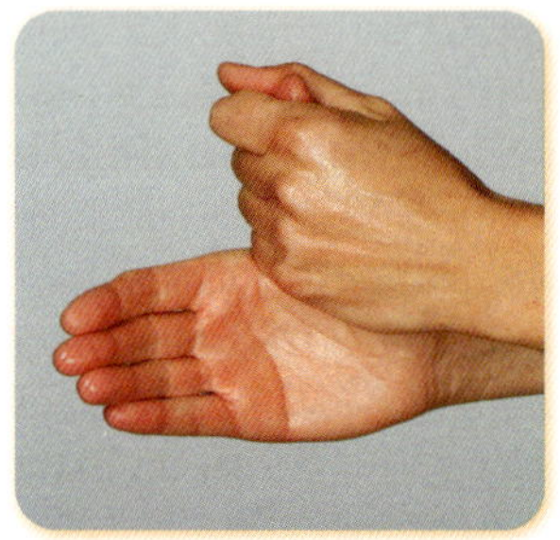

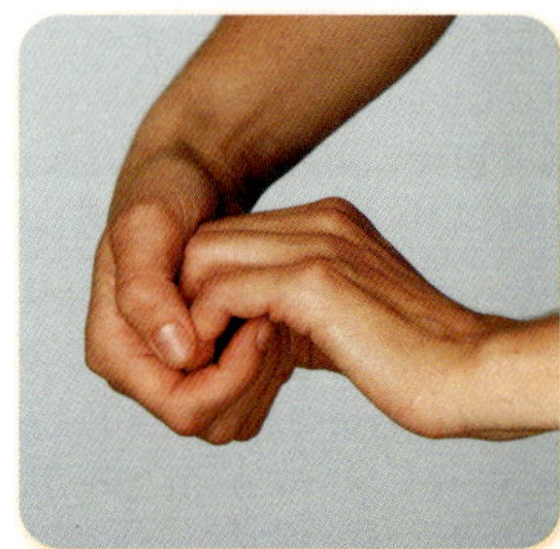

Desinfektionsmittel auf die trockenen Hände!

- Die Hände müssen nass sein
- Daumen, Fingerkuppen und Nagelfalz nicht vergessen
- 30 Sekunden Einwirkzeit

Bitte beachten:

- Nur Waschen mit Wasser und Seife bei sichtbarer Verschmutzung
- Kurze, unlackierte Fingernägel
- Keine Ringe
- Keine Uhren

Alle Informationen zur AKTION Saubere Hände unter: www.aktion-sauberehaende.de

Gefördert durch:
Bundesministerium für Gesundheit
aufgrund eines Beschlusses des Deutschen Bundestages

ASH 2011 - 2013

Abb. 14-5 Einreibemethode für die hygienische Händedesinfektion (mit freundlicher Genehmigung der »AKTION Saubere Hände«, Charité-Universitätsmedizin Berlin)

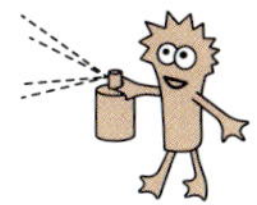

Daraus ergibt sich die praxisrelevante Schlussfolgerung, dass in Situationen, in denen üblicherweise nach kurzem Tragen der Handschuhe ein Wechsel erforderlich wäre, diese nach entsprechender Desinfektion weiter getragen werden können. So könnte diese Möglichkeit z.B. bei hintereinander erfolgenden Blutabnahmen bei mehreren Patienten oder bei Laborarbeiten genutzt werden.

! Die Desinfizierbarkeit des Handschuhmaterials muss jedoch gegeben sein, es darf keine Perforation oder Kontamination mit Sekreten oder Blut, mit Viren oder multiresistenten Erregern erfolgt sein!

Auch über 160 Jahre nach Semmelweis – fehlerhafte und unterlassene Händedesinfektion?

Die Händedesinfektion ist eine Standardmaßnahme zur Infektionsprophylaxe, wird jedoch häufig vernachlässigt und nicht sorgfältig ausgeführt.

Faktoren, die eine mangelhafte Händehygiene begünstigen (Quelle: RKI, Epidemiologisches Bulletin 5/2005):

- mangelhafte Ausbildung, Erfahrung
- mangelhafte Kenntnis der geltenden Empfehlungen
- kein Feedback zum Erfolg von Verhaltensänderungen
- Tätigkeit auf Intensivstation
- personelle Unterbesetzung
- fehlende Motivation durch Vorgesetzte
- fehlende Einsicht/mangelndes Verständnis
- männliches Geschlecht
- Beruf: Arzt

Schulungen, Weiterbildung und ständiges Bewusstmachen der Notwendigkeit einer regelrechten Händehygiene sollen helfen, die mangelhafte Compliance zu verbessern. Hygieneverhalten wird optimiert, wenn etwa das Händedesinfektionsmittel dann zur Verfügung steht, wenn es erforderlich ist, z.B. in einem Wandspender im Krankenzimmer, am Pflege- oder Verbandwagen, und wenn das verwendete alkoholische Händedesinfektionsmittel über eine gute Hautverträglichkeit verfügt.

Ärztliches und pflegerisches Personal hat die moralische und rechtliche Verpflichtung, neben der Heilung akuter Erkrankungen den Schutz der Patienten vor zusätzlichen Gesundheitsschäden zu gewährleisten.

Hygienische Händedesinfektion gilt als die wirksamste Maßnahme zur Vorbeugung nosokomialer Infektionen und ist damit ein wesentlicher Bestandteil des sog. »**Multibarrieresystems**«. Darunter versteht man die Gesamtheit aller Maßnahmen, durch die eine Unterbrechung von Infektionswegen erreicht werden kann. Neben der Händedesinfektion zählen Isolierung, Aufbereitung von Medizinprodukten, Flächendesinfektion und die persönliche Schutzausrüstung zu den Schwerpunkten des Multibarrieresystems.

Händewaschen

Das **Händewaschen** als hygienische Maßnahme dient nur der Entfernung von Schmutz und Schweiß.

Vor Arbeitsbeginn und nach Arbeitsende genügt es, die Hände einmal zu waschen.

Das Waschen hat eine geringe keimreduzierende Wirkung, da die Keime nicht abgetötet, sondern nur abgespült werden. Klinisch-bakteriologische Untersuchungen bestätigen eine Verminderung der auf den Händen befindlichen Keimflora um ca. 2 bis 3 Zehnerpotenzen, das bedeutet eine Reduzierung von 1 Million auf 10 000 bis 1 000 Keime. Die Dauer des Waschvorgangs, das benutzte Reinigungsmittel und die Art des Händetrocknens beeinflussen die Menge der entfernten Mikroorganismen.

Bei einer hygienischen Händedesinfektion mit einem alkoholischen Einreibepräparat wird dagegen eine Keimreduktion um den Faktor 10^5

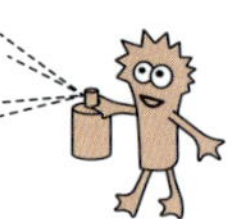

Tab. 14-2 Vergleichende Bewertung von Händewaschen und Händedesinfektion mit alkoholischen Einreibepräparaten (nach: Heeg P. Händehygiene – Waschen, Dekontaminieren, Desinfizieren, Pflegen. Krankenhaushygiene und Infektionsverhinderung 1991; 13: 164–171)

	Waschung	Desinfektion
Keimzahlreduktion in Zehnerpotenzen	ca. 3	4–5
Keimabtötung	nein	ja
Kontamination des Waschplatzes	möglich	nein
Waschplatz	erforderlich	nicht erforderlich
Handtücher	erforderlich	nicht erforderlich
Hautverträglichkeit	schlecht	mittel bis gut
Reinigung	ja	nein
Hygienische Sicherheit	gering	hoch

erzielt, das heißt, von 1 Million Keimen verbleiben 10 auf der Haut (Tab. 14-2 und Abb. 14-6).

Zur Waschung der Haut stehen flüssige Seifen auf natürlicher Seifenbasis und so genannte Syndets zur Verfügung, die auf den pH-Wert der Haut abgestimmt sind und damit den Säureschutzmantel der Haut erhalten. Sie sind den natürlichen Seifen vorzuziehen.

Häufiges Händewaschen führt zu Hautproblemen, da es eine Entfettung der Haut bewirkt, die Barrierefunktion der Hornschicht beeinträchtigt und damit möglicherweise einer Ek-

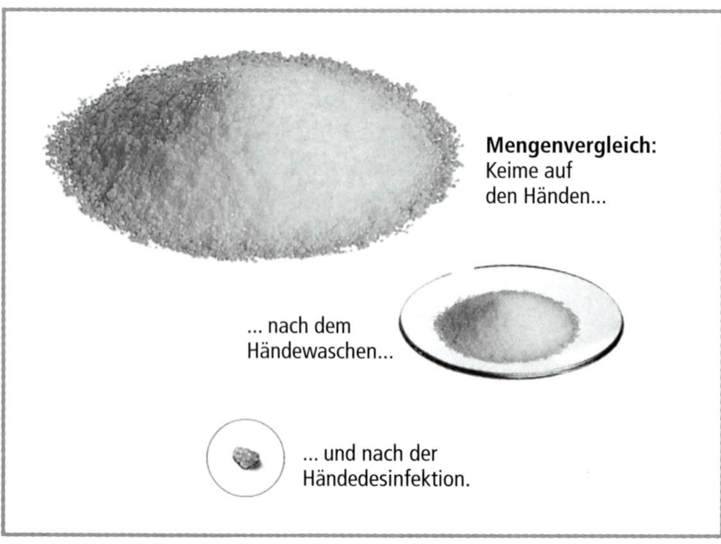

Abb. 14-6 Mengenvergleich: Keime auf den Händen, nach dem Händewaschen und nach der Händedesinfektion (mit freundlicher Genehmigung der Fa. Bode Chemie GmbH, Hamburg)

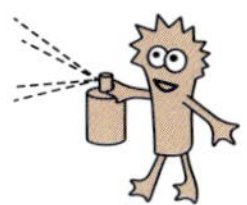

zembildung Vorschub leistet. Größter Risikofaktor für Hautschäden im Gesundheitsdienst ist die Feuchtarbeit durch den Kontakt mit Wasser und das Tragen von Schutzhandschuhen über einen längeren Zeitraum. Damit Hautprobleme gar nicht erst entstehen, gibt es so genannte Hautschutzpläne (s. Abschnitt »Pflege der Hände«, S. 213).

! Die Entscheidung zwischen **Händewaschen** und **Händedesinfektion** ist z. B. vor der Essenszubereitung und -verteilung, nach der Toilettenbenutzung oder nach dem Naseputzen **risikoabhängig** zu treffen.

Durchführung: Folgende Punkte sind zu beachten:

- zur Reinigung eine milde Flüssigseife benutzen
- die Händewaschung nur mit lauwarmem Wasser durchführen, denn je höher die Temperatur, desto intensiver ist die Entfettung und das Aufquellen der Haut
- nicht länger als 1 Minute waschen
- Bürsten sollten nach Möglichkeit nicht verwendet werden, um Mikroläsionen der Haut zu vermeiden
- gründliches Abspülen der Waschlotion von den Händen (eine anschließend durchgeführte Händedesinfektion könnte durch Seifenreste in der Wirkung eingeschränkt sein)

Anforderungen an einen Händewaschplatz sind:

- gute Erreichbarkeit
- Handwaschbecken ohne Überlauf
- fließendes warmes und kaltes Wasser (Mischbatterie zweckmäßig); der Wasserstrahl darf nicht direkt in den Siphon gerichtet sein, um ein Verspritzen von keimhaltigem Wasser zu vermeiden
- Direktspender mit Waschlotion, Händedesinfektionsmittel und geeignetem Hautpflegemittel möglichst in Einmalflaschen, da das Nachfüllen mit Kontaminationsrisiken verbunden ist. Entleerte Flaschen von Händedesinfektionsmittel dürfen nur unter aseptischen Bedingungen in der Krankenhausapotheke nachgefüllt werden.
- Spender für Einmalhandtücher
- Sammelbehälter für gebrauchte Handtücher

Wasserhähne an Waschbecken, die von Beschäftigten mit direktem Patientenkontakt oder bei direktem Umgang mit Körperflüssigkeiten oder infektiösem Material benutzt werden, müssen über eine Fuß- oder Ellenbogenbedienung verfügen.
Der Einsatz von Stückseifen und Textilhandtüchern, die von allen Mitarbeitern benutzt werden, widerspricht allen Erkenntnissen einer durchdachten und modernen Krankenhaushygiene und ist nicht zulässig.

Pflege der Hände

Die regelmäßige Anwendung von Produkten zum Hautschutz und zur Hautpflege ist für die Erhaltung einer intakten Haut unerlässlich und beugt Hautschäden wirksam vor (Kategorie IB, s. Kap. 12 Abschnitt »Regelwerke«, S. 180).
Rissige und schuppige Haut bietet Mikroorganismen gute Haft- und Einnistmöglichkeiten und erschwert die Wirkung des Desinfektionsmittels, da die in den Nischen sitzenden Keime nur schwer erreichbar sind. Bei einer geschädigten Haut kann eine Desinfektion nicht erreicht werden. Zudem wird die Bereitschaft des Betroffenen zur Durchführung der Händedesinfektion abnehmen, da Händedesinfektion mit »Brennen« und Schmerz einhergeht (Abb. 14-7, S. 212).
Die Auswahl der Hautpflegemittel orientiert sich am individuellen Hautzustand der Pflegeperson. Die Pflege der Hände sollte dann erfolgen, wenn ausreichend Zeit zum Einwirken des Mittels gegeben ist, z. B. in der Pause oder nach Arbeitsende. Hautveränderungen, wie juckende Ekzeme, können Hinweis auf eine allergische Reaktion sein. Hier ist unverzüglich durch den

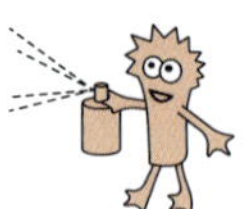

Dermatologen eine entsprechende Diagnostik und Behandlung einzuleiten.
Der Arbeitgeber muss den Mitarbeitern für den Hautschutz und die Hautpflege an Händen und Unterarmen entsprechende Produkte zur Verfügung stellen. Der Hautschutzplan ist zu beachten (s. Abb. 14-8).

Durchführung: Das Hautpflegemittel sollte einem Spender entnommen und in die Haut eingerieben werden. Die Entnahme aus Dosen und Salbentöpfen ist wegen der hohen Kontaminationsgefahr abzulehnen.
Empfehlungen für Ihre Hautgesundheit:

- Beschränken Sie das Händewaschen auf ein Minimum. Waschen Sie Ihre Hände nur kurz und mit lauwarmem Wasser – ausgiebige Waschungen und heißes Wasser lassen die Haut aufquellen, entfetten sie und machen sie anfälliger.
- Verwenden Sie keine Seifen, diese beeinträchtigen den natürlichen Säureschutzmantel der Haut, greifen Sie besser auf Syndets zurück.
- Spülen Sie die Waschlotion gründlich ab. Neben der Hautbelastung besteht nachfolgend eine beeinträchtigte Wirksamkeit bei der Händedesinfektion.
- Vermeiden Sie direkten Kontakt zu Reinigungsmitteln und Schadstoffen.
- Vermeiden Sie, so möglich, lange Tragezeiten bei Handschuhen und ziehen Sie Handschuhe nicht mit feuchten Händen an. Der Handschweiß kann nicht trocknen, die Hornschicht quillt auf und die Empfindlichkeit Ihrer Haut für Schäden ist erhöht. Bei Bedarf können Baumwollhandschuhe untergezogen werden.
- Reflektieren Sie die Häufigkeit der Händewaschung und der hygienischen Händedesinfektion; Händewaschungen ohne Erfordernis belasten nur Ihre Haut.
- Cremen Sie sich mehrmals täglich die Hände mit entsprechenden Pflegeprodukten ein.

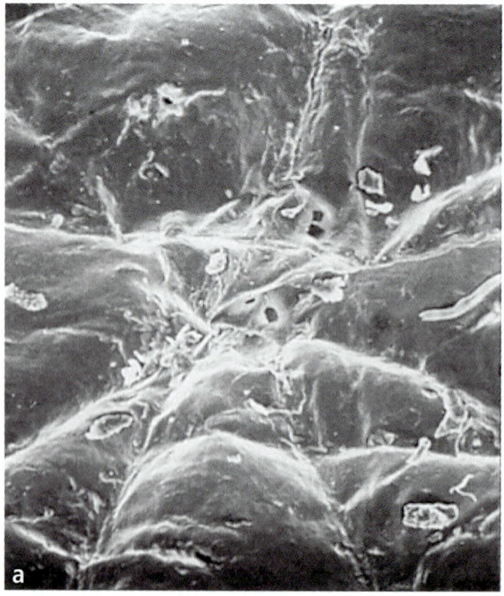

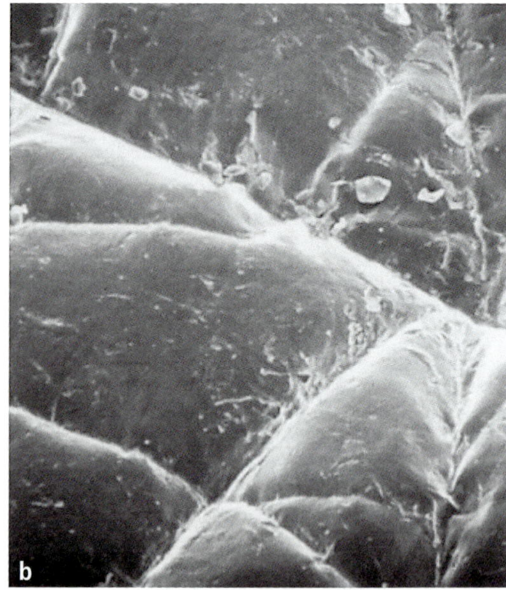

Abb. 14-7 REM-Aufnahme a) rissiger und b) glatter Haut (mit freundlicher Genehmigung der Fa. Bode Chemie GmbH, Hamburg)

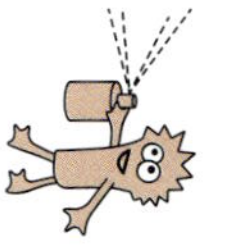

Kliniken Essen-Mitte Betriebsteile:
Evang. Huyssens-Stiftung /
Knappschaft GmbH

Hautschutzplan
Kliniken Essen-Mitte

Hautgefährdung durch:	Hautschutz	Hautreinigung	Hautpflege	Desinfektionsmittel	Hinweis	Info
.	vor Arbeitsbeginn, nach Pausen oder zwischendurch	bei sichtbarer Verschmutzung, vor Pausen und nach der Arbeit	nach Arbeitsende und bei Bedarf bzw. morgens und abends	vor und nach Patientenkontakt, nach Kontakt mit kontaminiertem Material		
Wassermischbare Arbeitsstoffe, z.B. Desinfektionsmittel Reinigungsmittel	Sensiva Schutz-Emulsion O/W Handschuhe tragen	Sensiva Waschlotion	Stokolan Creme Silicoderm F Salbe		Es kommen Nitril- und Latex-Handschuhe zum Einsatz. Bei Latexallergie sind alternative Produkte anzulegen.	Schutzhandschuhe nicht ununterbrochen tragen. Phasen, in denen Trockenarbeiten ohne Schadstoffkontakt ausgeführt werden, sollten mindestens so lang sein, wie Phasen in denen Handschuhe getragen werden.
Nichtwassermischbare Arbeitsstoffe, z.B. Massageöle	Sensiva Schutz-Emulsion O/W ggf. Handschuhe	Sensiva Waschlotion	Stokolan Creme Silicoderm F Salbe			
Feuchtigkeitsstau und Hautaufweichung (Mazeration), z.B. beim Tragen von Handschuhen	Sensiva Schutz-Emulsion O/W	Sensiva Waschlotion	Stokolan Creme Silicoderm F Salbe		Bei längerer Tragedauer der Handschuhe (> 20 min.) Baumwollhandschuhe unterziehen.	
Nichtphysiologische Besiedlung der Haut, z.B. Bakterien, Pilze, Viren	Handschuhe tragen			desderman pure Desmanol N Sterillium Spitacid Sterillium Virugard	Nach Ablegen der Handschuhe Hände desinfizieren.	

VA 04-301 Rev 4 Hygieneplan — Seite 1 von 1

Abb. 14-8 Beispiel für einen Hautschutzplan

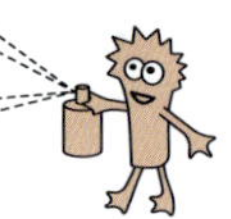

Chirurgische Händedesinfektion

Die chirurgische Händedesinfektion dient dem Schutz des Patienten bei operativen Eingriffen und beinhaltet die weitgehende Reduzierung der residenten Flora und eine Abtötung der transienten Flora.

Das **Ziel** der **chirurgischen Händedesinfektion** ist eine höchstmögliche Reduktion der in den Hautschichten von Hand und Unterarmen angesiedelten Keime. Damit soll verhindert werden, dass während der Operation Infektionserreger von den Händen des Operationsteams in die Wunde gelangen und in der Folge eine postoperative Wundinfektion bewirken.

Indikation: Sie wird vor allen operativen Eingriffen durchgeführt. Alle Mitglieder des Operationsteams mit direktem Kontakt zum Operationsfeld und zu sterilem Instrumentarium oder sterilem Material müssen die chirurgische Händedesinfektion zu Beginn der Tätigkeit ausführen.

Durchführung: Die chirurgische Händedesinfektion bestand bislang aus der Wasch-/Reinigungsphase und der Desinfektionsphase: In der Empfehlung der Kommission für Krankenhaushygiene und Infektionsprävention beim RKI, »Prävention postoperativer Infektionen im Operationsgebiet« (Bundesgesundheitsblatt – Gesundheitsforschung – Gesundheitsschutz 3/2007), wird festgestellt: »Die Aktivität der alkoholischen Händedesinfektion wird durch die unmittelbar vorausgehende Seifenwaschung tendenziell reduziert. **Aus diesen Gründen wird die Waschphase bei optisch sauberen Händen als Bestandteil der chirurgischen Händedesinfektion nicht mehr generell als erforderlich angesehen.**«

Das bedeutet in der Umsetzung: Eine präoperative Händewaschung muss zu Dienstbeginn, spätestens vor Anlegen der OP-Bereichskleidung, erfolgen. Da alkoholische Händedesinfektionsmittel nicht sporozid wirken, können auf den Händen befindliche Sporen manuell durch das Händewaschen entfernt werden.

Das **Waschen** der Hände erfolgt dabei für eine Dauer von 10–15 Sekunden. Bei verschmutzten Nagelfalzen kann eine weiche Bürste zur Nagelreinigung benutzt werden. Um eine Rekontamination der Hände durch ablaufendes Waschwasser zu vermeiden, erfolgt die Waschung mit nach oben gerichteten Fingerspitzen und tief liegenden Ellenbogen. Das Abtrocknen erfolgt mit keimarmen Einmalhandtüchern.

Besonderheiten der chirurgischen Händedesinfektion:

- Sie erfolgt über die Dauer von 1,5 bis 5 Minuten (in Abhängigkeit vom Präparat).
- Das Händedesinfektionsmittel muss in die Unterarme und Hände eingerieben werden. Während der vorgeschriebenen Einwirkzeit müssen die Hände und Unterarme vollständig mit Desinfektionsmittel benetzt sein.
- Das Einreiben der Fingerkuppen, Nagelfalze und Fingerzwischenräume muss mit besonderer Sorgfalt durchgeführt werden (Desinfektion und Einreibetechnik gemäß EN 12791).
- Hände und Unterarme dürfen danach nicht mehr abgetrocknet werden.
- Vor dem Anziehen der sterilen Handschuhe müssen die Hände vollständig trocken sein, da sich dadurch die Perforationsgefahr und die Gefahr der Hautirritation deutlich verringern.
- Nach der chirurgischen Händedesinfektion legt das Operationsteam im Operationsraum einen sterilen Operationskittel und anschließend sterile Handschuhe an.

Voraussetzung für die chirurgische Händedesinfektion sind kurz und rund geschnittene Fingernägel. Künstliche Fingernägel sind nicht erlaubt. Die Hände dürfen keine Nagelbettverletzungen oder entzündlichen Prozesse aufweisen. An Händen und Unterarmen dürfen keine Schmuckstücke, einschließlich Uhren und Eheringe, getragen werden.

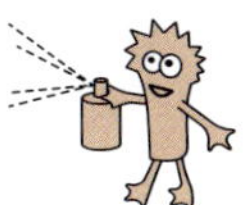

1.5.2 Antiseptik der Haut und Schleimhaut

Antiseptik umfasst antimikrobielle Maßnahmen auf der Körperoberfläche von Patienten (Haut, Schleimhaut, Wunden, chirurgisch eröffnete Bereiche) mit dem Ziel, einer Kolonisation mit Keimen und einer Infektion vorzubeugen oder eine bereits bestehende Kolonisation/ Infektion zu therapieren.

Maßnahmen der Antiseptik können eine prophylaktische oder therapeutische Zielsetzung haben. Mit der prophylaktischen Antiseptik soll z. B. verhindert werden, dass Keime in nicht mikrobiell besiedelte Körperbereiche verschleppt werden. Ebenso kann eine Kolonisation und daraus resultierend eine Infektion vermieden werden. Die therapeutische Antiseptik zielt auf die Abtötung und Vernichtung von Infektionserregern ab, z. B. innerhalb des Besiedelungsareals bei MRSA in der Nasenhöhle oder auf die Therapie lokaler Infektionen innerhalb einer Wunde. Die zur Therapie eingesetzten Antiseptika werden als Antiinfektiva bezeichnet.

Hautantiseptik (Hautdesinfektion)

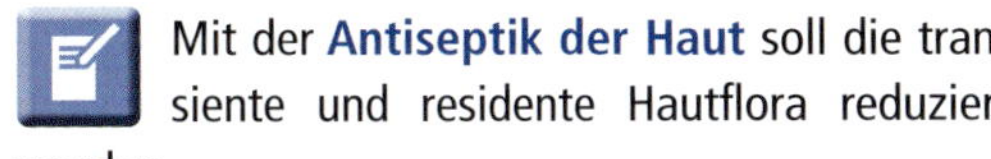

Mit der **Antiseptik der Haut** soll die transiente und residente Hautflora reduziert werden.

Ziel: Ziel ist es, zu verhindern, dass beim Durchstechen oder Durchschneiden der Haut die Infektionserreger von der Oberfläche in tiefere Gewebsabschnitte verschleppt werden und dort eine Infektion bewirken.

Indikation: Eine Hautantiseptik sollte in folgenden Fällen erfolgen:

- vor Injektionen und Blutentnahmen
- vor Punktionen
- vor Operationen

Durchführung: Das Injektions-/Punktionsgebiet wird mit einem Hautantiseptikum eingesprüht oder mit einem in einem Hautantiseptikum getränkten Tupfer abgerieben. Wenn Tupfer verwendet werden, richtet sich die Auswahl (keimarm oder steril) nach der mit der Punktion verbundenen Infektionsgefahr und ist im Hygieneplan zu beschreiben. Keimarme Tupfer werden z. B. eingesetzt bei s.c.-Injektionen, i.m.-Injektionen (z. B. Schutzimpfung), Lanzettenblutentnahme, Blutentnahme. Sterile Tupfer werden z. B. bei i.m.-Injektionen (Risikopatient, Injektion von Corticoiden oder gewebstoxischen Substanzen), Lumbalpunktion, Organpunktion, Gelenkpunktion verwendet.

Bei der **Einwirkzeit** des Hautantiseptikums sind die Herstellerangaben zu beachten, diese werden im Hygieneplan festgelegt: Bei Blutentnahmen und s.c.-Injektionen sind das in der Regel 15 Sekunden, bei Punktionen und Operationen 1 Minute, bei talgdrüsenreicher Haut (z. B. bei der Lumbalpunktion oder bei Eingriffen im Stirn- und Brustbereich) bis zu 10 Minuten.

Vor der Punktion muss das Hautantiseptikum abgetrocknet sein.

Bei **operativen Eingriffen** ist das Hautantiseptikum mit sterilen Stieltupfern aufzutragen. Dabei wird bei aseptischen Eingriffen erst das Operationsareal und dann die angrenzende Haut desinfiziert. Bei septischen Eingriffen erfolgt das Auftragen des Hautantiseptikums von der Peripherie zur voraussichtlichen Schnittführungsstelle. Die Haut muss während der erforderlichen Einwirkzeit (Hygieneplan beachten, in der Regel 1 Minute, bei talgdrüsenreicher Haut bis zu 10 Minuten) satt benetzt und feucht gehalten werden.

Injektionen und Punktionen sind häufige, routinemäßige Eingriffe. Bestehen Mängel in der Ausführung der Hautantiseptik, kann das schwerwiegende Folgen haben. Lokale Infektionsprozesse, wie Spritzenabszesse, seltener Thrombophlebitis und Sepsis, können auftreten.

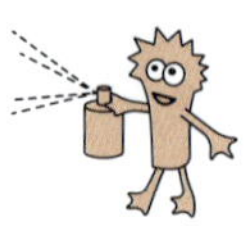

Wirkstoffgruppen: Die gebräuchlichsten Wirkstoffe zur Hautantiseptik sind alkoholbasierte Präparate (kurze Einwirkzeit, in der Regel 15 Sekunden) oder PVP-Iod-Lösungen (Einwirkzeit 1 Minute).

Eine häufige Fragestellung ist, ob bei Insulininjektionen und Blutzuckerbestimmung durch medizinisches Personal eine Hautantiseptik erforderlich ist:

Hautantiseptik bei Insulininjektion und Blutzuckerbestimmung

Es liegen Veröffentlichungen vor, nach denen Haut- und Weichteilinfektionen nach ausschließlicher Reinigung der Haut mit Wasser und Seife nicht häufiger vorkommen als nach vorheriger Hautantiseptik. Diese Erhebungen erfolgten allerdings bei Patienten, die sich selbst im häuslichen Bereich mit Insulin versorgten. Damit ist eine verlässliche Einschätzung und Übertragbarkeit auf das Krankenhaus nicht möglich.
In der Empfehlung des Robert Koch-Instituts »Anforderungen an die Hygiene bei Punktionen und Injektionen« (Bundesgesundheitsblatt – Gesundheitsforschung – Gesundheitsschutz 9/10 2011) wird dazu deutlich Stellung bezogen:
»Pen-Geräte sind stets patientenbezogen zu verwenden. Geräte zur Blutglukosemessung und Lanzettblutentnahme-Geräte sind entsprechend den Herstellerinformationen zu verwenden. Werden im klinischen Alltag Blutglukosemessungen bei verschiedenen Patienten hintereinander durchgeführt, ist die Verwendung von Einmallanzetten die beste Lösung. Vor Lanzettblutentnahmen und Insulininjektionen ist ebenso wie bei jeder anderen Punktion, die durch medizinisches Personal durchgeführt wird, eine Hautdesinfektion durchzuführen. Bei jeder Insulininjektion durch medizinisches Personal ist eine frische Nadel zu verwenden. (…) Hinsichtlich der Eigendurchführung von Lanzettblutentnahmen und Insulininjektionen durch den Patienten selbst im häuslichen Umfeld wird auf Leitlinien der Fachgesellschaften verwiesen.«
Viele Patienten weichen aus eigener Entscheidung von Empfehlungen ab, verwenden die Injektionsnadel mehrfach oder führen keine Hautdesinfektion durch. Erfahrungsgemäß erhöht sich das Infektionsrisiko zwar nicht, aber es kann zu Fehldosierungen kommen, wenn z. B. die Nadel bei mehrfacher Anwendung verstopft. Pflegepersonal sollte die Patienten über die vorhandenen Risiken aufklären.
Bei korrekter Anwendung des Hautantiseptikums (Einwirkzeit abwarten, Präparat ist abgetrocknet) ist nicht zu befürchten, dass die Insulingabe oder die Blutzuckermessungen negativ beeinflusst werden.

Schleimhautantiseptik

Mit der **Schleimhautantiseptik** wird die physiologische mikrobielle Schleimhautflora mit dort siedelnden Infektionserregern reduziert und teilweise eliminiert.

Ziel: Verminderung und Vermehrungshemmung von Keimen auf der Schleimhaut. Dies soll verhindern, dass Keime von der Schleimhaut bei operativen Eingriffen in andere Gewebeschichten bzw. von der Harnröhrenöffnung in die Harnblase verschleppt werden und dort Infektionen bewirken.

Indikation: Eine Schleimhautantiseptik sollte in folgenden Fällen erfolgen:
- vor dem Legen eines Blasenverweilkatheters
- zur Mundhygiene
- vor Operationen (z. B. gynäkologische Eingriffe)

Durchführung: Schleimhautantiseptikum mit satt getränktem sterilem Tupfer mittels einer sterilen Pinzette oder einer steril behandschuhten Hand auf die Schleimhaut aufbringen. Jeder Tupfer darf nur einmal verwendet werden (pro Wischbewegung ein Tupfer). Die Einwirkzeit

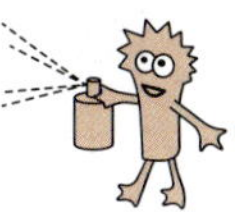

beträgt in der Regel 1 Minute. Bei der präoperativen Schleimhautantiseptik erfolgt das Aufbringen mit sterilen, mit Desinfektionsmittel getränkten Stieltupfern. Die Einwirkzeit beträgt 5 Minuten.

Wirkstoffgruppen: PVP-Iod, Chlorhexidin und Octenidin

14.5.3 Flächendesinfektion und -reinigung

Die Bedeutung der unbelebten Flächen als Quelle für nosokomiale Infektionen ist im Vergleich zu belebten Reservoiren nachrangig. Bei der Risikobewertung sind Flächen zu berücksichtigen, die mit Haut (Händen) und Schleimhaut von Patienten und Personal direkt berührt oder durch Sekrete verunreinigt werden. Von diesen können z. B. über Hände, Pflegehilfsmittel oder Staub Mikroorganismen auf Patienten oder infektionsrelevante Flächen und Instrumente übertragen werden.

Krankheitserreger können auf diesen Flächen unterschiedlich lange überleben und infektiös bleiben. Die Überlebensfähigkeit wird beeinflusst durch Umgebungsfaktoren, wie Temperatur, Sauerstoffkonzentration, organische Verschmutzungen mit Blut und Eiweiß und Luftfeuchtigkeit.

Dies trifft natürlich nur so lange zu, bis geeignete Desinfektionsmaßnahmen angewendet werden.

Im Krankenhaus unterscheiden wir:

- **Routinemäßige Desinfektion:** Sie umfasst alle Desinfektionsmaßnahmen, die während eines Klinikaufenthalts eines Patienten durchgeführt werden. Damit wird die Verbreitung von Krankheitserregern während der Pflege und Behandlung eingeschränkt. Die routinemäßige Desinfektion wird auch als »laufende Desinfektion«, »Desinfektion am Krankenbett« oder »prophylaktische Desinfektion« bezeichnet und erstreckt sich auf alle Objekte, die kontaminiert wurden oder kontaminiert sein könnten, sowie auf alle infektiösen Ausscheidungen des Patienten. Bei Entlassung, Verlegung oder Tod eines Patienten sind keine Desinfektionsmaßnahmen erforderlich, die über die routinemäßige Desinfektion hinausgehen.
- **Gezielte Desinfektionsmaßnahmen:** Bei **erkennbarer Kontamination** werden Verschmutzungen mit Blut, Eiter, Ausscheidungen usw. sofort mit einem Einwegtuch oder Zellstoff aufgenommen und die Flächen anschließend wischdesinfiziert.
  Bei **Ausbruchsituationen** und bei **Auftreten spezieller, z. B. multiresistenter oder hochinfektiöser Erreger** müssen beispielsweise Reinigungsintervalle erhöht oder besondere Mittel eingesetzt werden (bei Clostridium difficile Oxidantien wie Peressigsäure oder Natrium-Hypochlorid).
- **Schlussdesinfektion:** Sie erfolgt in Bereichen oder Räumen, die zur Pflege oder Behandlung eines **infizierten bzw. mit Erregern kolonisierten Patienten** dienten. Die Schlussdesinfektion ist unabhängig von Meldepflichten. Beispielsweise ist Hepatitis B nach § 6 IfSG meldepflichtig, die Schlussdesinfektion aber nicht erforderlich. Andererseits besteht bei MRSA die Meldepflicht nach § 6 nur bei gehäuftem Auftreten, die Schlussdesinfektion ist aber in jedem Fall erforderlich. Durch die Desinfektion soll erreicht werden, dass eine Infektionsgefährdung für den nachfolgenden Patienten ausgeschlossen ist. In besonderen Fällen können andere Konzentrations-Zeit-Relationen als bei der routinemäßigen Desinfektion notwendig sein (z. B. bei Diphtherie, Cholera oder Poliomyelitis). Eine Raumdesinfektion durch Verdampfen/Vernebeln von Formaldehyd ist nur in extrem seltenen Ausnahmefällen notwendig (z. B. bei Hämorrhagischem Fieber: Lassa, Ebola).

Die Festlegung der Reinigungs- und Desinfektionsmaßnahmen orientiert sich an Risikobe-

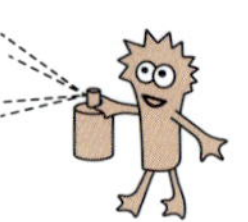

reichen, wie sie im Bundesgesundheitsblatt – Gesundheitsforschung – Gesundheitsschutz 1/ 2004, »Anforderungen an die Hygiene bei der Reinigung und Desinfektion von Flächen«, festgehalten sind. Tabelle 14-3 verdeutlicht Risikobereiche und entsprechende Reinigungs- und Desinfektionsmaßnahmen. Flächen mit häufigem Hand- oder Hautkontakt können nosokomiale Infektionserreger übertragen. Hierzu zählen Nachttisch, Ablagen im Patientenzimmer, Patientenbett, Sanitärbereich, Toilettenstuhl, Wickeltisch, Inkubatoren und Arbeitsflächen von Verbandwagen. Die Häufigkeit der Flächendesinfektion wird durch den Krankenhaushygieniker festgelegt und ist im Hygieneplan ausgewiesen. Demgegenüber ist bei Flächen ohne häufigen Hand- und Hautkontakt, wie z. B. der Stationsflur, Heizkörper, Wände, eine Reinigung der Flächen ausreichend.

Durchführung: Die effektivste Methode der Flächendesinfektion ist die **Wischdesinfektion.** Das Desinfektionsmittel bzw. die Desinfektionsmittellösung wird auf die Fläche aufgebracht und durch Wischen mechanisch verteilt. Dabei werden auch Verschmutzungen, die Keime enthalten könnten, aufgebrochen, und das Desinfektionsmittel kann leichter einwirken. Es darf nicht nachgetrocknet werden, da die Wirkung ansonsten nicht sicherzustellen ist. Bei der sichtbaren Kontamination einer Fläche mit potenziell infektiösem Material sollte sofort eine desinfizierende Reinigung erfolgen. Beim Umgang mit Desinfektionsmitteln zur Flächendesinfektion sind flüssigkeitsdichte Haushaltshandschuhe mit langen Stulpen und gegebenenfalls eine Schutzschürze zu tragen, da eine Reizung und Schädigung der Haut möglich ist. Auf ein Versprühen von Desinfektionsmittel sollte verzichtet werden.

Nach allen routinemäßig durchgeführten Flächendesinfektionsmaßnahmen kann die Fläche wiederbenutzt werden, sobald sie sichtbar trocken ist.

Die angegebene Einwirkzeit (in der Regel 1 Stunde) muss abgewartet werden bei:

- gezielter Desinfektion
- Schlussdesinfektion
- Desinfektion von Badewannen, da die Desinfektion durch das Einlaufen des Wassers beendet wird (Risiko vor allem bei nicht völlig verheilten Wunden und in der Geburtshilfe)

Im Krankenhaus muss jedes Reinigungsverfahren **Staub bindend**, das heißt nass oder feucht, erfolgen. Trockene Reinigungsverfahren (Besen, Staubtuch) sind untersagt.

Desinfektionsmittellösungen verlieren an Wirksamkeit, wenn sie verschmutzen, können verkeimen, wenn Tücher wieder eingetaucht werden, oder haben durch eine eingeschränkte Wirkstoffstabilität eine begrenzte Standzeit. Daher sollten die Lösungen mindestens einmal täglich gewechselt werden. Die Kontamination der Tücher muss durch Minimierung des »Wiedereintauchens« in die Desinfektionsmittellösung verhindert werden. Im Krankenhausalltag haben sich Feuchttuchspendersysteme bewährt. Hier werden geschlossene Eimer mit Tücherrollen und Desinfektionsmittellösung befüllt. Durch die Entnahmeöffnung im Deckel können die Einwegtücher entnommen werden. In diesem geschlossenen System beträgt die Standzeit der Lösung bis zu 28 Tage. Die Eimer können wieder befüllt werden.

Desinfektionsmittel und Reinigungsmittel dürfen nicht gemischt werden. Dabei kann es zur Entwicklung toxischer Dämpfe kommen, des Weiteren ist die Desinfektionswirkung nicht sichergestellt (**Seifenfehler**).

Wirkstoffgruppen: Generell muss das Desinfektionsmittel mit dem geringsten gesundheitlichen Risiko eingesetzt werden. Zur Flächendesinfektion werden die vormals bevorzugten Aldehyde durch aldehydfreie Ersatzstoffe wie QAV (quartäre Ammoniumverbindungen) ersetzt.

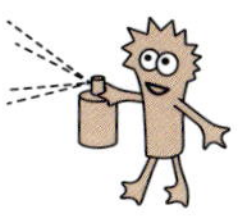

Tab. 14-3 Risikobereiche und entsprechende Reinigungs- und Desinfektionsmaßnahmen (nach: Bundesgesundheitsblatt – Gesundheitsforschung – Gesundheitsschutz 1/2004)

Risikobereiche	Beispiele	Reinigungs- und Desinfektionsmaßnahmen
Bereiche ohne Infektionsrisiko[1]	Treppenhäuser, Flure, Verwaltung, Büros, Speiseräume, Hörsäle, Unterrichtsräume, technische Bereiche	alle Flächen: Reinigung
Bereiche mit möglichem Infektionsrisiko	Allgemeinstationen, Ambulanzbereiche, Radiologie, Physikalische Therapie, Sanitärräume, Dialyse, Entbindung, Intensivtherapie/-überwachung	Flächen mit häufigem Hand-/Hautkontakt: Desinfektion (Kat. II), Fußböden: Reinigung, sonstige Flächen: Reinigung
Bereiche mit besonderem Infektionsrisiko	OP-Abteilungen, Eingriffsräume, Einheiten für: • besondere Intensivtherapie (z. B. Langzeitbeatmete, Schwerstbrandverletzte) • Transplantationen (z. B. KMT, Stammzellen) • Hämato-Onkologie (z. B. Patienten unter aggressiver Chemotherapie) • Frühgeborene	Flächen mit häufigem Hand-/Hautkontakt: Desinfektion (Kat. IB), Fußböden: Desinfektion (Kat. II), sonstige Flächen: Reinigung
Bereiche mit Patienten, die Erreger so in oder an sich tragen, dass im Einzelfall die Gefahr einer Weiterverbreitung besteht	Isolierbereiche/-pflege, Funktionsbereiche, in denen diese Patienten behandelt werden	Flächen mit häufigem Hand-/Hautkontakt: Desinfektion (Kat. IB), Fußböden: Desinfektion (Kat. II), sonstige Flächen: Reinigung
Bereiche, in denen v. a. ein Infektionsrisiko für das Personal besteht	Mikrobiologische Laboratorien, Pathologie, Entsorgung, unreine Bereiche von: • Wäschereien • Funktionseinheiten, z. B. ZSVA	s. TRBA; Kat. IV (Nähere Angaben zur Risikobewertung enthalten die Technischen Regeln Biologische Arbeitsstoffe, z. B. TRBA 250 »Biologische Arbeitsstoffe im Gesundheitsdienst und in der Wohlfahrtspflege«.)

Bei der Entscheidung, ob routinemäßig eine Reinigung oder eine reinigende Flächendesinfektion durchgeführt werden soll, müssen auch die Praktikabilität und sichere Durchführbarkeit berücksichtigt werden.

1 in Bezug auf das allgemeine Risiko in der Bevölkerung

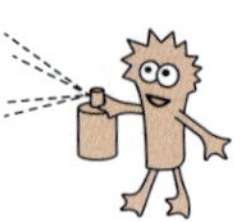

Lediglich für die Desinfektion kleiner Flächen können alkoholische Präparate verwendet werden.

14.5.4 Instrumentendesinfektion

Die **Instrumentendesinfektion** beinhaltet die Vernichtung von Mikroorganismen an Oberflächen und in Hohlräumen von Instrumenten, die in direktem oder indirektem Kontakt zu einem Patienten standen.

Ziel: Die Desinfektion von Instrumenten soll:

- die Übertragung von Mikroorganismen auf den Patienten durch ein Instrument verhindern,
- die Übertragung von Mikroorganismen auf Personal, das nach Benutzung mit den Instrumenten umgeht, vermeiden und
- die Kontamination der Umgebung verhindern.

Die Instrumentendesinfektion kann **maschinell** mittels thermischer oder chemothermischer Verfahren und **manuell** mittels chemischer Verfahren erfolgen.
Sofern es die Beschaffenheit der Instrumente zulässt, soll das **thermische Verfahren** bevorzugt werden.

Maschinelle Reinigungs- und Desinfektionsverfahren

Hier erfolgt die Desinfektion in Reinigungs- und Desinfektionsautomaten. Diese arbeiten nach thermischen oder chemothermischen Verfahren.
Die zu desinfizierenden Instrumente sollten unmittelbar nach der Benutzung in ein verschließbares Behältnis mit Deckel abgelegt werden. Der Transport in die zentrale Aufbereitungsstelle (Zentrale Sterilgutversorgungsabteilung, ZSVA, unreine Seite) muss kontaminationssicher erfolgen. Das Desinfektionsgut wird dort gegebenenfalls in Einzelteile zerlegt. Die Mitarbeiter müssen dabei Schutzkleidung (Schutzkittel, Handschuhe, ggf. Gesichtsschutz) tragen. Anschließend erfolgt die materialspezifische Desinfektion im Desinfektionsautomaten. In Abhängigkeit vom Material ist die Auswahl der Temperatur und des chemischen Wirkstoffes zu beachten.

Wirkstoffgruppen: Aldehyde, aldehydfreie Produkte, z. B. QAV

Manuelle (chemische) Aufbereitung

Die benutzten Instrumente werden sofort nach Gebrauch in eine geeignete Desinfektionsmittellösung eingelegt (Desinfektionswanne mit Deckel und herausnehmbarem Spüleinsatz). Bei der chemischen Instrumentenaufbereitung sind unbedingt Handschuhe zu tragen. Das Einlegen in die Desinfektionsmittellösung muss blasenfrei erfolgen, da die Desinfektionswirkung durch Luftblasen verhindert wird. Das Instrument muss vollständig in die Lösung eingetaucht werden. Bei Hohlkörpern, wie Spülkanülen und Sonden, muss ein mehrmaliges Durchspülen mit der Desinfektionslösung erfolgen.
Bei starker Kontamination ist eine Reinigung (Bürsten) in der Desinfektionsmittellösung, unterhalb der Flüssigkeitsoberfläche, notwendig. Da durch Verspritzen eine Kontamination der Umgebung möglich ist, darf die Reinigung nicht unter fließendem Wasser erfolgen.
Die vorgeschriebene Einwirkzeit ist unbedingt einzuhalten. Sie beträgt in Abhängigkeit von der Desinfektionsmittelkonzentration meist 1 Stunde. Nach Ablauf der Einwirkzeit erfolgt die Reinigung der Instrumente und anschließend ein Spülen mit Wasser, um Desinfektionsmittelreste zu beseitigen.
Zur Standzeit der Gebrauchslösung müssen die Herstellerangaben beachtet werden, da Schmutz und organische Bestandteile die Wirksamkeit reduzieren. Bevor die Instrumente der Sterilisation zugeführt werden, sollten sie auf Funktionstüchtigkeit überprüft werden.

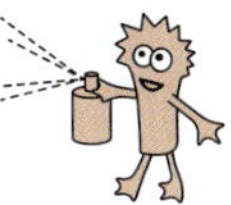

Benutzte Instrumente müssen vor einer Reinigung desinfiziert werden, sofern bei der Reinigung die Gefahr von Verletzungen besteht.
Eine maschinengestützte Instrumentenaufbereitung ist aus Gründen des Personalschutzes vorzuziehen.

Wirkstoffgruppen: Aldehyde, Guanidine, QAV

> **!** **Verunreinigungen** sollten **nicht** an den Objekten **antrocknen**, um die Desinfektion und Reinigung nicht zusätzlich zu erschweren.

14.5.5 Wäschedesinfektion

Die saubere Wäsche muss frei von Krankheitserregern sein und wird in Schränken oder geschlossenen Wagen gelagert. Nur den erforderlichen Bedarf ins Patientenzimmer mitnehmen!
Gebrauchte Wäsche ist mikrobiell verunreinigt und kann durch unsachgemäßen Umgang zur Verbreitung von Mikroorganismen und Infektionskrankheiten beitragen.
Bei bestimmten Erkrankungen (diese werden im Hygieneplan festgelegt, z.B. bei Tuberkulose) fällt »infektiöse Wäsche« an: Für den Transport muss der Wäschesack zusätzlich umhüllt werden, beispielsweise mit einem Foliensack.

> **!** Schmutz- und Reinwäsche dürfen nicht miteinander – direkt oder indirekt – in Berührung kommen!

Zur Desinfektion der Wäsche stehen automatisch ablaufende Desinfektionswaschverfahren zur Verfügung. Thermische und chemothermische Verfahren bilden hier die Grundlage, die Nutzung erfolgt in Abhängigkeit von Material (Baumwolle, Leinen, Mischgewebe) und Kontaminationsgrad. Hygienische Probleme treten primär beim Einsammeln und Transport gebrauchter Wäsche auf.
Beim Umgang mit Schmutzwäsche sind folgende Punkte zu beachten:

- Die Wäsche soll direkt am Entstehungsort, d.h. am Patientenbett ohne Zwischenlagerung (Fußboden) in Wäschesammlern entsorgt werden.
- Stoffwickelsäcke mit Farbcodierung erleichtern das sofortige Sortieren. Die Wäschesammler sind mit einem Deckel zu verschließen.
- Bei der Entsorgung der Wäsche ist eine Staubaufwirbelung und Kontamination der Umgebung zu vermeiden.
- Um die Verletzungsgefahr für das Wäschereipersonal und eine mögliche Beschädigung von Waschmaschinen und Wäsche auszuschließen, soll darauf geachtet werden, dass keine Fremdkörper, wie Kulis, Instrumente, Verbandstoffe, zwischen die Wäscheteile gelangen.
- Ein nachträgliches Sortieren der Schmutzwäsche ist aus Gründen der Infektions- und Verletzungsgefahr nicht erlaubt.
- Schmutzwäschesäcke sollten auf dem Transport weder über den Boden gezogen noch gestaucht oder geworfen werden.
- Der Abtransport sollte mindestens einmal täglich in entsprechenden Transportwagen erfolgen.
- Um Wäschereikosten und Umweltbelastung zu reduzieren, sollte die täglich anfallende Wäschemenge so gering wie möglich gehalten werden. So sollte beispielsweise die Bettwäsche auf Allgemeinstationen nicht routinemäßig in einem festgelegten Zeitintervall gewechselt werden, sondern wenn die Pflegesituation es erfordert.
- Es ist auch zu überprüfen, inwieweit bei Matratzen mit abwaschbaren Bezügen neben der Verwendung von Bettlaken zusätzlich noch Stecklaken erforderlich sind.

Wirkstoffgruppen: in der Regel Peroxydverbindungen, selten Aldehyde oder Chlor

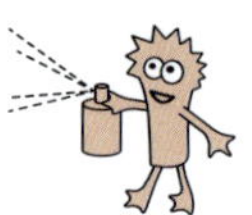

14.5.6 Bettendesinfektion (-aufbereitung)

Jeder stationär aufgenommene Patient soll ein sauberes, desinfiziertes, mit frischer Wäsche bezogenes Bett erhalten. Die patientenrelevanten Teile des Bettgestells wie Griffleisten und Patientenaufrichter müssen in die tägliche Desinfektion einbezogen werden.
Bei Verlegung von Patienten aus einem Bereich mit Infektionserregerstreuung (z. B. Infektionsstation, Intensivstation) in einen anderen Bereich ist ein Bettenwechsel erforderlich.
Die Aufbereitung von Betten kann zentral in der Bettenzentrale oder dezentral auf der Pflegestation erfolgen.

Zentrale Aufbereitung

Die Betten sind für den Transport in die Bettenzentrale mit entsprechenden Schutzbezügen abzudecken (Plastikfolie, Stoffhülle). In der Bettenzentrale erfolgen auf der unreinen Seite das Abrüsten des Bettes, eine Wischdesinfektion des Bettgestells (evtl. maschinengestützt) und die Aufbereitung der Matratzen mittels Dampfdesinfektionsverfahren. Aus hygienischer Sicht ist es vorteilhaft, die Matratzen mit Dauerbezügen aus keim- und flüssigkeitsdichtem, wasserdampfdurchlässigem Kunststoff zu beziehen, dadurch ist eine Wischdesinfektion mit einer Desinfektionsmittellösung möglich. Kopfkissen und Bettdecke werden gewaschen. Auf der reinen Seite erfolgt die Aufrüstung des Bettes mit frischer Wäsche. Die Überprüfung des Bettes auf technische Mängel soll nach der Desinfektion stattfinden. Das aufgerüstete Bett wird bis zur weiteren Nutzung und zum Transport mit einer Schutzhülle abgedeckt, um eine Rekontamination zu vermeiden.

Dezentrale Aufbereitung

Sie erfolgt stationsnah, entweder im Patientenzimmer, auf dem Flur oder einem Aufbereitungsraum auf der Station.
Die Betten werden abgerüstet. Wäsche, Decken und Kissen kommen in Wäschesäcke. Matratze (mit flüssigkeits-, bakterien- und virendichten, aber wasserdampfdurchlässigen Bezügen versehen) und Bettgestell werden wischdesinfiziert.
Anschließend wird das Bett mit frischer Wäsche, Kissen und Decke aufgerüstet.
Bei der Risikobewertung, ob eine Reinigung oder Desinfektion der Betten erforderlich ist, muss bedacht werden, dass es sich hier um Flächen (Bettgestell, Matratze) mit häufigem Hand-/Hautkontakt handelt. Bei solchen Flächen wird vom RKI die Desinfektion empfohlen (s. Tab. 14-3).
Die dezentrale Aufbereitung gewinnt zunehmend an Bedeutung. Gegen eine Bettenaufbereitung in Bettenzentralen sprechen hohe Kosten, Umweltbelastung und lange Transportwege.

14.5.7 Desinfektion von Ausscheidungen

Ausscheidungen, wie Urin, Stuhl, Sputum, Erbrochenes und Wundsekret, können Infektionserreger enthalten. Deshalb muss die Entsorgung der Ausscheidungen sofort erfolgen. Dabei muss eine Kontamination der Umgebung verhindert werden. Steckbecken, Urinflaschen und andere Auffanggefäße werden nach der Entleerung in Reinigungs- und Desinfektionsmaschinen thermisch/chemothermisch desinfiziert.
Im Allgemeinen ist eine Desinfektion der Ausscheidungen vor der Einleitung in die Kanalisation nicht erforderlich. Ausnahmen bestehen jedoch bei bestimmten übertragbaren Infektionskrankheiten (Cholera) und im Seuchenfall (Shigellenruhr, Hepatitis A). In diesen Fällen ist eine chemische oder thermische Desinfektion der Ausscheidungen erforderlich. Da die chemi-

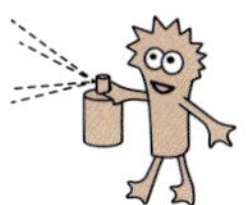

Kliniken Essen-Mitte Betriebsteile:
Evang. Huyssens-Stiftung /
Knappschaft GmbH

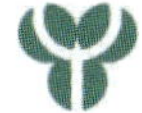

Desinfektionsplan

- Kliniken Essen-Mitte - Stationen - -

Was ?		Wann ?	Wie ?	Womit ?	Wer ?
	Hygienische Händedesinfektion	vor Arbeitsbeginn; zwischen Umgang mit verschiedenen Patienten; nach Kontakt mit kontaminiertem Material; und bei Bedarf;	Bei tatsächlicher wie auch fraglicher mikrobieller Kontamination der Hände muß eine hygienische Händedesinfektion durchgeführt werden. Das alkoholische Präparat wird über sämtliche Bereiche der trockenen Hände unter besonderer Berücksichtigung der Innen- und Außenflächen einschließlich Handgelenke, Flächen zwischen den Fingern, Fingerspitzen, Nagelfalze und Daumen eingerieben und für die Dauer der Einwirkzeit feucht gehalten.	desderman pure Sterillium Einwirkzeit 30 Sek.	Ärzte Pflegepersonal
	Händewaschung	bei Bedarf; nach Verschmutzung;	Entnahme des Konzentrats aus Wandspender. Hände gründlich abspülen, mit Einmal-Handtüchern abtrocknen.	Sensiva Waschlotion	Ärzte Pflegepersonal
	Injektionen und Punktionen; Hautdesinfektion Risikogruppe 1;	vor Blutentnahmen; vor Injektionen;	Das Hautantiseptikum kann durch Sprühen oder Wischen mit einem desinfektionsmittelgetränkten keimarmen Tupfer aufgebracht werden. Die angegebenen Einwirkzeiten sind zu beachten. Vor der Punktion muss das Hautantiseptikum abgetrocknet sein.	OCTENIDERM Einwirkzeit 15 Sek.	Ärzte Pflegepersonal
	Schleimhaut-antiseptik	vor Katheterisierung (Blasenkatheter);	Mit sterilen, satt getränkten Tupfern auftragen. Von der Harnröhre nach außen wischen. Vorgang mehrmals wiederholen (4-6 Tupfer). Einwirkzeit beachten.	BETAISODONA OCTENISEPT Einwirkzeit 1 Min.	Ärzte Pflegepersonal
	Instrumente Gummi- und Kunststoffteile Trockenabwurf	sofort nach Kontamination bzw. Gebrauch;	Benutzte Gegenstände sofort geöffnet in die Transportbehälter ohne Desinfektionslösung abwerfen. Den geschlossenen Behälter kontaminationssicher zur Zentralsterilisation weiterleiten.	Waschmaschine	Pflegepersonal
	Thermometer	nach Benutzung;	Schutzhülle verwenden. Wischdesinfektion.	schülke wipes gebrauchsfertig	Pflegepersonal
	Med. Geräte Monitor etc.	nach Gebrauch; täglich;	Desinfizierend abwischen. Dabei darf keine Feuchtigkeit in das Geräteinnere eindringen. Vorsicht bei stromführenden Teilen. Netzstecker ziehen!	schülke wipes gebrauchsfertig	Pflegepersonal
	Flächen Arbeitsflächen usw.	mind. täglich 1x; und bei Verschmutzung;	Desinfizierend abwischen.	schülke wipes gebrauchsfertig ProMop-Tücher gebrauchsfertig	Pflegepersonal Reinig.personal
	Untersuchungs-stühle Untersuchungstisch	nach Benutzung; täglich;	Desinfizierend abwischen. Terralin Liquid nur dann einsetzen, wenn eine kurze Einwirkzeit erforderlich ist (schneller Patientenwechsel). Ansprühen der Gegenstände reicht nicht aus. Die Lösung wird auf ein Tuch gegeben und die Fläche abgewischt.	schülke wipes gebrauchsfertig TERRALIN LIQUID Einwirkzeit 2 Min.	Pflegepersonal
	Badewannen	nach Benutzung; täglich 1 x;	Desinfizierend abwischen, nach der Einwirkzeit mit Wasser gründlich nachspülen.	schülke wipes gebrauchsfertig ProMop-Tücher gebrauchsfertig	Pflegepersonal Reinig.personal
	Waschbecken	täglich 1 x; und bei Bedarf;	Desinfizierend abwischen.	ProMop-Tücher gebrauchsfertig	Reinig.personal
	Toiletten	täglich 1 - 2 x;	Brille, Deckel, Armatur - Feucht-Wisch-Methode Desinfizierende Reinigung des Toilettenbeckens	ProMop-Tücher gebrauchsfertig Patronal	Reinig.personal
	Fußböden HS	täglich;	Naß-Wisch-Methode.	ProMop-Wischbezüge gebrauchsfertig	Reinig.personal
	Fußböden KK	täglich;	Naß-Wisch-Methode	Floortop	Reinig.personal
	Schlußdesinfektion	nach § 17 IfSG	Bei meldepflichtigen Erkrankungen ist die behördlich angeordnete Schlußdesinfektion durchzuführen. Die Hygienefachkraft regelt die Desinfektionsmaßnahmen. Siehe auch: "Schutzmaßnahmen bei übertragbaren Krankheiten"	PERFORM 0,5% - 1 Std. / 1% - 2 Std. / 3% - 4 Std.	Pflegepersonal Reinig.personal Desinfektor Hygiene-fachkraft

VA 04-001 Rev 4 Hygieneplan — Seite 1 von 1

Abb. 14-9 Beispiel für einen Desinfektionsplan für Stationen

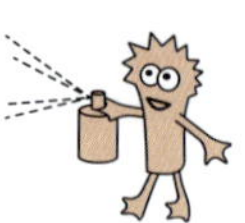

sche Desinfektion von Ausscheidungen in der Praxis selten vorkommt, wird auf die Darstellung der Vorgehensweise verzichtet.

14.5.8 Raumdesinfektion

Die **Raumdesinfektion** ist die umfassende Desinfektion aller in einem geschlossenen Raum befindlichen Oberflächen durch Verdampfen oder Vernebeln eines Desinfektionsmittels.

Als wirksam anerkannt ist Formaldehyd. Eine Scheuerdesinfektion sollte der Verdampfung von Formaldehyd vorausgehen. Dieses Verfahren wird nur dann angewendet, wenn besondere Infektionsgefahren bestehen. Die Raumdesinfektion wird vom Gesundheitsamt angeordnet. Die Durchführung erfolgt durch einen Desinfektor mit besonderer Sachkunde.

14.5.9 Desinfektionsplan

Alle Desinfektionsmaßnahmen, die spezifisch auf einer Pflegestation oder in einem Bereich (s. Tab. 14-3, S. 219) durchzuführen sind, sind in einem Desinfektionsplan aufgeführt. Dieser Desinfektionsplan dient der verbindlichen Orientierung der Mitarbeiter und soll dementsprechend in den Arbeitsbereichen gut zugänglich und sichtbar platziert sein (s. Abb. 14-9, S. 223).

14.5.10 Antibakterielle Reinigungsmittel im Haushalt

Hersteller von Wasch- und Reinigungsmitteln propagieren immer mehr Produkte mit bakterizider, antibakterieller und antimikrobieller Wirkung für den Einsatz im Haushalt. »Die Anwendung von Desinfektionsmitteln im Haushalt ist überflüssig, ausreichend für die Hygienesicherheit ist die herkömmliche Reinigung mit Wasser, falls notwendig auch mit Fett oder Eiweiß lösenden Mitteln und kräftiger Oberflächenbehandlung, z. B. durch Scheuern, Reiben und Bürsten.« Zu diesem Ergebnis kommen das Umweltbundesamt, das Bundesinstitut für gesundheitlichen Verbraucherschutz und Veterinärmedizin und das Robert Koch-Institut. Der Einsatz antibakterieller Reinigungsmittel belastet die Umwelt unnötig und birgt gesundheitliche Risiken.
Mangelnde Kenntnisse über persönliche Hygiene und den hygienischen Umgang mit Lebensmitteln können im Privathaushalt die Ursache für Lebensmittelinfektionen sein. Die wichtigsten Maßnahmen zum Schutz vor Infektionen sind zum einen das Händewaschen, besonders nach dem Toilettenbesuch, und der sachgerechte Umgang mit leicht verderblichen Nahrungsmitteln. Hierzu zählen rohe Fleisch-, Geflügelfleisch- und Frischeiprodukte.
Ebenso kommen mit Bakteriziden ausgerüstete Körperpflegeprodukte oft zur werbewirksam empfohlenen Anwendung. Aber Vorsicht – eine mögliche Folge ist die Veränderung der natürlichen Hautflora mit entsprechenden Auswirkungen.

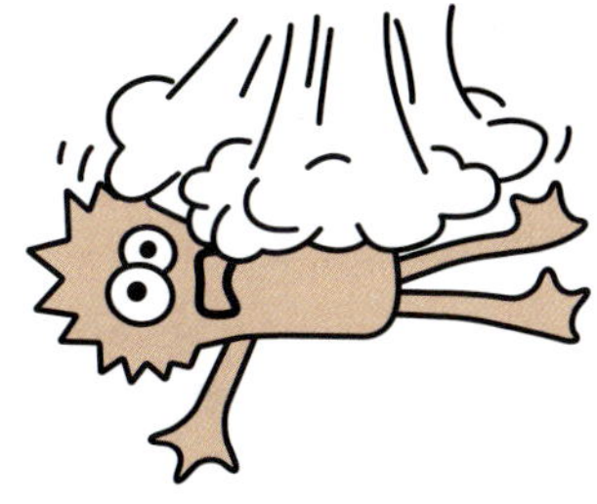

15 Sterilisation

Hartmut Unverricht

15.1 Allgemeine Voraussetzungen

Die zu sterilisierenden Objekte müssen **zuvor desinfiziert und gereinigt** werden, da Eiweißreste oder Salzkristalle eine Schutzhülle für Mikroorganismen bilden können und somit die Abtötung erschweren. Die Objekte müssen außerdem absolut **trocken** sein, damit keine Verdunstungskälte entstehen kann, und sollten soweit wie möglich in Einzelteile zerlegt werden.

Die **Wahl** des **Sterilisationsverfahrens** richtet sich nach dem zu sterilisierenden Gut (thermolabil/thermostabil). Thermolabile Medizinprodukte sind nicht dampfsterilisierbar, z. B. Optiken oder Endoskope. Thermostabile Medizinprodukte sind bei 134 °C dampfsterilisierbar, z. B. chirurgische Instrumente wie Wundhaken.

Unter **Sterilisation** versteht man das Abtöten bzw. die irreversible Inaktivierung aller vermehrungsfähigen Mikroorganismen.

Ziel der Sterilisation ist die absolute Keimfreiheit. Das ist praktisch nicht erreichbar, deshalb verlangt die Europäische Norm EN 556-1 eine Keimreduktion von 99,9999 % (= 10^{-6}). Das bedeutet, dass nicht mehr als 1 Keim bei 10 Millionen sterilisierten Einheiten überlebt. Im Unterschied zur Desinfektion müssen bei der Sterilisation auch die höher resisten-

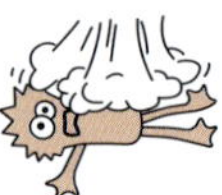

ten Erdsporen (Clostridium tetani und perfringens) abgetötet werden, die dem Wirkungsbereich D (s. S. 193) entsprechen.

Die Anwendung steriler Materialien, Medizinprodukte und Arzneimittel ist eine Maßnahme der Asepsis und dient der Verhütung nosokomialer Infektionen.
Die Sterilisation ist zwingend für alle Zubereitungen, Gegenstände und Materialien, die mit der Blutbahn, mit Organen oder inneren Geweben in Kontakt kommen (z. B. bei der Wundversorgung, bei operativen Eingriffen). Bei intakter Haut ist die Reinigung oder Desinfektion von Medizinprodukten ausreichend.
Als **Sterilisationsverfahren** stehen zur Verfügung:

- physikalische Verfahren
  - Sterilisation mit feuchter Hitze (Dampfsterilisation)
  - Heißluftsterilisation (Sterilisation mit trockener Hitze)
  - Sterilisation mit ionisierenden Strahlen
- chemisch-physikalische Verfahren
  - Ethylenoxid
  - Formaldehyd
  - Plasmasterilisation

15.2 Physikalische Verfahren

15.2.1 Sterilisation mit feuchter Hitze

Die Sterilisation **mit Wasserdampf** stellt das wichtigste Sterilisationsverfahren dar. Dazu wird **in Dampfsterilisatoren** (Autoklaven) gesättigter, gespannter Dampf verwendet.

Von **gesättigtem Dampf** spricht man, wenn beim Verdampfen in einem drucklosen geschlossenen Raum Dampf und Wasser in einem Gleichgewichtszustand vorhanden sind; 100 °C können nicht überschritten werden. **Gespannter Dampf** entsteht, wenn Wasser in einem abgeschlossenen Raum über den Siedepunkt hinaus erhitzt wird. Je höher die Dampftemperatur, umso höher der Druck.

Prinzip: Der Wasserdampf dient als Wärmeträger, der Wärmeinhalt des Dampfes wird bei der Kondensation auf das zu sterilisierende Gut übertragen. Diese Energie tötet Mikroorganismen der Resistenzstufen I, II, III und IV ab.
Alle Mikroorganismen der Resistenzstufe I–III müssen bei der Sterilisation abgetötet werden. Die Bakteriensporen der Stufe IV sind nicht humanpathogen und haben daher keine besondere Bedeutung (Resistenzstufen s. Tab. 15-1).
Der **Erfolg** der **Dampfsterilisation** ist nur dann gewährleistet, wenn nachfolgende Parameter erfüllt sind:

- gesättigter, gespannter Wasserdampf
- ausreichende Temperatur (121 °C, 2,05 bar, Abtötungszeit 15–20 Minuten; oder 134 °C, 3,04 bar, Abtötungszeit 5 Minuten)
- ausreichende Einwirkzeit in Abhängigkeit von der Temperatur

Durchführung: Das Sterilisiergut muss dampfdurchlässig verpackt sein, geeignet sind Folien, Papier oder Container.
Die **Betriebszeit** des **Autoklaven** setzt sich zusammen aus:

- der **Anheizzeit** bis zum Erreichen der Betriebstemperatur im Sterilisationsdruckbehälter und bis zum Entfernen der Luft (Luft ist ein schlechter Wärmeleiter)
- der **Ausgleichszeit** bis die Sterilisiertemperatur im Gerät und im gesamten Sterilisiergut erreicht wird
- **Sterilisierzeit**
- und anschließender **Kühlzeit bzw. Trocknungszeit**

Anwendungsbereiche: Die Sterilisation mit feuchter Hitze wird bei folgenden Materialien angewendet:

- OP-Wäsche
- Verbandmaterial

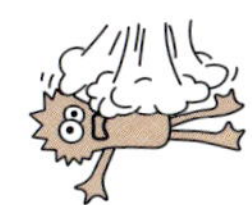

Tab. 15-1 Resistenzstufen von Mikroorganismen für feuchte Hitze

Resistenzstufe	Temperatur	Zeit	Erreger
I	100 °C	1–2 Minuten	• vegetative Bakterien • Pilze einschließlich der Pilzsporen • Viren • Protozoen
II	100 °C 105 °C	15 Minuten 5 Minuten	bakterielle Sporen niederer Resistenz (z. B. Milzbrandsporen)
III	100 °C 121 °C 134 °C	> 20 Stunden 15–20 Minuten 5 Minuten	bakterielle Sporen höherer Resistenz (z. B.Clostridien der Gasbrandgruppe, Tetanuserreger)
IV	134 °C	> 30 Minuten	bakterielle Sporen hoher Resistenz (apathogene thermophile, native Erdsporen)

- Instrumente
- Glas, Porzellan
- Flüssigkeiten

15.2.2 Heißluftsterilisation

Prinzip: Das Verfahren arbeitet mit **erhitzter, trockener Luft**. Die Luft ist ein schlechter Wärmeleiter und gibt die Wärme relativ langsam an andere Körper ab. Daher sind zur sicheren Sterilisation eine relativ hohe Temperatur und eine lange Einwirkzeit erforderlich.

Durchführung: Da die Heißluftsterilisatoren nur eine geringe Luftzirkulation haben, ist es wichtig, dass das Sterilisiergut in der Sterilisierkammer nicht zu dicht gepackt wird. Es besteht sonst die Gefahr, dass so genannte **Kaltluftinseln** (Bereiche, in denen die Sterilisiertemperatur nicht erreicht wurde) entstehen.
Folgende **Temperaturen und Sterilisierzeiten** müssen eingehalten werden:

- 160 °C – 200 Minuten
- 180 °C – 30 Minuten
- 200 °C – 10 Minuten

Anwendungsbereiche: Die Heißluftsterilisation wird bei hitzestabilen Materialien angewendet:

- Metalle
- Glas, Porzellan
- Öle, Pulver

Tücher und Papier dürfen wegen der Brandgefahr nicht heißluftsterilisiert werden, ebenso Flüssigkeiten wegen der möglichen Explosionsgefahr durch den sich in der Flasche entwickelnden Überdruck.

Aus heutiger Sicht ist die Heißluftsterilisation nicht mehr zu empfehlen, da sie die Anforderungen der Medizinprodukte-Betreiberverordnung (MPBetreibV) nicht erfüllen kann!

15.2.3 Sterilisation mit ionisierenden Strahlen

Prinzip: Energiereiche Strahlung, wie Beta- und bevorzugt **Gammastrahlung**, bewirkt hier die Abtötung von Mikroorganismen. Diese Methode wird für die Sterilisation von Medizinprodukten genutzt.

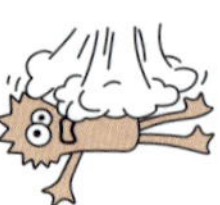

Durchführung: Das zu sterilisierende Gut wird in keimdichte Folie (Endverpackung) verpackt und auf einem Fließband unter der Strahlenquelle vorbeigeführt.

Anwendungsbereiche: Da die Anschaffungskosten sehr hoch und die Maßnahmen zur Strahlensicherung sehr aufwendig sind, kommt dieses Verfahren nur industriell zur Anwendung. Als Arzneimittel geltende Einmalartikel werden mit ionisierenden Strahlen sterilisiert, z. B.:

- Infusionsbestecke
- Injektionsspritzen, -kanülen
- Handschuhe
- Nahtmaterial

! Das sterilisierte Material wird nicht radioaktiv, toxische Nebenwirkungen sind ausgeschlossen.

15.3 Chemisch-physikalische Verfahren

Die Sterilisation mit Ethylenoxid, Formaldehyd und Niedrigtemperaturplasma sind Niedrigtemperaturverfahren und damit geeignet für die Sterilisation von thermolabilen Materialien.

15.3.1 Sterilisation mit Ethylenoxid

Prinzip: Ethylenoxid (EO) ist ein mikrobizides Gas. Es ist sehr reaktionsfähig, brennbar und bildet mit Sauerstoff ein explosives Gemisch. Es wird deshalb in verflüssigter Form als **Ethylen-Kohlensäure-Mischung** in Stahlflaschen oder Kartuschen in den Handel gebracht.
Ethylenoxid ist ein **starkes Protoplasmagift**, es ist kanzerogen, mutagen und reizt die Atemwege. Wenn es Materialien oder Instrumenten anhaftet, die mit der Haut oder Schleimhaut in Berührung kommen, ruft es Hautreizungen mit Blasenbildung – bis hin zu Gewebsnekrosen – hervor.

Durchführung: Bei der Sterilisation mit Ethylenoxid handelt es sich um eine Sterilisation bei niedriger Temperatur. Der Sterilisationserfolg ist abhängig von:

- der Arbeitstemperatur: 50–60 °C
- der EO-Konzentration: 1 000–1 200 mg/l
- der Feuchtigkeit: 55–85 %
- dem Druck: 53 mbar bis 7 bar (abhängig vom Druckverfahren: Unter-, Gleich-, Überdruck)
- der Einwirkzeit: 20 Minuten bis 6 Stunden. Je niedriger die Temperatur, desto länger die Einwirkzeit.

Da Ethylenoxid Schmutz, Eiweiße und Salzkristalle nicht durchdringen kann, muss die vorherige sorgfältige Desinfektion und Reinigung, gegebenenfalls ein Durchspülen mit entmineralisiertem Wasser, der zu behandelnden Materialien gewährleistet sein.
Ethylenoxid bindet sich während der Sterilisation unterschiedlich stark an die Oberflächen des Materials, deshalb ist nach der Sterilisation unbedingt die **Ausgasungs**- oder **Desorptionszeit** sicherzustellen.
Wegen der toxischen, kanzerogenen und mutagenen Eigenschaften ist **Ethylenoxid** ein **Gefahrstoff** und unterliegt den jeweils gültigen Vorschriften. In Deutschland enthält die TRGS 513 (Technische Regeln für Gefahrstoffe »Tätigkeiten an Sterilisatoren mit Ethylenoxid und Formaldehyd«) die Bestimmungen für die Aufstellung, den Betrieb und die Überwachung von Begasungsanlagen.

! Vor der Anwendung am Patienten darf der Ethylenoxid-(EO-)Gehalt in medizinischen Produkten 1 ppm (parts per million) nicht überschreiten.

Das Bedienungspersonal muss einen speziellen Lehrgang absolvieren. Eine gute Raumlüftung muss zum Schutz des Personals sichergestellt sein.

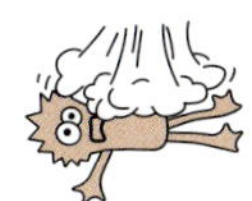

Anwendungsbereiche: Die Sterilisation mit Ethylenoxid wird bei thermolabilen Materialien, für die kein alternatives Sterilisationsverfahren möglich ist, angewendet.

15.3.2 Sterilisation mit Formaldehyd

Im Zuge der europäischen Normung wird die Formaldehyd-Gas-Sterilisation als **NTDF-Verfahren** (Niedertemperatur-Dampf-Formaldehyd-Verfahren) bezeichnet.

Prinzip: Formaldehyd ist ein mikrobizides Gas, das nicht brennbar und nicht explosiv ist. Kennzeichnend ist der stechende, reizende Geruch, wobei es unterhalb der Geruchsschwelle nicht toxisch ist. Es gilt als **starkes Allergen,** und es besteht der **Verdacht auf kanzerogene Eigenschaften** (Tierexperiment). Die für einen Ganztagesarbeitsplatz höchstzulässige Konzentration in der Luft für Formaldehyd, der **MAK-Wert** (maximale Arbeitsplatzkonzentration, auch als AGW = Arbeitsplatzgrenzwert bezeichnet), liegt bei 0,5 ppm.
Das Gas hat eine **geringe Eindringtiefe** und kann daher z.B. Innenräume von Instrumenten nicht erreichen. Das zu sterilisierende Material muss sauber (kristallfrei) und trocken sein.

Durchführung: Als Sterilisationsmittel kommt ein Gemisch aus ca. 95 % Wasserdampf mit einem Zusatz von ca. 2 % Formaldehyd und einem alkoholischen Stabilisator zum Einsatz.
Die Sterilisation erfolgt unter folgenden Bedingungen:

- Unterdruck: 0,2 bar
- Temperatur: 60–75 °C
- Feuchtigkeit: 60–80 %
- Sterilisierzeit: bis zu 90 Minuten

Die Desorption erfolgt im Gerät, so dass keine zusätzlichen Entlüftungsmaßnahmen erforderlich sind. Eine gute Raumlüftung ist sicherzustellen.

Formaldehyd zählt zu den **Gefahrstoffen** und die Sterilisation mit Formaldehyd unterliegt wie Ethylenoxid gesetzlichen Vorschriften, die in der TRGS 513 festgelegt sind.

Anwendungsbereiche: Die Sterilisation mit Formaldehyd findet Anwendung bei der Sterilisation thermolabiler Materialien.

15.3.3 Plasmasterilisation (Niedrigtemperatur-Plasmasterilisation)

Prinzip: Neben fest, flüssig und gasförmig ist Plasma der vierte Aggregatzustand, in dem ein Stoff vorliegen oder in den er durch Energiezufuhr versetzt werden kann (z.B. Nordlicht und Neonlicht als natürliche Erscheinungsformen). Bei der **NTP-Sterilisation** (Niedrigtemperatur-Plasmasterilisation) wird Wasserstoffperoxid durch Hochfrequenz in den Plasmazustand versetzt. Der Wasserstoffperoxiddampf wird in reaktive Radikale aufgebrochen, die mit Mikroorganismen reagieren und diese abtöten.

Durchführung: Das zu sterilisierende Material muss gründlich gereinigt und trocken sein. Der **Sterilisationszyklus** umfasst:

- die Vakuumphase: Erzeugung eines Hochvakuums
- die Injektionsphase: Injektion von Wasserstoffperoxid und Druckanstieg
- die Diffusionsphase: Gas diffundiert auf alle Oberflächen und Lumina
- die Plasmaphase: Plasmaerzeugung durch Hochfrequenz
- die Belüftungsphase

Die **Zyklusdauer** beträgt 75 bis 90 Minuten. Nach der Sterilisation verbleiben keine gesundheitsschädigenden Wirkstoffrückstände am Material, das sterilisierte Produkt kann sofort nach Programmablauf eingesetzt werden.

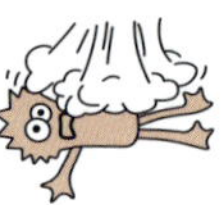

Anwendungsbereiche: Das Verfahren wird zur Sterilisation von thermolabilen Materialien, wie Optiken, Endoskope und elektronische Instrumente, eingesetzt, da es bei Temperaturen unter 50 °C arbeitet. Ungeeignet ist es für die Sterilisation von Flüssigkeiten, Textilien, Papier und von Gegenständen mit blind endenden, engen Lumina.

15.4 Kontrolle der Sterilisation

Gemäß § 4 MPBetreibV ist die Sterilisation von Medizinprodukten mit **geeigneten, validierten Verfahren** so durchzuführen, dass der Erfolg dieser Verfahren nachvollziehbar gewährleistet ist. Die zu beachtenden Normen sind so umfangreich, dass hier nicht darauf eingegangen werden kann.

Zur Validierung sollen **physikalische Methoden** angewandt werden. Dabei wird mit Thermoelementen die Einhaltung von Temperatur und Zeit überprüft.

Weitere Prüfverfahren werden im Folgenden beschrieben.

15.4.1 Mikrobiologische Kontrollen

Die mikrobiologische Überprüfung der Wirksamkeit eines Sterilisationsverfahrens erfolgt mit **Bioindikatoren.** Dies sind bestimmte Zubereitungen mit Mikroorganismen, die so beschaffen sind, dass bei Abtötung der Keime durch das Sterilisierverfahren angenommen werden kann, dass das Verfahren wirksam war. Für die jeweiligen Sterilisationsverfahren werden Keimträger mit den resistentesten Testkeimen eingesetzt (Tab. 15-2).

Tab. 15-2 Testkeime für Sterilisationsverfahren

Sterilisationsverfahren	Testkeim
Dampf Formaldehyd	Bacillus stearothermophilus
Ethylenoxid (Heißluft)	Bacillus subtilis
Plasma	Bacillus subtilis

Abgestimmt auf das Anwendungsgebiet stehen Bioindikatoren in verschiedenen Darreichungsformen zur Verfügung, z. B. als Sporenpäckchen oder Sporenstreifen.

Bioindikatoren werden für die periodische und außerordentliche Prüfung eingesetzt. Für die Dampf- und Heißluftsterilisation soll die Überprüfung halbjährlich bzw. nach 400 Chargen erfolgen (gemäß DIN Nr. 58 946, DIN Nr. 58 947, RKI-Empfehlung). Die Gassterilisation ist nach 200 Chargen zu kontrollieren (gemäß DIN Nr. 58 948). Ergibt sich aus der Überprüfung mit Bioindikatoren eine ungenügende Sterilisation, muss eine sofortige Wartung des Geräts durchgeführt werden.

15.4.2 Chemische Kontrollen

Hierzu stehen unterschiedliche so genannte »Behandlungsindikatoren« zur Verfügung:

- **Indikatorstreifen**, die außen auf der Verpackung befestigt werden und anzeigen, ob eine Sterilisationsbehandlung erfolgte. Sie sind für alle Sterilisationsverfahren erhältlich.

Indikatorstreifen stellen keine sichere Wirksamkeitsprüfung eines Sterilisationsverfahrens dar.

- **Chargenindikatoren oder Prozessindikatoren**, die auf **mehrere Parameter** des Sterilisationsverfahrens, wie Dampf, Temperatur, Zeit, reagieren. Sie werden in die Verpackung eingelegt. Erst nach Einwirkung der entsprechenden Prozessparameter zeigt sich ein gestufter Farbumschlag. Sie sind nur für die Dampfsterilisation erhältlich.
- **Chemische Indikatoren**, die in ein Testpaket (Wäsche) eingelegt und in die Ste-

rilisationskammer eingebracht werden. Der »Bowie-Dick-Test« (**Dampfdurchdringungstest**) ist nur für die Dampfsterilisation erhältlich. Durch den Farbumschlag des Indikatorfelds wird dargestellt, ob der Dampf bis in das Innere des Testpakets eingedrungen ist. Dieser Test soll einmal täglich vor Beginn der Routinesterilisation durchgeführt werden.

Periodische Prüfungen erfolgen in bestimmten Zeitabständen zum Nachweis der Sterilisation bei Einhaltung der Bedienungsanleitung. **Außerordentliche Prüfungen** sind bei Zweifel an der Wirksamkeit und nach durchgeführten Reparaturen am Sterilisator erforderlich. **Laufende Prüfungen** erfolgen durch Chemoindikatoren pro Charge und anhand der **Dokumentation der einzelnen Prozessparameter**, wie Druck, Temperatur, Feuchtigkeit, durch den Chargenausdruck. Diese Dokumentation muss 10 Jahre aufbewahrt werden.

15.5 Verpackungsarten für Sterilgut

Nach der Desinfektion und Reinigung – vor der Sterilisation – muss das zu sterilisierende Gut zweckmäßig verpackt werden.

Die **Verpackung** hat die **Aufgabe**, das sterilisierte Gut bei der Entnahme aus dem Sterilisator, während des Transports und der Aufbewahrung bis zur Verwendung vor mikrobieller Kontamination zu schützen.

Die **Verpackung** muss mit **Kennzeichen** versehen sein, die Auskunft geben über:

- Inhalt
- Art der Sterilisation
- Datum der Sterilisation
- Verfallsdatum
- Chargennummer

Die Objekte müssen so verpackt sein, dass eine aseptische Entnahme ohne Schwierigkeiten möglich ist.
Die Verpackungsart muss auf das Sterilisierverfahren und das zu sterilisierende Objekt abgestimmt sein.
Es gibt **verschiedene Verpackungsarten** für Sterilgut, sie sind in DIN-, EN- und ISO-Normen festgelegt.

15.5.1 Mehrwegverpackungen

Die wichtigste Form ist der **Sterilisierbehälter** oder Container. Er besteht aus Edelstahl oder eloxiertem Aluminium. Die Behälter müssen das Objekt allseitig umschließen und mit entsprechenden Öffnungen für den Durchtritt von Dampf und Luft versehen sein. Diese Perforationsstellen müssen durch Filter aus Papier oder Stoff vor Staub und anderen Einflüssen geschützt sein. Papierfilter werden nach einmaligem Gebrauch, Stofffilter spätestens alle 6 Monate oder bei Brüchigkeit gewechselt.
Mehrwegverpackungen aus **textilem Material** (Baumwolle) haben den Nachteil, dass sie durch die grobe Gewebsstruktur keinen ausreichenden Schutz des Sterilguts bieten. Des Weiteren ist kein ausreichender Schutz gegen Feuchtigkeit gegeben. Daher sind Tücher als alleinige Sterilgutverpackung nicht zulässig, sondern lediglich als »innere« Sterilgutverpackung nutzbar.

15.5.2 Einwegverpackungen

- **Klarsichtverpackungen:** Es gibt sie als Beutel oder Schlauch. Sie bestehen aus Papier, Polyester, Polypropylen und Tyvek®, dabei ist eine Seite aus dampf- bzw. gasdurchlässigem Papier und eine Seite aus Sichtfolie. So ist in dieser Verpackung das Sterilgut sichtbar und durch »Peelen« leicht zu entnehmen. Klarsichtverpackungen sind geeignet für die Dampf-, Formaldehyd- und Ethylenoxidsterilisation.

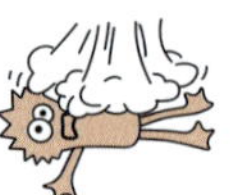

- **Sterilisationsbogenpapier:** Da das Material nicht besonders reißfest ist, muss aus Sicherheitsgründen eine Textilinnenumhüllung verwendet werden. Die Umhüllung kann nach dem Auspacken als sterile Unterlage dienen. Diese Verpackung ist geeignet für die Dampf- und Ethylenoxidsterilisation.

15.6 Lagerung von Sterilgut

Sterilgüter müssen so gelagert werden, dass sie geschützt sind vor:

- Verschmutzung, z. B. durch Staub
- Feuchtigkeit
- mechanischer Beanspruchung
- UV-Strahlen
- extremen Temperaturen

Sterilgut sollte in verschlossenen Schränken oder Schubladen (= geschützte Lagerung) auf-

Tab. 15-3 Empfohlene Lagerdauer für sterile Medizinprodukte

Art der Verpackung	Lagerung ungeschützt[1]	Lagerung geschützt
Primärpackung	• zum alsbaldigen Gebrauch[2] bestimmt • ist als Lagerungsart zu vermeiden	6 Monate, jedoch nicht länger als das Verfallsdatum
Lagerpackung	5 Jahre, sofern keine andere Verfallfrist vom Hersteller festgelegt wurde[3]	

[1] Lagerung in Regalen in Räumen, die nicht der Raumklasse 1 nach DIN 1946–4:1999–03 entsprechen (s. Tab. 15-4)

[2] Unter alsbaldigem Gebrauch wird die Anwendung bzw. der Gebrauch des Produktes innerhalb von maximal 2 Tagen/48 h verstanden.

[3] Das Krankenhaus kann eigene Verpackungssysteme als Ersatz für die Original-Sekundärverpackung einsetzen. Die Kennzeichnung der Originalverpackung muss in geeigneter Weise übernommen werden.

Tab. 15-4 Empfohlene Lagerdauer von Sterilgut in Sterilisierbehältern

Sterilgut-Verpackung	Verpackungsart	Lagerdauer
Sterilisierbehälter nach DIN EN 868-1 oder DIN EN 868-8	Sterilgut-Einfachverpackung	6 Monate
	Sterilgut-Zweifachverpackung[1]	6 Monate

Die Angaben stellen Empfehlungen dar, deren Einhaltung das Risiko der Kontamination beim Transport und Öffnen des Sterilisierbehälters begrenzt. Bei zunehmender Lagerdauer erhöht sich, abhängig von den Lagerbedingungen, die Möglichkeit der Kontamination der Außenflächen. Dies allein führt nicht zu einer Rekontamination des Packungsinhaltes während der Lagerung, erhöht aber das Risiko der Kontamination beim Transport oder Öffnen des Sterilisierbehälters. Die Angaben beziehen sich auf eine Lagerung unter staubgeschützten, trockenen Bedingungen. Eine längere Lagerdauer ist in Abhängigkeit von den örtlichen Bedingungen möglich.

[1] Die Sterilgut-Innenumhüllung der Sterilgut-Zweifachverpackung verbessert die aseptische Präsentation und wird daher zur Anwendung empfohlen.

bewahrt werden und nicht in Regalen (= offene Lagerung).
Die Vorratshaltung sollte dem Bedarf angepasst sein, so dass ein schneller Umlauf gewährleistet ist; des Weiteren gilt das Prinzip »First in – first out«.
Darüber hinaus sind folgende Punkte zu beachten:

- Vor dem Öffnen der Sterilgut-Lagerverpackung ist diese von Staub zu befreien.
- Die angegebene Lagerdauer ist nur bei Einhaltung der Lagerbedingungen gültig (Tab. 15-3 und 15-4).

15.7 Umgang mit Sterilgut

Vor dem Öffnen der Sterilgutverpackung sollte diese unter anderem überprüft werden auf:

- mögliche Beschädigung, z. B. durch spitze Instrumente oder gelöste Schweißnähte
- Sterilisations- und Verfallsdatum
- Umschlag des Behandlungsindikators
- Feuchtigkeit, z. B. Kondenswasser (Sterilgut, dessen Verpackung feucht ist oder Kondenswasser enthält, gilt als unsteril!)

15.7.1 Entnahme von und Umgang mit sterilem Material

- vor dem Öffnen hygienische Händedesinfektion
- Öffnen der Verpackung erst unmittelbar vor Gebrauch
- sachgerechtes Öffnen der Peel-Verpackung, z. B. Instrument nicht durch Verpackung stoßen
- bei Sterilisationspapierverpackung kontaminationsfreies Entfalten sicherstellen
- nicht sprechen, nicht husten oder niesen beim Öffnen und bei Entnahme und Ablage auf ein steriles Arbeitsfeld
- für eine ausreichende Arbeitsfläche sorgen
- sterile von unsterilen Materialien deutlich trennen
- bei ausgebreitetem sterilem Material Staubaufwirbelung durch Luftbewegung vermeiden
- bei der patientennahen Schaffung eines sterilen Arbeitsfeldes (z. B. Katheterismus, Verbandwechsel) Patienten entsprechend informieren
- aseptisches Arbeiten ist bei aufwendigen Verbandwechseln unter anderem durch eine assistierende Pflegekraft zum Anreichen steriler Materialien sicherzustellen

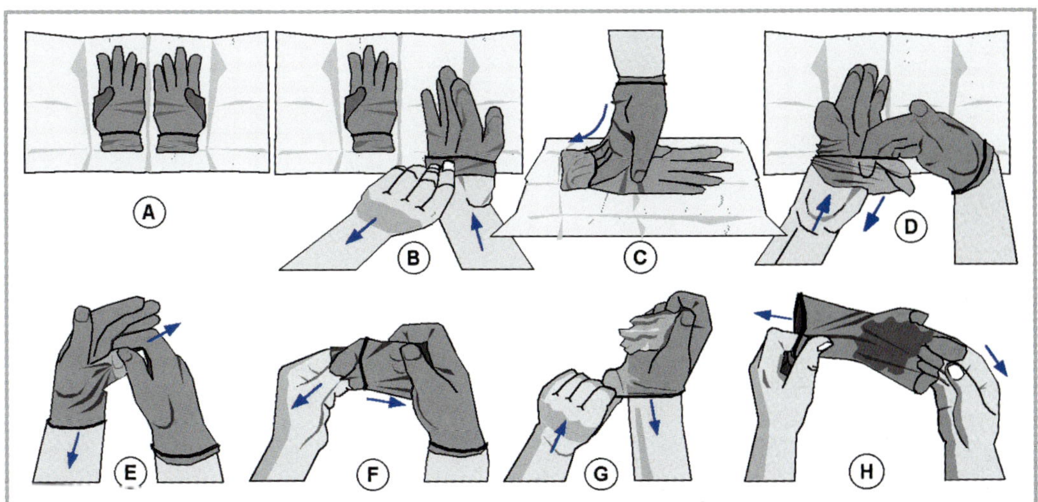

Abb. 15-1 Anziehen steriler und Ausziehen kontaminierter Handschuhe (s. auch Text; aus: Bergen P. Basiswissen Krankenhaushygiene. Hagen: Brigitte Kunz Verlag 1998)

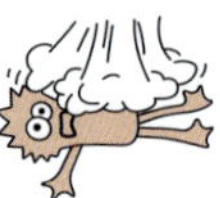

15.7.2 Anziehen steriler und Ausziehen kontaminierter Handschuhe

Beim Gebrauch steriler Handschuhe ist darauf zu achten,

- dass dem Anziehen eine hygienische bzw. chirurgische Händedesinfektion vorausgeht,
- dass beim Anziehen die Außenseite des Handschuhs nicht berührt wird,
- dass beim Ausziehen der kontaminierten Handschuhe die Außenseite nicht mit der unbehandschuhten Hand berührt wird,
- dass nach dem Ausziehen der Handschuhe immer eine hygienische Händedesinfektion erforderlich ist.

Die Handschuhe (Abb. 15-1, S. 233) werden aus der Verpackung genommen und mit dem Einpackpapier so platziert, dass die Stulpen zum Anwender ausgerichtet sind (A). Der erste Handschuh wird mit einer Hand an der Stulpe angefasst und über die andere Hand gezogen (B). Die behandschuhte Hand greift nun unter die Stulpe des anderen Handschuhs (C) und zieht ihn über die unbehandschuhte Hand (D).

Um die kontaminierten Handschuhe wieder auszuziehen, greift eine Hand in die Innenfläche der anderen Hand (E), hebt ihn an, zieht ihn ab (F) und hält ihn fest. Die unbehandschuhte Hand fasst nun unter die Stulpe der noch behandschuhten (G) und zieht ihn ebenfalls ab, so dass letztlich der Handschuh umgekrempelt ist und den anderen in sich behält.

16 Schädlingsbekämpfung

Hartmut Unverricht

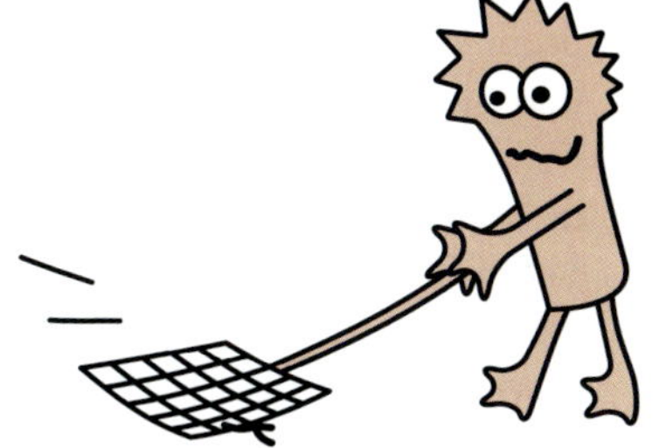

Tierische Schädlinge können das Wohlbefinden und die Gesundheit des Menschen beeinträchtigen. Gliedertiere (Arthropoden), Nagetiere und auch Vögel, z. B. Tauben, zählen zu diesen Schädlingen.
Eine effektive Schädlingsbekämpfung hilft, z. B. Infektionskrankheiten vorzubeugen und die Verschmutzung oder Vernichtung von Nahrungsmitteln zu vermeiden.

Entwesung beinhaltet die Vernichtung von schädlichen und lästigen Kleintieren. Unter **Desinsektion** versteht man die Bekämpfung und Vernichtung von Körper- und Wohnungsungeziefer (Insekten) mit chemischen oder physikalischen Verfahren.

Die tierischen **Schädlinge** lassen sich einteilen in:

- **Körperungeziefer** (permanent körpergebundene Ekto- und Endoparasiten): Krätzmilbe, Kleider-, Kopf- und Filzlaus
- **Wohnungsungeziefer** (suchen den Menschen nur vorübergehend zur Nahrungsaufnahme auf): Menschenfloh und Bettwanze
- **Hausschädlinge** (Vorkommen im Wohnbereich ohne den Menschen üblicherweise direkt zu berühren): Schabe, Pharaoameise, Hausfliege, Silberfischchen, Kleidermotte, Hausstaubmilbe
- **frei lebende Schädlinge** (in der weiteren Wohnumgebung des Menschen lebende Tiere, die zur Nahrungsaufnahme unter anderem als Blutsauger auftreten und neben der Stichreaktion auch gefährliche Krankheitserreger übertragen können): Hausmücke, Gelbfiebermücke, Malariamücke, Tse-Tse-Fliege, Myiasisfliege, Holzbock, Biene, Wespe, Hornisse

Schädlinge können auf Menschen, Gebrauchsgegenstände und Nahrungsmittel schädigend einwirken.
Die schädigende Wirkung kann sich unter anderem erstrecken auf:

- die **Übertragung von Krankheitserregern**, z. B. durch Zecken, Mücken, Läuse, Flöhe, Schaben und Fliegen
- die **Erzeugung von Krankheiten**, z. B. durch Reizung der Haut durch Bisse oder Stiche

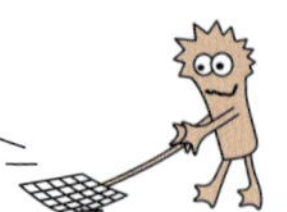

(Zecken, Läuse, Mücken), durch Allergenproduktion (Hausstaubmilbe) oder Ekto- und Endoparasitismus (Myiasisfliege, Krätzmilbe)

- die **Zerstörung oder das Verderben von Lebensmitteln**, z. B. durch Schaben, Maden
- die **Zerstörung von Materialien**, z. B. Kleidungsstücke durch Kleidermotten, Isoliermaterial durch Ratten
- **Erregen von Ekel** durch Belaufen von Lebensmitteln und Absetzen von Exkreten und Eiern, z. B. Lebensmittelmotten

16.1 Schädlingsprophylaxe und -bekämpfung

Abhängig von den Lebensgewohnheiten der Schädlinge gibt es viele Möglichkeiten, wie man diesen vorbeugt und sie bekämpft. Die nachfolgend aufgeführten vorbeugenden Maßnahmen beziehen sich sowohl auf das Zuhause als auch auf den Krankenhausbereich!

16.1.1 Vorbeugende Maßnahmen

Allgemeine Maßnahmen sind:

- regelmäßige Körperpflege, Wäschewechsel und -pflege
- Lebensmittel kühl und trocken in dicht schließenden Behältern aufbewahren
- regelmäßige Reinigung der Räume
- Vermeiden bzw. Beseitigen von Unterschlupfmöglichkeiten, z. B. lose Kacheln, Risse oder Spalten, durch bauliche Maßnahmen
- regelmäßige Müllentsorgung
- Verhindern des Zugangs für Insekten durch Anbringen von Insektengittern
- ein angemessenes Raumklima, d. h. Räume regelmäßig lüften und nicht überheizen
- in regelmäßigen Zeitabständen Indikatorfallen in gefährdeten Bereichen aufstellen, um mögliche Schädlingsansiedelung frühzeitig zu erkennen

16.1.2 Schädlingsbekämpfung

Sollte es trotz aller Prophylaxe zu einem Schädlingsbefall im Krankenhaus kommen, ist eine Schädlingsbekämpfung durchzuführen.

Die rechtliche Grundlage für eine angeordnete Schädlingsbekämpfung (Entwesung) ist § 17 (2) des Infektionsschutzgesetzes: »Wenn Gesundheitsschädlinge festgestellt werden und die Gefahr begründet ist, dass durch sie Krankheitserreger verbreitet werden, so hat die zuständige Behörde die zu ihrer Bekämpfung erforderlichen Maßnahmen anzuordnen. Die Bekämpfung umfasst Maßnahmen gegen das Auftreten, die Vermehrung und Verbreitung sowie zur Vernichtung von Gesundheitsschädlingen.«

Zur angeordneten Schädlingsbekämpfung dürfen nur Mittel und Verfahren verwendet werden, die von der zuständigen Bundesbehörde (Robert Koch-Institut/Bundesamt für Verbraucherschutz und Lebensmittelsicherheit) in einer Liste im Bundesgesundheitsblatt bekannt gemacht wurden. Die hier aufgeführten Mittel und Verfahren gelten als wirksam und weisen keine unvertretbaren Auswirkungen auf Gesundheit und Umwelt auf.

Die **Schädlingsbekämpfung** umfasst folgende Schritte:

- Zunächst müssen die Schädlingsart und das Ausmaß des Befalls ermittelt werden.
- Das Schädlingsbekämpfungsmittel oder -verfahren wird unter Berücksichtigung der baulichen Gegebenheiten festgelegt.
- Die geplante Maßnahme wird entsprechend ausgeführt.
- Die Maßnahme zur Bekämpfung der Schädlinge wird auf ihre Wirksamkeit überprüft. Die Tilgungskontrolle erfolgt durch Indikatorfallen.
- Nach ca. 1 bis 2 Wochen ist zur weiteren Kontrolle eine Nachbegehung erforderlich.
- Der Schädlingsbekämpfer muss ein Protokoll erstellen, aus dem die eingesetzten Mittel, die Dosierung und das Datum der Durchführung ersichtlich sind.

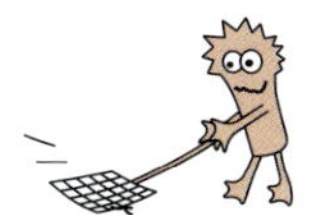

16.2 Pediculosis capitis und Scabies

Da Kopflaus und Krätzmilbe die Körperungeziefer sind, mit denen das Pflegepersonal am häufigsten konfrontiert wird, werden diese stellvertretend für Ekto- bzw. Endoparasiten vorgestellt.

Es gibt in Deutschland zahlreiche Läusearten, allerdings sind nur 3 Arten für den Menschen lästig bis gefährlich. Dazu gehören Kopflaus, Filzlaus und Kleiderlaus, wobei letztere in Deutschland kaum noch Bedeutung hat. Während die Filzlaus die Region der Schamhaare und Bereiche mit apokrinen Drüsen, wie Leistengegend, Brustwarzen, selten Augenbrauen und Wimpern, bevorzugt, siedelt die Kopflaus auf der Kopfhaut, bevorzugt hinter den Ohren und im Nacken.

16.2.1 Pediculosis capitis (= Kopflausbefall)

Die **Kopflaus** (Abb. 16-1 a) ist ein stationärer Ektoparasit, kommt ausschließlich beim Menschen vor und lebt fast nur auf der Kopfhaut zwischen den Kopfhaaren. Sie ist ein flügelloses Insekt, ca. 2–3 mm groß und von grau-weißer, grau-gelber oder braun-grauer Farbe. Rot oder rot-braun sehen mit Blut vollgesogene Läuse aus, da das Blut durch die Körperwand schimmert. Läuse haben 3 Beinpaare und einen Stechsaugrüssel, mit dem sie mehrmals täglich Blut aufnehmen (Stiche erfolgen ca. alle 2–3 Stunden). Der Lebenszyklus der Kopflaus verläuft in den Stadien Ei (Nisse), Larve und Laus. Die Entwicklungsdauer vom Ei bis zur ersten Eiablage umfasst in der Regel 3 Wochen.

Das Weibchen legt die Eier (Nissen; Abb. 16-1 b) an den Kopfhaaren ab, dort haften sie durch das gegen Wasser und Schweiß widerstandsfähige Klebesekret fest. Die **Nissen** sind ca. 0,8 mm lang, weißlich bis gelblich und mit dem bloßen Auge erkennbar. Die Lebensdauer der Laus be-

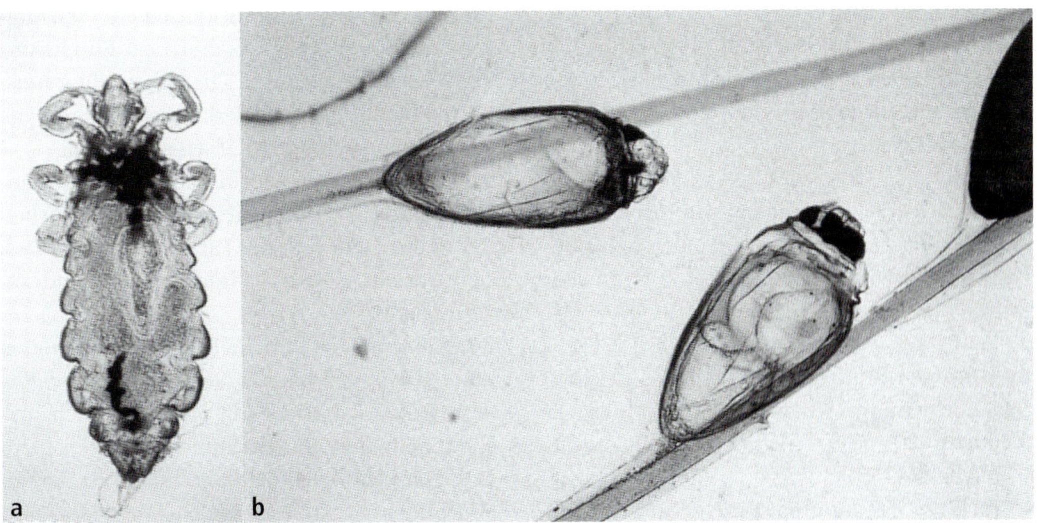

Abb. 16-1 Kopflaus (Pediculus humanus capitis). a) Kopflaus in 19facher Vergrößerung. b) Nissen (aus: Bork K, Bräuninger W. Hautkrankheiten in der Praxis. Diagnostik und Therapie. 2. Aufl. Stuttgart, New York: Schattauer 1997)

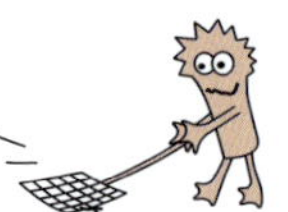

trägt meist nur wenige Wochen, in dieser Zeit legt sie 100 bis 150 Eier ab. Die Entwicklung der Eier ist abhängig von der Temperatur und Luftfeuchtigkeit der Umgebung.
Die Vorzugstemperatur der Kopflaus liegt bei ca. 32 °C, Temperaturen > 40 °C werden nur kurzfristig ertragen. Bei längerer Einwirkung sterben Läuse und Nissen ab. Kopfläuse und deren Larven nehmen als Nahrung nur strömend warmes Blut zu sich. Dabei gelangen Speicheldrüsensekrete in den Stichkanal. Dieses Toxin bewirkt den Juckreiz.

Nissen unterscheiden sich von Kopfschuppen oder Haarspraypartikeln dadurch, dass sie fest am Haar haften und nicht abgestreift werden können. Entfernen oder Abtöten der Läuse und Nissen ist durch einfaches Haarewaschen nicht möglich.

Übertragung: Sie erfolgt von Mensch zu Mensch durch engen Kopfkontakt. Aber auch die gemeinsame Benutzung von Kopfbedeckungen, Kissen, Kämmen und Bürsten ermöglicht die Weiterverbreitung. Enge zwischenmenschliche Kontakte, insbesondere in Gemeinschaftseinrichtungen für Kinder und Jugendliche, begünstigen die Verbreitung.
Solange der Betroffene mit geschlechtsreifen Läusen befallen ist und noch keine angemessene Therapie begonnen wurde, besteht Ansteckungsfähigkeit.

Lokalisation: Läuse finden sich vor allem in den Kopfhaaren, bevorzugt in der Schläfen-, Ohren- und Nackengegend, aber auch im Bart und in den Augenbrauen.

Symptome: Kopflausbefall macht sich durch folgende Symptome bemerkbar:

- hochrote Papeln als örtliche Reaktion auf die Stiche der Kopfläuse
- Juckreiz, Kratzspuren, Ekzeme und Lymphknotenschwellung
- Bei Vernachlässigung können Haare, Haarsekrete und Eiter zu einem übel riechenden Konglomerat verfilzen, in dem die Läuse massenhaft nisten.

Diagnostik: Die Diagnose wird durch die Inspektion gestellt, der Gebrauch einer Lupe erleichtert das Auffinden von Läusen und Nissen.

Therapie: Es erfolgt eine Lokalbehandlung mit Insektiziden, die eine pedikulizide Wirkung haben. Ziel der Therapie ist, die geschlechtsreifen Läuse und Larven abzutöten. Die chemischen Pedikulizide (z. B. Goldgeist® forte) enthalten neurotoxische Insektizide, wie Lindan oder Permethrin, die zum Tod des Parasiten führen. Nebenwirkungen, wie Hautirritationen, Atembeschwerden, Kopfschmerzen, Übelkeit und Erbrechen, sind möglich. Pedikulizide stehen in flüssiger, gelartiger und pulverförmiger Form zur Verfügung und sind in der Apotheke rezeptfrei zu erwerben oder auf ärztliches Rezept erhältlich.
Die Anwendung muss entsprechend der Gebrauchsanweisung erfolgen. Vorbereitend empfiehlt sich das mehrmalige Spülen mit Essigwasser (3 Essl. Essig/1 l Wasser). Das Präparat wird aufgebracht und nach 10 bis 30 Minuten ausgewaschen. Anschließend werden die Haare gründlich ausgespült und mit einem engzinkigen Staubkamm (Nissenkamm) zur Entfernung der Nissen ausgekämmt. Die Behandlung muss nach 8 bis 10 Tagen wiederholt werden, um ggf. aus Nissen geschlüpfte Larven abzutöten.
Alternativ gibt es eine insektizidfreie Dimeticonlösung (Nyda L®). Dieses Pedikulizid dringt tief in die Atemwege der Parasiten ein und lässt sie ersticken. Es gilt als hochwirksam und gut verträglich.
Bedingt durch bakterielle Sekundärinfektionen können Hauterscheinungen vorliegen, die eine dermatologische Behandlung erforderlich machen. Säuglinge und Kleinkinder sollten nicht in Eigenregie behandelt werden, es ist immer ein Kinderarzt aufzusuchen.
Erforderliche Maßnahmen für Patienten und Kontaktpersonen:

- sachgerecht durchgeführte Behandlung

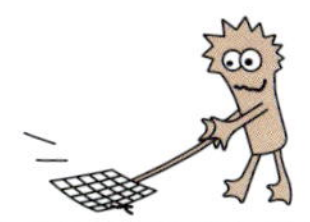

- Untersuchung und ggf. Behandlung aller Kontaktpersonen in der Familie und der Gemeinschaftseinrichtung, z.B. Kindergarten und Schule
- Reinigungs- und Entwesungsmaßnahmen

Zur **Vorbeugung einer Neuansteckung** sind folgende Punkte zu beachten:

- Neben der Behandlung der Haare ist eine gründliche Reinigung des Kammes, der Haar- und Kleiderbürsten erforderlich.
- Kleidungsstücke, Bettwäsche und Handtücher müssen gewechselt und bei mindestens 60 °C gewaschen werden.
- Oberbekleidung, in der sich ausgestreute Kopfläuse befinden können, kann in einem gut verschlossenen Plastiksack über 4 Wochen möglichst warm gelagert werden. Nach dieser Zeit sind die Läuse verhungert. Wenn Kinder betroffen sind, sollte das Spielzeug, z.B. Plüschtiere, nicht vergessen werden. Wem die Hungerzeit der Läuse zu lange dauert, kann Präparate in Pulverform zum Bestäuben der Kleidung benutzen.
- Reinigung der Wohn- und Schlafräume (Bodenbelag, Teppiche, Polstermöbel) mit einem Staubsauger.

Eltern sind verpflichtet, die Gemeinschaftseinrichtung, die ihr Kind besucht, über den Kopflausbefall zu informieren (§ 34 Abs. 5 Infektionsschutzgesetz). Festgestellter Kopflausbefall schließt eine Betreuung oder Tätigkeit in einer Gemeinschaftseinrichtung, bei der Kontakt zu den Betreuten besteht, aus. Es besteht keine Meldepflicht, aber eine Unterrichtungspflicht der Leiter von Gemeinschaftseinrichtungen gegenüber dem Gesundheitsamt (§ 34 Abs. 6 Infektionsschutzgesetz).

Maßnahmen im Krankenhaus

- Für den kopflausbefallenen Patienten ist eine Einzelunterbringung nicht generell nötig, aber empfehlenswert (Rücksicht auf Mitpatienten).
- Bei direktem Kontakt zu einem kopflausbefallenen Patienten oder zu der kontaminierten Umgebung, z.B. Bettwäsche, sollte die Pflegeperson einen Schutzkittel und Handschuhe tragen. Nach Kontakt ist eine entsprechende Händehygiene erforderlich. Bettwäsche, Handtücher und Kleidung sind nach jeder Behandlung zu wechseln. Kamm und Haarbürsten sollten nach der Benutzung vorzugsweise chemisch desinfiziert werden. Das Bett wird wie üblich aufbereitet. Für Bettwäsche, Kissen und Decken ist die thermische Aufbereitung in der Krankenhauswäscherei ausreichend. Die Matratze muss mit einem dichten Bezug ausgerüstet sein, andernfalls ist eine Aufbereitung nach dem VDV-Verfahren (s. Kap. 14 Abschnitt »Thermische Desinfektion«, S. 193 f.) erforderlich.

16.2.2 Scabies (= Krätze)

Scabies ist eine Hauterkrankung, die mit starkem Juckreiz einhergeht und durch die Krätzmilbe verursacht wird. Die **Krätzmilbe** (Sarcoptes scabiei; Abb. 16-2, S. 240) ist ein weltweit auftretender Endoparasit und 0,5–1 mm groß. Die Milben entwickeln sich in und auf der Haut und ernähren sich von Zellplasma, Lymphe und Epidermiszellen. Erwachsene Krätzmilben und Nymphen graben Gänge in die menschliche Haut, die bis zum Stratum granulosum reichen. In den Gängen, die sich durch Kotpartikel schwarz abzeichnen, erfolgt schließlich die Eiablage. Larven mit 3 Beinpaaren schlüpfen nach 3 bis 5 Tagen.
Die Ausbreitung der Krätze wird durch Hygienemängel und schlechte Lebensverhältnisse begünstigt; in Gemeinschaftseinrichtungen ist eine Übertragung leicht möglich.

Infektion: Sie erfolgt durch engen körperlichen Kontakt und durch Wäschestücke (Kontaktinfektion). Hautschuppen sind das erregerhaltige Material.

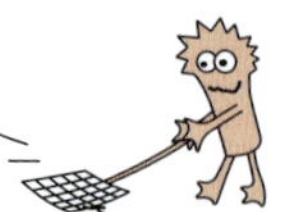

Lokalisation: Bevorzugte Lokalisationen der Krätzmilbe sind Finger- und Zehenzwischenräume, Handgelenke, Ellenbogen, Fußgelenke, Oberarme, Brust, besonders die Umgebung der Brustwarzen, Leistenbereich. Genitalien, Gesicht und Rücken sind fast immer frei von Befall.

Symptome: Die Krätze ist durch folgende Symptome, die bei Erstbefall nach 2 bis 6 Wochen auftreten, charakterisiert:

- Es kommt zu starkem Juckreiz an den befallenen Hautarealen, eventuell zum allergischen Exanthem am ganzen Körper.
- Der Juckreiz wird durch die Bettwärme in der Nacht verstärkt.
- Es bilden sich Vesikel, Papeln und Pusteln.
- Durch den starken Juckreiz ist Aufkratzen möglich, daraus kann sich eine Sekundärinfektion ergeben.
- Sichtbar sind feine, millimeterlange, strichförmige, ganz leicht erhabene Milbengänge.
- Ein generalisierter Hautausschlag als Folge der Sensibilisierung ist möglich.

Das Krankheitsbild kann durch Immunschwäche oder Mangelkrankheiten noch verstärkt werden.

Therapie: Die Scabies-Therapie beinhaltet folgende Maßnahmen:

- Jacutin® (Spray, Fluid) wird auf den ganzen Körper mit Ausnahme des Kopfes abends aufgetragen und morgens abgewaschen. Vor Therapiebeginn sollte ein Ganzkörperbad erfolgen. Wegen der Eiablage ist die Behandlung an 2 bis 3 aufeinanderfolgenden Tagen, abhängig von der Konzentration des verwendeten Präparats, zu wiederholen.
- Ein Wechsel der Kleidung, Unterwäsche, Handtücher und Bettwäsche ist alle 12 bis 24 Stunden erforderlich.
- Das Waschen der Bekleidung und Bettwäsche bei 60 °C reicht aus.
- Betten, Sessel und Fußbodenbeläge müssen gründlich abgesaugt werden.
- Es ist ausreichend, Textilien in Plastiksäcken für 14 Tage ungenutzt zu lagern. Der Parasit kann bei 21 °C ca. 96 Stunden außerhalb des Wirtes überleben.
- Die Familie und weitere Kontaktpersonen müssen auf möglichen Befall untersucht und gegebenenfalls mitbehandelt werden.
- Bis zum Abschluss der Behandlung muss jeder körperliche Kontakt zwischen der erkrankten Person und anderen Personen vermieden werden.

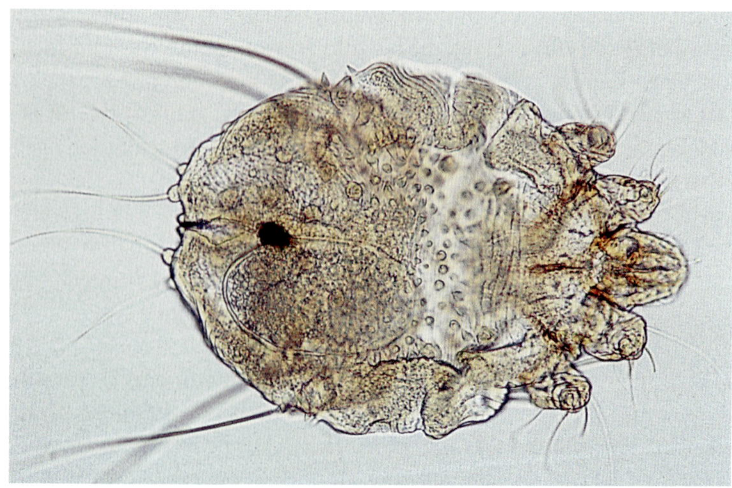

Abb. 16-2 Krätzmilbe (1:120) (Sarcoptes scabiei; aus: Bork K, Bräuninger W. Hautkrankheiten in der Praxis. Diagnostik und Therapie. 3. Aufl. Stuttgart, New York: Schattauer 2005)

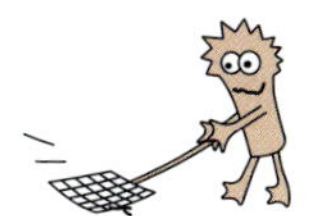

- Nach § 34 Abs. 1 des Infektionsschutzgesetzes dürfen an Krätze erkrankte Personen erst wieder Gemeinschaftseinrichtungen besuchen, wenn nach ärztlichem Urteil eine Weiterverbreitung der Krätze durch sie nicht mehr zu befürchten ist.

Besonderheiten beim Kind:

- Das Kind wird zunächst gebadet, Fingernägel sind zu kürzen und zu reinigen.
- Das Antiscabiosum wird auf die Haut aufgetragen. Die zu verwendende Konzentration des Präparates ist durch den behandelnden Pädiater anzuordnen.
- Es ist darauf zu achten, dass das Kind das Präparat nicht ins Gesicht reibt.
- Nach Ablauf der Einwirkzeit wird das Präparat wieder abgewaschen, Wäsche- und Bettwäsche werden gewechselt. Auf eine gute Hautpflege ist zu achten.
- Die Eltern müssen über die zu beachtenden Hygieneregeln informiert werden.

Maßnahmen im Krankenhaus

- Bei Betreuung betroffener Patienten im Krankenhaus ist das Tragen von Schutzkittel und Handschuhen bei möglichem Kontakt mit erregerhaltigem Material oder kontaminierten Objekten erforderlich.
- Nach Kontakt ist eine gründliche Händewaschung einschließlich der Nägel durchzuführen, da eine Händedesinfektion nicht ausreichend wirksam ist.
- Alle potenziell mit Milben behafteten Gegenstände müssen desinfiziert werden.
- Bettwäsche, Handtücher und Kleidung sind nach jeder Behandlung zu wechseln. Die Maßnahmen der laufenden Desinfektion entsprechen der Standardhygiene. Bei der Bettenaufbereitung sind die Maßnahmen wie bei Läusebefall zu beachten.
- Zur Unterbrechung der Infektionskette kann eine Isolierung erforderlich sein.

Häufig wird die Krätze in Unkenntnis zunächst als Allergie oder Ekzem fehlinterpretiert. Damit ist eine ungehinderte Ausbreitung möglich. Werden Epidemien in Pflegeeinrichtungen nicht zeitnah erkannt und bekämpft, so nimmt die Zahl der Erkrankten rasch zu. Es wird geschätzt, dass weltweit etwa 300 Millionen Menschen mit Sarcoptes scabiei besiedelt sind. Häufigkeitszahlen für einzelne Länder gibt es nicht; für Deutschland existiert nicht einmal eine Schätzung (RKI-Ratgeber Krätzmilbenbefall, Mai 2009).

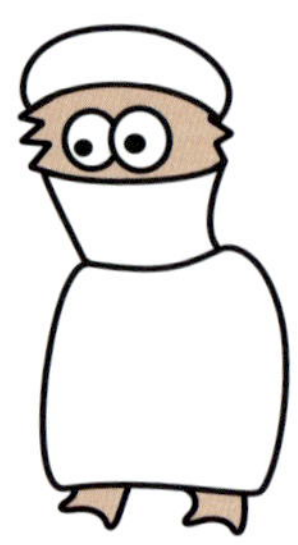

17 Isolierungsmaßnahmen

Hartmut Unverricht

Die Isolierung von Infektionskranken stellt die wohl älteste Maßnahme dar, um wirksam die Ausbreitung von übertragbaren Krankheiten zu verhindern. Kenntnisse der Epidemiologie und der Übertragungswege bilden heute die Grundlage für die Einleitung und Umsetzung krankheitsspezifischer Isolierungsmaßnahmen.

Grundsätzlich sind zwei Indikationen für eine Isolierung zu unterscheiden:

- **Quellenisolierung:** Bei Verdacht oder Vorliegen bestimmter übertragbarer Erkrankungen erfolgt die Isolierung und Distanzierung des Erkrankten, der »Quelle«, **zum Schutz von Mitpatienten, Personal und Besuchern.**
- **Schutzisolierung:** Patienten mit einer **ausgeprägten Abwehrschwäche** (z.B. Leukämie, großflächige Verbrennungen, Organtransplantationen) sollen **vor Infektionen geschützt** werden. Schutzisolierung wird auch als **protektive Isolierung oder Umkehrisolierung** bezeichnet.

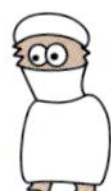

Der **Umfang der Schutzmaßnahmen** sollte sich orientieren:

- am Gefährdungsgrad, der von dem Patienten und den kontaminierten Gegenständen ausgeht
- an der Infektionsempfänglichkeit des Patienten
- am Schweregrad der Erkrankung
- an der Infektionsempfänglichkeit der Personen, die Kontakt zum Patienten und zu kontaminierten Objekten haben

Die Isolierung wird durch den behandelnden Arzt angeordnet, bei meldepflichtigen übertragbaren Krankheiten nach Infektionsschutzgesetz kann das auch durch den Amtsarzt erfolgen.
Die Isolierung umfasst:

- die räumliche Trennung
- spezifische Schutzmaßnahmen in Abhängigkeit von Erkrankung, Erkrankungsstadium und Übertragungsweg
- die kontrollierte Ver- und Entsorgung

Grundlage für die Durchführung einer Isolierung sind:

- das Infektionsschutzgesetz
- die Richtlinie für Krankenhaushygiene und Infektionsprävention vom Robert Koch-Institut (RKI)
- die Isolierungsrichtlinien des Center for Disease Control and Prevention (CDC)

17.1 Quellenisolierung

Grundsätzlich können beim Grad der Isolierung die strikte und die Standardisolierung unterschieden werden. Die Art der Isolierung ist abhängig vom Übertragungsweg, von der Kontagiosiät (Ansteckungsfähigkeit) und der Virulenz (Schädigungspotenzial) des Krankheitserregers.

17.1.1 Strikte Isolierung

Eine strikte Isolierung ist erforderlich bei Patienten, bei denen eine Infektionsgefahr durch direkten Kontakt, durch Kontakt mit Körperflüssigkeiten oder -ausscheidungen und Tröpfcheninfektion sehr hoch ist, z.B. bei Lungenpest oder virusbedingtem hämorrhagischem Fieber (VHF, z.B. Ebola- oder Lassafieber). Hierbei handelt es sich um besonders gefährliche, lebensbedrohliche Infektionskrankheiten. Die Isolierung und Behandlung der Patienten sollte unbedingt in speziellen Behandlungszentren erfolgen, weil die Sicherheitsanforderungen an Ausstattung, bauliche Anforderung und fachliche Kompetenz sehr hoch sind.

Erforderliche Maßnahmen: Das Spektrum der Maßnahmen umfasst folgende Punkte:

- Der Patient muss über die zu treffenden Schutzmaßnahmen, die voraussichtliche Dauer und die möglichen Übertragungswege informiert werden.
- Die Unterbringung des Patienten muss in einem Einzelzimmer mit spezieller Raumlufttechnik (z.B. Filterung der kontaminierten Abluft), mit eigener Sanitärzelle und Schleuse erfolgen.

Eine **Schleuse** trennt Bereiche, von denen bevorzugt Infektionen ausgehen, oder Bereiche, die besonders vor Infektionen geschützt werden müssen, von den übrigen Krankenhausbereichen, um eine Keimverbreitung zu verhindern.

- Der Patient darf das Zimmer nicht verlassen. Besuche sind nicht gestattet, die Kontaktaufnahme erfolgt über Sichtfenster und Sprechanlage. Die Türen sind stets geschlossen zu halten.
- Vor und nach Betreten des Zimmers und nach jedem direkten Patientenkontakt ist eine hygienische Händedesinfektion erforderlich.
- Die erforderliche Schutzkleidung umfasst Einmal-Overalls, Respiratorhauben mit filtrierter Zuluft, Schutzhandschuhe und flüssigkeitsdichte Einmal-Überschuhe.
- Nach Verlassen des Patientenzimmers erfolgt in der Schleuse die Personal- und Materialdekontamination. Die Schutzkleidung wird

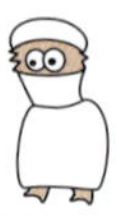

vor dem Ausziehen desinfiziert, um eine Kontamination beim Ablegen zu verhindern, und danach in einem Behälter für infektiösen Abfall entsorgt. Anschließend ist eine hygienische Händedesinfektion durchzuführen.

- Die Desinfektionsmaßnahmen (laufende und Schlussdesinfektion) müssen von entsprechend ausgebildetem Personal (Desinfektor) durchgeführt werden.
- Die Dekontamination von Mehrwegmaterial wie auch von Abfall wird innerhalb der Einheit/Station durchgeführt.
- Die Behandlung von Patienten mit hochkontagiösen Infektionskrankheiten erfolgt immer in enger Zusammenarbeit mit dem Gesundheitsamt.

17.1.2 Standardisolierung

Die Standardisolierung erfolgt bei Patienten mit einer meldepflichtigen Erkrankung, die durch

- **Tröpfcheninfektion** (aerogen),
- **direkten Kontakt** oder
- **Kontakt mit infektiösen Körperflüssigkeiten oder -ausscheidungen** übertragen werden kann, z.B. bei infektiösen Enteritiden (Entzündungen des Darms).

Erforderliche Maßnahmen: Die bei der Standardisolierung erforderlichen Maßnahmen weichen in den nachfolgend genannten Punkten von der strikten Isolierung ab:

- Eine Unterbringung in einem Einzelzimmer ist erforderlich. Die gemeinsame Unterbringung mehrerer Patienten (Kohortenisolierung) ist bei gleichem Erregertyp möglich. Eine patienteneigene Toilette, oder auch ein Toilettenstuhl, ist erforderlich, damit die Patienten das Zimmer nicht verlassen müssen.
- Der Patient und seine Besucher sind über die Übertragungsmöglichkeiten und die entsprechenden Verhaltensregeln aufzuklären.
- Bei direktem Kontakt mit dem Patienten sind Schutzkittel und Handschuhe zu tragen. Bei aerogen übertragbaren Erkrankungen ist zusätzlich ein Mund-Nasen-Schutz erforderlich. Die Schutzkittel müssen bei Kontamination sofort, ansonsten täglich, gewechselt werden. Schutzkittel, die mehrfach benutzt werden, sollten, um eine Kontamination bei erneuter Nutzung zu verhindern, mit der Innenseite nach außen im Schleusenbereich aufgehängt werden. Ist keine Schleuse vorhanden, sollte der Kittel im Zimmer hängen – dann allerdings mit der Außenseite nach außen, damit die Innenseite vor Berührung oder Anhusten durch den Patienten geschützt ist. Dies macht deutlich, dass flüssigkeitsabweisende Einwegkittel einen wesentlich besseren Personal- und Besucherschutz bieten.
- Nach Verlassen des Patientenzimmers ist immer eine hygienische Händedesinfektion erforderlich.
- Die Wäscheentsorgung erfolgt in farblich gekennzeichneten Wäschesäcken im Doppelsackverfahren (Stoffwickelsack, der zusätzlich mit einem Plastiksack umhüllt wird).
- Matratzen sollen durch einen abwaschbaren Bezug geschützt sein.
- Abfälle werden direkt im Zimmer in entsprechenden Behältnissen entsorgt. Die Richtlinie der Länderarbeitsgemeinschaft Abfall (LAGA) über die ordnungsgemäße Entsorgung von Abfällen aus Einrichtungen des Gesundheitsdienstes (Stand 2009) ordnet Abfälle einem Abfallschlüssel (AS) zu. Nachfolgend ein Auszug:
  - »AS 180101: Spitze oder scharfe Gegenstände (außer 180103*). Abfälle wie Kanülen und Skalpelle sowie Gegenstände mit ähnlichem Risiko für Schnitt- oder Stichverletzungen müssen in stich- und bruchfesten Einwegbehältnissen gesammelt, fest verschlossen, sicher vor unbefugten Zugriff gelagert, transportiert und entsorgt werden.
  - AS 180102: Körperteile und Organe, einschließlich Blutbeutel und Blutkonserven (außer 180103*)

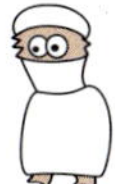

- AS 180103*: Abfälle, an deren Sammlung und Entsorgung aus infektionspräventiver Sicht besondere Anforderungen gestellt werden«. Es handelt sich dabei um Abfälle, die bei der Diagnose, Behandlung und Pflege von Patienten mit bestimmten, im Hygieneplan festgelegten Infektionskrankheiten (z. B. bei Cholera oder Tuberkulose) anfallen. Abfälle dieses Abfallschlüssels sind unmittelbar am Ort ihres Anfallens in reißfesten, feuchtigkeitsbeständigen und dichten Behältnissen zu sammeln und ohne Umfüllen und Sortieren in geeigneten, sicher verschlossenen Behältnissen zur zentralen Sammelstelle zu befördern. Die Behältnisse sind mit dem Biohazard-Symbol gekennzeichnet (s. Abb. 17-1).
- AS 180104: »Abfälle, an deren Sammlung und Entsorgung aus infektionspräventiver Sicht keine besonderen Anforderungen gestellt werden«. Die Abfälle, z. B. Wundverbände, Stuhlwindeln, Einwegartikel, aber auch Abfälle von MRSA-Patienten, sind ebenfalls am Ort ihres Anfallens zu sammeln.

  (Die mit einem * versehenen Abfälle sind aufgrund ihrer Eigenschaften als gefährlich anzusehen.)

- Die Aufhebung der Isolierung erfolgt nach ärztlicher Anordnung.
- Bei Entlassung, Verlegung oder Tod des Patienten ist eine Scheuer-/Wischdesinfektion des Patientenzimmers und des Sanitärbereichs durchzuführen.

Der Umfang der erforderlichen Isolierungsmaßnahmen wird auf der Grundlage der RKI-Richtlinie durch die Hygienekommission festgelegt. Das jeweils zuständige Gesundheitsamt hat die Aufsicht über die Durchführung der Isolierungsmaßnahmen.

Sehr hilfreich ist ein Isolierungsprotokoll, hier werden die für den Erkrankungsfall erforderlichen Schutzmaßnahmen dokumentiert. Es

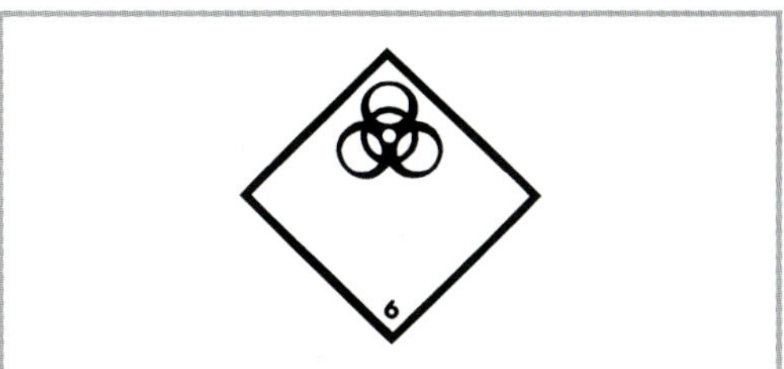

Abb. 17-1 Biohazard-Symbol

dient damit als übersichtliche und leicht nachvollziehbare Informationsgrundlage für die Mitarbeiter. Tabelle 17-1 (S. 246) weist spezielle Hygienemaßnahmen (Distanzierungs- und Barrieremaßnahmen) bei einer Quellenisolierung aus, verdeutlicht am Beispiel der Lungentuberkulose und der Norovirusinfektion.

Eigenschutz der Pflegeperson

Um das Infektionsrisiko für die an der Betreuung des Infektionskranken beteiligten Pflegepersonen möglichst gering zu halten, sind folgende Punkte zu beachten:

- Die Pflegeperson muss gute Kenntnisse über die Erkrankung und die Übertragungswege der vorliegenden Infektion besitzen.
- Die Pflegeperson muss ausführliche Information über den Patienten haben.
- Die erforderlichen Hygienemaßnahmen, wie korrekte Schutzkleidung und hygienische Händedesinfektion, müssen gewissenhaft umgesetzt werden.
- Die Pflegeperson sollte über einen kompletten Impfschutz verfügen (Tetanus, Diphtherie, Masern, Mumps, Röteln, Poliomyelitis, Hepatitis A und B).
- Bei Vorliegen einer Schwangerschaft sind Beschäftigungsverbote, z. B. Mutterschutzgesetz, zu beachten.
- Um eine Weiterverbreitung von Krankheitserregern zu verhindern, sollte für die Infektionsstation die Zimmerpflege als Pflegesystem Anwendung finden.

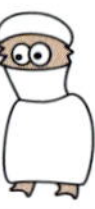

Tab. 17-1 Spezielle Hygienemaßnahmen (Distanzierungs- und Barrieremaßnahmenn) bei einer Quellenisolierung, verdeutlicht am Beispiel der Lungentuberkulose und der Norovirusinfektion

	Lungentuberkulose	Norovirusinfektion
Erreger	• Mycobacterium tuberculosis ist der häufigste Erreger	• Virus ist hoch kontagiös, kann in angetrocknetem Zustand bis zu 7 Tage infektionsfähig bleiben
Übertragung	• direkt von Mensch zu Mensch über Tröpfcheninfektion, erregerhaltige Aerosole und Partikel können mehrere Stunden infektiös bleiben	• fäkal-oral • aerogen beim Erbrechen • selten kontaminierte Lebensmittel und Trinkwasser • Handkontakt und kontaminierte Gegenstände
Erregerhaltige Ausscheidungen, Sekrete	• Sputum, Bronchialsekret • Magensaft	• Stuhl • Erbrochenes
Isolierung	• Einzelzimmer mit Schleuse	• erforderlich • Kohortenisolierung möglich • eigene Sanitärzelle und Toilette
Schutzkleidung	• Schutzkittel und Handschuhe bei direktem Patientenkontakt und möglichem Kontakt mit erregerhaltigen Ausscheidungen und kontaminierten Objekten • partikelfiltrierende Halbmaske/Atemschutzmaske der Schutzstufe FFP2	• Anlegen von Schutzhandschuhen bei möglichem Patientenkontakt, Kontakt mit infektiösem Material und zu kontaminierten Flächen • Schutzkittel bei direktem Patientenkontakt und bei Desinfektionsmaßnahmen • geeigneter Atemschutz erforderlich (FFP2-Maske) bei Erbrechen des Patienten
Desinfektionsmaßnahmen	• tägliche Flächendesinfektion • konsequente hygienische Händedesinfektion • Schlussdesinfektion erforderlich (keine Empfehlung für Raumdesinfektion) • Desinfektion mit VAH/RKI-gelisteten Mitteln	• nur Präparate mit nachgewiesener Viruswirksamkeit verwenden • tägliche Flächendesinfektion der patientennahen Flächen, inklusive Türklinken, Sanitärzelle und Fußboden • bei sichtbar verunreinigten Flächen sofortige Desinfektion erforderlich (hierbei ist ggf. ein Atemschutz zu tragen) • sorgfältige Händehygiene mit viruzid wirksamen Händedesinfektionsmitteln • Schlussdesinfektion • Desinfektion mit VAH/RKI-gelisteten Mitteln

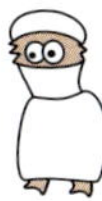

Tab. 17-1 (Fortsetzung)

	Lungentuberkulose	Norovirusinfektion
Entsorgung	• Pflegehilfsmittel patientenbezogen verwenden und desinfizieren • Geschirr kann in der Regel maschinell gereinigt werden, ansonsten Desinfektion in dem Bereich, in dem es benutzt wurde • Wäsche wird als Infektionswäsche entsorgt • erregerhaltige Abfälle werden entsorgt als Abfall der Gruppe AS 180103	• Pflegehilfsmittel patientenbezogen verwenden und desinfizieren • Geschirr kann in der Regel maschinell gereinigt werden, ansonsten Desinfektion in dem Bereich, in dem es benutzt wurde • Wäsche wird als Infektionswäsche entsorgt (chemothermisches Waschverfahren > 60 °C) • Abfälle werden im Zimmer gesammelt und dicht verschlossen als Abfall der Gruppe AS 180104 entsorgt
Meldepflicht	• Meldung bei Erkrankung und Tod	• Krankheitsverdacht und Erkrankung an akuter infektiöser Gastroenteritis, wenn die Person eine Tätigkeit im Sinne des § 42 IfSG ausübt (Herstellen, Behandeln, in Verkehr bringen von Lebensmitteln) bzw. • bei epidemisch zusammenhängenden Erkrankungsfällen mit Erregernachweis (2 oder mehr)
Aufheben der Isolierung	• nach 3 mikroskopisch negativen Sputumproben • ca. 3 Wochen nach Therapiebeginn	• Erreger werden nach akuter Erkrankung noch 7–14 Tage über den Stuhl ausgeschieden • nach 1 (2) negativen Stuhlproben

- Pflegepersonen auf Infektionsstationen müssen regelmäßig arbeitsmedizinisch untersucht werden.

Eine Isolierung darf nie dazu führen, dass es durch die »Absonderung« zu einer schlechteren pflegerischen und medizinischen Versorgung kommt! Allzu leicht werden Routinetätigkeiten, wie z. B. die Vitalzeichenkontrolle, vernachlässigt, weil diese jetzt mit einem hohen Aufwand verbunden sind.

17.2 Protektive (schützende) Isolierung

Hier gilt es, einen besonders infektionsgefährdeten Patienten vor Infektionserregern aus seiner Umgebung zu schützen. Bei Patienten mit angeborenen oder erworbenen Immundefekten, schweren Verbrennungen, Knochenmarktransplantationen ist beispielsweise eine Schutzisolierung notwendig. In Abhängigkeit von der Grunderkrankung kann die Unterbringung in einem Isolierzimmer mit Schleuse oder in einer

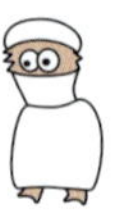

Sterilbetteinheit (»Life island« = Überlebensinsel) erfolgen. Der Umfang der Schutzmaßnahmen wird durch den behandelnden Arzt festgelegt.
Der Schutz des Patienten in der Phase der Abwehrschwäche kann erreicht werden, indem

- Keime in der Umgebung des Betroffenen reduziert werden,
- körpereigene Keime des Patienten zur Verhinderung von endogenen Infektionen reduziert werden und
- Infektionen frühzeitig erkannt und therapiert werden.

17.2.1 Maßnahmen zur Reduzierung der Umgebungskeime

- Unterbringung des Patienten im Einzelzimmer mit Sanitäreinheit und Schleuse. Er darf das Zimmer nicht verlassen.
- Außenkontakte werden auf das Nötigste begrenzt. Besucher müssen gesund sein, schon ein banaler Schnupfen stellt ein Risiko dar.
- Pflegepersonal, Ärzte und Besucher schleusen sich ein und tragen Schutzkittel und Mund-Nasen-Schutz und bei direktem Kontakt auch Handschuhe. Vor Betreten des Patientenzimmers sind die Hände zu desinfizieren.
- Medizinische Geräte oder andere erforderlichen Materialien müssen vor dem Einschleusen desinfiziert werden.
- Die Patientenwäsche wird thermisch desinfiziert.
- Die Nahrung muss keimarm sein, nicht erlaubt sind z.B. frischer Salat, Rohmilchprodukte, Schimmelkäse und nicht schälbares Obst.
- Inventar und Fußboden werden täglich wischdesinfiziert. Hier werden Präparate der vom Verbund für angewandte Hygiene (VAH) herausgegebenen Liste eingesetzt.
- Blumen und Topfpflanzen gelten als Keimträger und sind daher verboten.
- Bei der Entsorgung sind keine besonderen Vorsichtsmaßnahmen erforderlich.

17.2.2 Maßnahmen zur Reduzierung der körpereigenen Keime

- Die Körperwaschung muss mit einem desinfizierenden Waschpräparat erfolgen. Gründliches Abtrocknen, insbesondere der Hautfalten, und gute Hautpflege erhalten die Haut intakt und infektfrei.
- Bei der Intimpflege, insbesondere nach dem Stuhlgang, soll der Patient Schutzhandschuhe tragen. Anschließend ist eine hygienische Händedesinfektion vorzunehmen, gleiches gilt auch für die Urinausscheidung.
- Körperwäsche, Handtücher und Bettwäsche werden täglich gewechselt, bei Verschmutzung sofort.
- Durch eine Darmdekontamination werden die potenziell gefährlichen Darmkeime reduziert. Dies erfolgt durch die Einnahme von Antibiotika und Antimykotika.
- Neben der normalen Mund- und Zahnpflege ist mehrmals täglich eine antiseptische Mundspülung, z.B. mit Octenidin oder Chlorhexidin, erforderlich.

17.2.3 Maßnahmen zum frühzeitigen Erkennen von Infektionen

- Der Patient soll angeleitet werden, seine Haut und Schleimhaut täglich zu inspizieren.
- 2- bis 3-mal täglich soll die Körpertemperatur ermittelt werden.
- Das aktuelle Beschwerdebild des Patienten sollte täglich abgefragt werden. Husten oder veränderte Urinausscheidung können z.B. Hinweis auf eine Infektion sein.

17.2.4 Sterilbetteinheit (Life island)

Bei der Isolierung hochgradig infektgefährdeter Personen können annähernd sterile Bedingungen nur in einer Life-island- oder Sterilbetteinheit gewährleistet sein.
Bei der Isolierung in einer Sterilbetteinheit werden über die Maßnahmen der Schutzisolierung

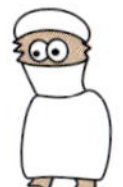

hinausgehende Vorkehrungen getroffen. Die Besonderheiten der Sterilbetteinheit sind:

- desinfiziertes, weitgehend keimfreies Einzelzimmer mit Nasszelle, Toilette und Vorraum
- Filterung der Zimmerluft
- Sichtkontakt zu Besuchern durch Fensterfront, akustische Verständigung über Telefon oder Sprechanlage
- Einschleusung benötigter Materialien nur in sterilisiertem Zustand
- Betreten des Zimmers so selten wie möglich
- gegebenenfalls Tragen von steriler Schutzkleidung bei Betreten des Zimmers nötig
- keimfreie (!) Ernährung
- Ausführung der Desinfektionsmaßnahmen erfolgt, so möglich, durch den Patienten selbst.

Unabhängig von der Art bedeutet Isolierung für den Betroffenen immer eine Einschränkung der Bewegungsfreiheit und eine Verminderung der Kontakte zur Außenwelt. Pflegepersonen sollten für diese besondere Lebenssituation des Patienten, für seine Befürchtungen und Ängste sensibel sein.

Voraussetzungen für eine gute Kooperation zwischen dem Patienten und den Pflegenden und Ärzten sind eine umfassende Aufklärung und ein kontinuierlicher Informationsfluss.

17.3 MRSA-Infektionen – Prävention und Bekämpfung

17.3.1 Grundlagen

MRSA steht für Methicillin-resistenter Staphylococcus aureus. MRSA kommt weltweit vor und ist ein wichtiger Verursacher nosokomialer Infektionen (s. auch Abschnitt »Staphylokokken« im Kap. 2 »Bakterien«, S. 13 ff.).

Die Produktion eines veränderten Penicillinbindeproteins macht MRSA-Stämme resistent gegenüber Penicillin, z. B. Methicillin und Oxacillin (deshalb auch die Bezeichnung »**ORSA**«), und anderen Beta-Lactam-Antibiotika, z. B. Cephalosporine und Carbapeneme. Da diese Resistenzentwicklung der Bakterien weiter fortschreitet, werden sie auch als »**multiresistent**« bezeichnet.

Die Häufigkeit von MRSA ist in den letzten Jahren weltweit drastisch gestiegen. So weisen Japan, die USA, Spanien, Italien und Frankreich bei Staphylococcus-aureus-Infektionen einen Anteil resistenter Keime von 20 bis 60 % auf. Für Deutschland liegen keine genauen Zahlen über die Anzahl von MRSA-Infektionen vor, weil eine Meldepflicht nur für Ausbruchssituationen besteht. Indirekt machen jedoch folgende Zahlen deutlich, wie hoch das Risiko ist, im Krankenhaus an einer MRSA-Infektion zu erkranken: In Krankenhäusern ist seit 1990 die MRSA-Prävalenz der Staphylococcus-aureus-Isolate von 1,7 % auf ca. 25 % gestiegen! Die auffallend niedrigere MRSA-Prävalenz in den Niederlanden und Skandinavien (< 3 %) ergibt sich u. a. durch konsequente Screening-Untersuchungen, Isolierungen und streng indizierte Antibiotikatherapien.

MRSA-Infektionen erhöhen die Morbidität und Letalität der Patienten im Vergleich zu Patienten, bei denen die Infektion durch einen Methicillin-sensiblen Staphylococcus aureus verursacht wurde. Längere Liegezeiten, erhöhter Pflegeaufwand, zusätzliche Diagnostik- und Therapiemaßnahmen tragen zu einer steigenden Kostenbelastung besonders in den Krankenhäusern bei. Die zusätzlichen Kosten pro Erkrankung liegen bei durchschnittlich 3 000 bis 10 000 Euro.

Übertragung: Der Mensch ist das Hauptreservoir von MRSA. Besonders häufig besiedelt sind Patienten mit wiederholten Krankenhausaufenthalten, in geringerem Umfang auch Bewohner in Alten- und Pflegeheimen. Der Erreger

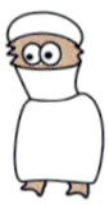

besiedelt beim Menschen vorrangig den Nasen-Rachen-Raum und kann sich von dort auf andere Haut- und Schleimhautbereiche ausbreiten. So findet er sich auch in Hautfalten, z.B. unter den Brüsten, Achselhöhlen, Kopfhaut, Stirn-Haar-Grenze, Leiste und Perineum. Nachzuweisen ist er je nach Erkrankung in Wunden, Atemwegen und im Blut.

Als **Infektionsquellen** gelten somit der Nasen-Rachen-Raum von kolonisierten bzw. infizierten Patienten, nässende Hautbereiche, Sekrete aus Atemwegen, Wunden und Blut. Kontaminierte Geräte, Instrumente und Gegenstände im Umfeld eines Kranken sind weitere Infektionsquellen.

Die **Verbreitung** erfolgt durch direkten oder indirekten Kontakt, in Krankenhäusern **vorrangig über die Hände des pflegerischen und medizinischen Personals**! Ein weiteres Übertragungsrisiko stellt die Verlegung der betroffenen Patienten in Krankhäuser oder in Alten- und Pflegeheime dar, ohne die Einrichtungen über den MRSA-Status zu informieren.

Man geht davon aus, dass bei pflegerischem und medizinischem Personal teilweise eine **nasale Kolonisation** vorliegt. Damit besteht die Gefahr, dass über den Kontakt der Hände zur Nase Erreger unbemerkt weitergetragen werden. Die **hygienische Händedesinfektion** als Präventionsmaßnahme ist daher von großer Bedeutung.

Aus krankenhaushygienischer Sicht ist MRSA besonders problematisch, da er über Monate bei nasaler Kolonisation fortbestehen kann und eine **hohe Umweltresistenz** aufweist. Staphylococcus aureus ist widerstandsfähig gegenüber Trockenheit und Wärme und ist in der unbelebten Umgebung einige Monate lebensfähig. So kann er z.B. Pflegeartikeln, Geräteoberflächen und Inventar anhaften, solange keine Desinfektion erfolgt.

Risikofaktoren: Die wichtigsten Risikofaktoren für eine Besiedelung bzw. Infektion mit multiresistenten Erregern lassen sich einteilen in **patienteneigene** und **externe Faktoren**. Sie werden in Tabelle 17-2 dargestellt.

Tab. 17-2 Wichtigste Risikofaktoren für eine Besiedelung bzw. Infektion mit multiresistenten Erregern (Quelle: Bundesgesundheitsblatt – Gesundheitsforschung – Gesundheitsschutz 48/2005, »Infektionsprävention in Heimen«, S. 1062)

Patienteneigene Faktoren	Externe Faktoren
• hohes Alter • Immobilität • funktionelle Störungen im Bereich der Nahrungsaufnahme (z.B. Schluckstörung) oder der Ausscheidung (z.B. Blasenentleerungsstörung) • Multimorbidität, insbesondere chronische Erkrankungen • Diabetes mellitus, Dialysepflichtigkeit • chronische Hautläsionen, Dekubitalulzera, Ekzeme, nässende Dermatitiden	• invasive Maßnahmen (Gefäßkatheter, Blasenkatheter, Ernährungssonden, Trachealkanülen) • wiederholte Antibiotikatherapien • häufige Krankenhausaufenthalte • Kontakt zu MRSA-Patient

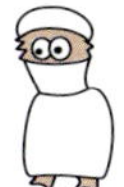

17.3.2 Generelle Präventionsstrategien

»Die grundlegenden Strategien zur Prävention der Weiterverbreitung von MRSA ruhen auf 4 Säulen:

- Identifizierung, Erfassung und Bewertung von MRSA (Screening sowie Surveillance gemäß § 23 IfSG)
- strikte Umsetzung geeigneter Hygienemaßnahmen
- Sanierung von MRSA-Trägern und
- kontrollierter Einsatz von Antibiotika zur Vermeidung eines die Verbreitung von MRSA fördernden Selektionsdruckes.«

(Quelle: »Empfehlung zur Prävention und Kontrolle von Methicillin-resistenten Staphylococcus aureus-Stämmen [MRSA] in Krankenhäusern und anderen medizinischen Einrichtungen« des RKI, Epidemiologisches Bulletin 5/2005, S. 34)

Identifizierung, Erfassung und Bewertung von MRSA

Identifizierung (Screening): Eine routinemäßige Untersuchung von Patienten oder des klinischen Personals auf MRSA wird im Allgemeinen für nicht erforderlich erachtet. Das Personalscreening auf MRSA ist nur sinnvoll, wenn ein gehäuftes Auftreten von MRSA-Infektionen zu beobachten ist. Dann könnte ein Mitglied des Personals als Quelle in Frage kommen. Das Personal ist meist nur intermittierend besiedelt, die Routineuntersuchung zeigt dann (in einer Momentaufnahme) nur die aktuelle Kolonisation der Mitarbeiter. Dieser »Infektionsstatus« wird sich, auch ohne Therapie, immer wieder ändern. Bei Einhaltung der Standardhygiene, das sind die Maßnahmen, die bei jedem Patienten durchgeführt werden müssen, kommt es auch bei einem nicht erkannten MRSA-Befund – ob beim Personal oder beim Patienten – nicht zu einer Übertragung.

Das Persistieren über einen längeren Zeitraum kann bei Personen mit chronischen Hauterkrankungen und schlechter Heilungstendenz auftreten. In solchen Fällen muss im Team (Indexperson, Pflegedienstleitung, Betriebsarzt usw.) das weitere Vorgehen geklärt werden.
Ein Screening soll jedoch bei allen Patienten erfolgen, bei denen ein erhöhtes Risiko für eine MRSA-Kolonisation besteht (RKI 2008):

- Patienten mit bekannter MRSA-Anamnese
- Patienten aus Regionen (z. B. USA, Japan, England, Osteuropa) oder Einrichtungen mit bekannt hoher MRSA-Prävalenz
- Patienten mit einem stationären Krankenhausaufenthalt (> 3 Tage) in den letzten 12 Monaten
- Patienten, die (beruflich) direkten Kontakt zu Tieren in der landwirtschaftlichen Tiermast (Schweine) haben
- Patienten, die während eines stationären Aufenthalts Kontakt zu MRSA-Trägern hatten
- Patienten mit zwei oder mehr der nachfolgenden Risikofaktoren:
  - chronische Pflegebedürftigkeit
  - Antibiotikatherapie in den zurückliegenden 6 Monaten
  - liegende Katheter (z. B. Harnwegskatheter, PEG-Sonde)
  - Dialysepflicht
  - Hautulcus, Gangrän, chronische Wunden, tiefe Weichteilinfektionen
  - Brandverletzungen

Das Screening umfasst in der Regel Abstriche

- der Nasenvorhöfe (rechts und links mit einem Tupfer),
- des Rachens,
- ggf. Abstriche von vorhandenen Wunden,
- von Einstichstellen von perkutanen Zugängen (z. B. PEG) und von respiratorischem Sekret bei Patienten mit Tracheostoma.

Deutschlandweit haben sich Netzwerke zum Schutz vor MRSA etabliert, von denen einige

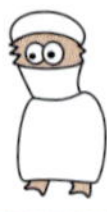

über diese Empfehlung hinaus alle Patienten bei Neuaufnahme auf MRSA untersuchen. Die Häufigkeit einer MRSA-Besiedlung bei Patienten ohne Risikofaktor ist zwar gering (ca. 1–2 %), der Patientenschutz wird aber von den durchführenden Kliniken höher bewertet als der dafür notwendige Aufwand.
Wird MRSA bei mehreren Patienten in einem räumlichen und zeitlichen Zusammenhang nachgewiesen, ist eine **Genotypisierung** anzustreben, da bestimmte MRSA fähig sind, sich epidemisch auszubreiten. MRSA gehören verschiedenen Stämmen an, eine Unterscheidung ist mit dem »genetischen Fingerabdruck« möglich. Weisen Infektionserreger von verschiedenen Patienten den gleichen Stamm auf, sind Rückschlüsse auf die Infektionsketten, Infektionsquellen und die Verbreitung von MRSA-Stämmen und die Analyse der epidemischen Ausbreitung möglich. Eine Ausweitung der Screeningmaßnahmen kann erforderlich sein. So können Abstriche der Nasenvorhöfe und des Rachens bei allen Patienten der Behandlungseinheit sowie des medizinischen und pflegerischen Personals, das unmittelbar Kontakt zu MRSA-Patienten hat, erfolgen.

Erfassung und Bewertung: Nach § 23 Abs. 4 Infektionsschutzgesetz besteht für Krankenhäuser und Einrichtungen für ambulantes Operieren die Verpflichtung zur Erfassung und Bewertung von Erregern mit besonderen Resistenzen und Multiresistenzen. Ausbrüche müssen dem Gesundheitsamt nach § 6 des Infektionsschutzgesetzes gemeldet werden.

Strikte Umsetzung geeigneter Hygienemaßnahmen

Räumlich-funktionelle Anforderungen an die Unterbringung von MRSA-Patienten:

- Mit MRSA kolonisierte bzw. infizierte Patienten müssen räumlich getrennt von anderen Patienten untergebracht werden. Die Zimmer sollten über eine eigene Nasszelle und einen Schleusenvorraum verfügen.
- Die Türen sind geschlossen zu halten.
- Eine Kohortenisolierung ist möglich.
- Die Isolierung kann frühestens 6 Tage nach Abschluss der Behandlung aufgehoben werden (s. auch Abschnitt »Sanierung von MRSA-Trägern«, S. 253).

Schutz vor Kontamination:

- Die hygienische Händedesinfektion ist strikt umzusetzen, auch bei bzw. nach Benutzung von Einmalhandschuhen!
- Beim Betreten des Patientenzimmers ist Schutzkleidung zu tragen, diese umfasst Schutzkittel und Mundschutz. Das Tragen von Einmalhandschuhen ist bei möglichem Kontakt mit kontaminierten Materialien, Gegenständen und Instrumenten erforderlich.
- Besucher und stationsfremdes Personal müssen über die erforderlichen Schutzmaßnahmen informiert und angeleitet werden.
- Transporte und Verlegungen innerhalb und außerhalb der Einrichtung sollten vermieden werden. Ist ein Krankentransport zwingend erforderlich, ist Folgendes zu berücksichtigen:
  - Die Zieleinrichtung muss über die MRSA-Besiedelung/-Infektion informiert werden.
  - Empfehlenswert ist eine vorherige antiseptische Waschung und Haarwäsche.
  - Das Anlegen frischer Körperwäsche und/oder frische Abdeckung ist erforderlich.
  - Hautläsionen und Wundinfektionen sind dicht abzudecken, durchnässte Verbände zu wechseln.
  - Nasopharyngeal besiedelte Patienten tragen einen Mundschutz.
  - Das Transportpersonal trägt bei engem Patientenkontakt Schutzkittel und Handschuhe. Die Schutzkleidung ist nach Gebrauch sachgerecht zu entsorgen.
  - Untersuchungs- und Behandlungsmaßnahmen sollten möglichst am Ende des Tagesprogramms vorgenommen werden.

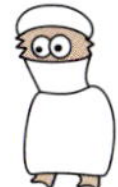

– Bei Aufnahme ist der Patient zunächst räumlich zu isolieren, bis weitere Kontrolluntersuchungen auf MRSA negativ sind.
– Während des Transportes sollte der Kontakt zu anderen Patienten ausgeschlossen sein.
– Nach dem Transport sollten alle Kontaktflächen desinfiziert werden.

Desinfektion – Reinigung – Abfallentsorgung

- Die patientennahen Bereiche und alle Kontaktflächen von Pflegeutensilien sind täglich zu desinfizieren.
- Stethoskope, Blutdruckmessgerät und Fieberthermometer sind patientenbezogen zu verwenden und nach Benutzung zu desinfizieren.
- Wäsche und Textilien des Patienten werden im Patientenzimmer/Vorraum in geeigneten Behältnissen gesammelt und entsorgt.
- MRSA-haltiges Material sowie Abfälle, die mit MRSA kontaminiert sein können, werden entsprechend dem Hygieneplan spätestens am Ende einer Schicht entsorgt (AS 180104).

Sanierung von MRSA-Trägern

Sanierung bei Patienten:

- Bei nasaler Besiedelung ist die Applikation von Mupirocin-Nasensalbe 3-mal täglich über einen Zeitraum von mindestens 5 Tagen zu empfehlen.
- Mund und Rachen sind in die Sanierung einzubeziehen, antiseptische Mundspülungen und Gurgeln 2-mal täglich über einen Zeitraum von 5 Tagen sind zu empfehlen.
- Bei Besiedelung der intakten Haut empfiehlt sich die Verwendung nachweislich antiseptisch wirksamer Seifen oder Lösungen für die Ganzkörperwaschung und Haarwäsche.
- Um eine Rekolonisierung zu verhindern, ist ein Bekleidungs- und Wäschewechsel täglich erforderlich. Persönliche Gegenstände, wie Mundspülbecher, Prothesendose, Rasierer, Kamm, Haarbürste, Brille, Hörgerät, Fön, müssen nach Gebrauch wischdesinfiziert werden. Empfehlenswert ist die Verwendung von Zahnbürsten zum einmaligen Gebrauch.

Sanierung beim Personal:

- Die Sanierung erfolgt entsprechend der Lokalisation wie oben beschrieben.
- MRSA-Träger unter dem Personal sollten bis zur nachgewiesenen Sanierung keine Patienten pflegen und betreuen.

Die **Aufhebung der Isolierung** bei MRSA-kolonisierten bzw. -infizierten Patienten kann erfolgen, wenn 3 Tage nach Abschluss der Behandlung an 3 aufeinanderfolgenden Tagen die MRSA-Abstriche negativ sind und damit der Sanierungserfolg bestätigt ist. Dazu werden Abstriche aus beiden Nasenvorhöfen, dem Rachen, der Perinealregion sowie von allen Stellen, an denen MRSA zuvor nachgewiesen wurde, z.B. offene Wunden, Hautveränderungen, genommen.
Nach Entlassung des Patienten ist eine Schlussdesinfektion aller Flächen und Gegenstände erforderlich.
Der weiterbehandelnde Arzt ist vorab zu informieren, gegebenenfalls ist eine Beratung hinsichtlich weiterer Maßnahmen erforderlich.
In vielen Krankenhäusern stehen für die betroffenen Patienten Informationen zum Thema MRSA zur Verfügung, die gut verständlich über die erforderlichen Maßnahmen im Krankenhaus und nach der Entlassung aufklären.

Kontrollierter Einsatz von Antibiotika

Die unkritische Anwendung von Antibiotika führt zur Resistenzentwicklung bei Bakterien. Antibiotika üben einen Selektionsdruck auf Bakterien aus, der nur die widerstandsfähigsten überleben lässt und die Ausbildung von Resistenzgenen bewirkt. Resistenzförderung und

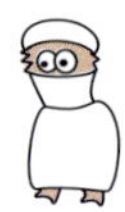

Verbreitung resistenter Keime, wie MRSA, sind die Folge. Durch den kontrollierten Einsatz von Antibiotika wird dieser Selektionsdruck vermieden. Wichtige Maßnahmen zur Prävention können sein:

- Einsatz einer Arzneimittelkommission
- Erarbeiten von Antibiotikaleitlinien
- Transparenz des Antibiotikaverbrauchs
- fachkundige, konsiliarische Beratung zum Antibiotikaeinsatz in Risikobereichen

Die Weiterverbreitung von MRSA ist nur zu verhindern, wenn alle an Behandlung, Pflege und Betreuung beteiligten Personen die empfohlenen Hygienestandards sachgerecht umsetzen. Dazu sind Schulungen des Personals unerlässlich. Bei Fragen sind Hygienefachkräfte und Krankenhaushygieniker die richtigen Ansprechpartner. Ebenso ist die verständliche Information des betroffenen Patienten und seiner Angehörigen von Bedeutung.

17.3.3 Spezielle MRSA-Prävention in Alten- und Pflegeheimen, in der ambulanten Pflege und in häuslicher Umgebung

Prävention in Alten- und Pflegeheimen

MRSA-Besiedelungen kommen zunehmend auch in Alten- und Pflegeheimen und im Bereich der ambulanten Pflege vor. Das Netzwerk »Essener Standard – Schutz vor Infektionen mit multiresistenten Erregern« ermittelt seit 2009 regelmäßig die Prävalenz in Essener Einrichtungen. Es zeigen sich konstante Raten von 2 % bei den Alten- und Pflegeheimen und 1 % im Bereich der ambulanten Pflege. Betont werden muss der Zusammenhang der MRSA-Besiedelung von Heimbewohnern mit zurückliegenden Krankenhausaufenthalten. Die Rückverlegung des Bewohners aus dem Krankenhaus in das Alten- oder Pflegeheim ermöglicht das Einbringen multiresistenter Keime in die Einrichtung. Die gute Zusammenarbeit zwischen verlegender Einrichtung, Heimleitung und den betreuenden Hausärzten ist hier besonders wichtig.

Die 2005 veröffentliche Empfehlung »Infektionsprävention in Heimen« der Kommission für Krankenhaushygiene und Infektionsprävention beim Robert Koch-Institut berücksichtigt auch Hygienemaßnahmen bei MRSA. In dieser Empfehlung ist grundlegend angemerkt: »Ein betreuter Wohnbereich, ein Alten-, aber auch ein Pflegeheim stellt den häuslichen Lebensraum für den betroffenen älteren Menschen dar. Daher muss, anders als im Krankenhaus, die Verhältnismäßigkeit zwischen

a) einer in Erwägung zu ziehenden Einschränkung der Bewegungsfreiheit und
b) dem Schutz der Mitbewohner differenziert und situationsabhängig abgewogen werden.«

Die erforderlichen Maßnahmen um eine Weiterverbreitung von multiresistenten Erregern zu verhindern, sind abhängig von der Art und Intensität der Betreuung und dem individuellen Risiko der Bewohner. Bei der Betreuung wird unterschieden zwischen »überwiegend sozialer« und »überwiegend pflegerischer Betreuung«. Es ist naheliegend, dass Bewohner mit einem hohen Pflege- und Behandlungsbedarf allgemein ein höheres Risiko für Infektionen aufweisen (Risikofaktoren s. Tab. 17-2, S. 250).

Neben der Umsetzung der Standardhygienemaßnahmen (die hygienische Händedesinfektion ist die wichtigste) sind auf der Grundlage des bestehenden individuellen Risikos situationsbezogen spezielle Maßnahmen festzulegen. Für die Einrichtung müssen im Hygieneplan alle bei MRSA erforderlichen Hygienemaßnahmen detailliert aufgeführt sein.

Nachfolgend aus der Empfehlung »Infektionsprävention in Heimen« einige Beispiele für Maßnahmen bei MRSA-Besiedelung/-Infektion bei Bewohnern mit besonderen Risiken (z.B. invasive Katheter, offene Wunden):

- Die Unterbringung in einem Einzelzimmer ist nicht generell erforderlich, aber für diese

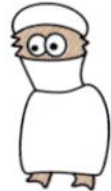

Bewohner in Betracht zu ziehen. Für Mitbewohner im selben Zimmer darf kein erhöhtes Risiko vorliegen, nach einer eventuellen Besiedelung an MRSA zu erkranken. Sie dürfen keine offenen Wunden haben oder Katheter-, Sonden- oder Tracheotomieträger sein.

- Mobile Bewohner können am Gemeinschaftsleben teilnehmen, wenn Hautläsionen/offene Wunden verbunden sind und das Tracheostoma abgedeckt ist. Die Harnableitung muss über ein geschlossenes System erfolgen.
- Soziale Kontakte zu Angehörigen und Besuchern sind nicht eingeschränkt. Das Tragen von Schutzkleidung ist für Besucher nicht erforderlich.
- Besucher und Bewohner sollen zur regelmäßigen Händehygiene angeleitet werden.
- Die Pflegemaßnahmen müssen im Zimmer des Bewohners durchgeführt werden, möglichst nachdem alle anderen Mitbewohner versorgt wurden.
- Die hygienische Händedesinfektion ist nach Kontakt mit MRSA-besiedelten bzw. -infizierten Bewohnern erforderlich, ebenso vor und nach Kontakt mit Wunden, Sonden, Kathetern und nach dem Ausziehen von Einmalhandschuhen.
- Schutzkittel und Einmalhandschuhe sind beim Umgang mit Wunden, Sonden, Drainagen und kontaminierter Bettwäsche zu tragen.
- Die benötigten Pflegehilfsmittel sind bewohnerbezogen zu verwenden und verbleiben im Zimmer.
- Die tägliche Reinigung der Oberflächen im Zimmer sollte am Ende des Durchgangs erfolgen.

Werden in Einrichtungen Bewohner überwiegend pflegerisch betreut und ähnelt auch die medizinische Versorgung der Patientenversorgung im Krankenhaus, empfiehlt sich die Auswahl der spezifischen Maßnahmen auf der Grundlage der »Empfehlungen zur Prävention und Kontrolle von Methicillin-resistenten Staphylococcus-aureus-Stämmen in Krankenhäusern und anderen medizinischen Einrichtungen« (1999) des RKI.

Prävention in der ambulanten Pflege

Patienten können während des Krankenhausaufenthaltes MRSA erwerben; die Besiedelung in Nase, Rachen oder Wunde kann asymptomatisch über einen längeren Zeitraum beim Patienten bestehen bleiben. Daher muss auch das Personal der ambulanten Pflegedienste auf die Betreuung von MRSA-besiedelten Patienten nach der Entlassung nach Hause vorbereitet sein. Auch hier ist die Information an den **Schnittstellen** – Klinik – behandelnder Hausarzt – ambulanter Pflegedienst – unerlässlich. Ziel für das Pflegepersonal ist es, die Weiterverbreitung auf andere Patienten zu vermeiden. Erreicht werden kann dies durch Umsetzung der folgenden Hygienemaßnahmen:

- Eine hygienische Händedesinfektion muss vor und nach jeder Tätigkeit am Patienten mit Körperkontakt erfolgen.
- Einmalhandschuhe und patientengebundene Schutzkittel sind bei möglichem Kontakt mit Körpersekreten oder -ausscheidungen und bei der Versorgung von Wunden, Sonden und Kathetern zu tragen.
- Beim Umgang mit Tracheostoma und beim Bettenmachen ist ein Mund-Nasen-Schutz zu tragen. Die nasale Besiedlung der Pflegeperson kann damit verhindert werden.
- Für den Patienten ist eine gute Körperhygiene und sorgfältiges Händewaschen zu empfehlen.
- Pflegehilfsmittel sollten patientengebunden verwendet werden bzw. nach Gebrauch desinfiziert werden.
- Die Wäsche sollte desinfizierend gewaschen werden (60 °C-Programm).
- Wenn möglich, sollte ein MRSA-positiver Patient am Ende der Schicht (der »Tour«) versorgt werden.

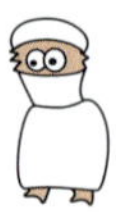

Prävention in häuslicher Umgebung

Von Patienten, die mit MRSA infiziert bzw. besiedelt sind, geht für gesunde Angehörige in der häuslichen Umgebung keine Gefahr aus. Im häuslichen Milieu »verlieren« sich die multiresistenten Erreger meist ohne Therapie oder Sanierung, da hier im Vergleich zum Krankenhausmilieu der Selektionsdruck für diese Erreger fehlt. Normale soziale Kontakte unter den Familienmitgliedern stellen kein Risiko dar, auch wenn durch enge Körperkontakte eine zeitweilige Besiedelung von Familienmitgliedern möglich ist. Es ist eine sorgfältige Körper-, Hände- und Wäschehygiene in der häuslichen Versorgung erforderlich.
Durch eine Infektion gefährdet sind jedoch Personen mit offenen Wunden, nässenden Ekzemen, unter Immunsuppression sowie Personen, die für eine Infektion mit MRSA anfällig sind, z.B. durch Dialysepflichtigkeit und Diabetes mellitus. In diesen Situationen ist eine Distanzierung von MRSA-Trägern erforderlich. Eine erfolgreiche Sanierung ist abzuwarten.

Zusammenfassend kann festgestellt werden, dass das Hygieneregime an die epidemiologische Situation in der Einrichtung und das individuelle Risiko des Patienten oder Bewohners abzustimmen ist. Viele Fragen bestehen noch, ständig kommen durch Forschung und Studien neue Erkenntnisse dazu, die wiederum eine Anpassung der erforderlichen Hygienemaßnahmen zur Bekämpfung und Prävention von MRSA erfordern. Betont werden muss die Bedeutung der Basismaßnahmen zur allgemeinen Infektionsprävention, die in der »alltäglichen Routine« umgesetzt werden müssen. So verhindern die sachgerecht praktizierte Händedesinfektion, das Tragen der situativ erforderlichen persönlichen Schutzausrüstung und die Desinfektion im Patientenumfeld die Weiterverbreitung von MRSA.

17.3.4 Community-acquired MRSA

Seit Mitte der 1990-Jahre traten zunächst in den USA, dann auch in Europa, vermehrt Infektionen mit ambulant erworbenem MRSA (= Community-acquired MRSA, cMRSA, engl.: community = Gemeinschaft, engl.: acquired = erworben) und damit unabhängig von Krankenhäusern auf. Bei den mit cMRSA infizierten Patienten fehlen jedoch die üblichen Risikofaktoren für Krankenhausinfektionen mit MRSA. Ein Toxin, das Panton-Valentin-Leukozidin, das von cMRSA gebildet wird, macht ihn hoch virulent. Tiefe, rezidivierende Hautinfektionen, nekrotisierende Pneumonien und Sepsis sind mögliche Infektionsprozesse. Community-acquired MRSA kann lokale Erkrankungshäufungen verursachen, sie werden u.a. bei Gefängnisinsassen, Drogenabhängigen und Kindern beschrieben.

18 Epidemiologie und Prävention der häufigsten nosokomialen Infektionen

Hartmut Unverricht

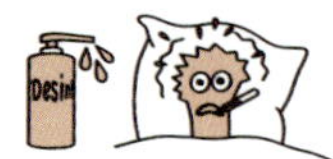

Epidemiologie ist die Lehre von der Häufigkeit und Verteilung von Krankheiten und Gesundheitsstörungen sowie von deren Ursachen und Risikofaktoren in Bevölkerungsgruppen.

In den vorherigen Kapiteln haben wir uns mit den Grundlagen, den einzelnen Bausteinen der Krankenhaushygiene beschäftigt. Am Beispiel der häufigsten nosokomialen Infektionen soll im Folgenden verdeutlicht werden, dass erst die Integration sämtlicher Hygienebausteine in die Pflegeausführung das Ziel, nosokomiale Infektionen zu verhüten, erreichbar macht.
So ist z. B. das Legen eines Blasenverweilkatheters ein sehr komplexer Handlungsablauf, der sich aus vielen einzelnen Arbeitsschritten zusammensetzt. Hygienische Aspekte sind hier die Durchführung der hygienischen Händedesinfektion, das Vorbereiten des sterilen Arbeitsfeldes und des Materials, das Anziehen steriler Handschuhe, die Schleimhautantiseptik, die aseptische Vorgehensweise etc. Fehlt ein Arbeitsschritt oder ist er fehlerhaft ausgeführt, so ist die Gesamtmaßnahme fehlerhaft.
Ebenso wenig kann Hygienesicherheit durch sachgerechtes Handeln einer einzelnen Person erreicht werden. Erst wenn alle an Pflege, Diagnostik und Behandlung Beteiligten eine durchdachte hygienische Arbeitsweise bieten, ist das Ziel Hygienesicherheit erreichbar.

Pflegekompetenz ist ohne Hygienekompetenz nicht erreichbar!

Orientiert an der Häufigkeit der nosokomialen Infektionen werden nachfolgend bearbeitet:

- Harnwegsinfektionen
- Infektionen der unteren Atemwege
- postoperative Infektionen im Operationsgebiet
- Bakteriämie und Sepsis

Mit dem Inkrafttreten des Gesetzes zur Änderung des Infektionsschutzgesetzes am 04. 08. 2011 sind »Leiter von Krankenhäusern und von Einrichtungen für ambulantes Operieren [...] verpflichtet, die vom Robert Koch-Institut [...] festgelegten nosokomialen Infektionen und das Auftreten von Krankheitserregern mit speziellen Resistenzen und Multiresistenzen [...] aufzuzeichnen und zu bewerten.« Ziel dieser Maßnahmen ist, die Infektionsraten nosokomialer Infektionen abzusenken; außerdem soll die Anhäufung von schwer zu behandelnden Infektionserregern zeitnah erfasst werden. Zur Erfassung dienen die CDC-Definitionen (Center for Disease Control and Prevention, s. auch Kap. 11 Abschnitt »Nosokomiale Infektion«, S. 170 ff.) für die vier wichtigsten nosokomialen Infektionen. Im Folgenden (s. S. 266 f.) wird am Beispiel der Pneumonie die entsprechende CDC-Definition dargestellt.

18.1 Harnwegsinfektionen

Harnwegsinfektionen führen die Liste der nosokomialen Infektionen mit 30 bis 40 % an. Sie entstehen meist dadurch, dass bei der Katheterisierung der Harnblase oder anderen instrumentellen Eingriffen an den Harnwegen Erreger eingeschleppt werden. Daraus resultieren aufsteigende und häufig chronische Harnwegsinfektionen.

Das Risiko steigt mit der Liegedauer des Katheters.

Für die **Harnwegsinfektion** ist charakteristisch:

- Nachweis von Mikroorganismen im Urin
- Zeichen der Invasion in das Gewebe, wie Leukozyturie *oder*
- klinische Zeichen, die für eine Infektion sprechen, wie z. B. Fieber (> 38 °C), Harndrang, Dysurie oder suprapubischer Druckschmerz

Von der Harnwegsinfektion abzugrenzen ist die **Bakteriurie**. Hier werden Mikroorganismen im Urin nachgewiesen, ohne dass systemische Entzündungszeichen oder klinische Symptome bestehen.

18.1.1 Risikofaktoren und Erregerspektrum

Exogene Risikofaktoren sind:

- transurethraler Katheterismus der Harnblase
- instrumentelle Eingriffe an den Harnwegen
- Liegedauer des Blasenverweilkatheters (je länger die Liegezeit, desto größer das Risiko)

Endogene Risikofaktoren sind:

- schwere Grunderkrankungen, z. B. Diabetes mellitus
- höheres Lebensalter oder Lebensalter < 6 Jahre
- weibliches Geschlecht (bei Frauen beträgt die Länge der Harnröhre 3–5 cm und ist somit für Erreger leichter erreichbar als es bei der längeren männlichen Harnröhre der Fall ist)

Die häufigsten Erreger einer Harnwegsinfektion sind:

- Escherichia coli
- Enterokokken
- Pseudomonas aeruginosa

Da der transurethrale Katheterismus der Harnblase der wichtigste exogene Risikofaktor für die Harnblaseninfektion ist, wird im Folgenden schwerpunktmäßig die Prävention katheterbedingter Harnwegsinfektionen und Bakteriurien dargestellt.

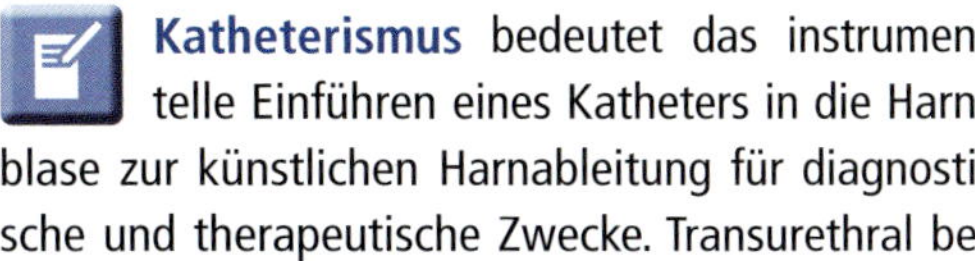

Katheterismus bedeutet das instrumentelle Einführen eines Katheters in die Harnblase zur künstlichen Harnableitung für diagnostische und therapeutische Zwecke. Transurethral beschreibt den Weg über die Harnröhre.

Die transurethrale Katheterisierung ist die am häufigsten angewandte Methode zur Urinableitung. Sie bedarf der ärztlichen Anordnung, die Durchführung obliegt erfahrenem Pflegepersonal. Neben der erheblichen Infektionsgefahr sind eine Schleimhautläsion und die Entwicklung von Druckulzerationen mit nachfolgenden Strikturen der Urethra mögliche Folgen bzw. Komplikationen der transurethralen Katheterisierung.

18.1.2 Erregereintrittspforten bei Katheterismus

Bei einer Katheterisierung der Harnblase können Erreger über verschiedene Eintrittspforten in die Harnblase gelangen:

- **Sekretspalt zwischen Harnröhrenschleimhaut und Katheter:** Der Meatus urethrae ist physiologisch mikrobiell kolonisiert. Über den Spalt zwischen Harnröhrenschleimhaut und Katheter können Mikroorganismen retrograd entlang dieser Infektionsschiene in die Blase einwandern und diese besiedeln.
- **Verbindungsstelle zwischen Katheter und Urindrainagebeutel:** Diese Verbindungsstelle sollte zwar nie geöffnet werden, aber dennoch findet im Klinikalltag gelegentlich eine Unterbrechung statt, z. B. durch Manipulationen unruhiger oder verwirrter Patienten.
- **Verbindungsstelle zwischen Drainageschlauch und Urindrainagebeutel:** Diese Stelle wird nur dann zur Eintrittspforte, wenn Systeme ohne Rückflussventil und Tropf-

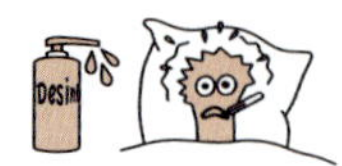

kammer verwendet werden. Der Reflux von Urin aus dem Sammelbehälter zurück in den Drainageschlauch stellt ein Infektionsrisiko dar, da der Urin im Sammelbehälter hohe Keimzahlen aufweisen kann.

- **Harnablassvorrichtung:** Der Auffangbeutel wird regelmäßig über die Harnablassvorrichtung entleert. Bei unsachgemäßer Vorgehensweise kann es zu einer Kontamination des Beutelinhalts kommen. Die Ablassvorrichtung ist nach dem Entleeren zu desinfizieren und zurückzustecken.

18.1.3 Prävention katheterbedingter Harnwegsinfektionen (HWI) und Bakteriurien

Indikationsstellung

Wirksame Vorbeugung beginnt mit der kritischen Überprüfung der Indikationsstellung für einen transurethralen Katheterismus.

- Indikationen des **diagnostischen Katheterismus** sind:
  - Harngewinnung für bakteriologische Untersuchungen, wenn z. B. keine Mittelstrahluringewinnung möglich ist
  - Diagnostik der unteren Harnwege
  - laufende Überwachung der Flüssigkeitsbilanz (mittels Verweilkatheter)
  - Restharnbestimmung, jedoch heute seltener, da Bestimmung durch Ultraschall möglich
- Indikationen des **therapeutischen Katheterismus** sind:
  - Blasenentleerungsstörungen
  - postoperativ nach Eingriffen an der Blase und/oder Harnröhre
  - bei hohen Restharnmengen oder Abflussbehinderungen, z. B. durch ein Prostataadenom
  - bei Bewusstlosigkeit und rückenmarknaher Anästhesie
  - Spül- und Instillationsbehandlung

! Arbeitserleichterung für das Pflegepersonal ist keine Indikation für das Legen eines Blasenverweilkatheters.

In der Praxis unterscheidet man das einmalige, intermittierende Katheterisieren und das Einlegen eines Verweilkatheters. Das Risiko einer Harnwegsinfektion liegt beim transurethralen Blasenverweilkatheter deutlich höher als beim einmaligen Katheterismus.

Material und Durchführung

Die folgenden Anforderungen an

- das beim Katheterismus zu verwendende Material,
- den sachgerechten Umgang mit diesem,
- die empfohlenen Pflege- und Hygienemaßnahmen bei liegendem Blasenverweilkatheter *und*
- die möglichen Alternativen zum Blasenverweilkatheter

können als Beispiel dienen, um Struktur- und Prozessqualität unter dem Aspekt der Qualitätssicherung zu betrachten (s. Kap. 12 Abschnitt »Qualitätssicherung«, S. 183 ff.).

Wahl des Katheters

Die sorgfältige Auswahl des Katheters (Länge, Durchmesser, Ballongröße) erfolgt nach der speziellen Indikation, dem Patienten und der Dauer der voraussichtlichen Liegezeit.
Ein Blasenkatheter muss eine Reihe von Anforderungen erfüllen. Er sollte:

- gut verträglich,
- geschmeidig und formstabil,
- chemisch inaktiv sowie
- korrosionsfrei sein,
- keine Inkrustationen ermöglichen und
- einen idealen Urinfluss gewährleisten.

Katheter wirken als Fremdkörper in der Harnröhre und können dort mechanische Reizung,

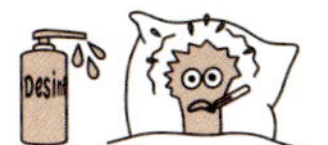

Schleimhautläsionen sowie eine örtliche Ischämie und Dekubitus am Urothel verursachen.

Katheter für die Langzeitdrainage müssen biostabil sein, da aus manchen Kunststoffen durch den Harn Stabilisatoren, Weichmacher und andere Zusätze herausgelöst werden können. Diese wirken schleimhauttoxisch.

Katheter müssen biokompatibel sein, dies bedeutet, dass Makromoleküle (Polymere), die sich aus Katheterkunststoffen herauslösen können, den Organismus nicht schädigen. Man unterscheidet folgende Materialien:

- **PVC-(Polyvinylchlorid-)Katheter** enthalten Weichmacher und sind nur für den Einmalkatheterismus geeignet.
- **Silikonisierte Latexkatheter** eignen sich besonders für die kurzzeitige Harndrainage (Liegedauer bis zu 7 Tagen). Dieses Material bietet eine gute Gleitfähigkeit und ermöglicht damit ein atraumatisches Einführen. Die Katheteroberfläche ist atoxisch, chemisch inaktiv und inkrustrationsresistent.
- **Silikonkatheter** sind für die längerfristige Harndrainage (bis zu 6 Wochen) geeignet. Silikon ist biostabil und biokompatibel und wird vom menschlichen Organismus am besten vertragen. Die extrem glatte Oberfläche unterstützt das atraumatische Einführen. Auch sind über eine längere Liegezeit Inkrustationen minimiert (Abb. 18-1).
- **Latexkatheter** verfügen nicht über die vorgenannten Eigenschaften, das Material ist rau und unregelmäßig gestaltet und bietet damit einen idealen Anhaftungsort für Partikel und Bakterien. Daher sind sie nur für eine kurzzeitige Harndrainage (Liegedauer bis zu 5 Tagen) zu verwenden. Eine Latexallergie muss ausgeschlossen sein.

Die richtige Katheterwahl unterstützt wesentlich das Intakthalten der Schleimhaut und hilft Harnwegsinfektionen zu vermeiden, denn eine intakte Schleimhaut ist weniger infektionsgefährdet.

Katheterset

Kathetersets beinhalten die für die Maßnahme erforderlichen Materialien, sind gebrauchsfertig und steril verpackt.

Der Set-Inhalt (Hinweis: alle Materialien sind steril) besteht aus:

- 1 Arbeitsunterlage
- 1 graduierte Urinauffangschale
- 1 flüssigkeitsabweisendes Unterlegtuch
- 2 Handschuhe
- 1 Abdecktuch mit Loch und Schlitz
- 1–2 Pinzetten
- 6 pflaumengroße Tupfer
- 1 Einmalspritze mit 10 ml Aqua dest.

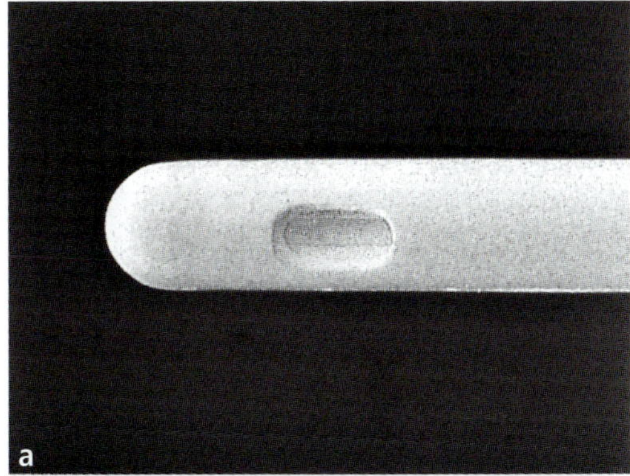

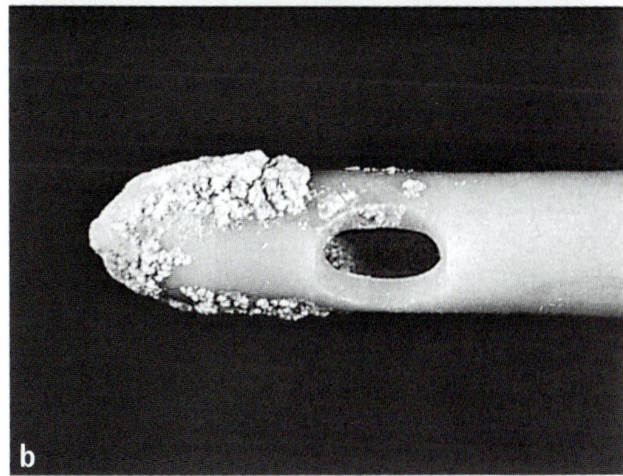

Abb. 18-1 Vergleich von Inkrustationen von Kathetern aus **a)** Silikon und **b)** Latex (mit freundlicher Genehmigung der Fa. Kendall/Tyco Healthcare, Neustadt/Donau)

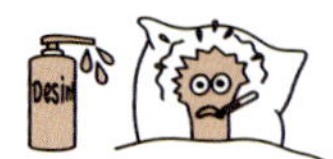

Über das aufgeführte »Standardset« hinaus bietet die Industrie erweiterte Sets z. B. mit Instillagel®, Schleimhautantiseptikum und Katheter an (Abb. 18-2).

Gebrauchsfertige, steril verpackte Kathetersets ermöglichen einen systematischen Arbeitsablauf und gewährleisten damit mehr hygienische Sicherheit beim transurethralen Katheterismus.

Urindrainagesysteme

Für die Urindrainage über den Blasenverweilkatheter oder die suprapubische Blasendrainage müssen sterile, geschlossene Urindrainagesysteme (UDS) verwendet werden (Abb. 18-3). Die retrograde Keimwanderung ist damit ausgeschlossen und den hygienischen Sicherheitsanforderungen für den Patienten wird so entsprochen.

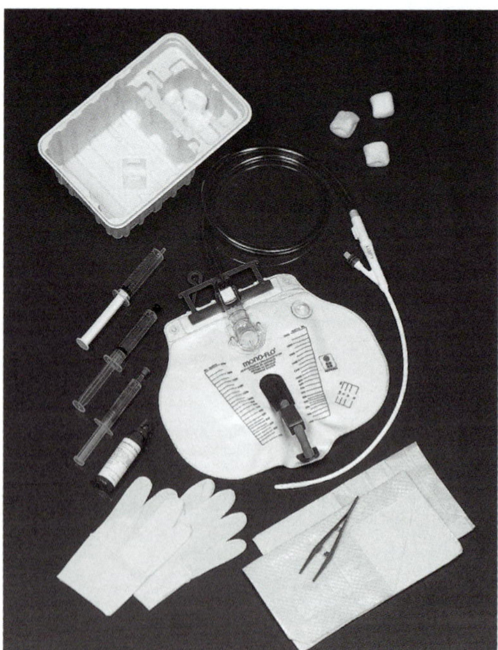

Abb. 18-2 Inhalt eines Kathetersets (mit freundlicher Genehmigung der Fa. Tyco Healthcare, Neustadt/Donau)

Urindrainagesysteme müssen folgende Anforderungen erfüllen:

- geschlossenes System
- belüftete Tropfkammer mit Rückflusssperre (retrograde Keimwanderung wird ausgeschlossen)
- ausreichende und bakteriendichte Belüftung
- feste Verbindung zwischen Katheter und Urindrainagesystem
- ausreichendes Fassungsvermögen des Auffangbeutels (1,5–2 l)
- möglichst genaue Messskalierung
- leicht zu handhabendes Ablassventil
- 90–100 cm langes Schlauchsystem, um Bewegungsfreiheit im Bett ohne Risiko zu gewährleisten
- knickstabiler, flexibler Drainageschlauch
- geeignete Urinprobenentnahmestelle (möglichst an der Katheterverbindungsstelle, um ein sicheres Punktieren ohne Unterbrechung des geschlossenen Systems zu gewährleisten)
- transparentes Material zur makroskopischen Beurteilung des Urins
- gute Tragbarkeit für den Patienten

Beim Umgang mit Urindrainagesystemen ist Folgendes zu beachten:

- Um durch die Schwerkraft einen kontinuierlichen Abfluss des Urins sicherzustellen, muss der Drainagebeutel freihängend unterhalb des Blasenniveaus ohne Bodenkontakt befestigt sein und der Drainageschlauch muss knickfrei verlaufen.
- Der Wechsel des Urindrainagesystems erfolgt gebunden an den Wechsel des Blasenverweilkatheters. Ein vorzeitiger Wechsel kann erforderlich werden bei Undichtigkeiten im System oder Beschädigung, bei starker Sedimentansammlung im Beutel oder Geruchsentwicklung.
- Die Verbindung zwischen Katheter und Drainagesystem sollte nicht gelöst werden.
- Das Entleeren des Auffangbeutels sollte im Allgemeinen nur bei entsprechendem Füllungszustand erfolgen, jedoch so rechtzeitig,

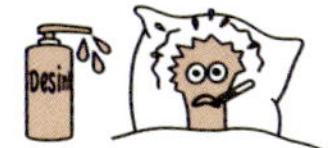

dass der Harn nicht mit der Rückflusssperre in Kontakt kommt. Die Pflegeperson muss dabei Handschuhe tragen, um einen möglichen Kontakt mit Urin auszuschließen. Das Verspritzen von Urin muss verhindert werden. Nach dem Entleeren ist die Ablassvorrichtung zu desinfizieren.

- Zur Urinprobenentnahme wird die im Drainageschlauch integrierte Punktionskammer mittels Kanüle und Urinmonovette anpunktiert. Die Punktionsstelle wird zuvor mit einem alkoholischen Präparat wischdesinfiziert.

Erforderliche Hygiene- und Pflegemaßnahmen:

- Das Katheterisieren erfolgt durch geschultes, qualifiziertes Personal, das mit der korrekten Indikationsstellung, der Technik, den Erfordernissen der Asepsis und der Katheterhygiene vertraut ist.
- Regelmäßige Schulungen und praktisches Training des aseptischen Handlungsablaufes sind erforderlich.
- Eine **aseptische** und **atraumatische** Vorgehensweise muss sichergestellt sein. Durch Verwendung eines Gleitmittels (Instillagel®), richtige Katheterauswahl und vorsichtiges Einführen des Katheters, orientiert an den anatomischen Voraussetzungen, wird eine atraumatische Vorgehensweise ermöglicht. Hinzuweisen ist auf eine sachgerechte Durchführung der Schleimhautantiseptik gemäß Hygienestandard. Die Katheterstärke (Maßeinheit Charrière) muss der Harnröhrenöffnung angepasst werden, um die Schädigung der Schleimhaut zu minimieren.
- Die Ballonfüllung eines Blasenverweilkatheters erfolgt mit sterilem Aqua dest. oder mit einer sterilen 8- bis 10 %igen Glycerin-Wasserlösung. Letztere dichtet die Membranporen

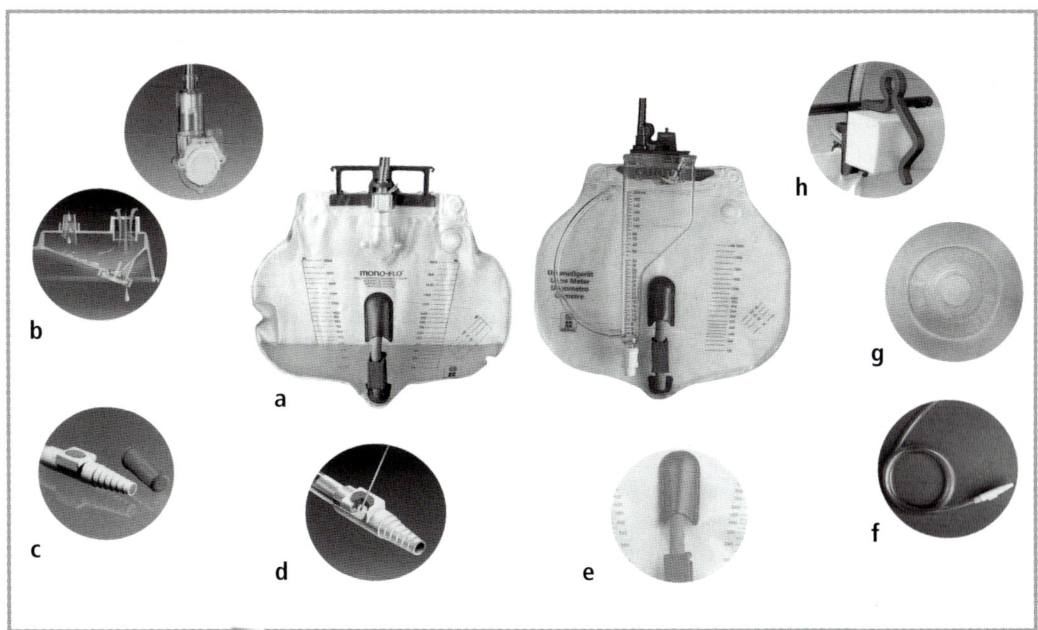

Abb. 18-3 Geschlossenes Urindrainagesystem: **a)** geschlossenes Drainagesystem; **b)** keimdichte belüftete Tropfkammer mit integrierter Rückflusssperre; **c)** universeller Katheteransatz; **d)** patientennahe Punktionskammer; **e)** nicht tropfende Ablassvorrichtung; **f)** knickstabiler Drainageschlauch; **g)** belüfteter Auffangbeutel; **h)** Universalhaken (mit freundlicher Genehmigung der Fa. Tyco Healthcare, Neustadt/Donau)

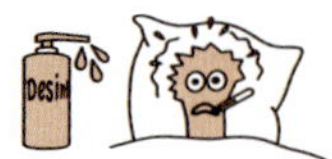

des Ballons ab und beugt so einer spontanen Entblockung vor.

- Eine gründliche Intimpflege sollte bei liegendem Blasenverweilkatheter 2-mal täglich mit Wasser, Seife und sauberen Waschlappen erfolgen. Inkrustierungen sind dabei vorsichtig zu entfernen. Dabei sind unsterile Einmalhandschuhe zu tragen. Meatusnahe Inkrustierungen können mit in 3%iger H_2O_2-Lösung getränkten Mullkompressen vorsichtig gereinigt werden.
- Vor und nach Manipulationen am Katheter oder Drainagesystem ist eine Händedesinfektion vorzunehmen. Zum Schutz vor Kontakt mit Urin sind Einmalhandschuhe zu tragen.
- Der Blasenkatheter ist sicher abzuleiten, es empfiehlt sich, den Katheter ohne Zug am Unterbauch zur Leiste hin zu lagern. Dadurch wird die Gefahr von Druckstellen und Harnstau durch Aufliegen des Patienten auf dem Drainageschlauch verhindert.
- Blasenspülungen sollten lediglich zur Verhinderung oder Beseitigung blutungsbedingter Verstopfung oder Verlegung des Katheters Anwendung finden, z.B. postoperativ nach transurethralen Eingriffen an der Prostata oder Blase. Dabei sollten geschlossene Spülsysteme und 3-Wege-Spülkatheter benutzt werden. Ein Weg dient dabei als Zulauf für die Spülflüssigkeit, der zweite als Ablauf für die Spülflüssigkeit und den Urin, der dritte dient zum Blocken des Ballons. Die Verwendung steriler Materialien und eine aseptische Vorgehensweise sind selbstverständlich.
- Das zeitweilige Abklemmen eines Blasenverweilkatheters (als sog. »Blasentraining«) vor der Entfernung eines transurethralen Katheters zur Steigerung der Blasenkapazität sollte unterbleiben, da es Infektionskomplikationen bewirken kann.
- Auch bei liegendem Blasenkatheter sollte kritisch überprüft werden, ob die transurethrale Urinableitung noch erforderlich ist. **Die frühzeitige Entfernung des Katheters ist der beste Schutz vor einer Harnwegsinfektion.**
- Es ist auf eine ausreichende orale Flüssigkeitszufuhr zu achten. 2 000 ml/24 Stunden sind mindestens zu empfehlen, damit die Harnwege gut durchspült sind. Eine Urinausscheidung von 1 500–2 000 ml/24 Stunden und ein spezifisches Gewicht des Urins von 1 015–1 020 g/l beugen einer Inkrustation vor.
- Der Patient ist über die erforderlichen prophylaktischen Maßnahmen, wie z.B. gründliche Intimpflege, und den Umgang mit dem Urindrainagesystem zu informieren bzw. anzuleiten. Denn auch für den Patienten gilt: Nur wenn er um Risiken oder Gefahren weiß, kann er sie wirksam verhüten.
- Ein routinemäßiger Katheterwechsel in festgelegten Zeitintervallen sollte nicht erfolgen. Inkrustationen, Obstruktionen oder starke Verschmutzung des Blasenverweilkatheters können einen Wechsel erforderlich machen.
- Die suprapubische Blasendrainage, das Kondomurinal und die intermittierende Katheterisierung sollten gegebenenfalls als Alternative zum transurethralen Katheter zur Langzeitkatheterisierung überlegt werden (s.u.).

18.1.4 Alternativen zur transurethralen Blasendrainage

Kondomurinal

Bei inkontinenten Männern ist die Anwendung von Kondomurinalen möglich. Diese werden auf den Penis aufgerollt, mit Befestigungsstreifen fixiert und mit einem Urindrainagesystem verbunden. Andere Kondomurinale haften selbstklebend und verfügen über eine praktische Anziehhilfe, die das Aufrollen über den Penis überflüssig macht.

Wenn auch die Häufigkeit der Bakteriurien im Gegensatz zu transurethralen Kathetern geringer ist, so sind lokale Komplikationen, wie Ma-

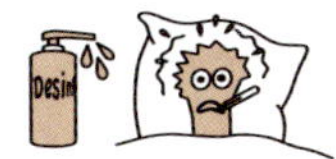

zeration der Haut, möglich. Sorgfältige Pflege des Genital- und Perianalbereiches, die Verwendung von durchsichtigen Urinalen aus Silikon und das Abnehmen des Urinals über Nacht können dem wirksam vorbeugen.

Intermittierende Katheterisierung

Besonders bei Patienten mit Querschnittslähmung wird die intermittierende Katheterisierung häufig praktiziert. Dabei wird ein steriler Katheter alle 3 bis 6 Stunden von einer Pflegeperson oder dem Patienten selbst eingeführt, der Urin abgelassen und der Katheter sofort wieder entfernt. Voraussetzung ist dabei eine kontrollierte Flüssigkeitszufuhr. Komplikationen, wie Blutungen oder Entzündung der Harnröhre, sind zwar möglich, aber das Infektionsrisiko ist insgesamt als geringer einzuschätzen.

Suprapubische Blasendrainage

Die suprapubische Blasendrainage sollte zur Umgehung der Harnröhre bei Patienten eingesetzt werden, die länger als 5 Tage oder nach großen operativen Eingriffen der Urindrainage bedürfen. Als ausschließlich ärztliche Maßnahme wird bei der suprapubischen Blasendrainage der Katheter durch die Bauchdecke von außen in die Harnblase eingeführt und mit einer Kunststoffplatte und evtl. Subkutannaht fixiert. Eine suprapubische Harnableitung birgt aufgrund der geringeren Keimbesiedlung der Bauchhaut im Vergleich zum Meatus urethrae ein geringeres Infektions- und Verletzungsrisiko als eine transurethrale. Kommt es zu einer Bakteriurie, ist diese meist durch Keime der Hautflora und nicht durch die problematischen Keime des Perianalbereiches verursacht. Der Intimbereich des Katheterträgers bleibt unberührt und die Fähigkeit zur Spontanmiktion kann überprüft werden. Die Kontraindikationen sind zu beachten.

Verwendung von Inkontinenzprodukten

Das Angebot von Inkontinenzprodukten ist vielfältig und reicht von kleinen über große, hoch saugfähige Einlagen bis zu Inkontinenzhosen. Durch die Versorgung mit entsprechenden Inkontinenzprodukten, abgestimmt auf die individuelle Patientenproblematik, ist eine Alternative zur transurethralen Urinableitung gegeben. Ein häufiger Wechsel (ca. 6-mal täglich) und eine gute Hautpflege sind hier besonders wichtig, um einer Hautschädigung vorzubeugen. Eine Bakteriurie lässt sich allerdings mit diesen Versorgungsartikeln nicht dauerhaft vermeiden.

Mit dem Nationalen Expertenstandard »Förderung der Harnkontinenz in der Pflege«, herausgegeben vom Deutschen Netzwerk für Qualitätsentwicklung in der Pflege, liegen verbindliche Kriterien für die Struktur-, Prozess- und Ergebnisqualität zur Förderung der Harnkontinenz vor, die Auswirkungen auf die pflegerische Vorbeugung und Therapie von Harninkontinenz haben.

18.1.5 Probengewinnung zur mikrobiologischen Diagnostik

Urinproben werden meist zu diagnostischen Zwecken gewonnen. Der Urin wird zur Untersuchung in sauberen, für bakteriologische Untersuchungen zudem sterilen Behältern aufgefangen und möglichst unverzüglich an das Labor weitergeleitet bzw. bei 4–6 °C im Kühlschrank zwischengelagert.

Um einer Verfälschung der Untersuchungsergebnisse vorzubeugen, ist eine gründliche Intimtoilette wichtige Voraussetzung. Der Patient ist entsprechend zu informieren.

Formen von Urinproben

- **Spontanurin:** Dabei handelt es sich um den spontan gelösten Urin.

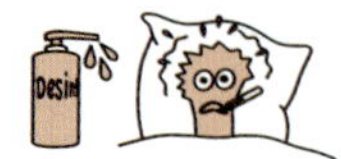

- **Morgenurin:** Der Morgenurin ist der nach der Nachtruhe entleerte Urin. Dieser ist günstig für einen Bakteriennachweis, da sich mögliche Mikroorganismen während der Nachtruhe (keine Miktion) in der Blase vermehren konnten.
- **Mittelstrahlurin:** Dabei fängt man den Urin in der Mitte des Miktionsvorganges auf. Der Patient lässt zunächst ein wenig Urin in die Toilette, unterbricht dann den Harnstrahl, die nächste Urinportion wird aufgefangen. Danach entleert der Patient den restlichen Urin. Mögliche Mikroorganismen im letzten Drittel der Harnröhre werden mit dem ersten Harnstrahl herausgespült und verfälschen somit nicht den Urinbefund.
- **Katheterurin:** In urologischen Fachabteilungen erfolgt die Gewinnung der ersten Urinprobe häufig standardmäßig über den Einmalkatheterismus oder mittels suprapubischer Blasenpunktion.
  Die Entnahme einer Urinprobe bei liegendem transurethralen Katheter ist auf S. 263 nachzulesen.

Uricult-Test

Bei Verdacht auf eine Harnwegsinfektion oder Bakteriurie wird häufig der Uricult als bakteriologischer Suchtest angewendet. Der Uricult-Test verfügt über zwei verschiedenfarbige Agarmedien, das eine dient der Bestimmung der gesamten Keimzahl, das andere als Selektivmedium für die gramnegativen harnwegspathogenen Bakterien. Bei der Durchführung ist zu beachten, dass der Nährbodenträger so in den frisch gelassenen Urin eingetaucht wird, dass beide Agarflächen benetzt werden. Steht nicht genügend Urin zum Eintauchen zur Verfügung, können beide Agarflächen nacheinander mit Urin übergossen werden. Bevor der Nährbodenträger in das Uricult-Röhrchen zurückgeschoben und fest verschraubt wird, sollte man überschüssigen Urin abfließen lassen. Das Uricult-Röhrchen wird 16 bis 24 Stunden in einem Brutschrank bei +35 bis +37 °C inkubiert. Zur Keimzahlbestimmung wird der Nährbodenträger aus dem Uricult-Röhrchen herausgenommen und die Dichte der gewachsenen Kolonien mit den Musterbildern der Packungsbeilage verglichen.

Um eine Kontamination handelt es sich im Allgemeinen, wenn jede Seite des Nährbodenträgers weniger als 10 000 Keime pro ml Harn zeigt. Eine signifikante Bakteriurie liegt vor, wenn einer der beiden Nährböden 100 000 und mehr Keime pro ml Harn zeigt.

(weiterführende Informationen: »Empfehlungen zur Prävention und Kontrolle Katheter-assoziierter Harnwegsinfektionen« der Kommission für Krankenhaushygiene und Infektionsprävention, Bundesgesundheitsblatt – Gesundheitsforschung – Gesundheitsschutz 10/1999)

18.2 Infektionen der unteren Atemwege

Etwa 20 % der nosokomialen Infektionen sind Infektionen der unteren Atemwege, d.h. Pneumonien (= Entzündung des Lungenparenchyms). Bei der Pneumonie handelt es sich, in Abhängigkeit von möglichen Grunderkrankungen, um eine schwere Infektion, die oft auch eine erhöhte Mortalität (Sterblichkeit) bedingt. Auf Intensivstationen ist die beatmungsassoziierte Pneumonie die wichtigste nosokomiale Infektion.

CDC-Definition (Robert Koch-Institut 2011):
»Klinisch definierte Pneumonie

Mindestens *eines* der folgenden Zeichen lässt sich *wiederholt* (…) bei Röntgenuntersuchungen des Thorax nachweisen:

- Neues oder progressives und persistierendes Infiltrat
- Verdichtung

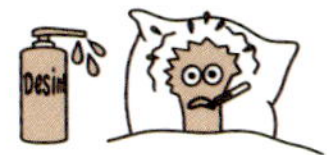

- Kavernenbildung
- Pneumatozele bei Kindern unter einem Jahr

und

mindestens *eines* der folgenden:

- Leukozytose ($\geq$ 12 000/mm³) oder Leukopenie (< 4 000/mm³)
- Fieber > 38 °C ohne andere Ursache
- Verwirrtheit ohne andere Ursache bei Pat. $\geq$ 70 Jahren

und

mindestens *zwei* der folgenden:

- Neues Auftreten von eitrigem Sputum/Trachealsekret oder Veränderung des Sputums/Trachealsekrets (Farbe, Konsistenz, Geruch) oder vermehrte respiratorische Sekretion oder vermehrtes Absaugen.
- Neuer oder zunehmender Husten oder Dyspnoe oder Tachypnoe.
- Rasselgeräusche oder bronchiales Atemgeräusch.
- Verschlechterung des Gasaustausches (z. B. erhöhter Sauerstoffbedarf, neue Beatmungsnotwendigkeit).«

18.2.1 Risikogruppen

Das Risiko, an einer Pneumonie zu erkranken, ist besonders hoch bei:

- intubierten und maschinell beatmeten Patienten
- bewusstseinsgetrübten Patienten
- Patienten mit chronischen Lungenerkrankungen
- Menschen, die unter einem Jahr oder über 65 Jahre alt sind
- Frischoperierten, insbesondere nach Eingriffen im Thorax oder Oberbauch
- durch schwere Grunderkrankungen immungeschwächten Patienten

Bei diesen Patientengruppen sind die primären Abwehrmechanismen beeinträchtigt. Dies kann eine Besiedelung des Mund-Rachen-Raumes mit pathogenen Mikroorganismen zur Folge haben. Ist im Weiteren auch der Husten- und Schluckreflex beeinträchtigt, so besteht die Gefahr der Aspiration dieser pathologisch veränderten Mund- und Rachenflora in die tiefen Atemwege.

18.2.2 Erregerspektrum

Die häufigsten Erreger für nosokomiale Pneumonien sind:

- Staphylococcus aureus
- Pseudomonas aeruginosa
- Klebsiella pneumoniae

Häufig sind mehrere Erreger am Infektionsgeschehen beteiligt (Mischinfektion).

18.2.3 Erregereintrittspforten

Pneumonieerreger können auf verschiedenen Wegen in die tiefen Atemwege gelangen:

- Mikroaspiration von Sekret aus dem Mund-Rachen-Raum oder Magensaft (häufigste Ursache)
- Inhalation bakterienhaltiger Aerosole (eher selten)
- hämatogen von einem entfernten Infektionsherd (sehr selten)

Aspiration (= Ansaugung)

Insbesondere bei alten Menschen spielen »stumme« Aspirationsvorgänge, die durch einen gestörten Ablauf der Husten- und Schluckreflexe begünstigt werden, eine große Rolle. Die Aspiration von kleinen Mengen (= Mikroaspiration) Mund-Rachen-Sekret oder Magensaft ist dann bedeutungsvoll, wenn diese Sekrete hohe Keimzahlen potenziell pathogener Keime aufweisen.

Eine Kolonisierung des Mund-Rachen-Raums ist möglich bei Patienten unter Antibiotikatherapie, da diese die Normalflora des Nasen-Rachen-Raums (s. S. 11) beeinträchtigt. Fehlende oder reduzierte Speichelsekretion begünstigt die Kolonisierung. Besonders anfällig sind beatmete Intensivpatienten, alte Patienten, Frühgeborene, Diabetiker und Alkoholkranke.

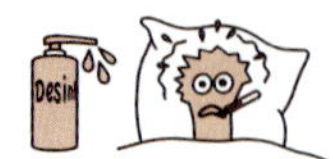

Bei Bewusstlosen, Schluckgestörten oder Patienten mit einer verzögerten Magenentleerung ist die Aspiration von kleinen Magensekretmengen häufig. Der niedrige pH-Wert ($pH < 2$) des Magensafts stellt beim Gesunden eine effektive Keimbarriere dar. Wenn jedoch der pH-Wert auf > 4 ansteigt, ist auch eine Kolonisierung des Magens möglich. Dies kann vorliegen bei alten Menschen mit fehlender Absonderung von Magensäure, bei enteral über die Magensonde ernährten Patienten sowie bei Patienten unter Antazida- und H_2-Blocker-Therapie.

Bei einem endotracheal intubierten Patienten kann sich Mund-Rachen-Sekret oberhalb des Cuffs (Tubusmanschette) ansammeln und in kleinen Mengen zwischen Trachealwand und Cuff in die Atemwege gelangen.

Inhalation bakterienhaltiger Aerosole

Bakterienhaltige Aerosole können durch kontaminiertes Beatmungs- oder Narkosezubehör in die Lunge gelangen. Durch verbesserte Aufbereitungsmethoden kommt diesem Übertragungsweg jedoch eine geringe Bedeutung zu. Große Aerosolmengen werden jedoch durch Vernebler (Ultraschallvernebler) erzeugt. Liegt eine Kontamination der Verneblerflüssigkeit (Wasserreservoire) vor, ist das Risiko einer Pneumonie besonders hoch.

Hämatogene Streuung

Aus einem entfernten Infektionsherd können Erreger über eine hämatogene Aussaat in die Lunge gelangen, sich dort ansiedeln und eine (sekundäre) Pneumonie auslösen. Dieser Infektionsweg ist als Ursache nosokomialer Pneumonien von geringer Bedeutung.

18.2.4 Prävention nosokomialer Pneumonien

Die Patientengruppen, die einem besonders hohen nosokomialen Pneumonierisiko ausgesetzt sind, wurden bereits vorgestellt. Der Planung wirksamer Präventionsmaßnahmen liegt die individuelle Risikoeinschätzung des Patienten zugrunde. Zur Erfassung der Atemsituation, -beeinträchtigung und -gefährdung hat sich aus pflegerischer Sicht die Atemskala (Bienstein vom DBfK) bewährt.

Im Folgenden werden schwerpunktmäßig hygienerelevante Aspekte zur Verhinderung einer Aspiration sowie zur Verhütung der postoperativen Pneumonie und der beatmungsassoziierten Pneumonie dargestellt. Kenntnisse zu den einzelnen pflegerischen Maßnahmen zur Atemerleichterung und Pneumonieprophylaxe werden vorausgesetzt, z. B.:

- regelmäßige Mundhygiene bzw. Mund- und Nasenpflege
- Mobilisation
- angemessene Schmerztherapie zur Vermeidung operationsbedingter Schonatmung
- spezielle Lagerungen, wie unter anderem Dehnlage, A-, V- oder T-Lagerung, Drainagelagerungen
- Atemübungen, eine Anleitung zum Atemtraining sollte bereits präoperativ erfolgen
- atemstimulierende Einreibung
- Sekretlösung durch Inhalationsbehandlung, manuelle und apparative Sekretlösung
- Unterstützung bei der Sekretentleerung
- Sauerstofftherapie

Verhindern der Aspiration

Der Rückfluss von Magensekret in liegender Position birgt das Risiko einer stummen Aspiration und in der Folge die Entstehung einer Pneumonie. Bei bettlägerigen, insbesondere älteren Patienten sollte auf eine (leichte) Hochlagerung des Oberkörpers nach jeder Mahlzeit für 2 Stunden geachtet werden. Mikroaspirationen von mikrobiell besiedeltem Nasen-Rachen-Sekret oder Magensaft lassen sich z. B. bei einem künstlich enteral ernährten Patienten unter anderem durch folgende Maßnahmen verhindern bzw. reduzieren:

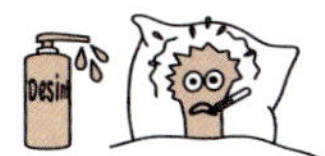

- Zur Verabreichung der Sondenkost bei **Bolusgabe** sollte der Patient, wenn keine Gegenanzeigen bestehen, in die Oberkörperhochlagerung gebracht werden, um einen Reflux von Mageninhalt zu vermeiden. Die Verabreichung sollte langsam erfolgen, es empfiehlt sich, 100 ml bis maximal 250 ml in 5 bis 10 Minuten zu verabreichen.
- Bei **kontinuierlicher Sondenkostzufuhr** über eine Ernährungspumpe sollten 100 ml in 60 Minuten verabreicht werden, um einer Überbelastung des Magens vorzubeugen.
- Vor Verabreichung der Sondenkost sollte zur Kontrolle des Nahrungstransports und der Sondenlage die Aspiration von Magensaft erfolgen. Lassen sich mehr als 100 ml aspirieren, erfolgt keine Applikation der Sondenkost. Eine Überbelastung des Magens durch zu große Mengen Sondenkost kann damit erfasst und das Aspirationsrisiko reduziert werden.
- Eine Nahrungsgabe sollte ebenso unterbleiben, wenn bei Auskultation des Abdomens keine Darmgeräusche wahrnehmbar sind.
- Die zur Sondenkost genutzten Nährstoffemulsionen können bei unsachgemäßer Handhabung ein Nährmedium für pathogene Keime sein. Daher ist auf eine hygienische Vorgehensweise zu achten. Diese beinhaltet unter anderem, dass angebrochene Sondenkostbehältnisse im Kühlschrank gelagert werden (Datum/Uhrzeit vermerken) und dass ca. 2 Stunden vor der geplanten Applikation die erforderliche Menge entnommen und gegebenenfalls im Applikationsbeutel bei Raumtemperatur gelagert wird. Die Zuleitungssysteme sind täglich zu wechseln. Nach der Nahrungsapplikation ist die Sonde mit geeigneten Flüssigkeiten durchzuspülen, um einer Sondenverstopfung vorzubeugen.
- Eine regelmäßig durchgeführte Mund- und Nasenpflege verhindert die Entstehung von Affektionen im Mund- und Nasenbereich und wirkt der Kolonisation des Oropharynx entgegen.

Prävention der postoperativen Pneumonie

Prävention beginnt mit der präoperativen Erfassung und Reduktion endogener Risiken. So sollte die präoperative Vorbereitung möglichst ambulant erfolgen, da mit der Dauer des Krankenhausaufenthalts auch das Risiko der nosokomialen Pneumonie steigt. Chronische Atemwegserkrankungen sollten entsprechend vorbehandelt werden. Das Rauchen ist einzustellen und ein präoperatives physikalisches Atemtraining sollte erfolgen. Im Weiteren ist der Ernährungszustand zu optimieren. Andere, nosokomiale Infektionen begünstigende Grunderkrankungen sollten therapiert werden. Soweit möglich, sollte eine immunsuppressive Medikation reduziert oder unterbrochen werden.

In Bezug auf perioperative Maßnahmen beschränken wir uns auf die geltenden Empfehlungen für die Prämedikation:

Aus der Beeinträchtigung der Bewusstseinslage ergibt sich ein erhöhtes Aspirations- und folglich auch ein erhöhtes Pneumonierisiko. Daraus abgeleitet sollten zur Prämedikation eingesetzte Sedativa individuell so dosiert werden, dass ein ausreichender angstlösender Effekt ohne Beeinträchtigung der Bewusstseinslage erzielt wird.

Postoperativ stellt die Behandlung der endogenen Risikofaktoren ebenfalls einen Schwerpunkt dar. Im Weiteren sind die Patienten zum Abhusten und tiefen Atmen anzuleiten, bei Risikopatienten ist eine intensivierte Atemtherapie unter physiotherapeutischer Anleitung durchzuführen. Eine adäquate Schmerztherapie ist erforderlich, um eine schmerzbedingte Einschränkung der Atemfunktion zu vermeiden und eine frühzeitige Mobilisation zu erleichtern.

Inhalationsbehandlung

In der postoperativen Betreuung kommen Vernebler zur endobronchialen Verabreichung von Medikamenten und Sauerstoffbefeuchter zum

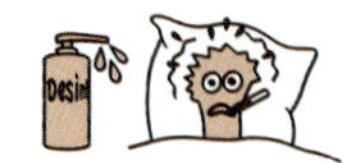

Einsatz. So erzeugen z. B. Ultraschallvernebler einen dichten, sehr feinen Nebel mit kleinsten Aerosolpartikeln (Partikelgröße 1–6 Mikron), der alveolargängig ist und die feinsten Verästelungen der Lunge erreicht. Bei Kontamination der Systeme können diese Aerosole Keime in hoher Zahl enthalten. Werden diese vom Patienten eingeatmet, erhöht sich das Pneumonierisiko deutlich. Eine Kontamination der Systeme ist daher unbedingt zu vermeiden.
Empfehlungen aus hygienischer Sicht:

- Eine hygienische Händedesinfektion ist vor Manipulation an Medikamentenverneblern erforderlich.
- Medikamentenvernebler sind nur mit sterilen Flüssigkeiten und unter sterilen Bedingungen zu füllen.
- Nach jedem Gebrauch sind die Inhalationsgeräte vollständig aufzubereiten. Hierbei müssen die Herstellerangaben berücksichtigt werden.

Sauerstoffinsufflation

Sauerstoff muss angefeuchtet verabreicht werden, da sonst eine Austrocknung der Schleimhäute die Folge wäre. Dazu wird der Sauerstoff durch einen mit sterilem Aqua dest. gefüllten Sprudlertopf oder einen gebrauchsfertigen Sterilwasserbehälter geleitet. Eine Sauerstoffinsufflation (Einblasung) kann unter anderem indiziert sein bei Schock, Asthmaanfall, zur Vermeidung von Hypoxämie und Hypoxie.
Empfehlungen aus hygienischer Sicht:

- Eine hygienische Händedesinfektion ist vor Manipulation an Sauerstoffbefeuchtern durchzuführen.
- Sauerstoffbefeuchter (Schläuche, Wasserbehälter, Gasverteiler und Flowmeter) sind bei Verwendung am selben Patienten alle 48 Stunden wiederaufzubereiten, ebenso vor dem Wechsel zu einem anderen Patienten.
- Die Desinfektion erfolgt vorzugsweise thermisch; Flowmeter werden mit einem alkoholischen Desinfektionsmittel abgewischt, da eine thermische Desinfektion nicht möglich ist.
- Bei Verwendung von **Sprudlertöpfen** sind diese erst unmittelbar vor Benutzung mit sterilem Aqua dest. zu befüllen.
- Die Verwendung von **Sterilwassersystemen** (geschlossenes System, Abb. 18-4) bietet demgegenüber verbesserte hygienische Sicherheit, der Flaschenwechsel entfällt (Standzeiten, je nach Hersteller, bis zu 2 Monate), Handhabungsfehler sind minimiert.

Prävention der beatmungsassoziierten Pneumonie: Hygieneaspekte bei Intubation, Tracheotomie und Beatmung

Intubierte und beatmete Patienten sind, bedingt durch ihre schwere Grunderkrankung, in besonderem Maße einem Pneumonierisiko ausgesetzt. Geschwächte Abwehrkräfte sowie die künstlich geschaffenen Eintrittspforten und der Einsatz von Antibiotika sind unter anderem begünstigende Faktoren für nosokomiale Infektionen. So bedarf es bei der Pflege und Versorgung dieser Patientengruppe der Umsetzung der Standardhygienemaßnahmen auf hohem Niveau und von Seiten des Pflegepersonals einer besonderen Qualifikation.
Eine der wichtigsten Basismaßnahmen ist auch hier die hygienische Händedesinfektion.
Diese ist erforderlich

- vor und nach jedem Kontakt mit Trachealtubus, Tracheostoma und Beatmungszubehör
- nach jedem Kontakt mit Schleimhäuten, respiratorischem Sekret und Gegenständen, die mit respiratorischem Sekret kontaminiert sind.

Da die Kontaminationsgefahr bei der Pflege beatmeter Intensivpatienten erhöht ist, z. B. beim endotrachealen Absaugen oder beim Entleeren der Wasserfalle, müssen bei diesen Tätigkeiten zudem Handschuhe getragen werden. Nach dem Ausziehen der Handschuhe ist erneut eine hygienische Händedesinfektion erforderlich.

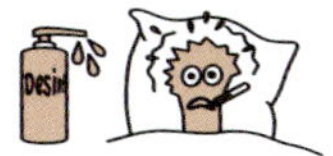

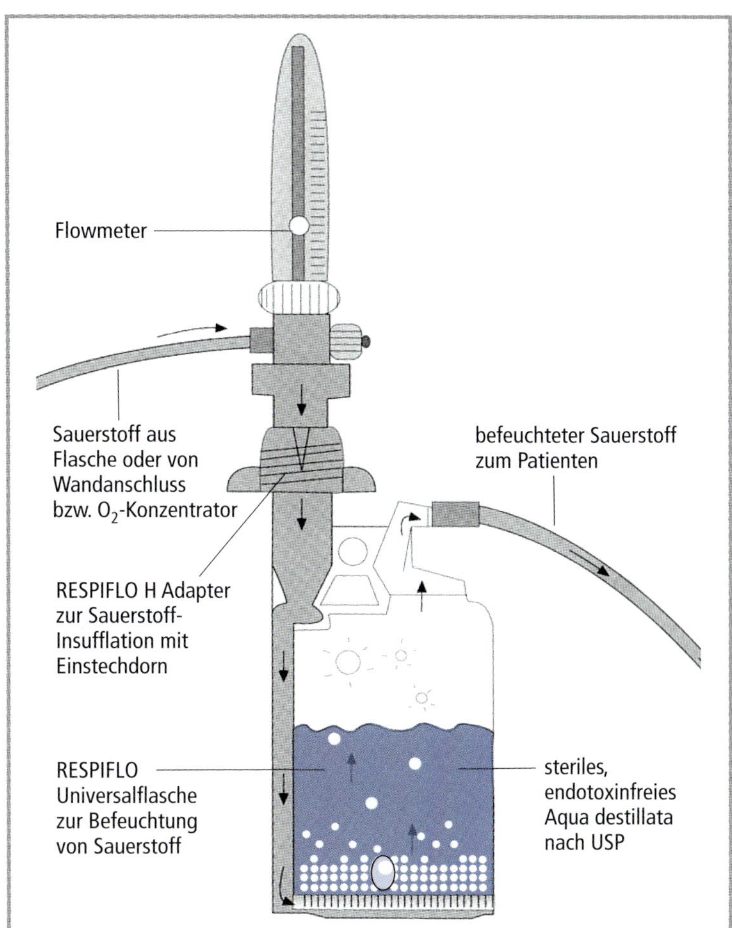

Abb. 18-4 Sauerstoffbefeuchtung mit Respiflo H (mit freundlicher Genehmigung der Fa. Tyco Healthcare, Neustadt/Donau); USP = United States Pharmacopaia

Eine **Intubation** ist die Einführung eines Spezialschlauches (= Tubus) in die Trachea. Dies kann **auf nasalem oder oralem Weg** erfolgen. Meistens wird zunächst oral intubiert, bei längerer Beatmungsdauer wird eine Tracheotomie angestrebt, seltener auf nasal umintubiert. Bei der nasalen Intubation kommt es, bedingt durch den behinderten Sekretabfluss und in Abhängigkeit von der Beatmungsdauer, gehäuft zur Ausbildung einer Sinusitis maxillaris (= Kieferhöhlenentzündung). Die aus den Kieferhöhlen isolierten Erreger entsprechen dabei dem Erregerspektrum der im späteren Verlauf auftretenden Pneumonie.

Die orale Intubation ist der nasalen vorzuziehen.

Das zur Intubation benötigte Material, wie Laryngoskop, -spatel und Guedeltubus, muss desinfiziert, der Endotrachealtubus und erforderliche Führungsstäbe müssen steril sein. Endotrachealtubus und Führungsstab werden erst unmittelbar vor der Anwendung aus der keimdichten Verpackung entnommen und steril angereicht. Das zu verwendende Oberflächenanästhetikum muss ebenfalls steril sein. Die hygienische Händedesinfektion vor und nach der Intubation und das Tragen von Einmalhandschuhen ist erforderlich.

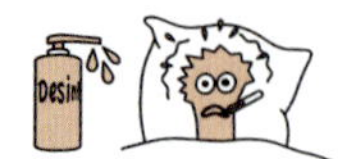

Eine **Tracheotomie** ist die traumatische Eröffnung der Trachea durch die Haut zur Einführung einer Kanüle. Bei Langzeitbeatmung wird sie zur Vermeidung von lokalen Reizungen und Drucknekrosen vorgenommen. Die Tracheotomie als Wahleingriff erfolgt unter aseptischen Bedingungen im Operationssaal. Alle Manipulationen an der Trachealkanüle und dem Tracheostoma müssen unter aseptischen Bedingungen durchgeführt werden. Bei gerade tracheotomierten Patienten ist die Wunde wie eine frische Operationswunde zu betrachten. Die Wundränder müssen sauber und trocken gehalten werden. Ein Verbandwechsel wird einmal täglich durchgeführt, bei Bedarf auch häufiger.

! Endotrachealtubus und Trachealkanüle erhöhen das Infektionsrisiko. Die Gefahr einer Schleimhautschädigung und Infektion nimmt mit der Dauer der endotrachealen Intubation zu.

Endotracheales Absaugen (Absaugen von Sekret, Blut oder Aspirat mit einem Katheter unter Sog über einen endotrachealen Tubus oder eine Trachealkanüle) erfordert eine streng aseptische Vorgehensweise. Das Absaugen sollte nicht in festgelegten Zeitintervallen erfolgen, sondern entsprechend dem die Atmung beeinträchtigenden Sekretaufkommen.

Die **Durchführung** ist abhängig vom verwendeten Absaugkatheter und -system. Katheter mit einer Öffnung und glatter Spitze werden ohne Sog eingeführt und unter Sog mit leichten Drehbewegungen herausgezogen. So genannte Aeroflow®-Absaugkatheter mit einer zentralen Öffnung und mehreren seitlichen Perforationen saugen sich nicht an der Trachealwand fest und werden unter Sog ein- und ausgeführt. Die Absaugkatheter müssen steril sein, werden unter aseptischen Bedingungen eingeführt und dürfen nur für einen Absaugvorgang benutzt werden. Die Pflegeperson trägt dabei keimarme Einmalhandschuhe, einen Mund-Nasen-Schutz und gegebenenfalls eine Schutzbrille. Der endotrachealen Absaugung sollte eine Absaugung des Mund- und Rachenraumes vorausgehen, da sich durch den bei der endotrachealen Absaugung möglicherweise ausgelösten Hustenreflex der Druck der Tubusmanschette verändern kann und eine Mikroaspiration von Rachensekret möglich ist. Anschließend ist der Cuff-Druck zu überprüfen. Endotracheales Absaugen und Absaugen des Mund-Rachen-Raums sind getrennte Arbeitsprozesse, ein Wechsel von Absaugkatheter und Handschuhen ist unerlässlich. Nach Beendigung des Absaugvorgangs wird der benutzte Absaugkatheter in der behandschuhten Hand aufgerollt und mit dem Handschuh entsorgt.

Beim anschließenden Durchspülen (Pflegeperson trägt Einmalhandschuhe) des Schlauchsystems im Spülglas des Absauggeräts ist ein Verspritzen von Absaugmaterial unbedingt zu vermeiden. Es sollte niemals der Absaugkatheter, sondern immer nur das Schlauchsystem durchgespült werden. Wird innerhalb eines Absaugvorgangs der Absaugkatheter wiederholt in den Tubus eingeführt, muss die Spülung mit sterilem Wasser erfolgen. Die Handschuhe sind sofort auszuziehen und eine hygienische Händedesinfektion ist durchzuführen, um eine Kontamination der Umgebung zu verhindern. Das Absauggerät muss einmal täglich desinfiziert werden, wobei das äußere Gestell wischdesinfiziert und das Absaugsystem, in Einzelteile (Sekretflasche, Flaschenkappe, Schläuche) zerlegt, thermisch desinfiziert wird. Der Absaugschlauch und der Sekretauffangbehälter sind patientenbezogen zu verwenden. Eine Alternative ist die Verwendung von Einmalabsaugsystemen (z.B. Receptal®), die nach Gebrauch als Abfall nach dem Abfallschlüssel AS 180104 entsorgt werden können (s. Kap. 17 Abschnitt »Standardisolierung«, S. 244ff.).

Zum endotrachealen Absaugen stehen neben den offenen Einmalabsaugkathetern auch geschlossene Verfahren mit einem wiederverwendbaren Absaugkatheter, der in das Beatmungssystem integriert ist, zur Verfügung. Während

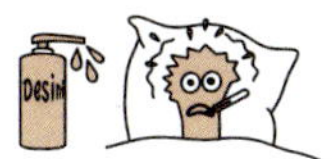

bei Verwendung herkömmlicher Absaugkatheter das Beatmungssystem für den Absaugvorgang diskonnektiert werden muss, ermöglichen **geschlossene Absaugsysteme** eine Absaugmethode, bei der das System immer geschlossen bleibt. Das hat den Vorteil, dass eine Keimeinschleppung durch den Absaugvorgang und eine Kontamination der Pflegekraft verhindert werden. Des Weiteren ist keine Unterbrechung der Sauerstoffversorgung erforderlich. Das Wechselintervall der geschlossenen Absaugsysteme muss im Hygieneplan festgelegt werden.

Beatmungsschläuche sind innen meistens feucht, da sich durch den Temperaturunterschied zwischen dem angewärmten und angefeuchteten Inspirationsgas und der Raumluft im Inspirationsschenkel Kondenswasser bildet. Das Kondenswasser wird retrograd mit Keimen, die z. B. zuvor durch die Intubation aus dem Mund-Nasen-Rachen-Raum in die Trachea verschleppt wurden, besiedelt. Die Folge ist die Kontamination des Lumens der Beatmungsschläuche. Bei der aktiven Atemgasanfeuchtung mit Kaskaden (bei Kaskaden handelt es sich um ein Wasserreservoir, durch das das Atemgas geleitet und mit Wasserdampf gesättigt wird; Kaskaden werden mit sterilem Wasser befüllt und können thermisch aufbereitet werden) befindet sich im Beatmungsschlauchsystem an der tiefsten Stelle eine Vorrichtung, die so genannte »Wasserfalle«, um das Kondenswasser abzuleiten. Diese Wasserfalle muss regelmäßig entleert werden, wobei eine hohe Kontaminationsgefahr der Hände besteht. Daher sind beim Entleeren Handschuhe zu tragen und anschließend die Hände zu desinfizieren. Dadurch lassen sich Kreuzkontaminationen auf Gegenstände, andere Patienten oder infektionsgefährdete Körperstellen beim selben Patienten wirksam vermeiden.

Ein Wechsel der Beatmungsschläuche, auch ohne Einsatz von Filtern, wird nach 7 Tagen empfohlen. Zur passiven Atemgasanfeuchtung stehen **Wärme- und Feuchtigkeitstauscher**, so genannte HME (= Heat and Moisture Exchanger), besser bekannt als künstliche Nasen, zur Verfügung. Sie funktionieren ähnlich wie die menschliche Nase: Sie nehmen die Feuchtigkeit und Wärme bei der Ausatmung auf und geben sie bei der folgenden Inspiration wieder an die Atemwege ab. Eine aktive Atemgasbefeuchtung ist nicht mehr erforderlich und das Beatmungssystem bleibt trocken. Manche HME sind zusätzlich mit bakteriendichten Filtern ausgestattet. Das Wechselintervall der Beatmungsschläuche wird bei Verwendung der HME-Filter nicht verlängert. Beatmungsschläuche können bei 75 °C über 10 Minuten thermisch desinfiziert und somit wieder verwendet werden.

Beatmungsbeutel dürfen nie für mehrere Patienten gleichzeitig benutzt werden. Da sie durch respiratorisches Sekret der Patienten im Inneren und durch die Hände des Personals äußerlich kontaminiert werden, müssen sie nach Gebrauch im Desinfektionsautomaten aufbereitet werden.

18.2.5 Probengewinnung zur mikrobiologischen Diagnostik

Die Gewinnung von Sputum oder Bronchialsekret ist unter anderem erforderlich bei Verdacht auf eine Pneumonie oder Tuberkulose.

Als Probengefäß zur Sputumuntersuchung dient ein Einweggefäß mit fest verschließbarem Deckel.

Der Patient ist entsprechend zu informieren, denn Speichel ist für die mikrobiologische Untersuchung unbrauchbar. Das Sputum sollte vor dem Frühstück gewonnen werden, der Mund sollte vorher gründlich mit Wasser ausgespült werden. Durch vorherige Inhalation von Kochsalzaerosol oder Wasserdampf ist eine Sputumprovokation möglich. Das gewonnene Sputum ist in einem gut verschlossenen Gefäß umgehend in das Labor zu bringen. Falls dies nicht sofort möglich ist, kann eine Zwischenlagerung im Kühlschrank bei 4–6 °C erfolgen.

Die Gewinnung von Bronchialsekret kann durch eine Bronchoskopie oder eine endotracheale Absaugung erfolgen. Hier ist ein steriles Transport-

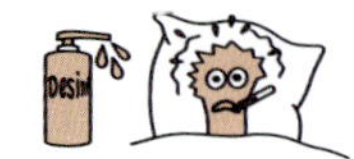

röhrchen zu verwenden. Bei Verdacht auf eine bakterielle Pneumonie sollte vor Beginn der Antibiotikatherapie Bronchialsekret für die mikrobiologische Untersuchung gewonnen werden.

(weiterführende Informationen: »Prävention der nosokomialen Pneumonie« – Empfehlung der Kommission für Krankenhaushygiene und Infektionsprävention, Bundesgesundheitsblatt – Gesundheitsforschung – Gesundheitsschutz 4/2000)

18.3 Postoperative Infektionen im Operationsgebiet

Mit Einführung der Asepsis und Antisepsis in die operative Medizin konnten zwar die Wundinfektionen (aktuelle Bezeichnung: postoperative Infektionen im Operationsgebiet) drastisch reduziert werden, aber auch noch heute ist ein chirurgischer Eingriff mit einem Infektionsrisiko verbunden. Postoperative Infektionen im Operationsgebiet stellen mit ca. 16 % die dritthäufigsten nosokomialen Infektionen dar.
Nach den vom NRZ (Nationales Referenzzentrum für Surveillance von nosokomialen Infektionen) veröffentlichten Referenzdaten für das Modul OP-KISS traten im Zeitraum von Januar 2006 bis Dezember 2010 bei ca. 540 000 Operationen fast 9 000 Infektionen auf.

Die **Wundinfektion** wird durch Mikroorganismen verursacht, die in die Wunde eindringen, sich dort vermehren und dabei schädigende Giftstoffe erzeugen. Das Infektionsgeschehen ist meist örtlich begrenzt und führt durch Gewebszerstörungen zu unterschiedlich schweren Wundheilungsstörungen. Es liegen die klassischen **Entzündungszeichen** – Rötung, Schwellung, Überwärmung, Schmerzen, gestörte Funktion – vor. Aus einer Wundinfektion kann sich eine lebensbedrohliche Sepsis entwickeln.

Im Epidemiologischen Bulletin 36/2003 heißt es: »Als postoperativ werden Wundinfektionen dann angesehen, wenn sie innerhalb von 30 Tagen nach der Operation auftreten (innerhalb von einem Jahr, wenn Implantat in situ belassen).« Die meisten Wundinfektionen treten zwischen dem 3. und 8. postoperativen Tag nach primärem Wundverschluss auf. Das Robert Koch-Institut und das Nationale Referenzzentrum für Surveillance von nosokomialen Infektionen hat in »Definitionen nosokomialer Infektionen« (CDC-Definitionen) 2011 folgende Einteilung für postoperative Wundinfektionen veröffentlicht:

- postoperative oberflächliche Wundinfektionen
- postoperative tiefe Wundinfektionen
- postoperative Infektionen von Organen und Körperhöhlen im Operationsgebiet

18.3.1 Risikofaktoren

Das Entstehen einer postoperativen Infektion im Wundgebiet ist von vielfältigen Faktoren abhängig. In der aktuellen Empfehlung »Prävention postoperativer Infektionen im Operationsgebiet« der Kommission für Krankenhaushygiene und Infektionsprävention beim Robert Koch-Institut (Bundesgesundheitsblatt – Gesundheitsforschung – Gesundheitsschutz 3/2007) erfolgt die Einteilung der Risikofaktoren in:

- **Patienteneigene, nur bedingt beeinflussbare Risikofaktoren:** Hierzu zählen Begleiterkrankungen, wie z. B. Diabetes mellitus, bestehende Infektionen, Besiedelung mit MRSA, Mangelernährung, Adipositas, Rauchen, Immunsuppression und Anämie. So ist eine beeinträchtigte Abwehrsituation bei insulinpflichtigem Diabetes mellitus und perioperativer Hyperglykämie (> 200 mg/dl) bekannt. Durch das Rauchen wird z. B. die primäre Wundheilung verzögert und die Gefahr für eine Wundinfektion steigt.
  Zur Beschreibung des präoperativen Allgemeinzustands eines Patienten ist die Risikoklassifikation der American Society of Anesthesiologists (ASA-Score) von Bedeutung.

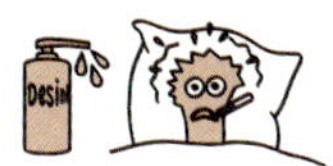

Danach gestaltet sich die Risikoeinstufung in einem Stufenmodell wie folgt (Quelle: Epidemiologisches Bulletin 36/2003):

1 = gesunder Patient

2 = Patient mit leichter systemischer Krankheit

3 = Patient mit schwerer systemischer Krankheit

4 = Patient mit dekompensierter systemischer Krankheit, die eine ständige Lebensbedrohung darstellt

5 = moribunder (lat.: sterbenskranker, sterbender) Patient, unabhängig von einer möglichen Operation wird ein Überleben > 24 Stunden nicht erwartet

- **Perioperative Risikofaktoren:** Die Dauer des präoperativen Krankenhausaufenthaltes, eine nicht sachgerecht praktizierte präoperative Haarentfernung, Hautreinigung und -antiseptik, eine nicht sachgerechte perioperative Antibiotkaprophylaxe, Abweichungen von der physiologischen Körpertemperatur und Hypoxie werden hier als Risikofaktoren genannt.

  Die Wundinfektionsrate ist umso höher, je länger der Krankenhausaufenthalt eines Patienten vor dem chirurgischen Eingriff war. Insbesondere bei längerem präoperativem Aufenthalt kann es zur Besiedelung des Patienten mit potenziell pathogenen Bakterien kommen, z. B. des Nasen-Rachen-Raums oder der Haut. Die mikrobielle Besiedelung erfolgt präoperativ, die Infektion entsteht während des operativen Eingriffs aus der endogenen Flora des Patienten. Daraus resultiert die Empfehlung, einen möglichst kurzen präoperativen Aufenthalt für den Patienten anzustreben. Hinweise zu präoperativer Haarentfernung, Hautreinigung und -antiseptik werden im Abschnitt »Prävention postoperativer Infektionen im Operationsgebiet« (S. 277 ff.) erteilt.
- **Operationsspezifische Faktoren**: Die Operationsdauer und -technik, die Art des operativen Eingriffs, Implantate und Fremdkörper charakterisieren die operationsspezifischen Faktoren. Eine längere Operationsdauer ist mit mehr Kontaminationsmöglichkeiten verbunden, so dass daraus eine größere Zahl postoperativer Infektionen des Wundgebiets resultieren kann. So wurde bislang eine Operationsdauer von > 2 Stunden als Risikofaktor für eine Wundinfektion eingestuft. Die Operationsdauer variiert in Abhängigkeit von der Art des Eingriffs jedoch stark (vgl. z. B. Appendektomie und Herzklappenersatz).

  Je atraumatischer die Operationstechnik ist, desto geringer ist die peri- und postoperative Infektionsgefahr. So ist z. B. bei starker intraoperativer Fettgewebetraumatisierung eine erhöhte Gefahr von postoperativen Infektionen zu verzeichnen. Der Grund liegt in der im Vergleich zu anderen Körpergeweben reduzierten Durchblutung des Fettgewebes. Daraus ergibt sich sowohl eine zeitverlängerte Wundheilung als auch eine Reduktion der physiologischen Infektabwehr. Ein weiterer Zusammenhang besteht darin, ob es sich um einen geplanten (elektiven) oder einen notfallmäßig erforderlichen operativen Eingriff handelt. Bedeutung hat auch die Einteilung chirurgischer Eingriffe nach dem **Kontaminationsgrad** der **Wunde**. Es werden nach RKI-Definition folgende **Wundkontaminationsklassen** unterschieden:

  - »**Gruppe 1:** Operationen in **nicht kontaminierter Region**, z. B. Gelenk- und Knochenoperationen, arthroskopische Eingriffe, Weichteiloperationen an Rumpf und Extremitäten ohne Kontakt zu besiedelten Organen und Geweben, Herz- und Gefäßoperationen, neurochirurgische Operationen
  - **Gruppe 2:** Operationen in **sauberkontaminierter Region**, z. B. Eingriffe am oberen Gastrointestinaltrakt, am Respirationstrakt, am Urogenitaltrakt, gynäkologische Eingriffe, Eingriffe am Oropharynx

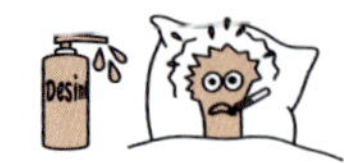

- **Gruppe 3:** Operationen in **kontaminierter Region,** z. B. offene Frakturen, kontaminierte Haut- und Weichteildefekte, Eingriffe am unteren Gastrointestinaltrakt
- **Gruppe 4:** Operationen in **manifest infizierter Region,** z. B. operative Maßnahmen bei Abszessen, Phlegmonen, Fisteln, massiv kontaminierten Wunden, alle Operationen an Patienten, die mit multiresistenten Keimen besiedelt oder infiziert sind.«

- **Postoperative Risikofaktoren:** Diese werden bestimmt durch Art und Dauer einer Drainage, durch postoperativ erforderliche invasive Maßnahmen, nicht sachgerechte postoperative Wundversorgung (s. S. 280 ff.) und die Art der postoperativen Ernährung.

18.3.2 Erregerspektrum, Erregerreservoire und Infektionswege

Bei den Wundinfektionserregern gibt es Unterschiede je nach Operationsgebiet. Die häufigsten Erreger sind:

- Staphylococcus aureus
- Enterokokken
- Escherichia coli
- Pseudomonas
- Klebsiella
- Koagulase negative Staphylokokken

Wie sich das genannte Erregerspektrum auf die einzelnen medizinischen Fachgebiete verteilt, veranschaulicht Tabelle 18-1.

Wundinfektionserreger können endogen oder exogen in das Wundgebiet gelangen. Die körpereigene Flora des Patienten stellt das größte

Tab. 18-1 Anteil der bei Wundinfektionen gewonnenen Isolate (%) je nach Fachgebiet (Quelle: Nationales Referenzzentrum für Surveillance von nosokomialen Infektionen, Referenzdaten von Januar 2006 bis Dezember 2010)

Isolate	Allgemein- und Abdominal-chirurgie	Traumatologie/ Orthopädie	Herz-chirurgie	Gefäß-chirurgie	Gynäko-logie
S. aureus	38,14	35,51	30,27	39,02	22,82
Enterokokken	28,13	12,78	8,41	17,94	9,53
E. coli	32,28	4,64	4,97	12,20	9,53
P. aeruginosa	8,08	2,16	3,63	7,32	2,35
Klebsiella spp.	6,33	0,96	2,42	1,92	2,12
Koagulase neg. Staphylokokken	9,51	16,19	26,07	11,15	10,59
Enterobacter spp.	6,9	3,36	4,97	3,31	1,53
Streptokokken	6,75	1,78	0,32	0,7	1,41

Die Summe muss nicht 100 % ergeben, weil bei einer Infektion bis zu 4 Isolate erfasst werden können und nur die häufigsten Erregerspezies dargestellt wurden.

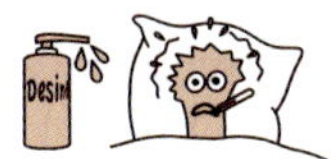

Erregerreservoir dar. Trotz sorgfältiger präoperativer Antisepsis lässt sich die auf der Haut und den Schleimhäuten siedelnde Keimflora nicht vollständig entfernen, so dass intraoperativ eine Einwanderung der Erreger in das Operationsgebiet erfolgen kann. Studien belegen: Es besteht bei einer nasalen Kolonisierung des Patienten mit Staphylokokkus aureus ein erhöhtes Risiko für eine postoperative S.-aureus-Infektion. Des Weiteren ist es möglich, dass sich Erreger einer bereits bestehenden Infektion im Körper endogen über den Blut- und Lymphweg in das Operationsgebiet absiedeln und dort eine Wundinfektion bewirken.

Als exogene Infektionsquelle ist die Körperflora des OP-Personals besonders bedeutsam. So kann der Mund-Nasen-Schutz die Freisetzung der Nasopharyngealflora des Operationsteams nur begrenzt verhindern, insbesondere hängt es davon ab, wie häufig und lange das OP-Personal während eines operativen Eingriffs spricht.

Nicht regelrecht aufbereitete Medizinprodukte können zu exogenen Infektionsquellen werden. Postoperativ gelten Operationswunden, die bis zu einem späteren sekundären Wundverschluss offen gelassen werden, Drainagen oder postoperative Spülungen als potenzielle Eintrittspforten. Eine primär heilende Wunde ohne Drainage gilt im Allgemeinen nach 24 Stunden als verschlossen, so dass sie für eine exogene Kontamination nicht mehr gefährdet ist.

18.3.3 Prävention postoperativer Infektionen im Operationsgebiet

Präoperative hygienerelevante Maßnahmen

Bei geplanten operativen Eingriffen sollte die präoperative Verweildauer des Patienten so kurz wie möglich sein. Eventuelle bakterielle Begleitinfektionen, wie z. B. eine Harnwegsinfektion, sind zunächst zu therapieren.

Im Rahmen der Patientenvorbereitung sind aus hygienischer Sicht erforderlich:

- **Körperreinigung:** Die präoperative Körperreinigung erfolgt als Dusch- oder Wannenbad, wobei das Duschbad aus hygienischer Sicht zu bevorzugen ist. Sie hat zum Ziel, Hautkeime zu reduzieren. Soweit es organisatorisch möglich ist, sollte die Körperreinigung am Morgen des Operationstages erfolgen. Eine gründliche Reinigung bestimmter Körperregionen, wie Bauchnabel, Finger- und Fußnägel und Ohrmuscheln, ist zu beachten. Nagellack ist zu entfernen, da ansonsten die intraoperative Kontrolle der Durchblutung beeinträchtigt wäre.
  Für eine grundsätzliche präoperative antiseptische Waschung gibt es keine Empfehlung (Kategorie III; s. auch Kap. 12 Abschnitt »Regelwerke«, S. 180).
- **Vorbereitung des Operationsfeldes:** Der Operateur entscheidet, ob eine Haarentfernung/-kürzung im Operationsfeld durchgeführt werden muss. Aus hygienischen Gründen ist dies unnötig. Besteht jedoch eine operationstechnische Notwendigkeit (z. B. Sichtbehinderung an stark behaarten Körperstellen), sollten die Haare gekürzt bzw. chemisch entfernt werden. Die mechanische Entfernung muss unmittelbar vor der Operation erfolgen. Das **Kürzen** sollte mit elektrischen Haarschneidemaschinen (sog. Clipper) durchgeführt werden. Bei der **Rasur mit Klingen** ist die Verletzungsgefahr relativ groß, und dabei entstandene Mikroläsionen stellen Eintrittspforten für Keime dar. »Rasuren, die länger als 24 Stunden vor der Operation durchgeführt werden, erhöhen die Wundinfektionsrate« (Bundesgesundheitsblatt – Gesundheitsforschung – Gesundheitsschutz 3/2007). Bei der Haarentfernung mittels Enthaarungscreme zeigt sich ein geringeres Infektionsrisiko als bei der mechanischen Haarentfernung oder -kürzung mit Rasierern und Haarschneidemaschinen. Enthaarungscremes führen aber gelegentlich zu Hautrei-

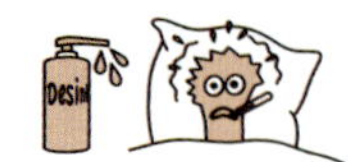

zungen oder Allergien. Daher muss an einer vom Operationsgebiet entfernten Hautstelle eine Austestung erfolgen. Die Anwendung am Vortag der Operation ist deshalb sinnvoll.

- **Bekleidung:** Vor dem Transport in den Operationssaal ist der Patient lediglich mit einem frischen Operationshemd bekleidet, persönliche Gegenstände, wie Schmuck, Hörgerät, Zahnprothesen, sind abzulegen.
  Vorhandene Verbände sollten erneuert werden.
- **Transport und Einschleusen in den Operationssaal:** Der Transport des Patienten in die Operationsabteilung erfolgt mit dem Krankenbett. Es ist nicht erforderlich, das Bett routinemäßig frisch zu beziehen, lediglich verschmutzte Bettwäsche ist zu wechseln. Mit Hilfe des Stations- und Operationspersonals wird der Patient in der Schleuse vom Bett auf den Operationstisch umgelagert. Vielfach stehen mechanische Umbetteinrichtungen zur Verfügung, sie stellen eine wesentliche Arbeitserleichterung für das Personal dar. Jeder Patient trägt einen Haarschutz. Patienten, bei denen der operative Eingriff in Lokal- oder Regionalanästhesie vorgenommen wird, tragen eine Gesichtsmaske, da sie häufig wach sind und sich mit dem Personal unterhalten können. Die Gesichtsmaske verhindert die Freisetzung von Aerosoltröpfchen und damit möglicher Keime aus dem Nasen-Rachen-Raum.
  Der Narkoseeinleitungsraum grenzt an den Operationssaal an.

Perioperative hygienerelevante Maßnahmen

Operationsbereich

Der Operationsbereich gehört zu den Bereichen, in denen Patienten in besonderem Maße vor Infektionen geschützt werden müssen. Die Operationsabteilung ist gegenüber dem übrigen Krankenhaus abgegrenzt und der Zugang ist nur über Schleusen möglich.

Da bei Operationen Eintrittsmöglichkeiten für Krankheitserreger geschaffen, andererseits auch Krankheitserreger freigesetzt und weiterverbreitet werden können, sind die hygienischen Anforderungen in Operationsbereichen besonders hoch.

Hygienemaßnahmen

- Der Operationstrakt wird von den Mitarbeitern über die Personalschleuse betreten. Hier wird nach Ablegen der Privatkleidung und nach hygienischer Händedesinfektion die **Bereichskleidung** mit Haarschutz und Schuhen angelegt. Das Verlassen des Operationsbereichs in Bereichskleidung ist nicht gestattet. Vor Betreten des Operationsraums muss ein Mund-Nasen-Schutz angelegt werden, wenn die sterilen Instrumente bereits gerichtet sind, die Operation gleich beginnen wird oder schon erfolgt.
- Für alle im Operationsbereich Tätigen gilt: Schmuck an Fingern und Unterarmen muss abgelegt werden, Nagellack und künstliche Fingernägel dürfen nicht getragen werden.
- Vor Betreten des Operationsbereiches muss eine hygienische Händedesinfektion erfolgen, ebenso vor und nach Patientenkontakt.
- Der Mund-Nasen-Schutz (Gesichtsmaske) wird vor Betreten des Operationssaals angelegt und während der Operation von allen Anwesenden getragen; Mund und Nase sollen vollständig bedeckt sein. Bei Vollbartträgern ist ein Kopfbartschutz erforderlich. Die Übertragung freigesetzter Keime aus dem Nasen-Rachen-Raum des Personals in das Operationsgebiet wird durch den Mund-Nasen-Schutz reduziert, aber effektiver ist, das Sprechen während der Operation auf das notwendige Maß zu reduzieren. Der Wechsel der Maske erfolgt im Allgemeinen nach dem Eingriff bzw. bei Durchfeuchtung. Als Hygieneverstöße gelten: nach Gebrauch herunterhängende Gesichtsmasken, die erneute Verwendung dieser Maske

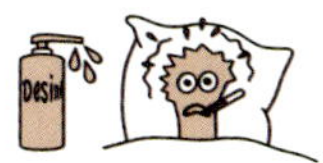

und der Griff mit den Händen zur benutzten Maske.

- Personal mit einer entzündlichen Wunde an den Händen oder starker Erkältung soll nicht an einem Eingriff teilnehmen und keinen direkten Patientenkontakt haben. Die Erreger dieser bestehenden Infektionen, meist Staphylococcus aureus oder betahämolysierende Streptokokken, gehören zu den häufigen Infektionserregern (s. Tab. 18-1). Bis zur Ausheilung ist eine Verbreitung dieser Erreger zu befürchten.
- Die chirurgische Händedesinfektion erfolgt für das Operationsteam im Waschraum, der unmittelbar an den Operationssaal angrenzt. Alle Mitglieder des Operationsteams mit direktem Kontakt zum Operationsfeld und zu sterilem Instrumentarium oder Material müssen vor Beginn ihrer Tätigkeit eine chirurgische Händedesinfektion durchführen (s. Kap. 14 Abschnitt »Chirurgische Händedesinfektion«, S. 214). Im Anschluss erfolgt das Anziehen des sterilen Operationskittels und der sterilen Handschuhe durch das Instrumentierpersonal. Operationskittel sollten an den Stellen, die häufig durchnässt werden, möglichst feuchtigkeitsundurchlässig sein.
- Vor jeder neuen Operation muss die sterile Operationskleidung gewechselt werden, ein Wechsel der Bereichskleidung ist bei Verschmutzung, Kontamination oder bei Verunreinigung, z. B. mit Blut, erforderlich.
- An Operationshandschuhe werden besondere Anforderungen gestellt. Sie müssen selbstverständlich steril, reißfest, gut hautverträglich, ungepudert und allergenarm sein. Zur Verbesserung des Infektionsschutzes bei Blutkontakt können zwei Handschuhe übereinander getragen werden. Durch Verwendung doppelter Handschuhe mit Indikatorsystem kann der Schutz noch verbessert werden. Dieses Handschuhsystem besteht aus einem neutralfarbenen Außenhandschuh und einem farbigen Innenhandschuh. Bei Perforation des äußeren Handschuhs entsteht ein gut sichtbarer »Fleck«, der den Handschuhwechsel veranlasst. Operationen, bei denen Aerosol- oder Sekretspritzer zu erwarten sind, machen das Tragen von Schutzbrillen erforderlich.
- Im Anschluss an die Lagerung des Patienten wird die Antiseptik des Operationsfeldes vorgenommen. Dazu wird das Hautdesinfektionsmittel (z. B. PVP-Iod, Alkohol) großflächig mit sterilen Stieltupfern von der voraussichtlichen Schnittführungsstelle nach außen aufgetragen. Die Haut muss während der erforderlichen Einwirkzeit (Herstellerangaben beachten) dauernd feucht gehalten werden. Bei talgdrüsenreichen Hautarealen (s. auch Kap. 14 Abschnitt »Antiseptik der Haut und Schleimhaut«, S. 215 ff.) ist die Reduktion der residenten Hautflora erschwert, eine längere Einwirkzeit von mindestens 10 Minuten ist zu berücksichtigen. Anschließend ist darauf zu achten, dass der Patient nicht auf einer Desinfektionsmittelpfütze liegt, um Hautschädigungen oder Komplikationen durch Kriechströme beim Kauterisieren während der Operation zu vermeiden.
- Nach erfolgter präoperativer Antiseptik wird die Umgebung des Operationsgebietes unter aseptischen Bedingungen steril abgedeckt. Die Patientenabdeckung soll verhindern, dass Keime von der Haut in die Operationswunde gelangen. Sie sollte saugfähig, flüssigkeitsdicht und strapazierfähig sein. Hierzu stehen unterschiedliche Abdeckmaterialien zur Verfügung.

Für das Operationsteam und alle Personen in direkter Nähe zum Operationsfeld ist die Einhaltung aseptischer Arbeitsmethoden bei allen Operationen zwingend erforderlich. Das beinhaltet neben dem sachgerechten Umgang mit sterilem Instrumentarium und sterilen Medizinprodukten auch die aseptische Zubereitung und Verabreichung von Parenteralia.

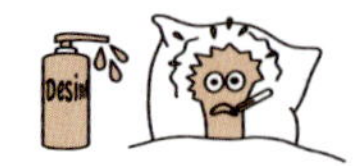

- Die Türen des Operationssaals sollen während der Operation geschlossen gehalten werden. Ebenso sollten hastige Bewegungen vermieden werden, um Luftturbulenzen auszuschließen.
- Die raumlufttechnischen Anlagen sollen für die Belüftung des Operationssaals mindestens einen 20fachen Luftwechsel pro Stunde gewährleisten. Die gesamte Luft soll vor Eintritt in den Operationssaal gefiltert werden.
- Die Zahl der Mitarbeiter im Operationssaal ist auf das Notwendige zu beschränken.
- Die Instrumentiertische sollen erst unmittelbar vor dem Operationsbeginn gerichtet werden.
- Nach Beendigung des Eingriffs werden Operationskittel und Handschuhe im Operationssaal entsprechend entsorgt.
- Die instrumentierende Pflegeperson ist für die Vollständigkeit und die sachgerechte Entsorgung des Instrumentariums zuständig.
- Schmutzige Operationswäsche und Müll werden in entsprechenden Säcken entsorgt.
- Zwischen den Operationen sollte eine Wischdesinfektion aller patientennahen Flächen, der Operationslampe und der benutzten Geräte erfolgen.
- Falls eine Drainage erforderlich ist, sollten geschlossene Drainagesysteme verwendet werden. Die Drainage wird neben der eigentlichen Operationswunde durch eine Stichwunde geführt, um die primäre Wundheilung nicht zu behindern.
- Die **perioperative Antibiotikaprophylaxe** wird für Operationen mit hohem Infektionsrisiko durchgeführt. Dazu erfolgt die parenterale Antibiotikaverabreichung erst kurz vor der Operation und sollte nach der Operation beendet werden. Es sollte kein weiteres Antibiotikum nach dem Wundverschluss aus prophylaktischen Gründen verabreicht werden.

Postoperative Wundversorgung

Die postoperative Überwachung des Patienten beinhaltet neben der zunächst engmaschigen Kontrolle der Vitalzeichen, des Bewusstseins und der Ausscheidungen die Beobachtung des Verbands, des Wundgebiets und der Sonden und Drainagen. Hygienische Anforderungen an den Verbandwechsel, die Durchführung und der Umgang mit Drainagen werden im Folgenden beschrieben.

Die postoperativen hygienisch-pflegerischen Zielsetzungen bezogen auf die Wunde sind:

- die Wunde vor Keimbefall zu schützen, eine Keimverschleppung zu vermeiden und/oder einen vorhandenen Keimbefall zu beseitigen
- eine schnellstmögliche komplikationslose Heilung des verletzten Gewebes zu erreichen
- den Verband bzw. die sterile Abdeckung der Wunde so auszuwählen und zu gestalten, dass die Wunde vor Einwirkungen von außen, insbesondere vor mikrobieller Kontamination und Verschmutzung, geschützt ist. Eventuell vorhandenes Sekret soll aufgesaugt und die Blutstillung unterstützt werden. Wundauflagen sind Medizinprodukte, ihre Auswahl orientiert sich am Zustand der Wunde. Sie müssen steril, gut verträglich und saugfähig sein.

Allgemeine hygienische Grundregeln für den Verbandwechsel

- Eine aseptische Vorgehensweise ist sicherzustellen, d.h. alle Materialien, die mit der Wunde direkt in Kontakt kommen, sind steril. Die **No-Touch-Technik**, d.h. keine direkte Berührung der Wunde, Wundumgebung oder des Verbands mit bloßen Händen, ist beim Verbandwechsel immer anzuwenden. Der Verbandwechsel erfolgt unter Verwendung von sterilen Instrumenten und/oder sterilen Handschuhen.
- Das durchführende Personal muss vor und nach dem Verbandwechsel eine hygienische Händedesinfektion durchführen.

- Um Keimverwirbelungen zu vermeiden, sollte während des Verbandwechsels das Patientenzimmer nicht von anderen Personen betreten werden, ebenso sollte Zugluft ausgeschlossen sein.
- Verbandwechsel sollten nicht zu häufig durchgeführt werden, da sie die Wundruhe stören und damit den Heilungsverlauf z. B. durch Zerstörung des Fibrinnetzes negativ beeinflussen können. Es genügt die tägliche Überprüfung des Verbands auf einen einwandfreien Zustand. Der erste Verbandwechsel bei einer primär geschlossenen Wunde sollte aus hygienischer Sicht frühestens nach 24 bis 48 Stunden durchgeführt werden.
- Bei durchnässten oder sichtbar kontaminierten Verbänden oder bei Symptomen, die auf eine Infektion hinweisen können (Fieber, Wundschmerz), sollten unverzüglich ein Verbandwechsel und die Wundinspektion auf Infektionszeichen erfolgen.
- Sprechen, Husten und Niesen auf ein steriles Arbeitsfeld oder bei der Wundversorgung sind zu unterlassen.
- Sekret aus einer infektionsverdächtigen Wunde sollte mikrobiologisch untersucht werden.
- Bezüglich der Arbeitsorganisation können Verbandwagen oder Tabletts genutzt werden. Der Einsatz verschiedener Verbandwagen für aseptische und infizierte Wunden ist nicht erforderlich. Entscheidend ist, den Wagen vor Kontamination zu schützen und ggf. desinfizierend zu reinigen. Bei engen Patientenzimmern ist es deshalb sinnvoll, statt des Wagens ein Verbandtablett zu benutzen.

Die Reihenfolge der Verbandwechsel ist festzulegen:

1. nicht kontaminierte, aseptische Wunden (z. B. Knochen-OP)
2. bedingt aseptische Wunden (z. B. Eingriffe am Urogenitaltrakt)
3. kontaminierte Wunden (z. B. offene Frakturen)
4. septische (infizierte) Wunden (z. B. operative Eingriffe bei Abszessen, bei Patienten mit multiresistenten Keimen)

- Die Arbeitsfläche wird so platziert, dass sie sich neben der Pflegekraft befindet, nicht hinter ihr. Unsterile Materialien sollten sich patientennah, sterile Materialien patientenfern befinden. Durch diese Materialanordnung wird ein »Übergreifen« über sterile Materialien vermieden, z. B. beim Abwerfen gebrauchter Verbandstoffe.
- Der Verbandwechsel sollte von qualifizierten Personen und bevorzugt zu zweit durchgeführt werden.
- Der Verbandwechsel bei infizierten Wunden kann in großem Umfang zu einer Keimverbreitung beitragen. Deshalb sind Patienten mit infizierten Wunden getrennt von Patienten mit nicht kontaminierten Wunden unterzubringen.
- Gebrauchtes Verbandmaterial ist in einem verschlossenen Behältnis (Müllbeutel) zu entsorgen.
- Benutzte Instrumente sind sofort in einer Entsorgungsbox für Instrumente abzulegen und zügig der Aufbereitung zuzuführen.

Material

Alle Materialien, die in direkten Kontakt mit der Wunde kommen, müssen steril sein. Zur Lagerung des Materials wird der Verbandwagen benutzt, der im Weiteren auch zum Transport und zur Vorbereitung des Verbandwechsels dient (Tab. 18-2, S. 282).

Praktische Durchführung des Verbandwechsels

- **Schutzmaßnahmen des Pflegepersonals:**
  - Die hygienische Händedesinfektion erfolgt bereits vor der Materialvorbereitung.
  - Zum Entfernen des Verbands werden Einmalhandschuhe getragen. Ein Mund-

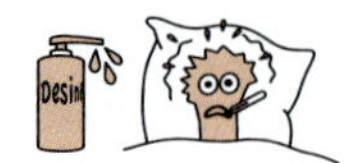

Nasen-Schutz ist bei der Versorgung großflächiger Wunden, eine Haarabdeckung bei großflächigen, stark infektionsgefährdeten oder bereits infizierten Wunden erforderlich. Bei einem Verbandwechsel einer infizierten Wunde ist eine Einmalschürze zum Schutz der Berufskleidung zu tragen. Handschuhe, Mund-Nasen-Maske, Schutzkittel und gegebenenfalls ein Augenschutz sind zur Verminderung des Infektionsrisikos für die durchführende Person bei Verbandwechseln bei AIDS-, Hepatitis- und MRSA-Patienten erforderlich.

- **Patientenvorbereitung:**
  - Information des Patienten
  - Bei zu erwartenden Schmerzen bei der Wundversorgung ist etwa 30 Minuten vor dem Verbandwechsel ein Analgetikum auf Arztanordnung zu verabreichen.
  - Die Lagerung sollte so gestaltet sein, dass sie für den Patienten bequem und das Wundgebiet gut zugänglich ist.
  - Falls erforderlich, z. B. bei einer Wundspülung, Einmalunterlagen als Bettschutz einbringen.
- **Praktische Durchführung:** siehe Tabelle 18-3
- **Allgemeine Hinweise zum Umgang mit Drainagesystemen:**
  - Wunddrainagen haben die Aufgabe, Blut, Sekrete sowie Zell- und Gewebereste abzuleiten. Damit wird der Bildung von Hämatomen und Seromen vorgebeugt, die ideale Vermehrungsorte für Mikroorganismen darstellen.
  - Eine Wunddrainage schafft eine Verbindung zwischen der Wunde und der kontaminierten Umgebung. Dadurch besteht das potenzielle Risiko einer Wundinfektion. Abhängig von der Liegedauer steigt das Risiko der bakteriellen Kontamination des primär sterilen Drains an.
  - Das Anlegen einer Wunddrainage ist Bestandteil des operativen Eingriffs.
  - Bei den Wunddrainagesystemen sind offene, halb offene und geschlossene Systeme zu unterscheiden. Offene Drainagen leiten das Sekret über ein Drainagerohr direkt in den Verband, dadurch besteht ein hohes zusätzliches Infektionsrisiko für den Patienten. Offene Drainagen sollten aus infektionsprophylaktischer Sicht vermieden werden. Bei der halb offenen Drainage ist das Drainagerohr mit einem Auffangbeu-

Tab. 18-2 Beispiele für sterile und unsterile Verbandmaterialien

Steriles Material	Unsteriles Material
• anatomische und chirurgische Pinzetten zur Verbandabnahme, Reinigung, Aufbringen der Wundauflage • ggf. Scheren, Skalpelle, Klammerentferner • Knopfkanüle, -sonden zum Sondieren der Wundhöhle und zum Spülen • Spritzen und Spülflüssigkeiten (Ringer-Lösung) • Tupfer zur Wundreinigung • entsprechende Wundauflagen • Handschuhe • ggf. Abdecktücher	• Fixiermaterialien • Verbandscheren • Einmalhandschuhe • Abfallbehälter • Entsorgungsbox für gebrauchte Instrumente • Händedesinfektionsmittel • erweiterte Schutzkleidung, wie Mund-Nasen-Schutz, Einmalschutzschürze

Tab. 18-3 Durchführung des aseptischen und septischen Verbandwechsels im Vergleich

Aseptischer Verbandwechsel (Verbandwechsel bei nicht kontaminierter Wunde)	Durchführung	Septischer Verbandwechsel (Verbandwechsel bei kontaminierter/infizierter Wunde)
	• **Entfernen des Verbandes** mit unsterilen Einmalhandschuhen • mit steriler Pinzette unterste Wundauflage entfernen • bei verklebter Wundauflage diese mit Ringer-Lösung befeuchten, bis sie sich leicht abnehmen lässt • **Kontrolle der Wundauflage auf Absonderungen** • benutzte Pinzette in Entsorgungsbox ablegen • Handschuhe ausziehen, in Abwurf entsorgen • hygienische Händedesinfektion	
• z. B. Blutverkrustung durch geringe Nachblutung	• **Wundinspektion**	• Beschaffenheit des Exsudats (serös, blutig, eitrig)
• mit steriler Pinzette und sterilen Tupfern oder einem sterilen Watteträger • **Wundreinigung** erfolgt **von innen nach außen**, um eine Keimverschleppung aus der Wundumgebung in die Wunde zu vermeiden • eine Desinfektion der Wundumgebung ist in der Regel nicht erforderlich	• **Reinigung der Wunde und der Wundumgebung**	• Einmalhandschuhe anziehen (neues Paar) • mit steriler Pinzette und mit Ringer-Lösung befeuchteten sterilen Tupfern • **Reinigung** erfolgt **von außen nach innen**, um zu verhindern, dass die Wunde besiedelnde Keime in die Umgebung gelangen; die Anwendung eines gut verträglichen Desinfektionsmittels (wirksam, wenig zelltoxisch, nicht schmerzauslösend) erfolgt nach strenger Indikationsstellung • zur effektiven Wundreinigung Spülungen mit Ringer-Lösung • die Wundbehandlung erfolgt auf ärztliche Anordnung

Fortsetzung auf S. 284

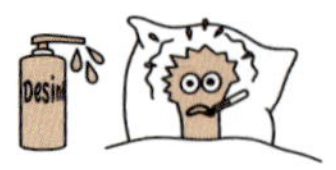

Tab. 18-3 (Fortsetzung)

Aseptischer Verbandwechsel (Verbandwechsel bei nicht kontaminierter Wunde)	Durchführung	Septischer Verbandwechsel (Verbandwechsel bei kontaminierter/infizierter Wunde)
	• **benutzte Instrumente in Entsorgungsbox ablegen, benutztes Material in entsprechenden Abwurf**	
• aseptisches Aufbringen eines Wundschnellverbands • Eine aseptische Wunde, die primär verheilt, ist unter optimalen Bedingungen nach 24–48 Stunden oberflächlich verschlossen. Damit besteht wieder eine natürliche Barriere gegen Infektion von außen.	• **Aufbringen der neuen Wundauflage(n)** mit steriler Pinzette und **Fixierung**	• Verwendung besonders saugfähiger Wundauflagen • hautschonende Fixierung
	• **Lagerung des Patienten** • **Entsorgung der gebrauchten Materialien** • **hygienische Händedesinfektion** • **Dokumentation** (beinhaltet die Beschreibung der Wundsituation, die Art der Wundbehandlung, Verbandwechselhäufigkeit)	

tel gekoppelt. Bei einem geschlossenen Wunddrainagesystem sind Drainagerohr und Sekretsammelsystem untrennbar miteinander verbunden.

- Geschlossene Wunddrainagesysteme sind aus hygienischer Sicht zu bevorzugen.
- Drainagen sollen nicht über die Operationswunde, sondern über eine separate Inzision gelegt werden.
- Der Sekretfluss über eine Wunddrainage muss mehrmals täglich kontrolliert werden.
- Damit Wunddrainagen nicht Ursache einer exogenen Wundinfektion werden, ist hygienische Sorgfalt beim Umgang mit dem benutzten System unbedingt erforderlich.
- Die Auffangbehälter sollten nicht routinemäßig gewechselt werden, da mit jeder Manipulation die Kontaminationsgefahr steigt. Beim Wechsel der Auffangbehälter sind aus Gründen des Personalschutzes Handschuhe zu tragen.
- Um ein Zurückfließen eventuell kontaminierter Flüssigkeit zu vermeiden, soll der

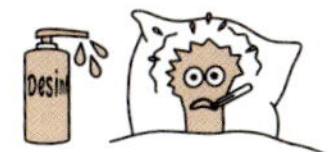

Sekretauffangbeutel nicht über das Austrittsniveau der Drainage angehoben werden.

- Jede Manipulation am Drainagesystem erfolgt unter aseptischen Bedingungen, eine hygienische Händedesinfektion ist vor und nach Kontakt durchzuführen.
- Im Rahmen des Verbandwechsels ist eine Inspektion der Drainageaustrittstellen und gegebenenfalls eine Reinigung vorzunehmen. Eine aseptische Vorgehensweise ist zwingend erforderlich.
- Drainagen wirken als Fremdkörper, entsprechend sollten sie so früh wie möglich entfernt werden.

18.3.4 Probengewinnung zur mikrobiologischen Diagnostik

Nach Entfernen von Belägen wird mit einem Abstrichtupfer aus der Tiefe der Wunde Material entnommen. Bei Verdacht auf eine Pilzinfektion wird mit dem scharfen Löffel Material von der Haut oder aus den Rändern chronischer Wunden entnommen. Der Abstrichtupfer wird in das Transportmedium gesteckt und fest verschlossen. Die Probe sollte unverzüglich in das Labor gebracht werden; falls nicht sofort möglich, ist eine Zwischenlagerung im Kühlschrank bei 4–6 °C erforderlich.

(weitere Informationen: »Prävention postoperativer Infektionen im Wundgebiet« – Empfehlung der Kommission für Krankenhaushygiene und Infektionsprävention, Bundesgesundheitsblatt – Gesundheitsforschung – Gesundheitsschutz 3/2007)

18.4 Bakteriämie und Sepsis

Bei der Sepsis handelt es sich um ein schweres Krankheitsbild, das mit einer verlangerten Krankenhausverweildauer und einer erhöhten Letalität (bis zu 25 % der Patienten mit Venenkatheterinfektionen versterben) einhergeht. In einer Studie, an der 25 Intensivstationen teilgenommen haben, wurde eine mittlere Sepsisrate von 2,2 je 1 000 Kathetertage ermittelt.

Bakteriämie und Sepsis sind voneinander abzugrenzen:

Bakteriämie: Erreger (Bakterien, Pilze) können zeitweilig im Blut nachgewiesen werden, ohne dass es zu einer Vermehrung kommt. Auch die üblichen Infektionszeichen (Fieber, Schüttelfrost) fehlen.

Häufig beschrieben wird die Bakteriämie bei zahnärztlichen Eingriffen, z. B. Zahnextraktion. Aber auch beim Zähneputzen oder Kaugummikauen sind Erreger im Blut nachweisbar. Üblicherweise werden dann die Leukozyten aktiv und beheben das »Problem«.

Bei Patienten mit Herzerkrankungen (z. B. angeborene/erworbene Herzfehler, künstliche Herzklappen) können die Erreger aber auch zur Endokarditis führen. Empfohlen wird in diesen Fällen eine Antibiotikaprophylaxe vor zahnärztlich-chirurgischen Eingriffen.

Bei abwehrgeschwächten Patienten können Erregereinschwemmungen auch zur Sepsis führen.

Sepsis (Blutvergiftung): Klinischer Befund mit Symptomen wie Fieber ≥ 38 °C, Schüttelfrost, systolischer Blutdruckabfall ≤ 90 mmHg und Oligurie ≤ 20 ml/Stunde; Erreger werden durch Blutkulturen nachgewiesen. Die Blutkulturen sind aber nicht immer positiv, da Zellwandbestandteile von Bakterien, so genannte Endotoxine, die Symptome auslösen können.

Da die Bakteriämie bei der Infektionsprävention eine untergeordnete Rolle spielt, wird nur auf die Sepsis eingegangen. Es gibt eine primäre und sekundäre Sepsis. Bei einer primären Sepsis werden Erreger in der Blutkultur nachgewiesen, ohne dass eine Infektion mit demselben Erreger an einer anderen Körperstelle vorliegt. Venenkatheter und arterielle Katheter sind die häufigsten Ursachen für eine primäre nosokomiale Sepsis.

Bei der sekundären Sepsis werden in der Blutkultur Erreger nachgewiesen und gleichzeitig

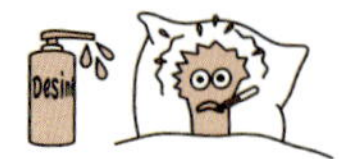

besteht eine Infektion mit demselben Erreger an einer anderen Körperstelle. Vorwiegend entsteht sie durch Streuen von Mikroorganismen, ausgehend von infizierten Wunden, Infektionen des Urogenitalsystems oder pneumonischen Infiltraten. Sie stellt damit eine Komplikation bei bestehender Infektion dar.

! Invasive Maßnahmen durchbrechen natürliche Körperbarrieren. Damit besteht eine Verbindung zwischen normalerweise keimfreien Körperhöhlen und der physiologischerweise besiedelten Körperoberfläche und Umgebung. Das Infektionsrisiko ist proportional zur Liegedauer der »künstlichen« Verbindung.

18.4.1 Risikofaktoren

Exogene Risikofaktoren sind:

- Anlage eines zentralen Venenkatheters
- weitere invasive Maßnahmen wie Intubation, Blasenverweilkatheter, Operationen
- defizitäre Hygiene bei Pflegemaßnahmen

Endogene Risikofaktoren sind:

- niedriges (< 1 Jahr) oder hohes Lebensalter (> 60 Jahre)
- immunsuppressive Therapie
- nicht intakte Haut, z. B. bei Verbrennungen
- schwere Grundkrankheiten

18.4.2 Erregerspektrum

Häufige Erreger primärer und sekundärer Sepsis sind:

- koagulasenegative Staphylokokken
- Staphylococcus aureus
- Enterokokken
- Candida albicans

18.4.3 Pathogenese Gefäßkatheter-assoziierter Infektionen

In der Natur leben Mikroorganismen überwiegend in Form von so genannten Biofilmen (auch als »Schleimschicht«, »Belag« oder »Aufwuchs« bezeichnet) auf unterschiedlichen organischen und anorganischen Oberflächen. Diese entstehen, wenn Mikroorganismen sich an Grenzflächen ansiedeln; entscheidend ist die Kolonisation der Oberfläche. So gelingt es Mikroorganismen oft schon innerhalb von 24 Stunden, an den Oberflächen von Gefäßkathetern Biofilme zu bilden, in denen sie lebensfähig und metabolisch aktiv sind.

Zusätzlich bewirken Schleimsubstanzen, dass die Mirkoorganismen im Biofilm von der körpereigenen Abwehr nicht mehr angreifbar sind. Ein Beispiel für einen Biofilm sind die Plaques, die sich auf den Zähnen bilden. Verhindert werden kann die Biofilmbildung nicht, jedoch kann durch gezielte Infektionspräventionsmaßnahmen die Häufigkeit und die bakterielle Besiedelung von Biofilmen verringert werden (s. auch Abschnitt »Zentraler Venenkatheter«, S. 288 ff.).

18.4.4 Prävention primärer Bakteriämien

Da ein Drittel aller primären Bakteriämien auf intravasale Katheter zurückzuführen ist, wird schwerpunktmäßig die Prävention Gefäßkatheter-assoziierter Infektionen behandelt. Die folgende Darstellung legt den Schwerpunkt auf die hygienerelevanten Aspekte zum Umgang mit peripheren Venenverweilkanülen und zentralen Venenkathetern. Auf den Umgang mit arteriellen Kathetern, Pulmonalarterien-, Nabelgefäß- und Dialysekathetern wird bewusst nicht eingegangen.

Ein kurz- oder längerfristiger Zugang zum venösen Gefäßsystem ist bei der Hälfte der Krankenhauspatienten aus therapeutischen oder diagnostischen Gründen erforderlich. Der be-

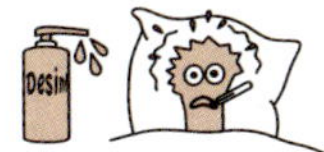

handelnde Arzt entscheidet über die Art des Venenzugangs. Folgende Venenzugänge sind zu unterscheiden:

- periphere Venenverweilkanüle
- zentraler Venenkatheter
- implantierbare Kathetersysteme (Portsystem)

Unabhängig von der Art des Venenzugangs ist die hygienische und pflegerische Zielsetzung:

- Infektionsverhütung im Punktionsgebiet
- Vermeidung einer Keimverschleppung über den Venenzugang in den Körper
- Verhütung thrombotischer und embolischer Komplikationen

Periphere Venenverweilkanüle

- **Indikation:**
  - kurzzeitige Behandlung mit Infusionslösungen, z. B. postoperativ oder zur Flüssigkeitssubstitution
  - mehrmals täglich Behandlung mit Antibiotika über Kurzinfusion oder intravenöse Medikamentenapplikation
- **Punktionsorte:** bevorzugt Venen der Handrücken und Unterarme bei Erwachsenen, bei Kleinkindern sollen periphere Verweilkanülen an der Kopfhaut, an der Hand oder am Fuß angelegt werden
- **Komplikationen:**
  - Obstruktion (Verschluss) der Kanüle
  - Phlebitis (Rötung, Schwellung, Schmerz an der Einstichstelle)
  - Weichteilinfektion
  - Septikämie
- **Infektionsprophylaktische Maßnahmen:**
  - Eventuell ist eine hautschonende Haarentfernung mittels Elektrorasierer an der gewünschten Punktionsstelle erforderlich.
  - Hinsichtlich des Kathetermaterials sollten Verweilkanülen aus Polytetraflourethylen (PTFE) oder Polyurethan gegenüber solchen aus PVC bevorzugt werden.
  - Vor Legen der Verweilkanüle ist eine hygienische Händedesinfektion durchzuführen.
  - Durchführung der Hautantiseptik, Aufsprühen und Abwischen zur Entfernung der Hautfette unter Berücksichtigung der Einwirkzeit, danach soll die erneute Palpation der voraussichtlichen Punktionsstelle mit den Händen unterbleiben.
  - Anlegen von Einmalhandschuhen zum Personalschutz (Unfallverhütungsvorschriften [UVV] Gesundheitsdienst; s. auch Kap. 12 Abschnitt »Regelwerke«, S. 180).
  - Die aseptische Vorgehensweise beim Legen ist sicherzustellen.
  - Die Punktionsstelle muss steril abgedeckt werden.
  - Es können sowohl sterile Transparentverbände als auch sterile undurchsichtige Gazeverbände verwendet werden. Der Vorteil von transparenten Verbänden ist, dass man die Einstichstelle optisch beurteilen kann und der Verband sicher fixiert ist, sodass es weniger zu Fehllagen der Verweilkanüle kommt. Unsterile Pflasterstreifen sind nach Anbruch schnell bakteriell kontaminiert und sollten nicht einstichnah zur Fixierung benutzt werden.
  - Bei Fehlpunktion ist ein Wechsel der Verweilkanüle für den erneuten Punktionsversuch zwingend erforderlich.
  - Blutreste am Konnektor, ein durchgebluteter oder durchfeuchteter Verband sollten unverzüglich entfernt bzw. gewechselt werden, da Blut ein optimales Nährmedium für Keime darstellt.
  - Notfallmäßig gelegte periphere Verweilkanülen sollten innerhalb von 24 Stunden gewechselt werden, wenn davon auszugehen ist, dass bei der Erstplatzierung nur eingeschränkte aseptische Bedingungen gegeben waren.
  - Venenverweilkanülen können so lange liegen bleiben, wie sie klinisch benötigt werden und keine Komplikationszeichen fest-

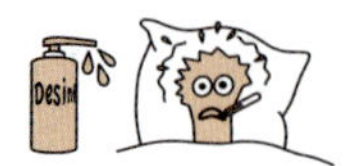

stellbar sind. Eine sofortige Entfernung der Venenverweilkanüle ist erforderlich bei Vorliegen einer sichtbaren Phlebitis.
- Ein routinemäßiger Wechsel der Transparent- und Gazeverbände ist nicht erforderlich; lediglich bei Verschmutzung, Durchfeuchtung oder Ablösung sollte man den Verband wechseln. Die Transparentverbände sollten täglich inspiziert, bei Gazeverbänden sollte die Einstichstelle im Hinblick auf Druckschmerz palpiert werden.
- Auf die Einstichstelle sollten keine antibakteriellen Cremes oder Salben aufgebracht werden, da eine Kolonisierung mit resistenten Keimen gefördert wird. Falls erforderlich, ist die Einstichstelle mit steriler 0,9 %iger NaCl-Lösung und sterilem Tupfer zu reinigen.
- Für den Verbandwechsel gilt: **No-Touch-Technik** oder mit sterilen Handschuhen arbeiten.
- Vor jeder Manipulation an der Verweilkanüle oder der Punktionsstelle ist eine hygienische Händedesinfektion erforderlich.
- Unnötige Manipulationen sind zu vermeiden.
- Bei intravenöser Verabreichung von Medikamenten in Intervallform können Verweilkanülen mit einem passenden sterilen Mandrin, einem Hilfsmittel zum Einführen von Kathetern und Tuben, oder sterilen Verschlussstopfen verschlossen werden. Zur Intervallspülung ist sterile Elektrolytlösung ausreichend, die Verwendung einer verdünnten Heparinlösung zeigt keinen Vorteil. Die Pflegeperson sollte dabei zum Eigenschutz Handschuhe tragen. Bei einem Verschluss über 24 Stunden sollte der Gazeverband täglich gewechselt werden und die Einstichstelle inspiziert werden.
- Der Patient ist über entsprechende Verhaltensregeln zu informieren.

Zentraler Venenkatheter (ZVK)

Der zentrale Venenkatheter (ZVK) liegt, unabhängig vom Punktionsort, mit der Katheterspitze in der oberen Hohlvene vor dem rechten Vorhof des Herzens. Durch Gefäßzugänge verursachte Infektionen gehen zu 90 % auf zentrale Venenkatheter zurück.

- **Indikation:**
  - parenterale Ernährung
  - kontinuierliche Infusion konzentrierter Pharmaka
  - schnell erforderliche Volumensubstitution
  - Messung des zentralen Venendrucks
  - wenn andere Zugangswege zum venösen System nicht möglich sind, z.B. durch Schock, Verbrennungen, multiple Extremitätenfrakturen
- **Häufige Zugangswege:**
  - peripher: Vena basilica, Vena cephalica
  - zentral: Vena jugularis externa und interna, Vena subclavia

Der Zugangsweg über die Vena subclavia weist die niedrigste Infektionsrate auf.

- **Katheterarten:** Venenkatheter stehen in unterschiedlichen Längen, Materialien und als ein- und mehrlumige Katheter zur Auswahl. Mehrlumige Venenkatheter ermöglichen gleichzeitig kontinuierliche Infusion und eine zentrale Venendruck-Messung (ZVD), ebenso können Substanzen, die sich gegenseitig inaktivieren, getrennt angeschlossen werden. Zentrale Venenkatheter aus Silikon bzw. Polyurethan und wenn möglich Single-Lumen-Katheter sind aus hygienischer Sicht zu bevorzugen.
- **Eintrittspforten für Mikroorganismen:** Eine Kolonisierung der Katheterspitze durch potenziell pathogene Erreger (Abb. 18-5) ist möglich:
  - **extraluminal** durch Kolonisierung der Einstichstelle, wobei die Keime der Hautflora an der Außenseite des Katheters in die Tiefe wandern

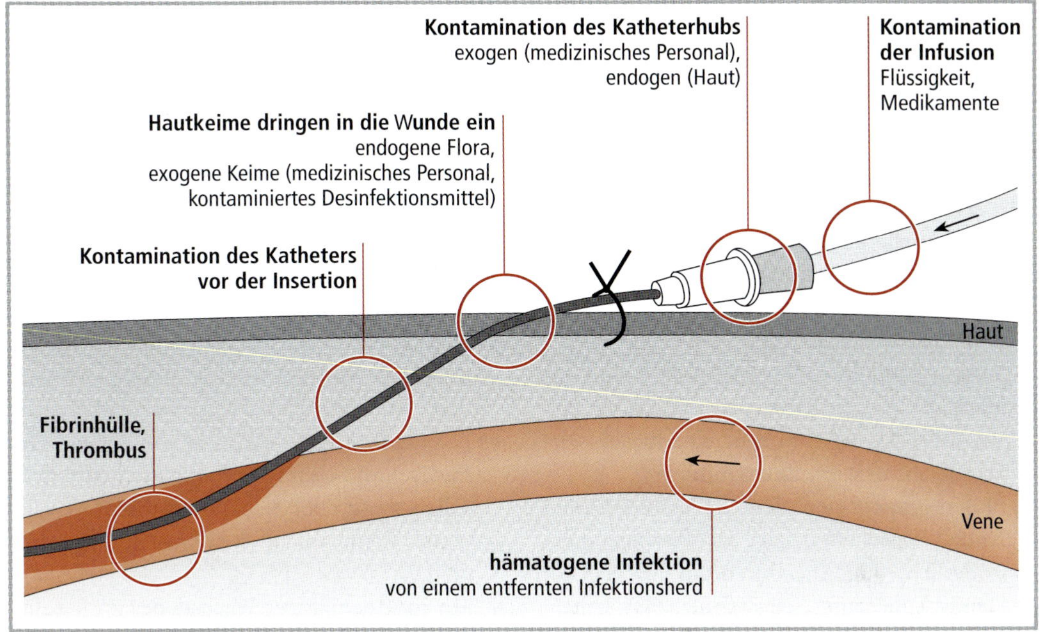

Abb. 18-5 Zugangswege für Mikroorganismen bei einem Venenkatheter (nach: Daschner F. Praktische Krankenhaushygiene und Umweltschutz. 2. Aufl. Heidelberg: Springer 1997)

- **intraluminal** durch Kontamination des Katheteransatzstücks (engl.: hub), z. B. bei Diskonnektion oder durch eine kontaminierte Infusionslösung
- **hämatogen** durch Streuung aus einem Infektionsherd in die Blutbahn

- **Infektionsprophylaktische Maßnahmen:** Infektionsprophylaktische Maßnahmen erstrecken sich auf das Legen des ZVK, den Umgang mit dem liegenden ZVK, Verbandtechniken und die hygienischen Anforderungen an die Infusionstherapie.

Das **Legen eines ZVK** kommt einem chirurgischen Eingriff gleich und sollte unter operationsähnlichen Bedingungen erfolgen. Aus hygienischer Sicht bedeutet das:

- Bei erforderlicher Haarentfernung sollte dies bevorzugt mit einer elektrischen Haarschneidemaschine erfolgen. Bei der mit Einmalrasierern vorgenommenen Haarrasur besteht die Gefahr, Mikroläsionen zu setzen, woraus sich eine Kolonisation der Punktionsstelle ergeben kann.
- hygienische, gegebenenfalls chirurgische Händedesinfektion
- sterile Einmalhandschuhe, steriler Kittel, Haarschutz und Mund-Nasen-Schutz
- Richten der benötigten Materialien auf einer sterilen Arbeitsfläche
- sorgfältige Hautantiseptik, in der Regel mit einem alkoholischen Hautdesinfektionsmittel mittels sterilem Tupfer, die Mindesteinwirkzeit ist zu beachten
- Abdecken der Punktionsstelle mit einem sterilen Lochtuch
- Das Legen des Venenkatheters muss unter streng aseptischen Bedingungen und zu zweit erfolgen. Die Durchführung obliegt grundsätzlich dem ärztlichen Personal.
- Eine Fehlpunktion macht den Wechsel des Punktionsbesteckes erforderlich.

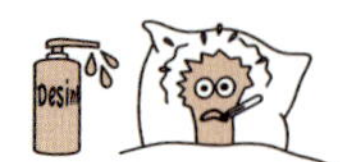

  - Die sichere Fixierung des äußeren Katheteranteils erfolgt entweder durch einen Pflastersteg oder eine Hautnaht. Bei der Fixierung durch eine Hautnaht ist zu bedenken, dass mit der Durchstichstelle zusätzlich eine Eintrittspforte für Keime geschaffen wird.
  - Eventuelle Blutverschmutzungen müssen vor Aufbringen des Verbands entfernt werden.

Im Umgang mit einem liegenden ZVK sind folgende Aspekte zu beachten:

- Vor jeder Manipulation ist eine hygienische Händedesinfektion durchzuführen.
- Blutentnahmen aus dem ZVK sollten dem Notfall vorbehalten sein! Falls zwingend erforderlich, trägt die durchführende Person Handschuhe zum Selbstschutz. Um Untersuchungsergebnisse nicht zu verfälschen, z. B. durch Reste der Infusionslösung, müssen zunächst 10 ml Blut entnommen und verworfen werden. Blutreste an den Konnektionsstellen müssen entfernt werden. Die Durchgängigkeit des Katheters ist anschließend wieder sicherzustellen.
- Die Infusionszufuhr über den ZVK sollte wegen der Gefahr der Thrombosierung nicht unterbrochen werden. Das jedoch häufig praktizierte »Abstöpseln« des ZVK muss hinsichtlich der noch bestehenden Indikation für den ZVK kritisch hinterfragt werden.
- Die Unterbrechung von ZVK und Infusionssystem sollte nur in Ausnahmefällen erfolgen. Falls erforderlich, ist der ZVK vor Diskonnektion abzuklemmen und der Patient flach zu lagern, um eine Luftembolie bei bestehender Hypovolämie zu vermeiden. Zudem ist die für mikrobielle Besiedelung meist gefährdete Stelle eines Infusionssystems die Konnektion zwischen Katheter bzw. Verweilkanüle und dem Infusionsbesteck. Daher sollte sie nicht unnötig geöffnet werden. Die Richtlinie Krankenhaushygiene macht »keine Aussage zur Desinfektion von Katheteransatzstücken bzw. Dreiwegehähnen vor der Dis- bzw. Rekonnektion«.
- Zur Spülung zentraler Venenkatheter sollte, falls erforderlich, sterile physiologische Kochsalzlösung verwendet werden. Heparinlösungen sollten aufgrund möglicher Blutungskomplikationen vermieden werden.
- Der Umgang mit dem ZVK ist nur geschulten, entsprechend qualifizierten Pflegemitarbeitern vorbehalten.
- Der Patient muss über Verhaltensregeln und mögliche Komplikationen informiert werden.
- Lokale Antibiotika in Form von Salben oder Puder zum Schutz der Kathetereintrittsstelle sollen wegen der Selektion antibiotikaresistenter Keime nicht zur Anwendung kommen.
- Ein routinemäßiger Wechsel des ZVK sollte nicht erfolgen, lediglich bei Verdacht auf eine Venenkathetersepsis und eine Tunnelinfektion. Es sollte regelmäßig erneut geprüft werden, ob die Indikation für einen zentralen Venenkatheter noch gegeben ist, denn mit der Liegedauer steigt das Risiko für eine Gefäßkatheter-assoziierte Infektion. Venenkatheter, die unter eingeschränkten aseptischen Bedingungen in Notfallsituationen gelegt wurden, sollten baldmöglichst gewechselt werden.
- Die Kathetereintrittsstelle sollte täglich inspiziert und auf Entzündungszeichen hin beobachtet werden.
- Bei Vorliegen lokaler Entzündungszeichen, wie Rötung, Sekretaustritt aus der Punktionsstelle, bei Verdacht auf eine katheterbedingte Bakteriämie, bei ungeklärter Temperaturerhöhung oder bei Vorliegen eines Durchflusshindernisses ist der ZVK sofort zu entfernen.
- Nach Desinfektion der Eintrittsstelle wird der ZVK durch den Arzt entfernt. Nur bei Verdacht auf eine katheterbedingte Sepsis wird zur mikrobiologischen Untersuchung die Katheterspitze steril gewonnen. Dazu

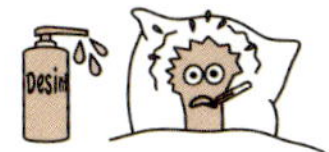

sind sterile Pinzette, Schere und Probengefäß vorzubereiten. Das Hautdesinfektionsmittel muss vollständig abgetrocknet sein, da mögliche Rückstände des Desinfektionsmittels an der Katheterspitze das Ergebnis verfälschen können. Bei Verdacht auf Kontamination der Infusionslösung oder des Infusionsbesteckes werden auch diese einer mikrobiologischen Untersuchung zugeführt.

Es stehen verschiedene ZVK-Verbandtechniken zur Verfügung:

- Gazeverband mit sterilen Kompressen und Klebevlies (z.B. Fixomull®): Aufgrund der Nachblutungstendenz ist die Anwendung dieser Variante in den ersten 24 Stunden nach Legen des ZVK sinnvoll. Bei gegebenenfalls unkooperativen Patienten ist bei dieser Verbandtechnik eine sichere Fixierung des Venenkatheters zu gewährleisten. Bei **Gazeverbänden** ist die Einstichstelle **täglich zu palpieren**, ein Verbandwechsel ist alle 48 bis 72 Stunden durchzuführen. Bei beatmeten oder bewusstseinsgestörten Patienten ist der tägliche Verbandwechsel erforderlich. Tastbare Schwellung, Druckschmerzhaftigkeit oder Fieber unklarer Ursache machen eine Sichtkontrolle erforderlich. Bei Verschmutzung, z.B. durch Blut, oder Durchfeuchtung muss der Verbandwechsel unverzüglich erfolgen.
- Transparenter Folienverband (z.B. Cutifilm®): Alternativ stehen atmungsaktive, transparente Folienverbände zur Verfügung, die mehrere Tage auf der Einstichstelle verbleiben können (Wechsel nach spätestens 7 Tagen) und eine Beurteilung der Punktionsstelle jederzeit ermöglichen. Hinzuweisen ist auf das falten- und blasenfreie Anmodellieren der Folie, gegebenenfalls unter Verwendung einer Applikationshilfe. Vor Aufbringen der Folie muss nach erfolgter Reinigung und Hautantiseptik der Hautbereich völlig trocken sein, da ansonsten die Klebefähigkeit reduziert ist. Bei stark schwitzenden Patienten kann sich eine feuchte Kammer bilden, dies macht gegebenenfalls eine andere Verbandtechnik erforderlich.

Unabhängig von der Verbandtechnik gelten folgende allgemeine Regeln hinsichtlich des Verbands:

- aseptische Vorgehensweise
- Inspektion und Beurteilung des Punktionsgebietes, entsprechende Dokumentation
- bei Rötung, Schwellung oder Sekretaustritt sollte unverzüglich ein Arzt informiert werden
- Applikation von Antiseptika, bevorzugt alkoholische Hautdesinfektionsmittel, auf die Einstichstelle beim Verbandwechsel
- entsprechende Lagerung des Patienten
- gegebenenfalls Infusionssystem, Ansatzstücke, 3-Wege-Hähne in Verbindung mit Verbandwechsel erneuern

Studien belegen: Die Anlage und Pflege von Venenkathetern durch speziell geschultes Personal, sog. »Katheter-Teams«, wie in den USA üblich, führt zu einer deutlichen Reduktion der Gefäßkatheter-assoziierten Infektionen.

Die **kontinuierliche Fortbildung des Personals** über Indikation, Anlage, Pflege und erforderliche Infektionskontrollmaßnahmen zur Prävention Gefäßkatheter-assoziierter Infektionen wird nachdrücklich empfohlen (Kategorie I A). Durch mögliche mikrobielle Kontamination von Infusionslösungen, Infusionssystemen und Katheteransatzstücken kann auch die **Infusionstherapie** zur Quelle einer nosokomialen Infektion werden.
Hygienische Anforderungen an die Infusionstherapie sind:

- Eine desinfizierte, ausreichend Platz bietende Arbeitsfläche ist Voraussetzung.
- Sichtkontrolle der Infusionsflasche vor Zubereitung der Infusion, z.B. auf Haarrisse, Trübung oder ähnliche Veränderungen
- Kontrolle des Verfalldatums

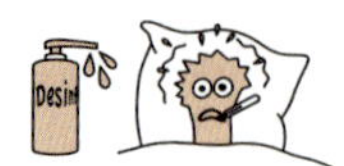

- Die Zumischung von Medikamenten erfolgt unter aseptischen Bedingungen unmittelbar vor der Verabreichung. Vor Durchstechen des Gummistopfens ist dieser mit einem alkoholischen Desinfektionsmittel zu desinfizieren.
- Die Infusion ist unmittelbar bis maximal 1 Stunde vor der Applikation vorzubereiten, da sich selbst in nährstoffarmen Infusionslösungen fakultativ pathogene Erreger vermehren können.
- Vor Infusionszubereitung und allen Manipulationen am Infusionssystem ist eine hygienische Händedesinfektion durchzuführen.
- Das Tragen von Einmalhandschuhen zum Selbstschutz des Personals ist bei allen Manipulationen am Infusionssystem erforderlich, wenn ein Blutkontakt nicht auszuschließen ist.
- Blutverkrustungen an Konnektionsstellen müssen entfernt werden, da sie ein gutes Nährmedium für Keime darstellen.
- Wenn keine Erfordernis mehr besteht, sollten Konnektionsstellen, wie 3-Wege-Hähne, Hahnbänke und Mehrfachkonnektoren, auf das notwendige Maß reduziert werden. Ungenutzte Konnektionsstellen sind flüssigkeitsgefüllte »Toträume«, in denen eine Erregervermehrung möglich ist.
- Die Empfehlungen zum Wechselintervall von Infusionssystemen variieren. Infusionssysteme für Lipidlösungen sollen nach jeder Lipidinfusion, spätestens nach 24 Stunden, gewechselt werden, Infusionssysteme aller anderen Lösungen spätestens nach 72 Stunden. Kontaminierte Infusionssysteme sind unverzüglich auszuwechseln.
- Parenterale Ernährungslösungen, insbesondere Lipidlösungen, sollten innerhalb von 12 Stunden einlaufen, andere Infusionslösungen innerhalb von 24 Stunden, da Infusionslösungen optimale Wachstumsbedingungen für Keime bieten.
- **Blut** und **Blutprodukte** müssen innerhalb von 6 Stunden transfundiert werden, es sollte ein gesonderter Gefäßzugang gewählt werden. Es kommen besondere Infusionssysteme mit genormten Standardfiltern (Transfusionsbesteck) zur Anwendung.
- Die **Diskonnektion** von Infusionssystemen ist zu beschränken. Zuvor ist eine hygienische Händedesinfektion erforderlich. Nach jeder Diskonnektion muss ein neuer steriler Verschlussstopfen verwendet werden.
- Offene Messsysteme für den zentralen Venendruck sollten alle 24 Stunden gewechselt werden.
- Neben den aus hygienischer Sicht zu bevorzugenden Eindosisbehältern für Medikamente und Infusionslösungen findet sich vielfach der Gebrauch von **Mehrdosisbehältern**.
  Eine aseptische Entnahmetechnik ist unabdingbar.
  Vor der Punktion der Membran ist eine Desinfektion des Verschlussstopfens mit einem alkoholischen Desinfektionsmittel durchzuführen. Bei jeder Punktion müssen Spritze und Kanüle gewechselt werden, es können auch Mehrfachentnahmekanülen mit Luftfilter verwendet werden. Bei der Erstentnahme müssen Datum und Uhrzeit auf der Stechampulle vermerkt werden.
  Die Herstellerangaben enthalten Hinweise zu Verwendungszeiten und Lagerungsbedingungen.
- Bei allen Desinfektionsmaßnahmen ist die empfohlene Einwirkzeit einzuhalten.

Implantierbare Kathetersysteme

Mit einem implantierbaren Kathetersystem, auch »Portsystem« genannt, wird ein dauerhafter Zugang zum venösen oder arteriellen Gefäßsystem sowie zum Spinalraum geschaffen. Es wird bei langfristiger Zytostatika-, Infusions- oder Schmerztherapie angewendet. In einem kleinen operativen Eingriff wird das Kathetersystem, bestehend aus einer unter der Haut fixierten Injektionskammer (Port) und einer selbstschließenden Silikonmembran sowie einem Katheter,

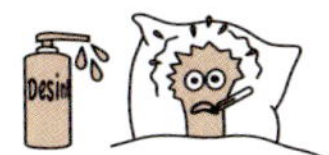

eingesetzt. Damit erhält man einen dauerhaften, z.B. venösen, Zugang, der unsichtbar unter der Haut liegt und von dem bei sachgerechtem Umgang eine relativ geringe Infektions- und Komplikationsgefahr ausgeht.

- **Infektionsprophylaktische Maßnahmen:**
  - Die Implantation erfolgt unter aseptischen Operationsbedingungen.
  - Für die Punktion der Membran dürfen ausschließlich Non-coring-Spezialkanülen (Huber-Nadel oder Pencil-Point) verwendet werden, die sich durch einen besonderen Schliff und Winkel der Nadelspitze auszeichnen. Dadurch wird vermieden, dass bei der Membranpunktion ein Stichkanal oder ein Silikonpartikel ausgestanzt wird. Die Silikonmembran kann bis zu 3 000-mal punktiert werden.
  - Der Punktion des Ports geht eine gründliche Hautantiseptik voraus.
  - Zur Punktion ist das Tragen steriler Handschuhe erforderlich; die Durchführung ist im Allgemeinen dem ärztlichen Personal vorbehalten. Zuvor erfolgt eine hygienische Händedesinfektion.
  - Nach jeder Benutzung muss das System mit physiologischer Kochsalzlösung gespült werden, das Herausziehen der Injektionsnadel erfolgt unter leicht positivem Druck.
  - Die durchschnittliche Liegedauer von Portsystemen wird in der Literatur mit 240 bis 315 Tagen angegeben. Nachweislich stellen Portsysteme das geringste Risiko für eine Gefäßkatheter-assoziierte Sepsis dar.

18.4.5 Probengewinnung zur mikrobiologischen Diagnostik

Für den Nachweis einer Bakteriämie kommen verschiedene Blutkultursysteme zum Einsatz. Unabhängig vom verwendeten System sollte grundsätzlich beachtet werden:

- sorgfältige Desinfektion der Punktionsstelle, um eine Kontamination des Blutkulturmediums durch Hautkeime auszuschließen
- Blutabnahme nicht aus intravasalen Kathetern, da diese häufig mikrobiell besiedelt sind
- Desinfektion des Durchstichstopfens der Blutkulturflasche
- Blut sofort in beschriftete Blutkulturflasche spritzen
- unverzüglicher Transport zum Labor, bei Außerhaustransport ist ein Thermobehälter zu verwenden
- Bei Verdacht auf eine Venenkathetersepsis sollte ein Isolatorröhrchen mit Blut aus einer peripheren Vene, ein weiteres mit Blut aus dem Venenkatheter gefüllt werden. Aus der Differenz der Keimzahl bei der mikrobiologischen Untersuchung ergibt sich entweder eine Kolonisierung oder Infektion des Venenkatheters.

(weiterführende Informationen: »Prävention Gefäßkatheter-assoziierter Infektionen« – Empfehlung der Kommission für Krankenhaushygiene und Infektionsprävention, Bundesgesundheitsblatt – Gesundheitsforschung – Gesundheitsschutz 11/2002)

18.4.6 Prävention von Infektionen bei Punktionen und Injektionen

Das RKI hat im September 2011 Empfehlungen für die Durchführung von Punktionen und Injektionen durch medizinisches Fachpersonal veröffentlicht (»Anforderungen an die Hygiene bei Punktionen und Injektionen« – Empfehlung der Kommission für Krankenhaushygiene und Infektionsprävention, Bundesgesundheitsblatt – Gesundheitsforschung – Gesundheitsschutz 9/10, 2011).

Die Infektionsraten bei Punktionen und Injektionen sind abhängig von Art und Ort des Eingriffs. Der Bogen spannt sich von Abszessen bei s.c.-Injektion (in Einzelfällen), über Spritzenabszesse bei i.m.-Injektion (bis 1 : 10 000) zu lokalen Infektionen beim Anlegen einer Ernährungssonde (perkutane endoskopische

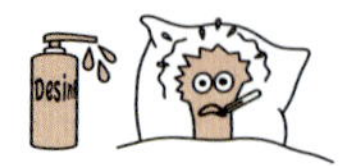

Gastrostomie [PEG]) bei bis zu 47 % der Eingriffe.

Bei der Vorbereitung von Punktionen und Injektionen sind die Regeln der Standardhygiene einzuhalten:

- hygienische Händedesinfektion vor dem Richten von Medikamenten und Material
- Arbeitsflächen wischdesinfizieren
- Zubereitung unmittelbar vor der geplanten Applikation (Ausnahmen müssen im Hygieneplan festgelegt werden!)
- Gummiseptum von Injektionsflaschen mit alkoholischem Desinfektionsmittel desinfizieren
- Werden aus Mehrdosisbehältern Teilmengen entnommen, ist für jede Entnahme eine neue Spritze und Kanüle zu verwenden. Kanülen dürfen nicht im Behältnis verbleiben.
- beim Einsatz von Mehrfachentnahmekanülen (Spike) immer eine neue Spritze verwenden
- Anbruchdatum und Verwendungsdauer auf dem Behältnis vermerken

Bei der Durchführung von Punktionen und Injektionen müssen die Maßnahmen zur Hautdesinfektion und Barrieremaßnahmen (Abdeckung des Punktionsgebiets und persönliche Schutzausrüstung [PSA] des Durchführenden) im Hygieneplan festgelegt werden.

Die Hautdesinfektion erfolgt unmittelbar vor der Punktion. Die vom Hersteller angegebene Einwirkzeit ist zu beachten. Das Hautdesinfektionsmittel kann durch Sprühen oder Wischen mit einem desinfektionsmittelgetränkten Tupfer aufgebracht werden. Die Tupferqualität ist abhängig von der Punktionsart. Bei einzeln verpackten, sterilen Tupfern reicht die Gewährleistung der Sterilität bis zum Zeitpunkt der Entnahme des Tupfers aus der Verpackung. Keimarme Tupfer werden bei der Herstellung sterilisiert und nach der Entnahme aus der Sterilgutverpackung kontaminationsgeschützt gelagert. Das kann z. B. in wischdesinfizierten Spenderboxen erfolgen.

Zum Schutz der Punktionsstelle kommen sterile Abdeck- oder Lochtücher zum Einsatz.

Die Barrieremaßnahmen beim Personal sind z. B. keimarme oder sterile Handschuhe, Schutzkittel, Mund-Nasen-Schutz und Kopfhaube.

Bei den Maßnahmen muss das Risiko der Punktionsart berücksichtigt werden.

- Risikogruppe 1: Einfacher Punktionsablauf und geringes Risiko einer Infektion.
- Risikogruppe 2: Einfacher Punktionsablauf, geringe Infektionsgefahr, aber in der Literatur dokumentierte schwerwiegende Infektionsfolgen beim (seltenen) Eintritt einer Infektion; keine Notwendigkeit der zwischenzeitlichen Ablage von sterilem Punktionszubehör.
- Risikogruppe 3: Punktion von Organen oder Hohlräumen oder komplexer Punktionsablauf mit Notwendigkeit der zwischenzeitlichen Ablage von sterilem Punktionszubehör, mit oder ohne Assistenzperson.
- Risikogruppe 4: Komplexe Punktion mit Notwendigkeit der zwischenzeitlichen Ablage von sterilem Punktionszubehör und steriler Anreichung durch eine Assistenzperson und/oder Einbringung von Kathetern bzw. Fremdmaterial in Körperhöhlen oder tiefe Gewebsräume (z. B. Ventrikelkatheter, Peridualkatheter).

Beispiele für Maßnahmen zeigt Tabelle 18-4.

Versorgung der Punktionsstelle nach Beendigung des Eingriffs:

- Nach Punktionen der Risikogruppe 1 und 2 kann die Wunde mit einem keimarmen Pflaster versorgt werden.
- Wurden Organe oder Körperhöhlen punktiert, ist die Punktionsstelle steril abzudecken, mindestens mit einem sterilen Pflaster.

Hinweise zu Punktionen und Injektionen bei Diabetes mellitus gibt der Abschnitt »Antiseptik der Haut und Schleimhaut« in Kapitel 14, S. 216.

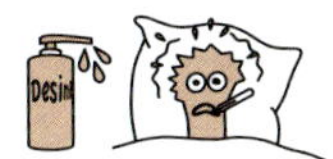

Tab. 18-4 Risikogruppen der verschiedenen Punktionsarten und damit verbundene Maßnahmen

Risikogruppe	Punktionsart	Tupferart	Abdeckung	PSA durchführende Person	PSA Assistenz
Risikogruppe 1	i.c.- und s.c.-Injektion	keimarm	keine	nein	keine Assistenz erforderlich
	Lanzettenblutentnahme	keimarm	keine	keimarme Handschuhe	keine Assistenz erforderlich
	Blutabnahme	keimarm	keine	keimarme Handschuhe	keine Assistenz erforderlich
	i.m.-Injektion (z. B. Schutzimpfung)	keimarm	keine	nein	keine Assistenz erforderlich
Risikogruppe 2	i.m.-Injektion (Risikopatient, Injektion von Corticoiden oder gewebstoxischen Substanzen)	steril	keine	keimarme Handschuhe	keine Assistenz erforderlich
	Punktion einer Portkammer	steril	keine	sterile Handschuhe	keine Assistenz erforderlich
	Lumbalpunktion (diagnostisch)	steril	steriles Abdeck- oder Lochtuch	sterile Handschuhe	keine besonderen Anforderungen an die Assistenz
Risikogruppe 3	Beckenkammpunktion	steril	steriles Abdeck- oder Lochtuch	sterile Handschuhe	keine besonderen Anforderungen an die Assistenz
	Spinalanästhesie, intrathekale Medikamentengabe	steril	steriles Abdeck- oder Lochtuch	sterile Handschuhe, Mund-Nasen-Schutz	Mund-Nasen-Schutz
Risikogruppe 4	PEG-Anlage	steril	steriles Abdeck- oder Lochtuch	sterile Handschuhe, OP-Haube, steriler langärmeliger Kittel, Mund-Nasen-Schutz	unsterile Handschuhe, Mund-Nasen-Schutz, ggf. Einwegschürze

PEG = perkutane endoskopische Gastrostomie; PSA = persönliche Schutzausrüstung

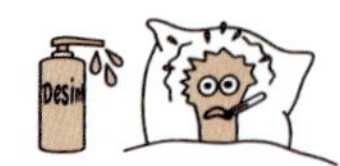

18.5 Ausblick

Die Bearbeitung des Themas »Epidemiologie und Prävention der häufigsten nosokomialen Infektionen« macht deutlich, dass Krankenpflege und Krankenhaushygiene untrennbar verbunden sind. Krankenhaushygienische Maßnahmen müssen als integrierter Bestandteil der täglichen Arbeit bewertet und entsprechend praktisch umgesetzt werden. Dazu müssen alle im Krankenhaus und am Patienten tätigen Mitarbeiter über die Zielsetzung und Durchführung der einzelnen Hygienemaßnahmen informiert sein. Hygiene und Krankenhaushygiene sind keine statischen Wissenschaften; neue Erkenntnisse erfordern stetige Anpassung und Verbesserung der bisherigen Methoden und Vorgehensweisen. Dies bedarf einer kontinuierlichen, kritischen und konstruktiven Auseinandersetzung mit dem Thema, die durch Aus- und Fortbildung der Mitarbeiter gestützt wird. Daneben sind eine Hygieneberatung durch die Hygienefachkraft bei aktuellen Fragestellungen sowie die Erarbeitung, Überprüfung und Umsetzung von Hygienerichtlinien gemeinsam mit den Pflegekräften wichtige Etappen auf dem Weg zu sicherem Hygieneverhalten.

»Die Kunst zu heilen kann viele Leiden lindern, doch schöner ist die Kunst, die es versteht, die Krankheit am Entstehen schon zu hindern.«
Max von Pettenkofer (1818–1901)

19 Hygiene und Infektionsprävention in Heimen und in der ambulanten Pflege

Hartmut Unverricht

Die Zahl der in Alten- und Pflegeheimen und durch ambulante Dienste versorgten Pflegebedürftigen steigt kontinuierlich (Abb. 19-1 zeigt Anzahl und Verteilung der Pflegebedürftigen auf die Pflegestufen sowie die Form der Pflege). Dies ist auf zwei Ursachen zurückzuführen: Zum einen wird die Liegedauer in Krankenhäusern reduziert, so dass Patienten früher aus dem Akutkrankenhaus in Nachsorgeeinrichtungen, Heime oder nach Hause entlassen werden. Zum anderen steigt die Lebenserwartung der Bevölkerung ständig an. Damit ist eine Zunahme chronischer Erkrankungen, Behinderungen und allgemeiner Abwehrschwäche verbunden, die wiederum einen veränderten Pflege- und Betreuungsbedarf nach sich zieht.

Vergleichbar mit der Situation in Krankenhäusern ergeben sich auch in Alten- und Pflegeheimen spezielle Infektionsrisiken, die im Folgenden dargestellt werden.

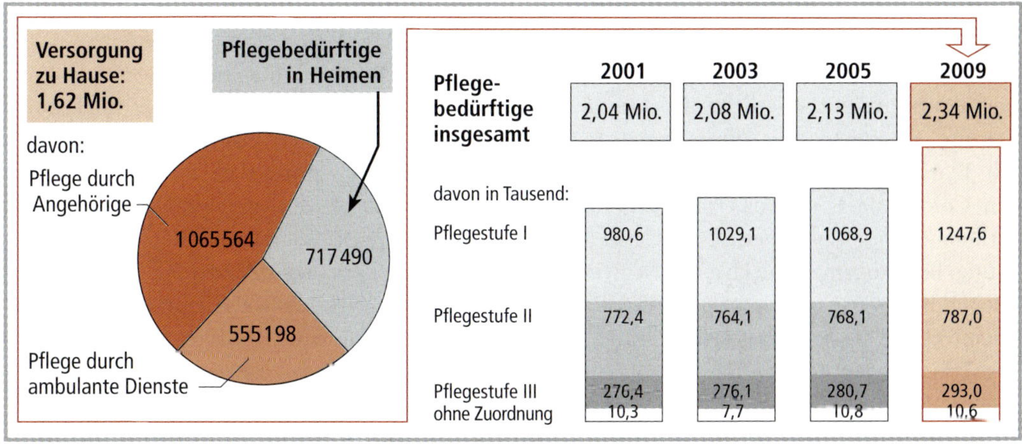

Abb. 19-1 Pflegebedürftige Menschen in Deutschland (Quelle: Destatis)

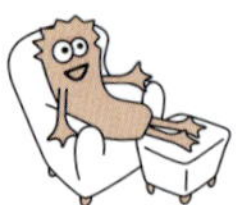

19.1 Infektionsprävention in Heimen

Die Kommission für Krankenhaushygiene und Infektionsprävention des Robert Koch-Instituts hat auf diese Entwicklung mit der Empfehlung »Infektionsprävention in Heimen« (Bundesgesundheitsblatt – Gesundheitsforschung – Gesundheitsschutz 9/2005) reagiert. Diese Empfehlung gilt für Einrichtungen, die medizinische und damit verbundene pflegerische Maßnahmen außerhalb von Krankenhäusern durchführen, und geht auf die besonderen infektionsvorbeugenden Maßnahmen vor Ort ein. Sie kann aber auch für andere Betreuungsformen, wie etwa die Hauskrankenpflege, hilfreich sein.

Alte und pflegebedürftige Menschen weisen ein **höheres Infektionsrisiko** auf. Dies ergibt sich u. a. aus der geschwächten Abwehrsituation des Immunsystems, dem Umfang und der Art der medizinischen und pflegerischen Betreuung und dem Vorliegen weiterer Ursachen, wie chronische Erkrankungen, Immobilität, Wunden und Bewusstseinstrübung (s. auch Tab. 17-2, S. 250).

In den genannten Einrichtungen leben Menschen mit sehr unterschiedlichem Pflege- und Unterstützungsbedarf. Während sich manche Bewohner mehr oder weniger selbständig versorgen können und mobil sind, benötigen andere aufgrund ihrer schwerwiegenden Beeinträchtigungen kontinuierliche pflegerische Betreuung. So ist etwa die Pflege von Patienten mit Blasenverweilkatheter, chronischen Wunden, Colostoma, Urostoma, Tracheostoma oder perkutaner endoskopischer Gastrostomie (PEG) häufig. Eine angemessene Hygiene ist zwingend notwendig.

Entsprechend dem Heimgesetz ist es Aufgabe des Trägers, den Schutz des Bewohners vor Infektionen und die Einhaltung der Hygieneanforderungen durch die Beschäftigten zu gewährleisten. Dazu bedarf es struktureller Voraussetzungen. So ist im ersten Schritt eine umfassende Schulung aller Mitarbeiter, einschließlich der Hilfskräfte, erforderlich. Anschließend unterstützen fortgebildete Hygienebeauftragte und eine Hygienekommission die Umsetzung.

Infektionsprävention beginnt bereits mit der Sachkenntnis der Mitarbeiter.

Das Infektionsschutzgesetz, die TRBA 250 (Biologische Arbeitsstoffe im Gesundheitswesen und in der Wohlfahrtspflege/Technische Regeln für biologische Arbeitsstoffe) und das Heimgesetz schreiben vor, dass innerbetriebliche Verfahrensweisen in einem **Hygieneplan** festgehalten werden müssen. Ziel ist die Minimierung des Infektionsrisikos für den Bewohner und die betreuende Pflegeperson.

Da die Bewohner ihren behandelnden Arzt frei wählen können, ist eine Kooperation mit den behandelnden Hausärzten auch im Bereich der Infektionsprävention besonders wichtig.

Neben grundlegenden Hygienemaßnahmen sind in der Empfehlung des Robert Koch-Instituts gezielte **Maßnahmen zur Infektionsvermeidung** dargestellt. So wird die Prävention von:

- Harnwegsinfektionen
- Bakteriämie und Sepsis
- Atemwegsinfektionen
- Haut- und Weichteilinfektionen
- gastrointestinalen Infektionen

und das gehäufte Auftreten von Infektionen und multiresistenten Erregern ausführlich berücksichtigt (s. auch Kap. 18 »Epidemiologie und Prävention der häufigsten nosokomialen Infektionen«, S. 257 ff., und Kap. 17 Abschnitt »MRSA-Infektionen – Prävention und Bekämpfung«, S. 249 ff.). Teilweise ergeben sich Überschneidungen mit anderen Empfehlungen. Nachfolgend werden auszugsweise Empfehlungen zur Prävention gastrointestinaler Infektionen, zur Tierhaltung und zu Schutzimpfungen dargestellt.

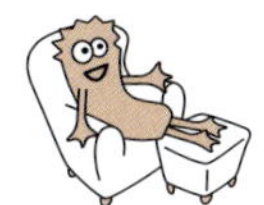

19.1.1 Gastrointestinale Infektionen

Da die Schutzfunktion der Magensäure durch die altersbedingte Erhöhung des pH-Wertes des Magensaftes (s. auch Kap. 18 Abschnitt »Erregereintrittspforten«, S. 267 f.) reduziert ist, steigt auch das Risiko für lebensmittelbedingte gastrointestinale Infektionen. Durchfallerkrankungen, durch Bakterien oder Viren hervorgerufen, können die Folge sein (z. B. Salmonellen und Noroviren, s. auch Kap. 2 »Bakterien«, S. 7 ff., und Kap. 3 »Viren«, S. 62 ff.).

Der Lagerung, Kühlung und Verarbeitung von Nahrungsmitteln kommt aus hygienischer Sicht eine große Bedeutung zu. So muss für die Beschäftigten in der Küche die Belehrung durch das Gesundheitsamt gemäß § 43 IfSG vor Aufnahme der Tätigkeit und in regelmäßigen Zeitabständen erfolgen.

Am Beispiel der **Sondenernährung** und der **PEG** werden einige Hygieneempfehlungen verdeutlicht.

Sondenernährung

Sondennahrung gilt als gutes Nährmedium für Mikroorganismen. Eine **Kontamination** kann durch folgende Maßnahmen verhindert werden:

- Hygienische Händedesinfektion ist vor dem Umgang mit Sondenkost und der Verabreichung erforderlich.
- Lagerung und Verabreichung der Sondenkost erfolgen raumtemperiert. Sondenkost in Glasflaschen kann, so gewünscht, im Wasserbad oder in der Mikrowelle bis maximal 40 °C erwärmt werden.
- Angebrochene Sondenkostflaschen werden im Kühlschrank gelagert. Spätestens nach 24 Stunden müssen sie verworfen werden
- Bei Bolusgabe der Sondenkost ist die Verwendung neuer oder entsprechend aufbereiteter Spritzen erforderlich.
- Der Wechsel aller Einmalartikel zur Sondenkostapplikation ist alle 24 Stunden notwendig (z. B. Plastikbeutel mit integriertem Überleitungssystem).
- Pulverförmige Nahrung wird mit abgekochtem Wasser angerührt. Die Nahrung sollte sofort verzehrt werden.
- Zur Zubereitung von Tee und Instanttee sollte nur abgekochtes Wasser verwendet werden.
- Messlöffel und -becher sind nach Gebrauch thermisch desinfizierend aufzubereiten (z. B. Geschirrspülmaschine > 60 °C).

PEG-Sonde

- Nach jeder Nahrungsgabe erfolgt eine Spülung mit abgekochtem, abgekühltem, frisch zubereitetem Tee oder Wasser, um eine Verstopfung der Sonde zu verhindern. Früchtetees und schwarzer Tee sollten nicht verwendet werden, da sie eine Ausflockung der Nahrungsreste bewirken.
- Bei einer neu angelegten PEG-Sonde ist zunächst ein täglicher aseptischer Verbandwechsel erforderlich. Bei entsprechender Wundheilung kann nach 7 bis 10 Tagen der Verbandwechsel alle 2 bis 3 Tage erfolgen. Nach Abheilung und Granulation des Stomakanals ist ein Verband nicht unbedingt erforderlich, vorausgesetzt, Umgang und Pflege erfolgen sorgsam.
- Der Verbandwechsel erfolgt unter aseptischen Bedingungen.
- Die Liegedauer einer PEG kann 2 bis 5 Jahre betragen.
- Eine sorgfältige Beobachtung ist erforderlich; bei Hautveränderungen, Sekretaustritt oder Schmerzen ist der behandelnde Arzt zu informieren.

19.1.2 Tierhaltung

Die Versorgung von Tieren und der Umgang mit ihnen wird von Bewohnern als sinnvolle Beschäftigung und Aufgabe erlebt. Das Tier

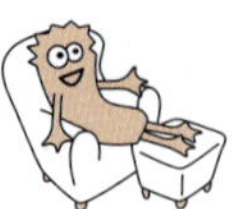

wird oft zu einem wichtigen Kommunikationspartner. In dem Wissen um die positiven Wirkungen von Haustieren auf Wohlbefinden und Lebensgefühl der Bewohner wird in vielen Altenheimen eine Haltung ermöglicht. Voraussetzung ist, dass von dem Tier keine Infektionsgefährdung ausgeht. Das Tier muss geimpft sein und in regelmäßigen Abständen entwurmt sowie auf mögliche Ektoparasiten, wie z. B. Flöhe und Zecken, hin beobachtet werden. Allergische Reaktionen einzelner Bewohner auf Tierhaare, Streu oder Futter der Tiere muss man ebenso berücksichtigen. Eine **hygienische Tierhaltung** beinhaltet die regelmäßige Reinigung des Aufenthaltsbereiches (Liegeplatz, Käfig), der Futter- und Trinkgefäße. Das Risiko für Unfälle und Verletzungen durch das Tier kann durch artgerechte Haltung und entsprechenden Umgang verringert werden.

19.1.3 Schutzimpfungen

Schutzimpfungen sind ein wichtiger Bestandteil der **Infektionsprävention**. Insbesondere in Gemeinschaftseinrichtungen kann der Schutz durch Impfungen bei Bewohnern und Personal Ausbrüche von Infektionskrankheiten verhindern. Für Bewohner und Pflegende gelten bezogen auf den Impfschutz die Empfehlungen der STIKO (s. auch Kap. 8 Abschnitt »Indikations- und Auffrischimpfungen«, S. 137 ff.).

Die Influenza-Schutzimpfung sollte jährlich für alle Bewohner der Alten- und Pflegeeinrichtung erfolgen. Bei Heimbewohnern über 60 Jahre und bei Vorliegen chronischer Erkrankungen ist eine Pneumokokken-Schutzimpfung angezeigt.
Die Impfungen gegen Hepatitis A und B gehören zum Standardrepertoire des Pflegepersonals. Weitere Impfempfehlungen sind abhängig von der entsprechenden Gefährdungsanalyse und der arbeitsmedizinischen Vorsorgeuntersuchung.

19.2 Infektionsprävention in der häuslichen Pflege

Pflege und Betreuung in der häuslichen Umgebung durch **ambulante Pflegedienste** erhält immer größere Bedeutung, kann sie doch helfen, einen Krankenhausaufenthalt zu verkürzen oder zu vermeiden oder die Weiterführung der Therapie und Pflege in der häuslichen Umgebung zu gewährleisten. Die Anforderungen an die Fachkompetenz der betreuenden Pflegepersonen sind hoch. Neben der Gestaltung eines bedürfnisorientierten, individuellen, aber auch an wirtschaftlichen Aspekten ausgerichteten Pflegeangebotes ist es erforderlich, Maßnahmen der Hygiene so umzusetzen, dass Infektionen wirksam vorgebeugt wird.
Für die häusliche Krankenpflege ist die Datenlage zum Hygienestand noch dürftig. Im Auftrag des LÖGD Nordrhein-Westfalen (LÖGD = Landesinstitut für den öffentlichen Gesundheitsdienst; seit 01. 01. 2012 LZG.NRW = Landeszentrum Gesundheit Nordrhein-Westfalen) führte die Abteilung Krankenhaushygiene des Universitätsklinikums Essen 2006 eine Erhebung zum Hygienezustand in der ambulanten Pflege im Ruhrgebiet durch. Eine Hygienefachkraft begleitete die Angestellten von 9 ambulanten Anbietern während ihrer Schicht, um die Umsetzung hygienischer Regeln zu erfassen und auszuwerten. Dabei wurden alle Tätigkeiten von der Abfahrt bis zur Rückkehr berücksichtigt. An dieser Pilotstudie nahmen 22 Pflegekräfte und 214 Patienten teil (Quelle: Popp et al., »Hygiene in der ambulanten Pflege – eine Erfassung bei Anbietern«, Bundesgesundheitsblatt – Gesundheitsforschung – Gesundheitsschutz 12/2006, S. 1195–1204).
In Tabelle 19-1 werden auszugsweise die häufigsten Problemstellungen aufgezeigt, die bei der Erhebung erkannt wurden. Den Problemen sind mögliche Lösungsangebote – Empfehlungen – zugeordnet. Die aufgeführten hygieni-

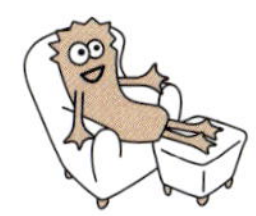

Tab. 19-1 Hygienische Problemstellungen und mögliche Lösungen

Probleme	Empfehlungen
• Es mangelte an hygienebeauftragten Personen, die ausreichend qualifiziert sind. Eine externe Hygieneberatung wurde selten genutzt.	• Es sollten fortgebildete Hygienebeauftragte oder Hygieneverantwortliche vorhanden sein. • Eine Hygienekommission zu bilden, auch in Verbindung z. B. mit Kommissionen zum Arbeitsschutz und Qualitätsmanagement, ist bei größeren Anbietern möglich und sinnvoll.
• Es lagen keine Hygienepläne vor oder sie waren nicht an die Erfordernisse des ambulanten Pflegedienstes angepasst.	• Hygienepläne sollen – angepasst an die vorliegende Situation – festgelegt werden. Dabei kann für die Erstellung der im Internet verfügbare »Rahmen-Hygieneplan für ambulante Dienste« nützlich sein. • Im Weiteren ist die kontinuierliche Schulung der Mitarbeiter, besonders der angelernten Kräfte, zu hygienischen Themen und Fragestellungen erforderlich.
• Die Zusammenarbeit mit niedergelassenen Ärzten zum Thema Beratung bei Fragen der Hygiene und der Unterstützung durch Medizinprodukte wurde von der Mehrzahl der befragten Mitarbeiter als »weniger gut empfunden«.	• Die oft erschwerte Zusammenarbeit mit den niedergelassenen Ärzten kann z. B. durch Veränderung der Aufgabenverantwortlichkeit erleichtert werden. So wird vielfach angeregt, dass Pflegende erforderliche Leistungen selbst verordnen können. So könnte z. B. die geschulte »Wundexpertin« Anordnungen für die Wundversorgung treffen. Die Wundexperten im Heim und in der ambulanten Pflege führen Wundkonsile durch und machen Therapievorschläge. Der behandelnde Arzt kann dann die erforderlichen Leistungen verordnen.
• Die Händehygiene wies Mängel auf. Bei einigen Mitarbeitern erfolgte das Händewaschen in Kombination mit der hygienischen Händedesinfektion. Teilweise war das Händedesinfektionsmittel beim Patienten stationiert, teilweise im Pkw oder wurde vom Mitarbeiter in Form einer Kittelflasche mitgeführt.	• Bei der Händehygiene ist allgemein die situations- und indikationsgerechte Umsetzung von Händewaschen und Händedesinfektion zu praktizieren. • Es sollten nur die in der VAH-Liste ausgewiesenen Präparate zur Händedesinfektion verwendet werden. • Das Händedesinfektionsmittel soll beim Patienten stehen. Falls nicht möglich, sind Kittelflaschen die Alternative. Letztere sollten täglich von außen wischdesinfiziert werden. • Hinzuweisen ist auf die Durchführung einer hygienischen Händedesinfektion nach Ausziehen der benutzten Einmalhandschuhe.

Fortsetzung auf S. 302

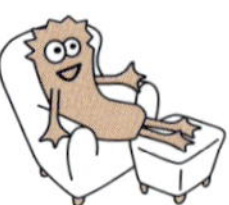

Tab. 19-1 (Fortsetzung)

Probleme	Empfehlungen
• Einmalhandschuhe wurden häufig lose in der Hand oder in der Kitteltasche zum Patienten transportiert, oder im Auto in andere Behältnisse umgefüllt, so dass eine Kontaminationsgefahr bestand.	• Ebenso sollte die Handschuhbox beim Patienten stehen, um ein Ansteckungsrisiko durch z. B. unsachgemäßen Transport zu reduzieren. • Zur Vermeidung von Kontamination sollten zum Transport von Pflegematerialien fest verschließbare Boxen verwendet werden.
• Große hygienische Defizite zeigten sich bei der Dienstkleidung. Überwiegend wurde Privatkleidung getragen, teilweise wurden Oberteile mit Logo, aber keine komplette Dienstkleidung durch die Anbieter zur Verfügung gestellt. Die Mitarbeiter sollten die Dienstkleidung selbst reinigen. Diese gaben an, die Kleidung auch im privaten Bereich und über mehrere Tage getragen zu haben.	• Die Bereitstellung von Berufskleidung durch den Anbieter, die Möglichkeit zum täglichen Wechsel und entsprechende Aufbereitung durch gewerbliche Wäschereien ist optimal. • Die desinfizierende Wäsche der Dienstkleidung bei mindestens 60 °C in der Sozialstation stellt eine mögliche Alternative dar. • Sollten keine Regeln zur Reinigung vorliegen, ist die Kleidung, die bei der Pflege getragen wurde, täglich zu wechseln. • Die Kleidung sollte bei mindestens 60 °C gewaschen werden.
• Als Blasenverweilkatheter wurden überwiegend silikonisierte Latexkatheter verwendet. Der Katheterwechsel erfolgte standardisiert alle 10–14 Tage, dies entspricht nicht mehr den aktuellen Empfehlungen. Es wurden teilweise Blasenspülungen ärztlich verordnet.	• Bei längerer Drainage sind Blasenverweilkatheter aus Silikon zu empfehlen (s. Kap. 18 Abschnitt »Prävention katheterbedingter Harnwegsinfektionen (HWI) und Bakteriurien«, S. 260 ff.). • Die Wechselintervalle für den Blasenverweilkatheter sind flexibel zu gestalten. • Blasenspülungen dienen nicht der Infektionsprophylaxe. Sie bedürfen einer speziellen urologischen Indikation.
• Bei Trachealkanülen gab es bezogen auf Reinigung und Desinfektion, abhängig von der Verfügbarkeit einer 2. Trachealkanüle, unterschiedliche Vorgehensweisen.	• Jeder betroffene Patient hat 2 Trachealkanülen zur Verfügung, so dass diese sachgerecht desinfiziert werden können.
• Defizite zeigten sich auch bei der Entsorgung des Pflegeabfalls. Dazu benutzte nur die Hälfte der Pflegenden einen gesonderten Abfallbeutel und einen durchstichsicheren Behälter für Kanülen. In den anderen Fällen wurde der Pflegeabfall und die benutzten Kanülen nach »Recapping« (die Kanüle wird in die Schutzhülle zurückgesteckt) im Hausabfall entsorgt.	• Die bei der Pflege benutzten Materialien sollten in einem separaten Abfallbeutel gesammelt werden. Der Beutel ist zu verschließen und kann dann im Hausmüllbeutel entsorgt werden (doppelte Verpackung). • Kanülen und spitze Gegenstände sind in durchstichsicheren Spezialbehältern zu entsorgen. Alternativ können fest verschließbare Gläser mit Deckel (Marmeladenglas) benutzt werden, die dann dem Hausmüll zugeführt werden. • »Recapping« ist verboten.

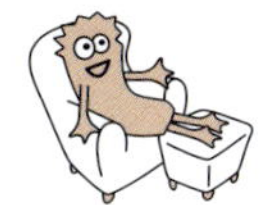

schen Problemstellungen verdeutlichen den großen Entwicklungsbedarf.

Ein wichtiger Schritt ist die Verpflichtung der Betreiber von Alten- und Pflegeeinrichtungen zur Erstellung eines Hygieneplans wie in § 36 Absatz 1 des Infektionsschutzgesetzes vorgeschrieben. Im Hygieneplan sind, abgestimmt auf den jeweiligen ambulanten Pflegedienst, die innerbetrieblichen Verfahrensweisen zur Infektionshygiene festzulegen. Der Hygieneplan muss für die Mitarbeiter zugänglich und einsehbar sein. Die gesetzlichen und berufsgenossenschaftlichen Arbeitsschutzbestimmungen sind zu berücksichtigen. Verantwortlich für die Sicherstellung der hygienischen Erfordernisse ist der Leiter/Träger des ambulanten Pflegedienstes. Fachkompetente, hygienebeauftragte Pflegepersonen, möglichst mit entsprechender Weiterbildung, können die Umsetzung unterstützen, organisieren und überwachen.

Als Grundlage zur Erarbeitung des »individuellen Hygieneplans« für den ambulanten Pflegedienst können die durch die einzelnen Länderarbeitsgemeinschaften entwickelten »Rahmenhygienepläne« genutzt werden.

Wesentliche **Themenbausteine des Rahmenhygieneplans** sind u.a.:

- Maßnahmen der Basishygiene
- Hygiene bei speziellen Pflege- und Behandlungsmaßnahmen
- arbeitsmedizinische Vorsorge und Gefährdungsbeurteilung
- Sondermaßnahmen beim Auftreten bestimmter Infektionserkrankungen und Parasitenbefall

So zählen zu den Maßnahmen der **Basishygiene** z.B. die Händehygiene, die Reinigung der Flächen und Gegenstände, der Umgang mit Lebensmitteln, die Abfallbeseitigung und die Hygiene der Wäsche und Bekleidung.

Die Verfahrensanweisungen zur Infektionsprävention bei den **speziellen Pflege- und Behandlungsmaßnahmen** beziehen sich u.a. auf Injektionen, z.B. Insulininjektion mit PEN, Infusionstherapie, Wundverbände und Verbandwechsel, Katheterisierung der Harnblase, Umgang mit Medikamenten, Absaugen, Sondenernährung und Stomapflege.

Für die in der **Gefährdungsbeurteilung** erfassten arbeitsplatzbedingten Risiken sind die erforderlichen Schutzmaßnahmen, die arbeitsmedizinischen Vorsorgeuntersuchungen und erforderliche Impfungen ausgewiesen.

Die **Sondermaßnahmen** beim Auftreten bestimmter Infektionserkrankungen und bei Parasitenbefall werden in Absprache mit dem Gesundheitsamt und dem behandelnden Arzt festgelegt (s. auch Abschnitt »Prävention in der ambulanten Pflege« im Kap. 17 Abschnitt »MRSA-Infektionen – Prävention und Bekämpfung«, S. 255).

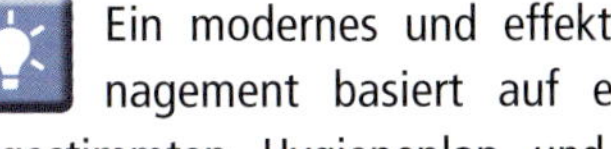

Ein modernes und effektives Hygienemanagement basiert auf einem individuell abgestimmten Hygieneplan und gut geschulten Mitarbeitern.

Teil III Gesundheitsförderung und Prävention

Monika Dülligen

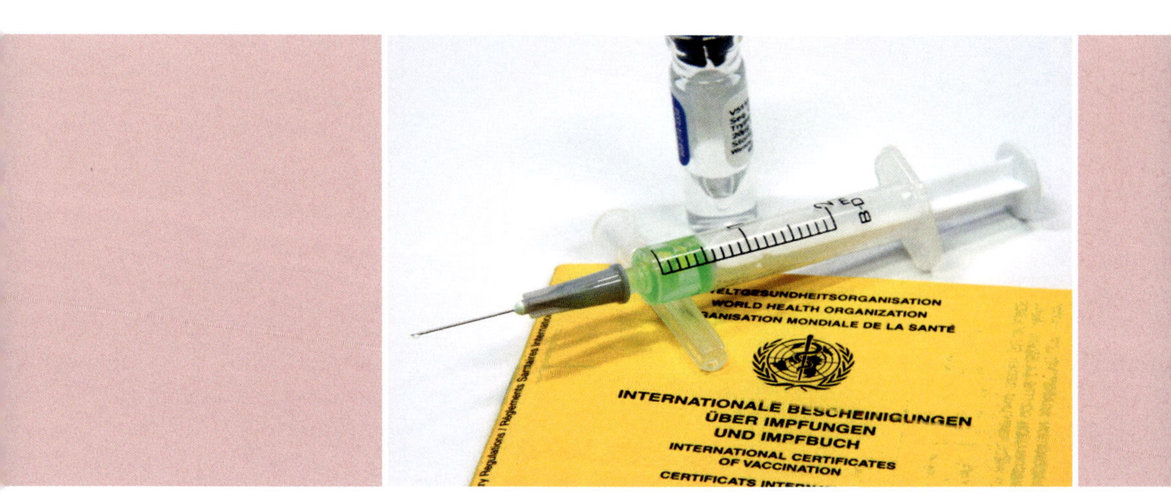

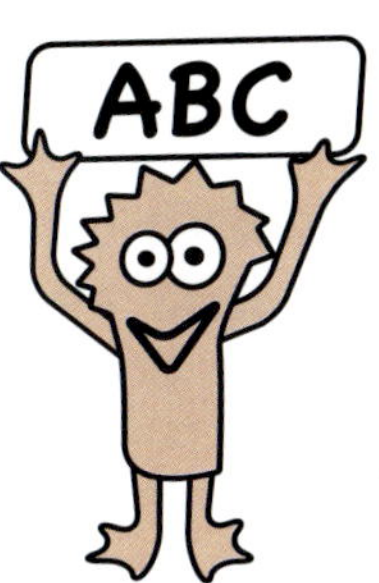

20 Grundlagen der Gesundheitsförderung und Prävention

Monika Dülligen

Gesundheitsförderung und Prävention sind neben der Hygiene bzw. Krankenhaushygiene zwei weitere Säulen für die Erhaltung und Verbesserung von Gesundheit. **Gesundheitsförderung** nimmt dabei die **Gesundheitsressourcen** in den Blick, während **Prävention** sich mit den **Gesundheitsrisiken** beschäftigt.

Der Begriff **Gesundheitsförderung** wurde erstmals in der Ottawa-Charta festgeschrieben, einem vom Europäischen Regionalbüro der Weltgesundheitsorganisation (WHO = World Health Organization) 1986 veröffentlichten Positionspapier. Die Ottawa-Charta war das Ergebnis eines gesundheitspolitischen Programms mit dem Vorsatz »Gesundheit für alle bis zum Jahr 2000«. Nach der Ottawa-Charta zielt Gesundheitsförderung »(...) auf einen Prozeß, allen Menschen ein höheres Maß an Selbstbestimmung über ihre Gesundheit zu ermöglichen und sie damit zur Stärkung ihrer Gesundheit zu befähigen«. Sie versteht sich also als ein Konzept zur Analyse und Stärkung von Gesundheitsressourcen bei Menschen und auf allen gesellschaftlichen Ebenen. Die beteiligten

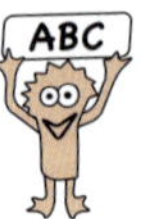

Ebenen und die erwünschten Aktivitäten im Rahmen der Gesundheitsförderung sind in Abbildung 20-1 dargestellt.

Gesundheitsförderung richtet den Blick auf Gesundheit, ihre bestimmbaren Faktoren und ihre Beeinflussbarkeit. Sie bedeutet also zunächst eine Abkehr von der **Pathogenese**, die sich mit der Entstehung und Entwicklung von Krankheiten beschäftigt. Die **Salutogenese** ist ein bekannter und wichtiger Aspekt der gesundheitsfördernden Sicht (vgl. Abschnitt »Gesundheitsförderung und Salutogenese«, S. 311 ff.).

Prävention (lat.: praevenire = zuvorkommen) meint allgemein alle Maßnahmen zur Vermeidung bzw. Verringerung von Krankheiten oder Störungen der Gesundheit. Prävention ist also genau genommen **Krankheitsprävention**. Sie nimmt Risikogruppen für bestimmte Erkrankungen in den Blick; je nach Interventionszeitpunkt ist Prävention primär, sekundär oder tertiär (s. Kap. 21 Abschnitt »Ziele von Prävention«, S. 320). Ihre Ziele sind das Ausschalten von Krankheitsursachen, die Früherkennung und Frühbehandlung sowie die Vermeidung von Folgeschäden.

Individuen

Persönliche Kompetenzen entwickeln

Gesundheitsförderung hängt mit den persönlichen Möglichkeiten des Individuums zusammen, mit dem Informationsstand, den Bildungsmöglichkeiten und den lebenspraktischen Fähigkeiten. Der Einzelne ist angehalten, diese Potenziale zu entwickeln bzw. Hilfestellung dazu zu bekommen.

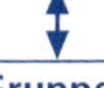

Gruppen

Gesundheitsbezogene Gemeinschaftsaktionen unterstützen

Zentrales Anliegen ist die Unterstützung von Nachbarschaftshilfe, Selbsthilfeinitiativen und anderen Initiativen, die die Autonomie und Selbstbestimmung in Gesundheitsbelangen fördern.

Institutionen

Gesundheitsdienste neu orientieren

Die Gesundheitsdienste sind angehalten, bei ihrer Arbeit die Gesundheitsförderung stärker in den Blick zu nehmen und den Menschen ganzheitlich zu sehen. Konkret stehen Beratungstätigkeit und Koordination von gesundheitsrelevanten Diensten im Mittelpunkt.

Gemeinwesen

Gesundheitsförderliche Lebenswelten

Hier wird der Blick auf die Umwelt gerichtet, es geht um sichere und zufriedenstellende Arbeits- und Lebensbedingungen sowie um eine gesunde ökologische und soziale Umwelt.

Politische Ebene

Gesundheitsfördernde Gesamtpolitik

Gesundheit steht in engem Zusammenhang mit politischen Entscheidungen, Politiker sollten die Auswirkungen ihrer Entscheidungen auf Gesundheit sehen und bedenken.

Abb. 20-1 Mehrebenenmodell der Gesundheitsförderung (nach BZgA, Leitbegriffe der Gesundheitsförderung und Prävention, 2011, S. 139)

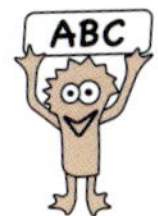

Prävention kann auf verschiedenen gesellschaftlichen Ebenen stattfinden:

- universell (für die gesamte Bevölkerung oder große Teilgruppen), z. B. Impfempfehlungen, Kariesprophylaxe und Verkehrserziehung für Kinder, Sexualpädagogik und Drogenaufklärung in der Schule, Sicherheitsgurtpflicht
- selektiv (für bestimmte Zielgruppen mit einem vermuteten Risiko), z. B. Unterstützungsgruppen für Angehörige alkoholkranker Menschen, gezielte Unterstützungsarbeit in sozialen Brennpunkten, Grippeschutzimpfung für ältere Menschen, Mammographie-Untersuchungen bei Frauen mit familiärer Krebsbelastung
- indiziert (bei Menschen oder Personengruppen mit vorhandener Störung), z. B. regelmäßige Kontrollen bei Menschen mit Bluthochdruck

  (nach »Leitbegriffe der Gesundheitsförderung und Prävention«, BZgA 2011, S. 441)

In unserer hochindustrialisierten Gesellschaft ist Gesundheit ein hohes Gut. Verschiedene wissenschaftliche Disziplinen wie z. B. die Medizin, die Soziologie oder die Psychologie, aber auch die sich seit den 1920er-Jahren entwickelnden Gesundheitswissenschaften beschäftigen sich mit ihr. Die **Gesundheitswissenschaften** erforschen konkret die Auswirkungen unterschiedlichster gesundheitlicher Störungen auf die Gesellschaft und ihre sozialen Sicherungssysteme. In den westlichen Industrieländern mit ihren verbesserten Lebensbedingungen, was Hygiene, Wohnsituation und Technik angeht, sind z. B. chronische Erkrankungen Gegenstand der Betrachtung. Die Ergebnisse der gesundheitswissenschaftlichen Forschung bilden die Grundlage für Maßnahmen der Gesundheitsförderung und Prävention.

Gesundheitsförderung und Prävention ergänzen sich, beide sind notwendig für die Gesundheit.

20.1 Geschichtliche Aspekte

20.1.1 Altertum und Mittelalter

Im **Altertum** bestimmten Religionsstifter und Herrscher das Verhalten von Einzelpersonen, ausgedehnt auf die Familie, den Broterwerb und das gemeinschaftliche Leben. Durch die Zunahme städtischer Siedlungsformen nahmen auch die hygienischen Probleme zu.

Die Etablierung der Medizin als akademische Wissenschaft im **Hochmittelalter** fiel mit der Ausbreitung von Seuchen in Europa zusammen. So war das öffentliche Interesse an der Gesundheit der Bevölkerung in früheren Jahrhunderten weitestgehend eingegrenzt auf die Isolierung von infektiösen Menschen und die Überwachung der damit befassten Personen.

Vom Mittelalter bis zum 18. Jahrhundert stand nicht die Sorge um die Erkrankten, sondern der Schutz der Gesunden im Vordergrund.

20.1.2 Das Zeitalter der Aufklärung

Im Zeichen der **Aufklärung (18. Jahrhundert)** wandelte sich diese Zielsetzung. Gesetze und Verordnungen lieferten die Grundlage für die Arbeit von staatlich ernannten Bezirks- und Kreisärzten, die auch erzieherisch auf das Gesundheitsverhalten der Bevölkerung Einfluss nehmen sollten.

Im Zeitalter der Aufklärung übernahm der Staat die Verantwortung für das gesundheitliche Wohlergehen der Staatsbürger.

In diese Zeit fiel die Veröffentlichung »System einer vollständigen medicinischen Polizey« von **Johann Peter Frank** (1745–1821). Das von ihm vertretene Prinzip bestand in der Aufklärung der Bevölkerung über präventive Maßnahmen und die Verhängung von Strafen bei Nichtbeachtung. Sowohl das private als auch öffentliche Leben sollte nach gesundheitlichen Erfordernissen geregelt werden.

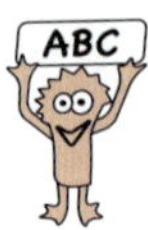

20.1.3 Das 19. Jahrhundert

Max von Pettenkofer (1818–1901), ein bedeutender deutscher Hygieniker, führte den **Begriff »Sozialhygiene«** ein. Er machte sich stark für eine Hygiene als »Wirtschaftslehre von der Gesundheit«. Als führender Vertreter der **Miasmatheorie** stellte er die Grundwasser-Boden-Hypothese z. B. zur Choleraentstehung auf, wonach der im Boden vorhandene ungesunde Keim durch einen Anstieg des Grundwasserspiegels zur Vermehrung angeregt würde. In der Folge entstünden verseuchte Dünste (= Miasmen), die zur Erkrankung führten. Zahlreiche seiner Veröffentlichungen beschäftigten sich folglich mit den Einwirkungen der Umwelt auf die Gesundheit des Menschen.

Zur Steigerung der körpereigenen Abwehrkräfte forderte Pettenkofer individualhygienische Vorbeugungsmaßnahmen im physischen, aber auch im moralischen Sinne. Die **Misere der städtischen Arbeiterbevölkerung** war ihm ein Anliegen: Infolge der Industrialisierung waren Fabrikstädte entstanden, in denen die Arbeiterbevölkerung – nicht nur am Arbeitsplatz – unter extrem schlechten Lebensbedingungen vegetierte. Seuchen wie Typhus und Cholera fanden hier optimalen Nährboden. Tuberkulose als Folgeerkrankung der schlechten Lebensbedingungen breitete sich aus. Mütter- und Säuglingssterblichkeit waren sehr hoch.

Auf Initiative Pettenkofers entstand 1865 der **erste Lehrstuhl für Hygiene** an der Universität München.

Mit der **Gründung des Deutschen Reiches** kam es zu einer verbesserten Koordinierung des Gesundheitswesens. 1883 wurde die Hygiene in die Prüfungsordnung für Ärzte aufgenommen.

Die Sichtweise der Miasmatiker um Pettenkofer verlor an Bedeutung durch die Arbeit **Robert Kochs** (1843–1910). Nach der Entdeckung des Choleraerregers wurde er Mitglied des preußischen Staatsrats, 1885 Direktor des Berliner Instituts für Hygiene und Infektionskrankheiten. Aufgrund seiner Forschungsergebnisse wurden die Kommunen veranlasst, Abwässer zu reinigen und das Leitungswasser zu desinfizieren. Die Arbeiten Kochs zur Infektionslehre führten 1899 in Preußen zu einer **Kreismedizinalreform**, die ausführenden Organe sollten über Schulungen in die Lage versetzt werden, neueste Kenntnisse wirkungsvoll anwenden zu können. Leider standen die praktischen Umsetzungen innerhalb des Gesundheitswesens nicht im Gleichgewicht mit den fortschreitenden wissenschaftlichen Erkenntnissen.

Der Berliner Pathologe **Rudolf Virchow** (1821–1902) lieferte wichtige Impulse für die Entstehung des **modernen Gesundheitswesens.** In seiner Zeitschrift »Die medizinische Reform« vertrat er die Ansicht, dass die eigentliche Aufgabe der Ärzte die öffentliche Gesundheitspflege sei.

Alfred Grotjahn (1869–1931) war **erster Ordinarius für soziale Hygiene** der Humboldt-Universität in Berlin. In seinem Buch »Soziale Pathologie« bewies er enge Zusammenhänge zwischen Ursachen und Auswirkungen von Erkrankungen, geknüpft an Berufstätigkeit, Einkommenslage, Wohn- und Ernährungsverhältnisse.

20.1.4 Das 20. Jahrhundert

Zu Beginn des **20. Jahrhunderts** kam es zunächst vorrangig in den Städten zur Bildung von **Gesundheitsämtern.** Aufgabenbereiche und Zielsetzung ihrer Arbeit waren:

- Gesundheitserziehung
- Gesundheitsschutz
- Gesundheitsfürsorge

Der »Gesundheitsapparat« wurde immer vielfältiger. Mit dem Ziel einer Koordination entstand 1934 das **Gesetz zur Vereinheitlichung des Gesundheitswesens**, woraufhin die Gesundheitsämter verstaatlicht wurden.

Dieses Gesetz, ergänzt bzw. abgewandelt durch aktuelle Bedürfnisse, bildet auch heute noch die Arbeitsgrundlage für die Gesundheitsämter mit folgenden Schwerpunkten:

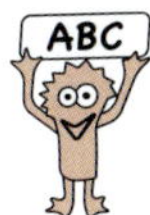

- **Amtsärztliche Abteilung** für Gesundheitsaufsicht und Begutachtung
- **Jugendärztlicher Dienst** für Präventivmaßnahmen in Kindergärten und Schulen
- **Gesundheitshilfe** mit überwiegend fürsorglichen Aufgaben
- **Gesundheitsschutz** für Infektionsprophylaxe und Umwelthygiene

20.2 Gesundheitsförderung und Salutogenese

Die **Salutogenese** ist ein Konzept der **Gesundheitsförderung**.

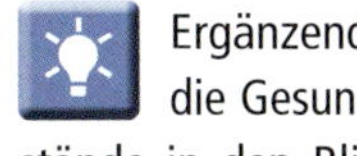

Ergänzend zur Krankheitsprävention nimmt die Gesundheitsförderung Faktoren und Umstände in den Blick, die zur Gesunderhaltung des Menschen beitragen.

Gesundheit wird nicht als Abwesenheit von Krankheit verstanden, sondern als ein eigenständiger Zustand, den man untersuchen und analysieren kann und der aus ermittelbaren Faktoren besteht. Die **Kernfrage** ist also: **Was erhält uns gesund?** »Salus« bedeutet so viel wie Gedeihen, Gesundheit und Wohlsein, Genese ist die Entstehung, Entwicklung. Das Konzept der Salutogenese wurde in den 1970er-Jahren von Aaron Antonovsky entwickelt.

20.2.1 Der Begründer der Salutogenese: Aaron Antonovsky

Aaron Antonovsky wurde 1923 in Brooklyn (USA) geboren und starb 1994 in Beer-Sheba (Israel). Er war Soziologe und übernahm nach seiner Emigration nach Israel in Jerusalem eine Stelle als **Medizinsoziologe** am Institut für angewandte Sozialforschung. Im Rahmen seiner Forschungen, insbesondere der Stressforschung, arbeitete er mit Daten über die Anpassung verschiedener Gruppen von Frauen in Israel an das Klimakterium. Eine dieser Gruppen bestand aus Frauen, die zwischen 1914 und 1923 in Mitteleuropa geboren worden waren und somit zu Beginn des Zweiten Weltkriegs 16 bis 25 Jahre alt gewesen waren. Viele der Frauen waren in nationalsozialistischen Konzentrationslagern inhaftiert gewesen. Antonovsky untersuchte die **emotionale Gesundheit** dieser Frauen und stellte fest, dass **29 %** der Überlebenden **emotional** und auch **physisch gesund** waren – trotz der unbeschreiblichen Qualen in den Konzentrationslagern. Diese Tatsache war für ihn der Auslöser zur Entwicklung seines **salutogenetischen Modells**.

20.2.2 Das Konzept

Antonovsky geht davon aus, dass jeder Mensch zu jedem Zeitpunkt seines Lebens **Stressoren** ausgesetzt ist. Ob er gesund bleibt, hängt mehr vom **Umgang** mit der Spannung, die die Stressoren erzeugen, als von der Menge der Stressoren ab. Das Handwerkszeug, das einem Menschen in diesem Zusammenhang zur Verfügung steht, nennt Antonovsky **generalisierte Widerstandsressourcen** (GRRs). Hierzu gehören körperliche/konstitutionelle, personale und psychische/interpersonale sowie soziokulturelle und materielle Ressourcen einer Person. Die GRRs prägen und steuern das **Kohärenzgefühl** oder **Sense of Coherence (SOC)**. SOC gibt Auskunft darüber, wie gesund ein Mensch ist und bleibt. Antonovsky beschreibt das Kohärenzgefühl als »(…) ein durchdringendes, andauerndes aber dynamisches Gefühl des Vertrauens (…), dass die eigene interne und externe Umwelt vorhersagbar ist und dass es eine hohe Wahrscheinlichkeit gibt, dass sich Dinge so entwickeln, wie vernünftigerweise erwartet werden kann« (Aaron Antonovsky, Salutogenese, 1997, S. 16).

Das Kohärenzgefühl setzt sich zusammen aus den drei Komponenten **Verstehbarkeit, Handhabbarkeit** und **Bedeutsamkeit** oder Sinnhaftigkeit.

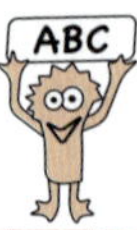

Verstehbarkeit meint die kognitive Sicherheit, Dinge, die einem im Leben widerfahren, zu erklären, zu verstehen und einordnen zu können, auch wenn sie so nicht erwünscht sind.

Handhabbarkeit bedeutet die Möglichkeit des aktiven und erfolgreichen Umgangs mit diesen Situationen.

Die dritte Komponente, **Bedeutsamkeit** oder Sinnhaftigkeit, steuert nach Antonovsky die anderen beiden Komponenten. Sie sagt aus, inwieweit es als **sinnvoll** empfunden wird, sich mit den Herausforderungen des Lebens auseinanderzusetzen, um sie zu verstehen und damit umzugehen.

Das Kohärenzgefühl entwickelt sich laut Antonovsky während der Kindheit und Jugend. Damit es im Laufe des Lebens erhalten bleibt, müssen die Bereiche, die für den Menschen von **subjektiver Bedeutung** sind, als kohärent erfahren werden. Dazu gehören

- wichtige zwischenmenschliche Beziehungen, wie Familie und Freundschaften,
- die eigenen Gefühle,
- die Tätigkeit, Beschäftigung, Arbeit, die für das Individuum einen hohen Wert hat,
- die existenziell wichtigen Fragen der Person.

Ob das Kohärenzgefühl im Alter zunimmt oder ob es konstant bleibt, ist nach wie vor eine offene Frage, ebenso ist der Zusammenhang zwischen Kohärenzgefühl und körperlicher Gesundheit noch nicht ausreichend erforscht.

20.2.3 Definition von Gesundheit und Krankheit

Aaron Antonovsky geht von einem **Gesundheits-Krankheits-Kontinuum** aus, dass er wie folgt benennt: »Wir alle sind sterblich. Ebenso sind wir alle, solange noch ein Hauch von Leben in uns ist, in einem gewissen Maße gesund« (Aaron Antonovsky, Salutogenese, 1997, S. 23). Antonovsky sieht Krankheit nicht als einen Zustand außerhalb der Normalität an. Er kritisiert, dass Krankheit und Gesundheit als etwas sich gegenseitig Ausschließendes gesehen werden. Wegen der ständigen Einwirkungen, denen das Individuum und damit der Organismus ausgesetzt sind, muss **Gesundheit immer** wieder **neu aufgebaut** werden, und zwar in einer ständigen Auseinandersetzung mit den äußeren Einflüssen. Dieser ständige Kampf kann jedoch nie ganz gewonnen werden.

Der relative Gesundheitszustand einer Person bewegt sich also zwischen den Extrempolen Krankheit und Gesundheit. Gesundheit ist somit kein Zustand, sondern immer **im Fluss**.

20.2.4 Praktische Umsetzung

Die im Gesundheitssektor übliche **pathogenetische** Sicht wird durch Antonovskys Sichtweise auf **salutogenetische**, also gesunderhaltende Größen, erweitert. Der Mensch mit seiner persönlichen Geschichte steht im Mittelpunkt. Antonovsky geht davon aus, dass **professionelle Helfer** situativ und graduell Einfluss auf das **Kohärenzgefühl** der ihnen anvertrauten Menschen nehmen können. Obwohl das Gefühl tief in der Person verankert ist, ist es doch nicht starr. Er regt z. B. an, Stresserfahrungen, wie Mitteilung lebensverändernder Diagnosen, so zu gestalten, dass das Kohärenzgefühl des Patienten zumindest keinen Schaden nimmt. Der professionelle Helfer soll demnach dem Patienten die Sachlage so vermitteln, dass dieser die Zusammenhänge verstehen und die Erfahrung so verarbeiten kann, dass sie sein Kohärenzgefühl stärkt. Diese Umgangsweise bewirkt nach Antonovsky auch eine Steigerung des Kohärenzgefühls bei den professionellen Helfern.

Die Pflegenden können das Salutogenesekonzept für die **Gestaltung der Pflege-Patient- oder auch Pflege-Angehörigen-Interaktion** nutzen. Sieht man sich nochmals die drei Säulen des **Kohärenzgefühls** an, kann die **Verstehbarkeit** z. B. durch gut verständliche Informationen zu allen Sachverhalten, die dem Patienten begegnen und vielleicht für ihn fremd

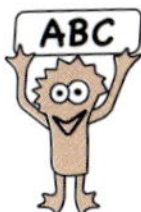

sind, unterstützt werden. **Handhabbarkeit** wird für den Patienten erst möglich, wenn **mit ihm** gemeinsam und nicht **über ihn** entschieden wird. Dies kann bei ganz alltäglichen Kleinigkeiten beginnen, wie die Frage nach dem gewünschten Getränk oder der Notwendigkeit des Richten des Bettes. Die dritte Komponente, die **Sinnhaftigkeit**, ist ein sehr individueller Prozess. Die Frage, welche Bedeutsamkeit und welchen Sinn eine Erfahrung oder ein Erlebnis hat, kann jeder nur persönlich beantworten. Und daraus erwächst dann die Motivation, sich auf konstruktive Weise mit der Situation auseinanderzusetzen, sie verstehbar und handhabbar zu machen. Hier kann die Pflegekraft als Zuhörer Unterstützung sein, vielleicht vorsichtig nach früheren ähnlichen Situationen und dem Umgang damit fragen.

Die Salutogenese eröffnet eine neue Sicht auf Gesundheit und Krankheit, gleichzeitig wird auch deutlich, wie eng Krankheitsprävention und Gesundheitsförderung zusammenstehen. Beide Sichtweisen sind im professionellen Umgang mit hilfebedürftigen Menschen notwendig, will man dem Individuum in seiner Ganzheit gerecht werden und zu einer verbesserten Gesundheit beitragen.

20.3 Die WHO als internationale Gesundheitsinstitution

Die WHO (World Health Organization) ist die Weltgesundheitsorganisation. Am 19. Juni 1946 wurde in New York die **Weltgesundheitskonferenz** eröffnet, an der 51 Mitgliedstaaten der Vereinten Nationen (UNO) und 13 Beobachter von Nichtmitgliedstaaten teilnahmen. Deutschland war über die Alliierte Kontrollkommission vertreten. Am 22. Juli 1946 nahm die Konferenz die erarbeitete Verfassung an und stellte ihre Deklaration vor:

Die WHO definiert **Gesundheit** als »... den Zustand des uneingeschränkten körperlichen, geistigen und sozialen Wohlbefindens und nicht nur als das Freisein von Krankheiten und Gebrechen«.

Am 7. April 1948 trat die Satzung nach Ratifizierung durch 26 Mitgliedstaaten in Kraft. Der 7. April wurde zum **Weltgesundheitstag** erklärt. Der Weltgesundheitstag 2012 stand unter dem Thema »Altern und Gesundheit – Gesundheit erfüllt die Jahre mit Leben«.
Heute sind 194 Staaten Mitglied der WHO, die zu verschiedenen Regionalgruppen zusammengefasst sind. Deutschland gehört zum Regionalbüro von Europa mit Sitz in Kopenhagen. Das oberste beschlussfassende Organ der WHO ist die Weltgesundheitsversammlung. Für die europäische Region treffen sich die Vertreter der Mitgliedsstaaten einmal im Jahr, um gemeinsam Handlungsstrategien für die Region zu formulieren oder deren Umsetzung zu prüfen.

20.4 Das Gesundheitswesen in Deutschland

Unter dem **öffentlichen Gesundheitswesen** versteht man die Gesamtheit von Einrichtungen, Personen und Berufsgruppen, deren Aufgabe es ist, mit Hilfe gezielter Maßnahmen die Gesundheit der Bevölkerung nicht nur zu erhalten, sondern auch zu fördern und wiederherzustellen.

Darüber hinaus ist das öffentliche Gesundheitswesen ohne das Engagement der **Laienhilfe** (z. B. private Krankenpflege, Selbsthilfegruppen) nicht mehr denkbar.

20.4.1 Organisation des öffentlichen Gesundheitswesens

Das öffentliche Gesundheitswesen lässt sich in die im Folgenden beschriebenen Institutionen unterteilen.

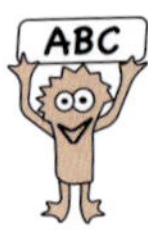

Verwaltung auf Bundesebene

Dieser obersten Ebene der Verwaltung sind die folgenden Einrichtungen zuzuordnen:

- **Bundesministerium für Gesundheit (BMG):** zuständig für die Gesundheitspolitik, die entsprechende Gesetzgebung und die gesetzliche Krankenversicherung; arbeitet bei Bedarf mit anderen Ministerien zusammen, z. B. Bundesministerium für Ernährung, Landwirtschaft und Verbraucherschutz, Bundesministerium für Arbeit und Soziales und Bundesministerium der Finanzen
- **Ausschuss für Gesundheit des Bundestags:** beratendes Gremium
- **Sachverständigenrat zur Begutachtung der Entwicklung im Gesundheitswesen:** erstellt im zweijährlichen Turnus Gutachten zur Entwicklung der gesundheitlichen Versorgung unter medizinischen und ökonomischen Gesichtspunkten
- Bundesbehörden

Dem BMG unterstehen folgende **Bundesbehörden:**

- **Bundesinstitut für Arzneimittel und Medizinprodukte (BfArM):** Aufgaben des Bundesinstituts sind unter anderem die Bewertung und Zulassung von Arzneimitteln auf der Grundlage analytischer, pharmakologischer und klinischer Prüfungen sowie die Überwachung des Verkehrs mit Betäubungsmitteln.
- **Bundeszentrale für gesundheitliche Aufklärung (BZgA):** Die Bundeszentrale für gesundheitliche Aufklärung dient der Vermittlung gesundheitsfördernder, aber auch gesundheitsgefährdender Erkenntnisse an die Bevölkerung. Dies geschieht zum einen mittels spezifischer Kampagnen, zum anderen über detaillierte Informationen an Berufsgruppen, die an der Aufklärung beteiligt sind. Ein Beispiel ist die bekannte Kampagne »Gib Aids keine Chance«. Es gibt noch weitere Aktionspläne in verschiedenen Bereichen. So wurde z. B. im Rahmen der Drogen- und Suchtprävention 2001 die Internetplattform www.drugcom.de installiert.
- **Deutsches Institut für Medizinische Dokumentation und Information (DIMDI):** Diese Behörde erfasst die gesamte in- und ausländische Literatur und Veröffentlichungen für alle Bereiche des Gesundheitswesens. In rund 70 Datenbänken stehen diese Informationen der Öffentlichkeit zur Verfügung.
- **Paul-Ehrlich-Institut (PEI):** Das Bundesamt für Sera und Impfstoffe ist für die Zulassung von biomedizinischen Arzneimitteln (z. B. Impfstoffe für Mensch und Tier, Blut und Blutprodukte, Arzneimittel für Gentherapie) zuständig. Durch die vom Hersteller unabhängige Chargenprüfung kann die Sicherheit von Arzneimitteln erhöht werden.
- **Robert Koch-Institut (RKI):** Im Rahmen der Krankheitserkennung und -bekämpfung spielt das RKI eine wesentliche Rolle. Zu seinen Aufgaben gehören unter anderem:
  - Erkennung, Verhütung und Bekämpfung von übertragbaren und nicht übertragbaren Krankheiten
  - epidemiologische Untersuchungen von Krankheiten sowie Dokumentation und Information, z. B. in Form von Gesundheitsberichterstattung, Onlinedatenbanken, Schwerpunktarbeit zu bestimmten Themen wie Arbeitslosigkeit und Gesundheit, Altersdemenz; diese Informationen sind für die Bevölkerung zugänglich
  - Erarbeitung von Impfempfehlungen durch die Ständige Impfkommission (STIKO)

Verwaltung auf Länderebene

Die Bundesländer

- haben eine eigene Gesetzgebungskompetenz,
- sind verantwortlich für die Ausführung der Bundesgesetze,
- haben die Fach- und Dienstaufsicht über die Gesundheitsämter und
- gestalten die Krankenhaus-Planung.

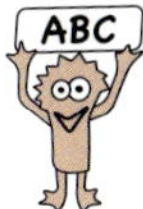

Die Krankheitsprävention liegt ebenfalls im Verantwortungsbereich der Länder. Gebündelt wird die Arbeit meist in einem zuständigen Landesministerium. Die Gesundheitsminister der Länder treffen sich regelmäßig bei der **Gesundheitsministerkonferenz der Länder** zur Abstimmung ihrer Arbeit.

Verwaltung auf kommunaler Ebene

Auf kommunaler Ebene des Öffentlichen Gesundheitswesens sind die **Gesundheitsämter** schwerpunktmäßig für die Umsetzung vor Ort zuständig. Ihre konkreten Aufgaben sind bereits im Abschnitt »Das 20. Jahrhundert«, S. 310f., aufgeführt.

20.5 Die Spitzenverbände der freien Wohlfahrtspflege

Die freie Wohlfahrtspflege umfasst alle sozialen Hilfen, die in organisierter Form und gemeinnützig erfolgen. Ihre vielfältigen Dienste sind in Deutschland nicht mehr wegzudenken und ein wesentlicher Bestandteil im Sozialgefüge unseres Staates. Die freie und die öffentliche Wohlfahrtspflege arbeiten eng zusammen. In der freien Wohlfahrtspflege sind etwa 1,4 Millionen Menschen hauptamtlich beschäftigt, schätzungsweise 2,5 bis 3 Millionen Menschen leisten ehrenamtliche Arbeit.
Auf Länderebene existieren verschiedene Freiwilligendienste:

- FSJ: Freiwilliges Soziales Jahr
- FÖJ: Freiwilliges Ökologisches Jahr
- BFD: Bundesfreiwilligendienst

Der Bundesfreiwilligendienst ersetzt seit 2011 den Zivildienst. Aus »Zivis« wurden »Bufdis«. Weitere Informationen zu den freiwilligen sozialen Diensten sind unter www.bundesfreiwilligendienst.de zu finden.

Die freie Wohlfahrtspflege in Deutschland ist in sechs großen Spitzenverbänden organisiert (s. Tab. 20-1, S. 316). Diese unterscheiden sich in der Weltanschauung und z. T. auch in den Tätigkeitsschwerpunkten. Zu den Aufgabenfeldern der freien Wohlfahrtspflege in Deutschland gehören folgende Bereiche:

- Arbeit mit Kindern und Jugendlichen
- Hilfsangebote für Familien und Alleinerziehende
- Unterstützung alter Menschen
- Dienste für Menschen in besonderen Lebenssituationen wie Behinderung, körperliche und psychische Erkrankung
- Angebote für Migranten
- Hilfe für Menschen in sozialen Notlagen
- Aus-, Fort- und Weiterbildung in sozialen Berufen

(nach www.bagfw.de/wir-ueber-uns/freie-wohlfahrtspflege-in-deutschland/einrichtungen-und-dienste)

Als gemeinsames Arbeitsgremium auf Bundesebene gibt es die **Bundesarbeitsgemeinschaft der Freien Wohlfahrtspflege e. V. (BAGFW)**, die u. a. für die sozialpolitischen Aktivitäten sowie die Sicherung und Weiterentwicklung der freien Wohlfahrtspflege zuständig ist.
Die Finanzierung der freien Wohlfahrtspflege erfolgt über Leistungsentgelte, öffentliche Zuwendungen und Eigenfinanzierung der Verbände.
Eine kurze Übersicht zu den sechs Spitzenverbänden findet sich in Tabelle 20-1 (S. 316).

20.6 Definitionen von Gesundheit

Es gibt viele Definitionen von Gesundheit. Dies macht deutlich, dass der Gesundheitsbegriff offensichtlich schwer zu fassen ist. Im **klassischen biomedizinischen Verständnis** sind Gesundheit und Krankheit Gegensätze, die sich gegenseitig ausschließen. Gesundheit wird also

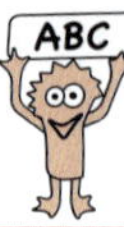

Tab. 20-1 Die sechs Spitzenverbände der freien Wohlfahrtspflege im Überblick (nach Bundesarbeitsgemeinschaft der Freien Wohlfahrtspflege, www.bagfw.de/wir-ueber-uns/mitgliedsverbaende)

Spitzenverband	Weltanschauung	Bemerkungen
Arbeiterwohlfahrt (AWO)	Grundwerte sind Solidarität, Toleranz, Freiheit, Gleichheit und Gerechtigkeit	gegründet 1919; Tätigkeitsfokus liegt bei den sozial Schwachen der Gesellschaft
Deutscher Caritasverband (DCV)	Wohlfahrtsverband der katholischen Kirche; Ausdruck der Zuwendung Gottes zu den Menschen, insbesondere zu denen, die in Not sind	Caritas ist lateinisch und bedeutet Nächstenliebe, Mildtätigkeit
Der Paritätische Gesamtverband	Grundidee ist die Parität, die Voraussetzung der Gleichheit aller Menschen; tragend sind die Grundsätze Toleranz, Vielfalt und Offenheit	besteht aus eigenständigen Organisationen und Gruppierungen; versteht sich als Mittler, sowohl zwischen den eigenen Mitgliedsverbänden als auch zwischen Weltanschauungen und Generationen
Deutsches Rotes Kreuz (DRK)	arbeitet nach den Grundsätzen der Internationalen Föderation der Rot-Kreuz- und Rot-Halbmond-Gesellschaften	1863 als Kriegsopferhilfe gegründet; ist sowohl Wohlfahrtsverband als auch nationale Rotkreuzgesellschaft; Rotes Kreuz und Roter Halbmond sind international anerkannte Schutzzeichen
Diakonisches Werk der Evangelischen Kirche in Deutschland (DW der EKD)	evangelische Landeskirchen, Freikirchen und Fachverbände gehören dem DW an	entspricht dem Caritasverband der katholischen Kirche
Zentralwohlfahrtsstelle der Juden in Deutschland (ZWST)	Aktivitäten umfassen Maßnahmen für Senioren, Jugendliche, Fortbildungsangebote sowie die soziale und religiöse Integration jüdischer Migranten in Deutschland	1917 gegründet, während des Nationalsozialismus zwangsaufgelöst, 1952 neu gegründet; vertritt rund 100 000 Mitglieder

»negativ« definiert, als die Abwesenheit von etwas, nämlich von Krankheit. Festgemacht werden sowohl Gesundheit als auch Krankheit an biologischen Messgrößen.

Die **WHO-Definition** (s. Abschnitt »Die WHO als internationale Gesundheitsinstitution«, S. 313) erweitert die körperlichen Parameter um die sozialen und psychisch-geistigen Komponenten, die sich gegenseitig beeinflussen. Mittlerweile gehören zu dieser Definition auch eine ökologische und eine spirituelle, sinnhafte Komponente.

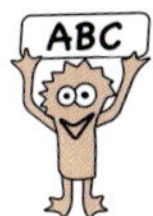

Gesundheit wird zwar als Zustand definiert, ist jedoch keinesfalls statisch zu verstehen, also als einmal gegeben und sich nicht verändernd. Es handelt sich eher um eine **Art Gleichgewicht**, das jeden Tag und in manchen Lebensabschnitten immer wieder auch aktiv hergestellt werden muss. Aus dieser Sichtweise erwächst die Gesundheitsförderung als aktive und notwendige Mitgestaltung von Gesundheit.

Abschließend sei noch gesagt, dass Gesundheit und Krankheit immer **subjektiv erlebt** werden, d.h, dass jeder Mensch Gesundheit oder Krankheit individuell empfindet und bewertet.

20.6.1 Gesundheit in der Arbeitswelt

Arbeit und Gesundheit sind vielfältig miteinander verknüpft.

1839 gab es in Preußen die erste gesetzliche Regelung unter diesem Aspekt, bei der es um die staatliche **Begrenzung der Kinderarbeit** ging. Später (1853) wurde eine staatliche **Aufsichtsbehörde** geschaffen, aus der die heutige staatliche Gewerbeaufsicht hervorging. Damals ging es vorrangig um die Verhütung von Arbeitsunfällen. Der bestehende Anspruch auf Schadensersatz gegen den Arbeitgeber war eine individualrechtliche Regelung.

Im Rahmen der von Bismarck begründeten Sozialgesetzgebung brachte die **gesetzliche Unfallversicherung** (1884) große Fortschritte für den Arbeitnehmer. Über die Berufsgenossenschaften wurden die Ziele und Maßnahmen des Arbeitsschutzes bestimmt.

Seit 1951 sind die **Berufsgenossenschaften** paritätisch verwaltete Einrichtungen: Die Entscheidungen werden von Arbeitgeber- und Arbeitnehmervertretern getroffen. Der moderne Arbeitsschutz beschäftigt sich heute mit der Vorbeugung der verschiedensten körperlichen Störungen bzw. Erkrankungen, aber auch in zunehmendem Maße mit psychovegetativen Erkrankungen. Durch die Europäische Union (EU) ist die Vereinheitlichung von Vorschriften zu einem weiteren Arbeitsfeld geworden.

Arbeitsschutz soll heute nicht nur der Verhütung von Berufskrankheiten und Arbeitsunfällen, sondern einem umfassenden, vorbeugenden Gesundheitsschutz am Arbeitsplatz dienen. Dazu muss der Arbeitgeber eine arbeitsplatzbezogene »Gefährdungsanalyse« für den Mitarbeiter erstellen. Weiterhin müssen Maßnahmen zur Gefährdungsverhütung festgelegt werden, die vom Mitarbeiter umgesetzt werden.

Faktoren, die **Gesundheit/Krankheit** während der beruflichen Tätigkeit **beeinflussen**, sind z.B.:

- extreme körperliche Belastungen, Zwangshaltungen, Staub- und Lärmemissionen, Gefahrenstoffe, unzureichende Berücksichtigung von Arbeitsschutzbestimmungen
- Dauer der Arbeitszeit, Wechselschichten, Mehrarbeit, Überstunden
- zu hohes Arbeitstempo
- Zeit- und Termindruck
- schlechtes Betriebsklima
- Über- und Unterforderung
- Informationsmangel
- mangelnde Akzeptanz bei Kollegen und Vorgesetzten
- Angst vor Verlust des Arbeitsplatzes
- Mobbing
- Enttäuschung, fehlende Anerkennung (»Frust«)
- Konflikte mit Vorgesetzten

Diese Aufzählung macht bereits deutlich, dass sowohl physische als auch psychische Belastungen für das Wohlbefinden am Arbeitsplatz und damit wiederum für die Gesundheit des Berufstätigen von Bedeutung sind.

Begünstigend für die Entstehung von Erkrankungen kommen Konflikte im Privatleben und Mehrfachbelastungen hinzu.

Dieser Aufzählung gegenüber steht die Sichtweise vieler Bundesbürger, gesundheitliche Schä-

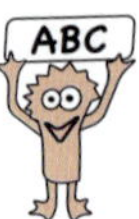

den aufgrund beruflicher Belastungen als natürlichen Verschleiß zu akzeptieren.

Das **öffentliche Gesundheitssystem** hat zwangsläufig zusammen mit den verschiedenen Kostenträgern ein Interesse

- an der **Erhaltung der Erwerbsfähigkeit** von Berufstätigen (Gesundheits- und Unfallschutz) und
- der **Wiederherstellung der Erwerbstätigkeit** (medizinische Rehabilitation).

20.6.2 Alter und Gesundheit

Die WHO definiert **Alter** wie folgt:

- alternde Menschen: 50–60 Jahre
- ältere Menschen: 61–75 Jahre
- alte Menschen: 76–90 Jahre
- sehr alte Menschen: 91–100 Jahre
- langlebige Menschen: über 100 Jahre

Die Altersstruktur der Bevölkerung in Deutschland verändert sich (Abb. 20-2):

- 2009 kamen 34 über 65-jährige Menschen auf 100 Personen zwischen 20 und 64 Jahren, 2030 werden es 50 sein und 2060 je nach Berechnungsvariante 63 oder 67.
- 2009 waren 20 % der Bevölkerung 65 Jahre und älter, 2060 wird jeder Dritte mindestens 65 Jahre, jeder Siebte wird 80 Jahre oder älter.

Mit der höheren Lebenserwartung der Bevölkerung nehmen altersspezifische Erkrankungen und Probleme zu.

Zur Verdeutlichung:

- In Deutschland benötigten 2001 2,04 Millionen Menschen **ständige Pflege**, 2005 waren es bereits 2,13 und Ende 2009 2,34 Millionen (s. Kap. 19 »Hygiene und Infektionsprävention in Heimen und in der ambulanten Pflege«, S. 297). Der größte Teil dieser Menschen, derzeit ca. 70 %, wird durch Angehörige, vielfach mit Unterstützung ambulanter Pflegedienste, versorgt. Die Zahl der pflegebe-

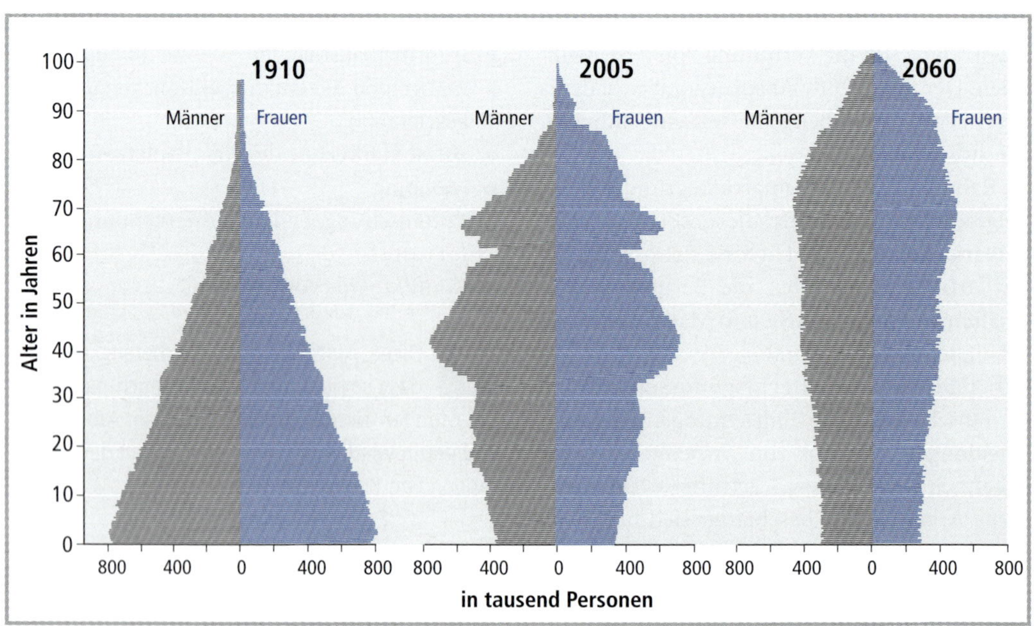

Abb. 20-2 Entwicklung des Bevölkerungsaufbaus in Deutschland; Angaben in tausend Personen; für das Jahr 2060 Prognose (Quelle: Statistisches Bundesamt)

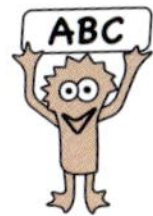

dürftigen Menschen soll nach Schätzungen bis 2020 auf 2,8 Millionen ansteigen.

- Menschen, die in **stationären Alteneinrichtungen** versorgt werden, sind oftmals auf Unterstützung vom Staat (oder öffentliche Unterstützung) angewiesen, da sie die Kosten nicht selbst tragen können.
- Die Zahl der **Alleinlebenden** in Deutschland nimmt stetig zu. 1999 waren es 12,9 Millionen, 2009 bereits 15,5 und 2010 16,1 Millionen. Auffällig ist die Zunahme der alleinlebenden Frauen über 65 Jahre: 60 % der Frauen über 75 Jahre leben alleine.
- Ein zunehmendes Phänomen ist die **Altersarmut**. Wer über weniger als 60 % des Durchschnittseinkommens in Deutschland verfügt, gilt als von Armut bedroht. Nahezu 20 % der über 60-Jährigen gehören zu dieser Bevölkerungsgruppe, insbesondere alleinstehende Frauen sind davon häufig betroffen. (Zum Vergleich: In der Gruppe der unter 20-Jährigen sind ca. 33 % armutsbedroht.)

 Ohne auf spezifische Alterserkrankungen einzugehen, lässt sich bereits aus diesem begrenzten Überblick ableiten, dass **psychosoziale Defizite** für die Lebensqualität und damit auch wieder für die Gesundheit des alten Menschen mitbestimmend sind.

Wirtschaft und alternde Bevölkerung

Auf der einen Seite hat Deutschland mit einer beträchtlichen Altersarmut zu kämpfen, auf der anderen Seite gibt es eine (wachsende) Gruppe von wohlhabenden Senioren mit vielseitigen Interessen, voller Vitalität und Lebensfreude: Mit Eintritt in das Rentenalter leben Senioren, je nach Geschlecht, durchschnittlich noch 15 bzw. 20 Jahre. So ist auch das Interesse der Werbung an dieser Altersgruppe gestiegen; Senioren sind zu interessanten Konsumenten mit hoher Kaufkraft geworden. So nimmt z. B. die Initiative der Bundesregierung »Wirtschaftsfaktor Alter« die ökonomischen Möglichkeiten in den Blick, die der demographische Wandel bietet.

21 Möglichkeiten der Prävention

Monika Dülligen

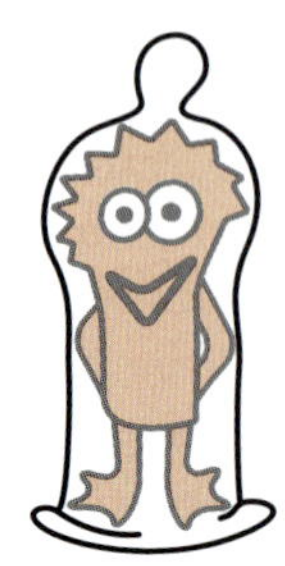

21.1 Ziele von Prävention

Allgemein verfolgen präventive Maßnahmen folgende Ziele:

- Verhinderung von neuen Erkrankungen
- Vermeidung von Behinderungen oder einem vorzeitigen Tod
- langer Erhalt der Selbständigkeit, auch im hohen Alter

Daraus ergeben sich Ziele auf unterschiedlichen Stufen, je nach (Gesundheits-)Zustand des Individuums oder auch von Bevölkerungsgruppen sowie dem Zeitpunkt der Intervention. Man unterscheidet primäre, sekundäre und tertiäre Krankheitsprävention:

- Die **Primärprävention** umfasst Maßnahmen zum Schutz des gesunden Menschen, z. B. Bekämpfung und Verhütung von Infektionskrankheiten (s. Kap. 8 »Infektionsschutz durch Impfungen«, S. 129 ff.), Forschung oder Lebensmittelüberwachung. Es gilt, Krankheiten zu verhindern und die Gesundheit zu bewahren.
- **Sekundärprävention** stützt sich auf die Krankheitsfrüherkennung, vor dem Auftreten von Krankheitssymptomen oder Beschwerden. Sie beinhaltet Gesundheitschecks und krankheitsspezifische Früherkennungsuntersuchungen, z. B. für verschiedene Krebserkrankungen (»Vorsorgeuntersuchungen«). Außerdem beinhaltet sie Beratung und Empfehlungen für Änderungen des Lebensstils, z. B. Ernährungs- und Trainingsberatung bei grenzwertigem Body-Mass-Index.
- **Tertiärprävention** richtet sich an Menschen mit bestehenden (= manifesten) Erkrankungen oder Leiden. Sie will
  - das Fortschreiten der Krankheit verhindern,
  - Folgeschäden und Chronifizierung abmildern,
  - Rückfälle verhüten,
  - die Wiederherstellung möglichst hoher Funktionsfähigkeit und Lebensqualität unterstützen und
  - notwendige Folgebehandlungen frühestmöglich einleiten.

Hier überschneiden sich die tertiäre Krankheitsprävention und die **Rehabilitation**. Die Tertiärprävention arbeitet rein krankheitsorientiert. Ziel der Rehabilitation ist die soziale (Wieder-)Eingliederung und Ermöglichung eines

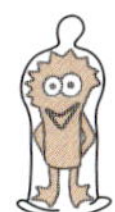

selbstbestimmten Lebens in allen wichtigen Bereichen, wie z.B. Arbeitsleben oder Gestaltung gesundheitserhaltender Freizeitaktivitäten.

21.2 Beispiele präventiver Maßnahmen

21.2.1 Familienplanung

Die Bundeszentrale für gesundheitliche Aufklärung hat gemeinsam mit den Ländern und anderen Institutionen Konzepte zur Sexualaufklärung und Familienplanung entwickelt. Zu den Schwerpunktaufgaben gehören u.a.:

- Stärkung der Verhütungskompetenz zur Vermeidung ungewollter Schwangerschaften
- Unterstützung bei erwünschter Schwangerschaft
- Förderung einer konstruktiven Familiengestaltung

Unter http://www.bzga.de/themenschwerpunkte/sexualaufklaerung-familienplanung/ stehen etliche Informationen und Hilfen zur Verfügung. Tabelle 21-1 (S. 322f.) gibt einen kurzen Überblick über die verschiedenen Verhütungsmethoden.

21.2.2 Schwangerenvorsorge

In der Schwangerschaft gibt es ein dichtes Untersuchungsprogramm, um Mutter und Kind vor Komplikationen zu bewahren. Zu den Schwangerschaftsvorsorgeuntersuchungen gehören u.a.

- Laboruntersuchungen in Zusammenhang mit der Schwangerschaft (z.B. Hämoglobingehalt im Blut, Untersuchungen auf Infektionen wie Röteln und Hepatitis, Bestimmung der Blutgruppe und des Rhesusfaktors)
- Ultraschalldiagnostik
- Überwachung von Risikoschwangerschaften
- Beratung der werdenden Eltern

Für berufstätige Schwangere und Mütter hat der Gesetzgeber im Gesetz zum Schutz der erwerbstätigen Mutter (Mutterschutzgesetz) zusätzlich Schutzbestimmungen geschaffen, die eine Gefährdung von Mutter und Kind ausschließen sollen.

21.2.3 Vorsorgeuntersuchungen im Kindes- und Jugendalter

Die Eltern erhalten nach der Geburt ein Untersuchungsheft für Kinder, in dem die Zeitpunkte der Vorsorgeuntersuchungen angegeben sind. Kinder und Jugendliche bis 18 Jahre müssen keine Praxisgebühr bezahlen. Die Kinder- und Jugenduntersuchungen gliedern sich in **U-** und **J-Untersuchungen**.

Die **U-Untersuchungen** dienen der Früherkennung von Krankheiten bei Kindern. Vom Zeitpunkt der Geburt bis zum Alter von 6 Jahren erfolgen 10 Untersuchungen:

- U1: Neugeborenen-Erstuntersuchung
- U2: 3.–10. Lebenstag
- U3: 4.–6. Lebenswoche
- U4: 3.–4. Lebensmonat
- U5: 6.–7. Lebensmonat
- U6: 10.–12. Lebensmonat
- U7: 21.–24. Lebensmonat
- U7a: 34.–36. Lebensmonat
- U8: 43.–48. Lebensmonat
- U9: 60.–64. Lebensmonat

J-Untersuchung bedeutet Jugendgesundheits-Untersuchung und findet zwischen dem vollendeten 13. und 14. Lebensjahr statt.

Das Vorsorgeprogramm dient der Überprüfung der Entwicklung des Kindes/des Jugendlichen mit altersentsprechenden Schwerpunkten und dem Aufbau des Impfschutzes.

Maßnahmen zur Verhütung von **Zahnerkrankungen** umfassen:

- **Gruppenprophylaxe**
  - Durchführung in Kindergärten, Behinderteneinrichtungen, Schulen
  - für Kinder, die das 12. Lebensjahr noch nicht vollendet haben

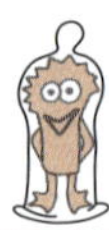

Tab. 21-1 Verhütungsmethoden im Überblick (Quelle: BZgA)

Methode	Wirkungsweise	Vorteile	Nachteile	Anmerkungen
Diaphragma	• wird kurz vor dem Geschlechtsverkehr von der Frau in die Scheide eingeführt • verhindert das Eindringen der Spermien • gleichzeitiger Gebrauch spermienabtötenden Gels ist notwendig	• keine Nebenwirkungen	• Übung und Erfahrung, mit dem Diaphragma zu verhüten, sind erforderlich	• bei richtiger Handhabung und gleichzeitiger Benutzung eines spermienabtötenden Gels sicher • wird vom Arzt oder einer ausgebildeten Beraterin individuell angepasst • nicht verschreibungspflichtig
Dreimonatsspritze	• Gestagen hemmt den Eisprung und hindert die Spermien, in die Gebärmutter zu gelangen	• einmal gegeben, hält die Wirkung drei Monate an • sehr hohe Verhütungssicherheit	• wegen der hohen Hormonmenge nicht sehr verträglich	• verschreibungspflichtig
Hormonimplantat	• hemmt den Eisprung • hindert die Spermien daran, in die Gebärmutter zu gelangen	• wirkt bis zu drei Jahre • sehr hohe Verhütungssicherheit	Nebenwirkungen bei mehr als 10 % der Anwenderinnen u. a.: • Übelkeit mit Erbrechen • Gewichtszunahme • sexuelle Lustlosigkeit • Zwischenblutungen • Spannungsgefühl in den Brüsten • Akne	• verschreibungspflichtig • Implantat (Kunststoffstäbchen) wird vom Arzt an der Innenseite des Oberarms – direkt unter die Haut – eingesetzt

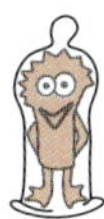

Tab. 21-1 (Fortsetzung)

Methode	Wirkungsweise	Vorteile	Nachteile	Anmerkungen
Hormonspirale	• verhindert den Aufbau der Gebärmutterschleimhaut • erschwert den Spermien das Vordringen zur Eizelle	• verringert die Blutungsstärke bei Frauen mit starker Regelblutung • sehr hohe Verhütungssicherheit	Nebenwirkungen können sein: • unregelmäßige Blutungen • mögliches Brustkrebsrisiko • Kopfschmerzen	• verschreibungspflichtig • wird vom Frauenarzt in die Gebärmutter eingelegt
Kondom	• verhindert, dass Spermien in die Scheide gelangen	• keine Nebenwirkungen • verringert das Infektionsrisiko einer Geschlechtskrankheit oder von HIV	• Vorsicht bei Latexallergien • Überstreifen des Kondoms ist eine kurzfristige Unterbrechung	• Kondomgröße vorher ausprobieren • bei richtiger Anwendung ein sicheres Verhütungsmittel
Kupferspirale	• die Gebärmutterschleimhaut wird dauerhaft gereizt, dadurch wird die Einnistung der befruchteten Eizelle verhindert • hemmt die Beweglichkeit der Spermien	• kein weiterer Aufwand • sehr hohe Verhütungssicherheit	• in seltenen Fällen kann es zu einer Schwangerschaft kommen, bei der dann die Gefahr einer Fehlgeburt erhöht ist	• verschreibungspflichtig • wird vom Frauenarzt in die Gebärmutter eingelegt • besonders geeignet für Frauen, die bereits Kinder geboren haben
Natürliche Methoden (NFP = natürliche Familienplanung)	• Basaltemperaturerhöhung nach dem Eisprung ermöglicht die Bestimmung der unfruchtbaren Tage • Zervixschleim (der Schleim aus dem Gebärmutterhals) verflüssigt sich kurz vor dem Eisprung	• keine unerwünschten Nebenwirkungen • Körperwahrnehmung wird gefördert • sehr bewusster Umgang mit der eigenen Fruchtbarkeit	• Enthaltsamkeit oder ein weiteres Verhütungsmittel ist an fruchtbaren Tagen notwendig • zwingende Voraussetzung ist die Auseinandersetzung mit dem eigenen Körper	• relativ sichere Verhütungsmethode bei richtiger Anwendung • gleichzeitige Benutzung von Kondomen wird angeraten • notwendig ist ein gutes Verhältnis zum eigenen Körper

Fortsetzung auf S. 324

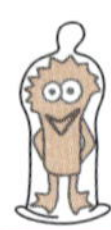

Tab. 21-1 (Fortsetzung)

Methode	Wirkungsweise	Vorteile	Nachteile	Anmerkungen
Pille	• verhindert den Eisprung	• hohe Verhütungssicherheit • Kosten werden von der gesetzlichen Krankenkasse bis zum vollendeten 20. Lebensjahr übernommen	Nebenwirkungen können sein: • Übelkeit • Erbrechen • Gewichtszunahme • sexuelle Lustlosigkeit • erhöhte Thrombosegefahr	• verschreibungspflichtig • bei richtiger Anwendung sichere Verhütung vom ersten Tag an
Vaginalring	• niedrig dosierte Hormone hemmen den Eisprung und hindern die Spermien daran, in die Gebärmutter zu gelangen	• einfache Handhabung • wirkt drei Wochen • Wirkung wird durch Durchfall und Erbrechen nicht beeinträchtigt • sehr hohe Verhütungssicherheit	Nebenwirkungen können sein: • Kopfschmerzen • Scheidenentzündung • vermehrter Ausfluss • erhöhte Thromboemboliegefahr (venös und arteriell)	• verschreibungspflichtig • passt sich jeder Scheide an • ist beim Geschlechtsverkehr meist nicht spürbar
Verhütungspflaster	• Hormone hemmen den Eisprung und hindern die Spermien daran, in die Gebärmutter zu gelangen	• kein weiterer Aufwand • Wirkung wird durch Durchfall und Erbrechen nicht beeinträchtigt • sehr hohe Verhütungssicherheit	• Nebenwirkungen wie bei allen hormonellen Verhütungsmitteln • bei Frauen mit mehr als 90 kg Körpergewicht kann die Wirksamkeit beeinträchtigt sein • erhöhte Thromboemboliegefahr	• verschreibungspflichtig • Haftfähigkeit bleibt auch in der Sauna oder im Schwimmbad erhalten

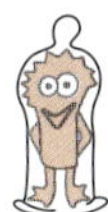

  - für Jugendliche bis zum 16. Lebensjahr, wenn das durchschnittliche Kariesrisiko überproportional hoch ist
  - die zahnärztliche Maßnahme beinhaltet Ernährungsberatung und Mundhygiene
- **Individualprophylaxe**
  - halbjährliche Untersuchung für Kinder/Jugendliche, die das 6., aber noch nicht das 18. Lebensjahr vollendet haben
  - Anspruch auf Fissurversiegelung der Molaren (= Mahlzähne)
  - Tipps für die Mundhygiene, Hinweis auf Maßnahmen zur Schmelzhärtung der Zähne

21.2.4 Krebsvorsorge

In Abhängigkeit vom Alter und Geschlecht des Menschen gibt es eine Häufung spezifischer Formen von Krebserkrankungen. Daran orientieren sich auch die Leistungen der gesetzlichen Krankenkassen zur Früherkennung von Krebserkrankungen. Zu den bezahlten Früherkennungsuntersuchungen der gesetzlichen Krankenkassen gehören:

- jährliche Untersuchungen auf Gebärmutterhalskrebs bei Frauen ab 20 Jahren
- jährliche Brustuntersuchungen bei Frauen ab 30 Jahren
- Mammographie-Screening bei Frauen zwischen dem 50. und 70. Lebensjahr alle zwei Jahre
- jährliche Prostata- und Genitaluntersuchungen sowie Tastuntersuchungen der Lymphknoten bei Männern ab 45 Jahren
- Hautuntersuchungen/Hautkrebs-Screening bei Frauen und Männern ab 35 Jahren
- jährliche Dickdarm- und Rektumuntersuchungen sowie Test auf verborgenes (okkultes) Blut bei Männern und Frauen ab 50 Jahren (bis zum Alter von 54 Jahren)
- zwei Darmspiegelungen im Abstand von 10 Jahren und Test auf okkultes Blut alle zwei Jahre bei Männern und Frauen ab 55 Jahren

Außerdem bezahlen die Krankenkassen alle zwei Jahre einen Gesundheits-Check-up bei Frauen und Männern ab 35 Jahren.
Bei den Früherkennungsuntersuchungen und den zeitlichen Abständen zwischen den Untersuchungen werden auch Faktoren wie familiäre Häufung von Krebserkrankungen berücksichtigt.
Die kostenlosen Vorsorgeuntersuchungen werden jedoch von den gesetzlich Versicherten oftmals nicht in Anspruch genommen. Beispielsweise nutzen nur 14 % der Frauen und 11 % der Männer zwischen 55 und 74 Jahren die Darmkrebsfrüherkennungsuntersuchungen.

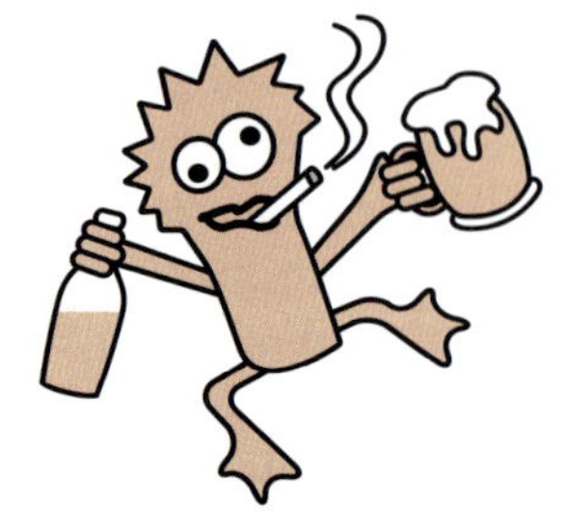

22 Suchtprävention

Monika Dülligen

Im Rahmen des Themenbereichs »Prävention« sollen einige Aspekte zur Suchtprävention gesondert betrachtet werden.

Süchtig oder **abhängig** machen können sowohl **Stoffe** als auch **Verhaltensweisen**. Beides dient dazu, bestimmte Gefühle hervorzurufen oder diese zu unterbinden. Die Verhaltensweise wird auch dann nicht geändert bzw. der Konsum der entsprechenden Substanzen nicht eingestellt, wenn negative Konsequenzen für die betroffene Person oder ihre Mitmenschen auftreten.

Sucht und Abhängigkeit haben **Ursachen**. Die Ursachen gilt es im Rahmen präventiver Maßnahmen möglichst frühzeitig zu erkennen und entsprechende Hilfsangebote zu schaffen.

22.1 Begrifflichkeiten

22.1.1 Sucht, Abhängigkeit und Abhängigkeitspotenzial

Die Begriffe **Sucht** und **Abhängigkeit** werden meist synonym gebraucht. Der »ältere« Begriff Sucht wurde 1964 auf Empfehlung der WHO durch den Begriff der Abhängigkeit ersetzt. Die Begründung liegt darin, dass Abhängigkeit eine Differenzierung zwischen **physischer** und **psychischer Abhängigkeit** ermöglicht. Der Begriff Sucht wird jedoch nach wie vor auch von Fachleuten parallel verwendet.

Eine weitere zentrale Begrifflichkeit bei der Suchtprävention ist die des **Abhängigkeitspotenzials**. Das Drogenlexikon der Bundeszentrale für gesundheitliche Aufklärung (BZgA) unter www.drugcom.de liefert folgende Definition:

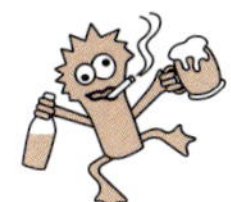

»**Abhängigkeitspotenzial** beschreibt die ›Eigenschaft‹ einer Droge, abhängiges Verhalten zu erzeugen. Es gibt Drogen, die häufiger abhängig machen als andere Drogen. Beispielsweise werden Konsumenten eher von Nikotin als von Alkohol abhängig.«

Der zweite Aspekt des Abhängigkeitspotenzials liegt im **Konsumenten.** Wenn jemand sich z. B. nach dem Genuss von Alkohol so fühlt, wie er sich immer fühlen möchte, aber sonst nicht fühlen kann, z. B. stark und unbesiegbar, kontaktfreudig, ausgeglichen, freundlich, besteht ein Abhängigkeitspotenzial des Konsumenten. Mit dem Begriff »Abhängigkeitspotenzial« wird also

- eine Aussage zur abhängig machenden Eigenschaft der Droge getroffen und
- die Affinität des Konsumenten zu dieser Droge beschrieben.

Abhängigkeit, zunächst verstanden als **Substanzabhängigkeit**, ist eine **Diagnose**, die auch in der ICD-10 (ICD steht für International Statistical Classification of Diseases and Related Health Problems, 10 für die zehnte Überarbeitung), dem von der WHO herausgegebenen Diagnose- und Verschlüsselungssystem, aufgeführt wird. Nach diesem Diagnoseschlüssel beinhaltet Abhängigkeit folgende Kriterien:

- starker Wunsch oder sogar Zwang, die Droge zu konsumieren
- Menge, Beginn und Beendigung des Konsums können nicht kontrolliert werden
- wenn der Konsum reduziert oder beendet wird, kommt es zu einer Entzugssymptomatik; um die Entzugssymptome zu minimieren, werden häufig ähnliche Substanzen konsumiert (Ersatzkonsum)
- immer größere Mengen der Substanz sind notwendig, um die gewünschte Wirkung zu erzielen
- andere Interessen werden zunehmend vernachlässigt, die Droge dominiert das Leben
- trotz Folgeschäden wird der Konsum fortgeführt

(nach www.drugcom.de)

Laut WHO liegt eine Abhängigkeit vor, wenn **mindestens drei** der Kriterien während des **letzten Jahres** vorhanden waren, und zwar beim Konsum folgender Substanzen:

- Alkohol
- Tabak
- Schlaf- und Beruhigungsmittel
- Stimulanzien (alle Stoffe, die eine aktivierende Wirkung auf den Körper haben, z. B. Amphetamine, bekannt aus der Sportszene)
- Cannabis
- Halluzinogene (unterschiedliche psychoaktive Substanzen, z. B. LSD)
- Kokain
- Opioide (morphinähnliche Stoffe, der bekannteste ist Heroin)
- Schnüffelstoffe (flüchtige Lösungsmittel)

22.1.2 Körperliche und psychische Abhängigkeit

Es gibt zwei Arten der Abhängigkeit: die physische und die psychische.

Bei **psychischer Abhängigkeit** besteht ein **maßloses Verlangen** nach der Substanz (**Craving**). Zusätzlich ist es dem Konsumenten unmöglich, die Menge an konsumiertem Stoff zu kontrollieren. Es bleibt nicht bei einem Glas Wein, sondern man trinkt unkontrolliert weiter. Die oben angeführten Abhängigkeitskriterien, **Vernachlässigung anderer Interessen** und **Fortsetzen des** offensichtlich **schädlichen Konsums**, fallen ebenfalls in den Bereich der psychischen Abhängigkeit. Bei **Abstinenz** können folgende Symptome auftreten:

- Unruhe
- Depression
- Angstzustände
- Craving
- ggf. Selbstmordgedanken

(nach www.drugcom.de)

Eine **psychische Entwöhnung** kann Monate bis Jahre dauern.

Die **physische Abhängigkeit** ist gekennzeichnet durch eine **Toleranzentwicklung** gegen-

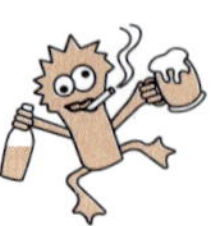

über der Substanz, zusammen mit einem erhöhten Stoffkonsum. Dieses Kriterium alleine genügt nicht, denn auch eine rein psychische Abhängigkeit, wie z. B. von Halluzinogenen, kann zu einer Dosissteigerung führen. Wird die Substanz abgesetzt, kann es zu folgenden körperlichen **Entzugserscheinungen** kommen:

- Schwächegefühl
- Zittern
- Schweißausbrüche
- Gliederschmerzen
- Kreislaufstörungen
- Magenkrämpfe
- Brechreiz
- Tränenfluss
- lebensbedrohliche Krampfanfälle
- Verwirrtheitszustände
- Halluzinationen

(nach www.drugcom.de)

Die körperlichen Symptome beginnen in der Regel wenige Stunden nach der letzten Dosis. Nach 24 bis 48 Stunden erreichen sie ihren Höhepunkt.
Neben der stoffgebundenen Abhängigkeit steht als weitere Form die **Verhaltenssucht** oder **Verhaltensabhängigkeit**. Hier wird bestimmtes Verhalten in exzessiver Form gelebt, unabhängig von irgendwelchen Substanzen, eine Abhängigkeit besteht »nur« auf der Verhaltensebene. Die bekannteste und bisher als pathologisch anerkannte Form ist die **Glücksspielsucht**, sie fällt unter »Abnorme Gewohnheiten und Störungen der Impulskontrolle«. Es gibt jedoch noch etliche andere Verhaltensweisen in extremer Ausprägung, die Abhängigkeitskriterien aufweisen können:

- Arbeitssucht
- Internetsucht
- Kaufsucht
- Spielsucht in Zusammenhang mit Computerspielen

Besonders erwähnenswert sind die Internet- und Computerspielsucht, hier insbesondere die Abhängigkeit von Online-Rollenspielen. Sie entwickeln eine hohe Bindungskraft an das Medium Computer. Oft sind die Rollen in der virtuellen und in der realen Welt so verschieden, dass es insbesondere für junge Menschen schwierig ist, damit umzugehen.

22.2 Häufig missbrauchte Drogen

Im Februar 2012 definierte die Drogenbeauftragte der Bundesregierung die Hauptziele einer nationalen Strategie zur Drogen- und Suchtpolitik folgendermaßen:

- Reduzierung des Konsums legaler und illegaler Suchtmittel und
- Vermeidung drogen- und suchtbedingter Probleme

Die Deutsche Hauptstelle für Suchtfragen (DHS) geht davon aus, dass 16 Millionen Menschen in Deutschland **rauchen**, 1,3 Millionen von **Alkohol** und 1,4 Millionen von **Medikamenten** abhängig sind. Es besteht die Annahme, dass 560 000 Personen **onlineabhängig** sind, bis zu 540 000 gelten als **glücksspielsüchtig**.

22.2.1 Nikotin

Nikotin ist der Wirkstoff der Nicotiana-tabacum-Pflanze. Innerhalb kürzester Zeit – nach ca. 7 Sekunden – gelangt das Nikotin ins Gehirn, wo es von nikotinergen Rezeptoren verarbeitet wird. Mögliche körperliche Reaktionen sind ein beschleunigter Herzschlag, erhöhter Blutdruck und das Sinken der Hauttemperatur. Doch nicht nur körperliche Reaktionen finden statt, auch auf psychischer Ebene zeigen sich Reaktionen:

- Man fühlt sich »wacher«.
- Die Leistungsfähigkeit nimmt zu.
- Aufmerksamkeit und Gedächtnisleistungen sind erhöht.
- Appetit, Angst, Unsicherheit, Stress und Müdigkeit lassen nach.

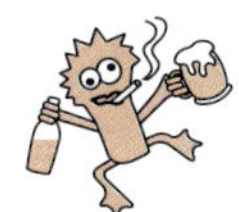

Nikotin ist der eigentliche Suchtstoff und an sich schon schädlich, zudem entstehen beim Rauchen Teersubstanzen und Kohlenmonoxid, die den Organismus zusätzlich schädigen. Jedes Jahr sterben ungefähr 110 000 Menschen an den Folgen des Rauchens, im Vergleich sind es bei den illegalen Drogen ca. 1 300 (Quelle: www.bzga.de).

Die typischen **Raucherkrankheiten** sind Gefäßerkrankungen, wie Arteriosklerose, Herzinfarkt, Schlaganfall und Gefäßverschlüsse in Extremitäten (»Raucherbein«), und Lungenerkrankungen wie die chronisch obstruktive Bronchitis und Lungenkrebs. Die durch Rauchen bedingten Lungenkrankheiten gehören weltweit zu den häufigsten Todesursachen. In diesem Zusammenhang ist es erfreulich, dass die Raucherquote bei jungen Leuten in Deutschland zurückgegangen ist (Abb. 22-1).

Untersuchungen haben gezeigt, dass Nikotin im Rahmen der abhängig machenden Substanzen das **höchste Suchtpotenzial** besitzt. 68 % aller Personen, die jemals eine Zigarette ganz geraucht haben, werden irgendwann in ihrem Leben abhängig. Demgegenüber entwickeln »nur« 23 % aller Menschen, die jemals Alkohol getrunken haben, eine Alkoholabhängigkeit, und 9 % aller, die jemals Cannabis konsumiert haben, werden davon abhängig (Quelle: www.drugcom.de).

Inwiefern eine Person von Alkohol oder Tabak abhängig wird, hängt von mehreren Faktoren ab: Wie leicht ein Stoff verfügbar ist und wie sehr er gesellschaftlich akzeptiert ist, sind einige der Aspekte, die eine mögliche Abhängigkeit beeinflussen können.

! Daraus ergibt sich eine erste wichtige **Präventionsmaßnahme**: Gar nicht erst mit dem Rauchen anfangen!

Die Bundeszentrale für gesundheitliche Aufklärung (BZgA) bietet diverse Hilfen im Internet und Infomaterialien, wie man rauchfrei bleiben kann, sich vor Passivrauchen schützt oder mit dem Rauchen aufhören kann. Die Internetseite www.rauchfrei-info.de richtet sich primär an Erwachsene; www.rauch-frei.info ist ein spezielles Internetangebot für Jugendliche.

In diesem Zusammenhang sei auch kurz die elektronische Zigarette oder **E-Zigarette** erwähnt. Sie wird als Alternative zur Tabakzigarette angeboten. Die E-Zigarette soll »nur« **Nikotin** enthalten, der über Wasserdampf in die Lunge transportiert wird, und zwar ohne die anderen Schadstoffe der Tabakzigarette. Tatsächlich bestehen bis zu 90 % des eingeatmeten Dampfes aus **Propylenglykol**. Die **gesundheitlichen Auswirkungen** dieses Stoffes bei dauerhafter und wiederholter Inhalation sind gänzlich unbekannt. In den Kartuschen, die den Inhalt der E-Zigaretten liefern, finden sich neben Nikotin Stoffe wie **Ethanol**, **Glycerin**, **Aromastoffe** und manchmal auch giftige Sub-

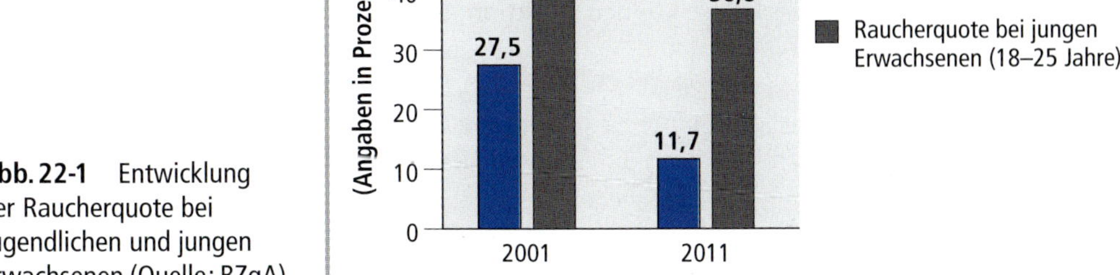

Abb. 22-1 Entwicklung der Raucherquote bei Jugendlichen und jungen Erwachsenen (Quelle: BZgA)

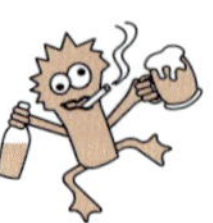

stanzen wie krebserregende **Nitrosamine**. Die BZgA rät deshalb vom Gebrauch von E-Zigaretten ab (Dezember 2011). Zudem ist die E-Zigarette keine Erleichterung auf dem Weg der Raucherentwöhnung, denn ein **Rauchstopp** kann nur über eine **Verhaltensänderung** erreicht werden.

Shisha (Wasserpfeife)

Schon 2009 hat das Bundesinstitut für Risikobewertung (**BfR**), die **gesundheitlichen Risiken** des Wasserpfeifenrauchens untersucht und kam zu folgendem Ergebnis:

Der regelmäßige Gebrauch von Shishas ist nicht weniger schädlich als regelmäßiger Zigarettenkonsum.

Einige Gründe sind:

- Wasserpfeifenraucher nehmen erhebliche Mengen **Kohlenmonoxid** auf. Kohlenmonoxid bindet den roten Blutfarbstoff Hämoglobin und kann somit den Sauerstofftransport im Blut behindern. Besonders Schwangere und Menschen mit Vorerkrankungen des Herz-Kreislauf-Systems sollten auf Shishas verzichten. Schwangere sollten sich nicht längere Zeit in Shisha-Cafés aufhalten.
- Die **Nikotinkonzentration** im Blut steigt ebenso an wie nach Zigarettenkonsum. Die Gefahr der **Abhängigkeit** ist genauso gegeben wie bei Tabakzigaretten.
- Der Gebrauch eines gemeinsamen Mundstücks durch verschiedene Personen birgt **hygienische Probleme**. Lippenbläschen (Herpes labialis), Gelbsucht (Hepatitis) und die Lungenerkrankung Tuberkulose können so übertragen werden.

22.2.2 Alkohol

Wie entsteht Alkohol? Beim Vergärungsprozess von Zucker aus z. B. Getreide oder Zuckerrohr wird Alkohol gewonnen. Bier, Wein oder hochprozentige Getränke weisen sehr unterschiedliche Alkoholanteile auf. Beispielsweise hat Bier 4 bis 8 Vol.-%, Wein 10 bis 14. Bei hochprozentigen Getränken wie Wodka ist der Vorgang der Destillation zusätzlich notwendig, um Prozentwerte von 40 und mehr zu erreichen.

Alkohol gelangt meist über die Dünndarmschleimhaut ins **Blut**. Der Zeitpunkt der höchsten **Blutalkoholkonzentration** (BAK) wird 30 bis 75 Minuten nach Genuss erreicht; sie wird in Promille gemessen. Die Promillezahl ist u. a. abhängig von:

- der Alkoholmenge
- der Trinkgeschwindigkeit
- dem Geschlecht
- der Abbaugeschwindigkeit

(nach www.drugcom.de)

Nehmen Männer und Frauen die gleiche Menge Alkohol zu sich, ist die Promillezahl bei Frauen höher als bei Männern. Erklärt wird diese Tatsache mit dem unterschiedlichen Flüssigkeitsgehalt des Körpers. Bei Männern liegt er bei ca. 70 %, bei Frauen ca. bei 60 %. Da sich der Alkohol bei Frauen auf eine geringere Menge verteilt, steigt die Promillezahl schneller an.

Auswirkungen der Promillezahl auf den Organismus

Alkohol wirkt sich körperlich und psychisch auf den Konsumenten aus. Die psychischen Auswirkungen können sehr unterschiedlich sein und es ist schwierig, diese exakt zu benennen. Die folgende Übersicht gilt für Erwachsene (nach www.drugcom.de). Kinder und Jugendliche sind deutlich empfindlicher in ihrer Reaktion auf Alkohol; Kleinkinder können ab 0,5 Promille sterben.

Von 0,1 bis 1,0 Promille wirkt sich Alkohol positiv auf die **Stimmung** aus. Gleichzeitig wird die Sehleistung gemindert und die Konzentration und Reaktionsfähigkeit lassen nach. Es kann zu Enthemmung und Selbstüberschätzung kommen.

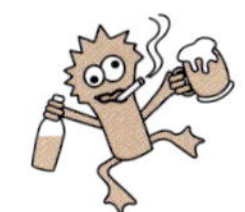

Von 1,0 bis 2,0 Promille hat man einen **Rausch**, bei dem die oben genannten Merkmale nochmals verstärkt auftreten. Hinzu kommen Orientierungs- und Sprechstörungen.
Zwischen **2,0 und 3,0 Promille** tritt eine **Betäubung** auf, zwischen **3,0 und 5,0 Promille** kommt es zur **Lähmung** mit Bewusstlosigkeit, Atemstörungen, herabsinkender Körpertemperatur und Reflexlosigkeit. Ab 4,0 Promille besteht die Gefahr eines Atemstillstands.

Auswirkungen chronischen Alkoholkonsums

Bei **chronischem Alkoholkonsum** können u. a. folgende Organe geschädigt werden (nach www.drugcom.de):

- **Leber:** Alkohol wird zum größten Teil über die Leber abgebaut, deshalb ist dieses Organ besonders belastet. Folgen können eine **Fettleber** und eine **Leberzirrhose** sein. Bei der Fettleber wird übermäßig viel Fett im Lebergewebe (Leberparenchym) eingelagert; die Leber vergrößert sich, es kommt zu Entzündungen oder auch Absterben von Leberzellen (Nekrosen). Das Krankheitsbild der Fettleber ist reversibel, d. h. bei Ausschalten der Ursachen erholt sich das Organ ggf. wieder. Allerdings kann die Fettleber auch in eine Leberzirrhose übergehen. Hierbei verändert sich das Lebergewebe bindegewebsartig und büßt damit seine Funktionstüchtigkeit mehr und mehr ein. Die Leber verhärtet sich und schrumpft. Eine Leberzirrhose ist nicht reversibel.
- **Gehirn und Nervenzellen:** Bei jedem Vollrausch sterben mehrere tausend Hirnzellen ab, auf Dauer **sinkt** die **Leistungsfähigkeit** des Organs. Bei fortlaufendem Konsum können ganze Bereiche des Gehirns absterben; das **Korsakow-Syndrom** kann entstehen. Es ist durch den Verlust des Kurzzeitgedächtnisses, Desorientiertheit und Konfabulation gekennzeichnet. Bei der Konfabulation werden Phantasievorgänge oder Inhalte ohne irgendeinen Bezug auf aktuelle Vorgänge erzählt. Sie kann auch bei bestimmten psychischen Erkrankungen auftreten.
  Ebenso werden die **peripheren Nervenzellen** durch fortwährenden übermäßigen Alkoholkonsum geschädigt. Es kommt zu Sensibilitätsstörungen und später Störungen der Motorik, z. B. Gangstörungen. Das Krankheitsbild heißt Polyneuropathie, also eine Schädigung vieler (peripherer) Nerven.
- **Pankreas** (Bauchspeicheldrüse): Hier kann es zu akuten und chronischen Entzündungen kommen. Eine gestörte Insulinproduktion mit der möglichen Folge Diabetes mellitus, im Volksmund auch Zuckerkrankheit genannt, kann auftreten.
- **Herz:** Alkohol schädigt auf Dauer die Herzmuskulatur (**Kardiomyopathie**). Es können Funktionsstörungen wie verringerte Pumpfunktion und Herzrhythmusstörungen auftreten.
- **Sexuelle Funktionsstörungen** bis zur Impotenz sind weitere mögliche Folgeerscheinungen.

Alkohol und Schwangerschaft

! Schon geringe Mengen Alkohol während der Schwangerschaft schädigen das ungeborene Kind, deshalb sollte während Schwangerschaft und Stillzeit ganz auf Alkohol verzichtet werden.

Die schwerste Form der **Schädigung des Kindes** ist das fetale Alkoholsyndrom (FAS), das mit körperlichen Missbildungen und Hirnschädigungen verbunden ist. Kommt das Ungeborene während der Schwangerschaft mit geringen Mengen Alkohol in Berührung, kommt es zu Schädigungen, die man unter dem Begriff **Alkoholeffekte** zusammenfasst. Diese sind bei der Geburt nicht unbedingt sichtbar, treten jedoch im Verlauf der Kindheit in Form von Entwicklungsstörungen, intellektuellen und motorischen Fehlentwicklungen auf. Sie kommen

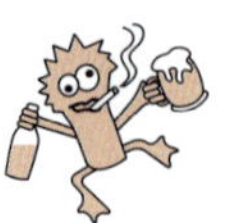

durch eine **Schädigung** des **kindlichen Gehirns** zustande. Nimmt eine schwangere Frau Alkohol zu sich, gelangt er über die Blutbahn und die Nabelschnur in den fetalen Kreislauf und verbreitet sich dort. **Das Kind hat innerhalb kürzester Zeit denselben Blutalkoholspiegel wie die Mutter.** Da der kindliche Organismus den Alkohol jedoch nicht so schnell abbauen kann wie die Mutter, bleibt die **Promillezahl** des **Kindes** länger **erhöht** und ruft somit größere Schäden hervor.

Alkoholgehalt von Getränken

Zur schnellen Orientierung über die zu sich genommene Alkoholmenge wird die Einheit »**Standardglas**« verwendet. Ein Standardglas enthält ca. **10 bis 12 g reinen Alkohol**, z. B.:

- 0,25 l Bier
- 0,125 l Sekt oder Wein
- 4 cl Schnaps

Gesunder Umgang mit Alkohol

Alkohol ist in unserem Kulturkreis eine gesellschaftlich akzeptierte Droge. Bei Treffen, Festen oder zur persönlichen Entspannung – Alkohol ist in unserer Gesellschaft präsent und verfügbar. Die Grenzen zwischen Genuss, riskantem oder schädlichem Gebrauch und Abhängigkeit sind fließend und hängen von der Empfindlichkeit und Empfänglichkeit der einzelnen Person ab. Die BZgA hat auf ihrer Internetseite www.kenn-dein-limit.de Regeln für einen **risikoarmen Alkoholkonsum** beim gesunden Erwachsenen aufgestellt:

- Frauen sollten nicht mehr als ein Standardglas, Männer nicht mehr als zwei Standardgläser täglich zu sich nehmen.
- 2 Tage in der Woche sollten »alkoholfrei« sein.

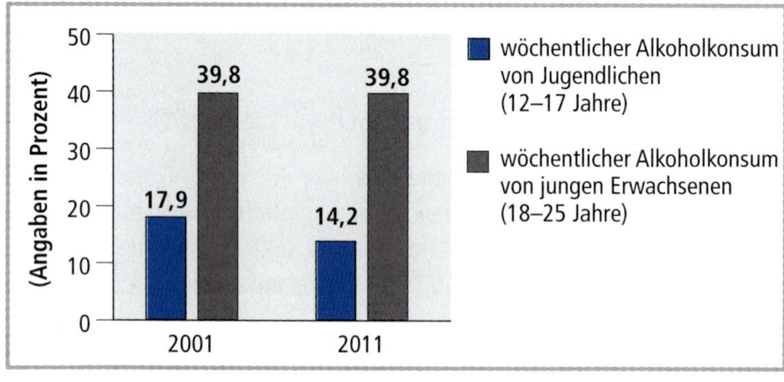

Abb. 22-2 Entwicklung des wöchentlichen Alkoholkonsums von Jugendlichen und jungen Erwachsenen (Quelle: BZgA)

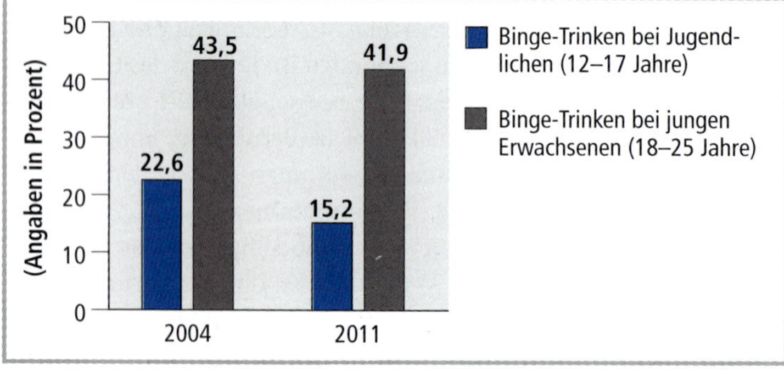

Abb. 22-3 Entwicklung des Binge-Trinkens bei Jugendlichen und jungen Erwachsenen (Quelle: BZgA)

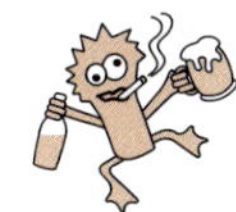

- Beim Sport, im Straßenverkehr und auf der Arbeit sollte Alkohol nicht konsumiert werden.
- In der Schwangerschaft und Stillzeit sollte grundsätzlich kein Alkohol zu sich genommen werden.
- Vorsicht bei gleichzeitiger Medikamenteneinnahme; Wechselwirkungen sind zu klären.
- Überprüfen, ob der eigene Gesundheitszustand Alkoholkonsum erlaubt.
- Als älterer Mensch Alkohol nur in Maßen!
- Verstärkten Alkoholkonsum bei Heranwachsenden beobachten.
- Kein Alkohol für Kinder!

Die Ergebnisse der Studie »Der Alkoholkonsum Jugendlicher und junger Erwachsener in Deutschland 2010« der BZgA von 2011 zeigen, dass der Alkoholkonsum bei Jugendlichen und jungen Erwachsenen insgesamt rückläufig ist (Abb. 22-2). Auch das Rauschtrinken oder so genannte Binge-Trinken (meint den Konsum von mindesten fünf alkoholischen Getränken bei einer Gelegenheit) lässt nach (Abb. 22-3).
Die BZgA verfolgt mit der Kampagne »ALKOHOL? Kenn dein Limit.« zwei Ziele: die Aufklärung über die Folgen von übermäßigem Alkoholkonsum und die Verhinderung eines riskanten Trinkverhaltens. Die oben aufgeführte Seite www.kenn-dein-limit.de richtet sich in erster Linie an Erwachsene. Auf Jugendliche und ihr Trinkverhalten spezialisiert ist die Website www.kenn-dein-limit.info. Die Internetseite www.drugcom.de bietet Hilfen für Menschen, die mit Jugendlichen arbeiten und sie zu einem kritischen Umgang mit Alkohol anregen möchten.

22.3 Illegale Drogen

22.3.1 Cannabis

Zu den ältesten Kulturpflanzen und Rauschmitteln zählt die Cannabis-Pflanze. Für ihre Rauschwirkung ist hauptsächlich der Wirkstoff THC (Tetrahydrocannabinol) verantwortlich, der direkt auf das zentrale Nervensystem einwirkt. Cannabis werden die folgenden Wirkungen zugeschrieben:

- Stimmungsverbesserungen oder -verschlechterungen
- eine verstärkte Sinneswahrnehmung
- allgemeines Wohlbefinden und Entspannung
- ein gesteigertes Kommunikationsbedürfnis
- Erregung, Angst- und Unruhezustände bis hin zu Panikattacken und Wahnvorstellungen

Die Wirkung der Droge ist von folgenden Faktoren abhängig:

- Wirkstoffmenge
- Konsumform (Joint, Shisha, Kekse)
- psychische Verfassung
- Konsumsituation, -umfeld

Langzeitfolgen von Cannabiskonsum können sein:

- psychische Abhängigkeit
- nachlassende Lern- und Gedächtnisfähigkeit
- verminderte Reaktionsgeschwindigkeit und Merkfähigkeit
- Reizung der Atemwege bei Inhalation
- körperliche Entzugserscheinungen

(nach www.drugcom.de)

Im Vergleich zu Tabakrauch enthält Cannabisrauch mehr krebserregende Stoffe. Die Auswirkungen von Cannabiskonsum in Schwangerschaft und Stillzeit sind nicht geklärt.
Nach dem Betäubungsmittelgesetz (BtMG) ist der Besitz, Handel und Anbau von Cannabis verboten. Allerdings wird seit 1994 bei einer geringen Menge für den Eigenverbrauch von einer Strafe abgesehen. Wie viel diese Menge sein darf, variiert von Bundesland zu Bundesland.
Der Cannabiskonsum bei Jugendlichen und jungen Erwachsenen ist in Deutschland deutlich zurückgegangen (Abb. 22-4, S. 334).
Auf www.drugcom.de gibt es ausführliche Informationen zu Cannabis und eine anonyme

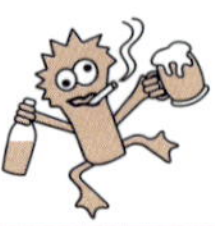

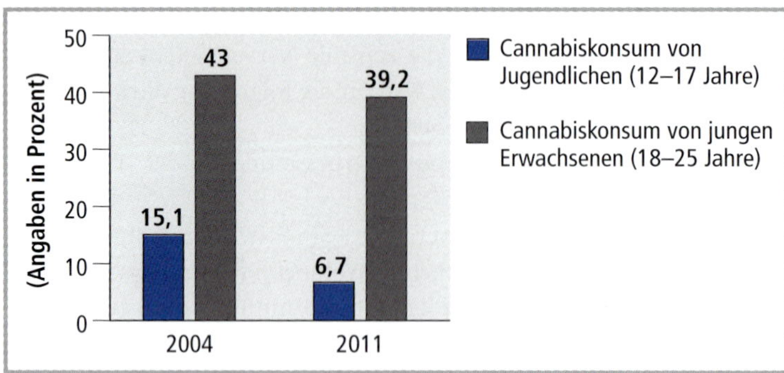

Abb. 22-4 Entwicklung des Cannabiskonsums von Jugendlichen und jungen Erwachsenen (Quelle: BZgA)

Beratung für Jugendliche, die Hilfe beim Ausstieg aus der Abhängigkeit suchen.

22.3.2 Andere illegale Drogen

Weitere illegale Drogen sind z. B. Ecstasy, Halluzinogene wie LSD, Speed, Kokain und Opiate. Lange haben Heroin und Kokain den illegalen Drogenmarkt beherrscht, seit Herbst 2011 warnt die WHO vor synthetischen Drogen. Neue Substanzen, die als »Legal Highs« vermarktet werden, tauchen verstärkt auf.

22.4 Abschließende Überlegungen

Die **Ursache** vieler Suchtprobleme liegt in der Kindheit und Jugend, auch wenn die Folgen erst im Erwachsenalter sichtbar werden. Für eine frühzeitige Suchtprävention hat die BZgA das Programm »Kinder stark machen« entwickelt (www.kinderstarkmachen.de). Ziel der Kampagne ist, das Selbstwertgefühl von Heranwachsenden zu stärken und ihre Kommunikations- und Konfliktfähigkeit zu fördern.

Die BZgA ist besonders im Bereich der **Primärprävention** (s. auch Abschnitt »Ziele von Prävention«, S. 320) tätig. Sie arbeitet mit der Deutschen Hauptstelle für Suchtfragen (DHS), die schwerpunktmäßig im Bereich der Suchttherapie tätig ist, und dem Institut für Therapieforschung (IFT) zusammen. Das IFT ist ein unabhängiges Forschungsinstitut, das hauptsächlich substanzbezogene Abhängigkeiten erforscht und Aktivitäten zum Transfer der Erkenntnisse in die Präventions- und Therapiepraxis erarbeitet. Alle drei zusammen bilden die **Deutsche Beobachtungsstelle für Drogen und Drogensucht (DBDD)**, die sowohl mit öffentlichen Stellen auf Bundesebene zusammenarbeitet als auch mit internationalen Organisationen wie der Europäischen Union oder der WHO.

Die Übergänge zwischen Genuss und Gewöhnung, Konsum, Missbrauch und Abhängigkeit sind oft fließend. Die Entwicklung und Entstehung von Abhängigkeiten ist ein sehr komplexes Geschehen. Keinem, weder dem Betroffenen noch dem professionellen Helfer, nutzt ein Schwarz-Weiß- oder Klischee-Denken. Jede Situation ist individuell und sollte auch so betrachtet werden. Professionelle Hilfe ist sowohl bei Substanz- als auch bei Verhaltensabhängigkeiten immer anzuraten.

Teil IV
Umwelthygiene

Monika Dülligen

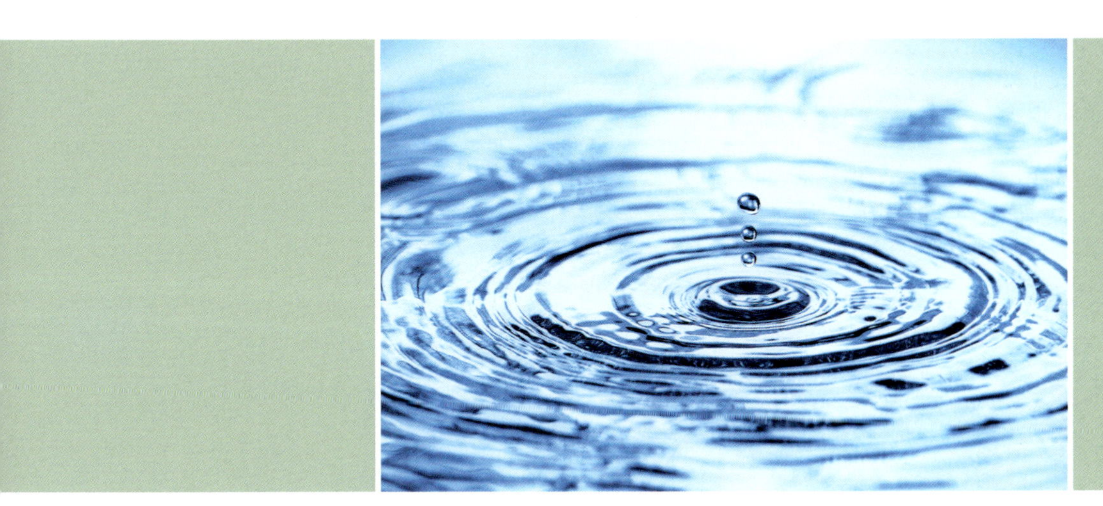

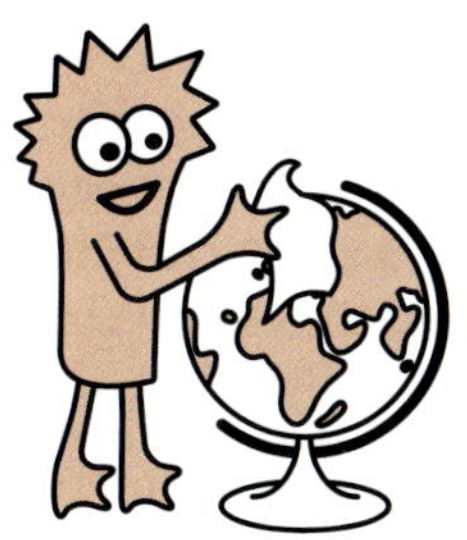

23 Umwelthygiene – eine Einstimmung

Monika Dülligen

»Wir sind heute zusammengekommen, um unsere gemeinsame Verantwortung für die Umweltprobleme einer Erde zu bestätigen, deren Verwundbarkeit wir alle teilen. Diese Zusammenkunft dient nicht nur uns selber, sondern auch künftigen Generationen. Denn wir treffen uns als Treuhänder für alles Leben auf dieser Erde und für das Leben in der Zukunft …«

Diese Eröffnungsrede hielt der Kanadier Morris Strong, Generalsekretär der Organisation der Vereinten Nationen (UNO), auf der ersten weltweiten **Umweltkonferenz** in **Stockholm** am 5. Juni 1972.
»**Nur die eine Erde**« – so lautete das Thema der Konferenz, an der 113 Staaten mit 1 200 Delegierten beteiligt waren. Schweden hatte 1968 mit Unterstützung der USA die Initiative für diese Konferenz ergriffen. Der 5. Juni gilt seither international als Umwelttag.
Nach 11 Tagen zähen Ringens kam es am 16. Juni 1972 zur Verabschiedung einer **Grundsatzdeklaration zum Umweltschutz**, zusammen mit einem ersten globalen Aktionsprogramm. Der Beginn der Stockholmer Deklaration lautete:

»Der Mensch hat ein Grundrecht auf Freiheit, Gleichheit und angemessene Lebensbedingungen in einer Umwelt, die so beschaffen ist, dass sie ein Leben in Würde und Wohlergehen ermöglicht, und hat die Pflicht, die Umwelt für gegenwärtige und künftige Generationen zu schützen und zu verbessern …«

25 weitere Artikel forderten auf, Luft, Wasser, Boden, Pflanzen- und Tierwelt zu schützen. Der **Aktionsplan** enthielt mehr als 100 Empfehlungen zu drei großen Bereichen:

- **Datensammlung** über Umweltprobleme durch verbesserte Beobachtungs- und Forschungstätigkeit
- **Umweltmanagement**, das heißt die Formulierung von Zielen, Kriterien und Standards
- **unterstützende Maßnahmen** durch Umwelterziehung, Öffentlichkeitsarbeit und Finanzierung

In Deutschland gab es zu diesem Zeitpunkt noch kein Umweltministerium. Etwaige Belange waren dem Innenministerium unterstellt, ein Problembewusstsein für die Umwelt gab es weitestgehend noch nicht. Nach Stockholm wurden in vielen Staaten **Umweltministerien** eingerichtet.
1973 wurde das **Washingtoner Artenschutzabkommen** verabschiedet.
1982 verabschiedete die UN-Vollversammlung die weiterentwickelte **Weltcharta für die Natur**.
Der Erde geht es aber nicht besser, im Gegenteil: Jede Sekunde werden 2 000 Quadratmeter Wald gerodet, jede Minute wird eine Tier- oder Pflanzenart vernichtet. Problemstellungen wie Vernichtung des Ozonschildes und Klimaveränderungen waren 1972 noch nicht existent, sie wurden noch nicht einmal erahnt.
Inzwischen hat es eine Vielzahl von Gipfeltreffen gegeben, überwiegend zum Thema »Klima«. Immer wieder wurden weiterführende Be-

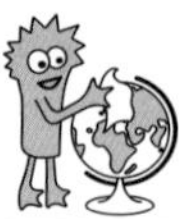

schlüsse gefasst, die vor allem die CO_2-Emissionen reduzieren sollen. Allerdings wurden auch Sonderregelungen für einzelne Staaten getroffen, die sich damit nicht an die strengen Vorgaben halten mussten.

Das **Kyoto-Protokoll**, das 2005 in Kraft getreten ist, gilt als das wichtigste Instrument der internationalen Klimapolitik. Es sieht vor, dass der jährliche Ausstoß von Treibhausgasen in den Industrieländern um durchschnittlich 5,2 % gesenkt wird. Treibhausgase sind Hauptverursacher der globalen Erwärmung. 2012 endet die erste Verpflichtungsperiode des Kyoto-Protokolls zur **Emmissionsreduktion**. Über 190 Staaten haben das Kyoto-Abkommen unterzeichnet, allerdings sind einige wichtige Länder wie die USA dem Abkommen nicht beigetreten. Deutschland hatte sich in der EU zur Erfüllung der Kyoto-Ziele verpflichtet.

In den letzten Jahrzehnten hat sich die Zahl der **Naturkatastrophen** stark erhöht. Neben der Klimaveränderung spielen auch der Anstieg der Weltbevölkerung und die zunehmende Verstädterung eine Rolle. Naturkatastrophen wie die Erdbeben in Haiti und Japan, der Hurrikan in New Orleans, Tsunamis in Thailand und Sumatra, Überschwemmungen in Pakistan und Erdrutsche in Brasilien haben in den letzten Jahren weltweit hunderttausende Todesopfer gefordert und Millionen Menschen obdachlos gemacht. Verbesserte erdbebensichere Bauweisen, die Überwachung metereologischer Daten, Flutfrühwarnsysteme und -abwehrsysteme sollen u. a. helfen, zukünftig Naturkatastrophen in ihrer Auswirkung zu begrenzen.

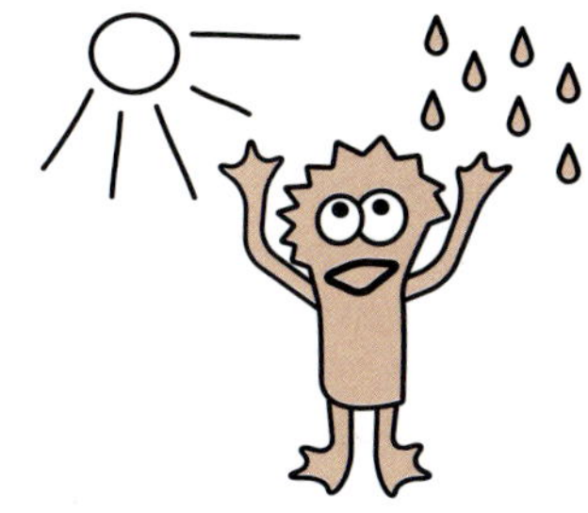

24 Klima

Monika Dülligen

Unter **Klima** versteht man den langfristigen Mittelwert des Wettergeschehens einer Region. Dabei sind neben den Mittelwerten auch Größe und Häufigkeit von Extremwerten sowie Bodenformation und Bodenbewuchs für die Aussage über ein Klima entscheidend.

Bestimmend für ein Klima sind so genannte **Klimaelemente** wie:

- Luftfeuchtigkeit
- Niederschläge
- Bewölkung
- Luftdruck
- Windrichtung und -stärke
- Sonnenscheindauer
- Lufttemperatur

24.1 Klimazonen

Die Unterscheidung der Klimazonen wird aufgrund der **mittleren Jahrestemperatur** getroffen:

- Polarzonen (Arktis, Antarktis)
- gemäßigte Zonen
- subtropische Zonen
- tropische Zonen

Dies ist eine mögliche Form der Klimaeinteilung. Die **Land**- bzw. **Meeresverteilung** ergibt allerdings noch weitere Unterteilungen, z. B.:

- Kontinentalklima (Landklima, Binnenklima)
- Seeklima (Küstenklima)
- Höhenklima (Gebirgsklima)

24.2 Natürlicher Treibhauseffekt

CO_2 und andere Spurengase (**Treibhausgase**), wie Methan und Distickstoffoxid, ermöglichen erst die lebensfreundliche Durchschnittstemperatur auf der Erde. Sie wirken in der Erdatmosphäre vergleichbar mit den Glasscheiben eines Gewächshauses. Während die Treibhausgase das Sonnenlicht fast ungehindert zur Erdober-

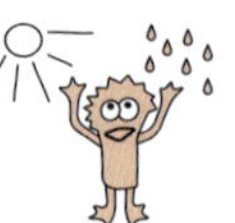

fläche durchlassen, bilden sie umgekehrt eine Barriere für die von der Erde reflektierten Strahlen. Ohne dieses Phänomen lägen die Temperaturen auf der Erde bei −15 °C.
Mit wachsender Erdbevölkerung, steigender Energiegewinnung und Landwirtschaft erhöht sich auch die Konzentration der Treibhausgase. Der primär notwendige Effekt wird heute zum Problem.

24.3 Klimabeeinflussung durch Luftverunreinigungen

Inzwischen wird am Zusammenhang von **CO_2-Gehalt** (verstärkt durch treibhauswirksame Spurengase) und **Temperaturveränderungen** kaum noch gezweifelt. Der weitere Anstieg des CO_2-Gehalts zusammen mit anderen klimawirksamen Spurengasen wird die Entwicklung des Klimas entscheidend beeinflussen. Eng gekoppelt ist diese Problematik an die weltweite Energiepolitik und die Nutzung fossiler Brennstoffe.

24.3.1 Spurengase (Treibhauseffekt)

Der **Treibhauseffekt** wird auf die oben beschriebenen Ursachen zurückgeführt. In Abhängigkeit vom Umfang der Treibhausgase steigt die Temperatur auf der Erdoberfläche. Als Folgen der **Temperaturerhöhung** erwartet man:

- die Zunahme von Hitzewellen
- ein Ansteigen des Meeresspiegels durch abschmelzendes Polareis
- eine Verschiebung der Vegetationszonen
- eine Ausbreitung von Wüstenregionen
- ein »Versauern« der Ozeane
- die Verbreitung von Schädlingen und Krankheitserregern

! Messungen haben ergeben, dass sich die Weltmitteltemperatur seit 1860 (Beginn der industriellen Entwicklung) etwa um 0,74 °C auf 15,4 °C erhöht hat. Bis 2100 wird eine weitere Steigerung um 1,4–3,5 °C erwartet. Als Folge wird mit einem Abschmelzen des Packeises und der meisten Gletscher gerechnet. Der Meeresspiegel könnte bis zu 30 cm steigen, Klimazonen könnten sich verschieben (z. B. Ausdehnung der Wüstenregionen).

Als Indiz für die Erwärmung werden Extremwetterereignisse, wie Hitze- und Dürreperioden, Stürme und Starkregen, gewertet.
Auf der 1997 in Kyoto, Japan, stattgefundenen **3. UN-Klimakonferenz** wurden erstmals rechtlich verbindliche Reduktionsziele für Treibhausgase beschlossen. Die Industriestaaten verpflichteten sich, den Ausstoß der Treibhausgase zu reduzieren. Allerdings ratifizierten nicht alle Industrienationen (z. B. USA, Australien) das Kyoto-Protokoll. Die erste Verpflichtungsrunde des Kyoto-Protokolls endet 2012.
Ziel ist es, bis zum Ende des Jahrhunderts den Temperaturanstieg auf 2 °C zu begrenzen.
Einen wichtigen Beitrag kann jeder Einzelne durch Einsparen von Energie leisten. Dies beginnt u. a. mit der Wahl eines schadstoffarmen Pkw, durch bewussteres Autofahren, die Anschaffung energieeffizienter Elektrogeräte, das Absenken der Heizungstemperatur und schließlich auch durch einen reduzierten Fleischverzehr (s. auch Abschnitt »Methan«, S. 341 f.).

! Die Auswirkungen der nachfolgend besprochenen Schadstoffe sind nicht nur nach gegenwärtigen Gesichtspunkten zu beurteilen. Durch ihre teilweise **erhebliche Verweildauer** in der Atmosphäre käme es selbst dann noch zu einer Steigerung der klimawirksamen Spurengase, wenn ihre Emissionen auf der Erdoberfläche tatsächlich reduziert würden.

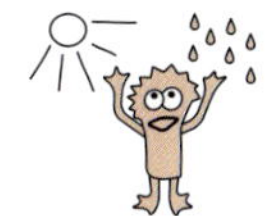

Wasserdampf (H_2O)

Wasserdampf ist mit einem Anteil von 65 % das wichtigste klimabeeinflussende Spurengas in der Atmosphäre.

Entstehung: Der Umfang des verdunstenden Wassers (hauptsächlich Oberflächenwasser der Ozeane) ist abhängig von:
- der Wassertemperatur
- der Windgeschwindigkeit
- der Luftfeuchtigkeit

Über die Verdunstung des Wassers wird Wärme gebunden, die bei Kondensation des Wasserdampfs zu Wassertröpfchen wieder freigesetzt wird. Durch die allgemeine Erwärmung der Erdoberfläche hat die Verdunstung, besonders über den tropischen Ozeanen, zugenommen.

Die Zunahme der Verdunstungsrate ist eine natürliche Folge des Anstiegs der übrigen Spurengase und verstärkt so den vom Menschen ausgelösten Treibhauseffekt. Der eine Prozess wird durch den anderen begünstigt: Es entsteht eine **positive Rückkoppelung**.

Kohlendioxid (CO_2)

Wie die anderen Spurengase beeinflusst Kohlendioxid den Strahlungshaushalt der Erde. Einzelheiten über Eigenschaften und Emission dieses Gases finden Sie in Kapitel 25 »Luft« (S. 352 f.).

Methan (CH_4)

Entstehung: Methan, auch Sumpfgas genannt, entsteht bei natürlichen **Fäulnis-** und **Gärungsprozessen.** Der jährliche Anstieg der Methankonzentration von 1 bis 2 % geht jedoch im Wesentlichen auf **menschliche Aktivitäten** zurück, er steht in engem Zusammenhang mit der Zunahme der Weltbevölkerung. Ursachen für die Entstehung von Methangas sind z. B.
- der Reisanbau
- Mülldeponien
- intensive Landwirtschaft und Tierhaltung
- Brandrodung (jährlich ca. 200 000 km^2)
- die Gewinnung von Brennstoffen wie Kohle oder Erdgas

Der Anstieg von Methangas in der Atmosphäre in den letzten vier Jahrzehnten wird mit 40 % angegeben.
An zwei Beispielen soll der durch menschliche Aktivitäten bedingte Anstieg der Methanemission verdeutlicht werden:
- **Massentierhaltung:** Die Methanproduktion stammt zum größten Teil aus dem anaeroben Abbau von Zellulose in Wiederkäuermägen von Rindern. 60 bis 100 Millionen Tonnen Methan werden allein in den Industrieländern aus der Tierhaltung abgegeben, deutsche Rinder produzieren davon rund 500 000 Tonnen pro Jahr. Seit 1950 hat sich die Fleischproduktion auf der Erde vervierfacht, die Erdbevölkerung dagegen »nur« verdoppelt.
  Der **Rinderboom** stellt auch aus anderen Gründen eine enorme Umweltbelastung dar. Etwa ein Drittel der Weltproduktion an Getreide landet in Kuhmägen. Bezogen auf ein halbes Kilo gewonnene Nahrungsmittel benötigen Rinder verglichen mit anderen fleischliefernden Tieren das meiste Trinkwasser und das meiste Futter. Ernährungswert und Herstellungskosten stehen in keinem Verhältnis. Die »Abgase« einer Milchkuh sind in etwa so klimaschädlich wie die eines Pkw, der 18 000 km im Jahr gefahren wird.
- **Reisanbau:** So genannter Nassreisanbau wird überwiegend (zu 90 %) in den tropisch und subtropisch gelegenen Ländern Asiens, der kleinere Anteil in Lateinamerika, Afrika und Australien durchgeführt. Wegen der überfluteten Böden der Reisfelder wird die organische Masse unter anaeroben Bedingungen durch spezielle Bakteriengruppen abgebaut. Als Stoffwechselprodukt entsteht Me-

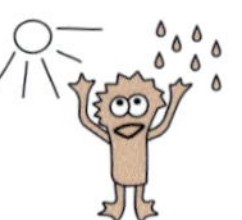

than in einem Umfang von 20 bis 100 Millionen Tonnen pro Jahr. Der Bedarf an Reis wird wegen des Bevölkerungszuwachses ansteigen, intensivierter Anbau führt wiederum zur Erhöhung der Methanemission.

Wirkung: Methan wirkt nicht nur als Treibgas (40-mal schädlicher als CO_2), es trägt zudem zur Bildung von Ozon und Kohlendioxid bei.

Distickstoffoxid (Lachgas, N_2O)

Entstehung: Lachgas wird von Kleinstlebewesen in Böden gebildet, unterstützt durch übermäßige Stickstoffdüngerzufuhr von Seiten der Landwirtschaft.

Wirkung: Besonders in den unteren Luftschichten verstärkt Lachgas den Treibhauseffekt. Bei allmählichem Aufstieg in höhere Luftschichten ist es neben FCKW der wichtigste Ozonzerstörer.

Fluorchlorkohlenwasserstoffe (FCKW)

Entstehung: Die halogenierten Kohlenwasserstoffe lassen sich in vollhalogenierte (**FCKW**) und teilhalogenierte Kohlenwasserstoffe (**H-FCKW**) unterteilen. Sie sind ausschließlich industrieller Herkunft.

Wirkung: Kohlenwasserstoffe sind sowohl am Treibhauseffekt als auch an der zunehmend schnelleren Zerstörung der stratosphärischen Ozonschicht beteiligt (s. auch Kap. 25 »Luft«, S. 353).

Halone

Entstehung: Halone sind bromierte Fluorkohlenwasserstoffe, die vorwiegend als Feuerlöschmittel eingesetzt werden.

Wirkung: Kleine Mengen sind für den Menschen nicht schädlich. Bei der Zerstörung der Ozonschicht sind die Halone jedoch noch aggressiver als FCKW, allerdings ist die Gesamtemission der Halone geringer als die von FCKW.

24.4 Das Ozonloch

In Höhen von 10 bis 50 km über der Erdoberfläche befindet sich die **Ozonschicht**. Sie hält die für uns gefährlichen UV-B-Strahlen (Wellenlängenbereich 290–320 nm) der Sonne zurück.

Seit den 1970er-Jahren wurde eine **Abnahme** des **Ozonschildes** beobachtet. 1987 hatte das Ozonloch über dem Südpol eine Ausdehnung von 2,8 Millionen km^2, 11 Jahre später hatte es sich fast verzehnfacht (27 Millionen km^2). Laut der US-Raumfahrtbehörde NASA war das Ozonloch 2011 25 Millionen km^2 groß. Diese Fläche entspricht ungefähr der Gesamtfläche Nordamerikas. Das Ozonloch ist etwas zurückgegangen, es zeigen sich wohl erste positive Auswirkungen von Klimaschutzprogrammen.
Zur **Entstehung** des **Ozonlochs** gibt es zahlreiche, teilweise widersprüchliche Hypothesen:

- Als gesicherte Ursache werden die langlebigen **FCKW** und **Halone** genannt. Sie steigen in die Ozonschicht auf, wo die UV-Strahlung das darin enthaltene Chlor freisetzt. Dieses wandelt die Ozonmoleküle in Sauerstoffmoleküle um, die die UV-Strahlung ungehindert zur Erde durchdringen lassen.
- **Wetterverhältnisse** (Häufung von Hochdruckwetterlagen)
- **geringere Temperaturen** an den Polen
- der **Ausbruch** des **Vulkans Pinatobu** 1991 auf den Philippinen: Circa 20 Millionen Tonnen SO_2 wurden dabei emittiert.

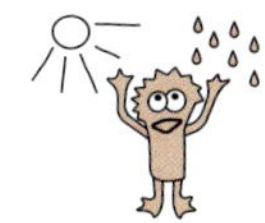

24.4.1 Auswirkungen des Ozonlochs

Obwohl die **UV-B-Strahlen** nicht einmal 1 % der Strahlungsenergie der Sonnenenergie, die die Erde erreicht, ausmachen, üben sie eine große biologische Wirkung aus.
Wenn durch die Reduzierung des Ozonschutzschildes die UV-B-Strahlen ungehindert auf die Erdoberfläche auftreffen können, werden deshalb verschiedenste **Auswirkungen** befürchtet:

- Anstieg von Hautkrebserkrankungen (Melanome)
- Veränderung des Erbmaterials
- Schwächung des Immunsystems
- Ernteeinbußen durch Störung der Photosynthese im Blattgrün und der Stickstoffversorgung (abweichende Untersuchungsergebnisse)
- Rückgang der Kleinstlebewesen (Plankton) in den Meeren, dadurch empfindliche Störung der marinen Nahrungskette; eine Katastrophe für Küstenländer, die überwiegend vom Fischfang leben. Plankton bindet außerdem Milliarden Tonnen von Kohlendioxid.

Hautkrebserkrankungen

Aus **Australien** erreichten uns in den 1980er-Jahren die ersten alarmierenden Meldungen über den Anstieg von Hautkrebserkrankungen. Betroffen von den Ausläufern des antarktischen Ozonlochs kam es dort zu einem Anstieg von Hautkrebs um 30 bis 40 %.

Der Zusammenhang zwischen der Abnahme des Ozonschilds, dem Anstieg der UV-B-Strahlen und dem häufigeren Auftreten von Hautkrebs konnte inzwischen in verschiedensten Untersuchungen weltweit nachgewiesen werden.

In **Deutschland** erkranken gegenwärtig jedes Jahr über 150 000 Menschen an Hautkrebs. Für Europa zählt man jährlich 50 bis 80 Neuerkrankungen auf 100 000 Einwohner. Je nach Krebstyp in unterschiedlichem Umfang sollen im Durchschnitt rund 70 % auf die Wirkung des UV-Lichtes zurückgeführt werden können.
Zum Schutz vor Hautkrebs ist Minderjährigen der Besuch von Sonnenstudios verboten. Neben Qualitätsanforderungen regelt dies auch die 2011 verabschiedete »Verordnung zum Schutz vor schädlichen Wirkungen künstlicher ultravioletter Strahlung«.

Aufklärung, Gegenmaßnahmen

- Die Deutsche Krebshilfe initiiert jährlich gemeinsam mit der Arbeitsgemeinschaft Dermatologische Prävention (ADP) Kampagnen zur Hautkrebsprävention.
  Außerdem stellt die Deutsche Krebshilfe Unterrichtsmaterialien zum Thema »Sonne und Hautkrebs« für Lehrer und Schüler verschiedener Altersstufen zur Verfügung.
- Textilien mit eingesponnenem Lichtschutzfaktor: Mit einem LSF von 50 wird der derzeit höchstmögliche Schutz erreicht, er soll 98 % der schädlichen UV-Strahlen blocken.
- Man kann sich vor UV-Strahlen u. a. durch entsprechende Kleidung und Kopfbedeckung und eine zum Hauttyp passende Sonnencreme mit hohem Lichtschutzfaktor schützen. Die Augen sollten mit einer Sonnenbrille geschützt werden. Sonnenbrände sind zu vermeiden. Insbesondere bei Kleinkindern ist auf ausreichenden Schutz zu achten!

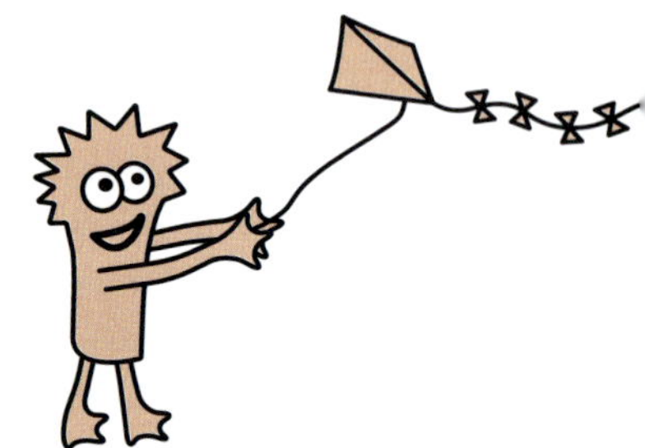

25 Luft

Monika Dülligen

25.1 Geschichte

Zusammen mit Feuer, Wasser und Erde wurde die Luft in der **Antike** als eines der vier **Grundelemente** bezeichnet.

Bis zum Ende des **18. Jahrhunderts** hielt die Wissenschaft die Luft für ein einheitliches Element. Über Experimente fand man dann heraus, das dies nicht der Fall ist, ohne allerdings zunächst sämtliche Bestandteile benennen zu können.

25.2 Die Atmosphäre

Als **Atmosphäre** wird die Gashülle eines Planeten bezeichnet. Die Erdatmosphäre wird durch die Erdanziehung zusammengehalten.

Die Erdatmosphäre (Abb. 25-1) wird **unterteilt** nach:

- ihren chemischen und elektrischen Eigenschaften
- der Temperaturverteilung
- ihrer Zusammensetzung

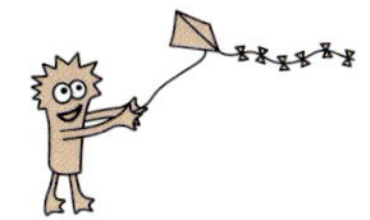

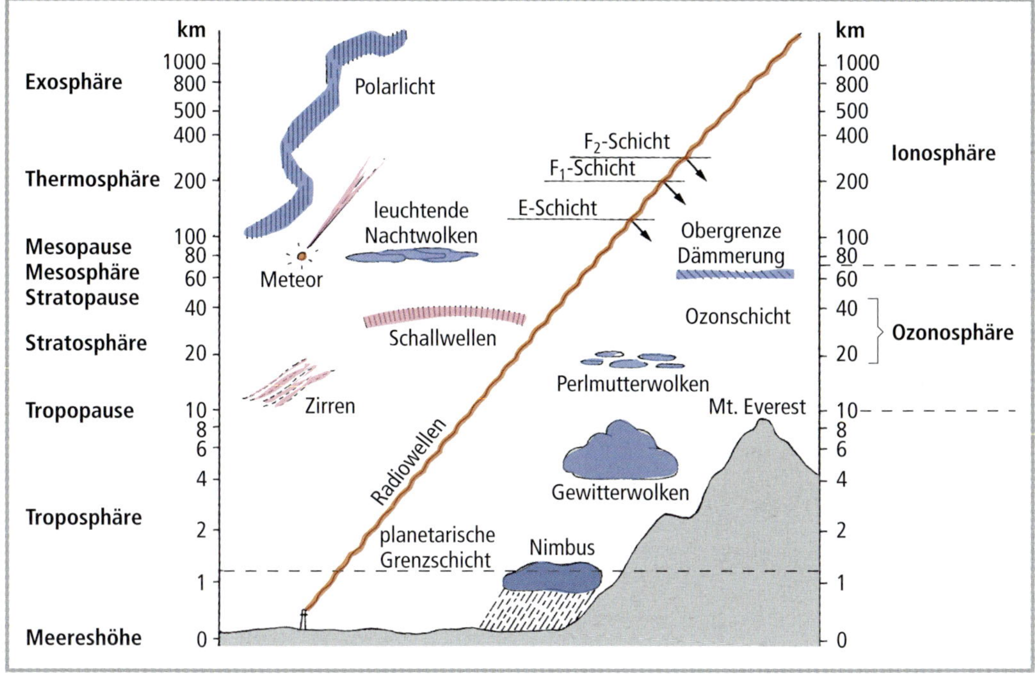

Abb. 25-1 Aufbau der Erdatmosphäre

25.2.1 Die Temperaturverteilung

Die **Troposphäre** ist der Teil der Erdatmosphäre, in der sich das Wetter abspielt. Eingebettet in die Troposphäre ist die **Bio-/Ökosphäre**. Hier befindet sich der Lebensraum für Menschen, Tiere und Pflanzen.

Pro Kilometer Höhe nimmt die Temperatur um 6 °C ab.

Die Obergrenze der Troposphäre wird **Tropopause** genannt. Sie liegt über dem Äquator bei etwa 16 bis 17 km, über den Polen in etwa 8 km Höhe.

Die **Stratosphäre** schließt an die Troposphäre an. In der so genannten **unteren Stratosphäre** (etwa 10–20 km Höhe) bleiben die Temperaturen nahezu stabil (−50 bis −60 °C = Isothermie), nur in den Polarregionen gibt es jahreszeitliche Schwankungen zwischen −40 bis −80 °C.

In der **oberen Stratosphäre** (bei 50 km Höhe) steigen die Temperaturen wegen der Absorption (= aufsaugen, aufzehren) der UV-Sonnenstrahlung durch Ozon wieder bis zu einem Maximum von +10 °C an. Die **Stratopause** stellt die Grenze zwischen oberer Stratosphäre und der darüber folgenden Mesosphäre dar.

In der **Mesosphäre** (bis 80 km Höhe) sinken die Temperaturen wieder rasch bis −90 °C. Die **Ozonschicht** (s. Kap. 24 Abschnitt »Das Ozonloch«, S. 342 f.) reicht von der oberen Stratosphäre bis zur mittleren Mesosphäre. An die Grenze der Mesosphäre (= **Mesopause**) schließt die so genannte Thermosphäre an.

In der **Thermosphäre** – sie beginnt in einer Höhe von 80 km und geht bis 640 km Höhe – bestehen bei 500 km Höhe Temperaturen um +1 200 °C.

Die **Exosphäre** ist der oberste Teil der Atmosphäre. Sie ist nach oben nicht begrenzt und beginnt ab 500 km Höhe.

Abbildung 25-1 zeigt den Aufbau der Erdatmosphäre.

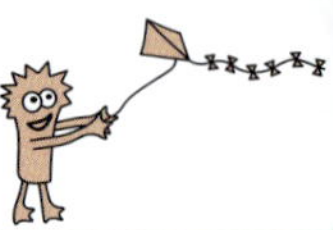

25.3 Zusammensetzung der Luft

Vollkommen reine, trockene Luft hat in Meereshöhe die in Tabelle 25-1 aufgeführten Bestandteile. Bei einigen dieser Bestandteile, wie z. B. Kohlendioxid und Methan, ist ein Mengenanstieg zu beobachten.

Luft enthält außerdem in wechselnder Konzentration:

- Wasser in allen drei Aggregatzuständen
- Stickstoff- und Schwefeldioxid
- gewerbliche Abgase
- Staub und Schwebstoffe
- pflanzliche und tierische Mikroorganismen
- Ozon
- organische Halogenverbindungen u. a.

25.4 Luftdruck

Die uns umgebende Atmosphäre übt einen erheblichen Druck aus. Dieser **Luftdruck** wird mit dem Barometer gemessen und in mbar angegeben. In Meereshöhe (NN) beträgt der Luftdruck im Mittel 1010 mbar (1 mbar = 100 Pascal). Er schwankt je nach Wettervorgängen und nimmt mit zunehmender Höhe ab.

Für den Menschen ist der schwankende Luftdruck von Bedeutung, weil die Lunge bei abnehmendem Luftdruck immer weniger Luft und damit weniger Sauerstoff aufnehmen kann. Wird der menschliche Organismus kurzfristig einer solchen **Luftdruckminderung** ausgesetzt, kommt es zur so genannten **Höhenkrankheit**. Dagegen erfolgt bei Menschen, die dauerhaft in großen Höhen leben, eine Akklimatisation. Die Zahl der Erythrozyten nimmt zu, die Vitalkapazität ist erhöht. Im Leistungssport macht man sich dieses Prinzip zunutze: Die Trainingsphase erfolgt in größerer Höhe als der Wettkampf, so dass die Kondition der Sportler noch besser ist.

Auch wenn wir nicht alle 1000er-Berge erklimmen, so haben viele **im Flugzeug** bereits erste Symptome von Luftdruckminderung, insbesondere während der Steig- und Landungsphase, erfahren. Schluck- und Kaubewegungen schaffen hierbei den erforderlichen Druckausgleich. Bei einer Flughöhe von 10 000 m liegt der Luft-

Tab. 25-1 Zusammensetzung der Luft

		Anteil in Vol.-%
Hauptbestandteile	Stickstoff (N_2)	78,08
	Sauerstoff (O_2)	20,95
Hauptspurenelemente	Argon (Ar)	0,93
	Kohlendioxid (CO_2)	0,034
	Neon (Ne)	0,0018
	Helium (He)	0,0005
	Methan (CH_4)	0,00016
	Krypton (Kr)	0,00011
	Wasserstoff (H_2)	0,00005
	Distickstoffoxid (N_2O)	0,00003
	Kohlenmonoxid (CO)	0,00002
	Xenon (Xe)	0,000009

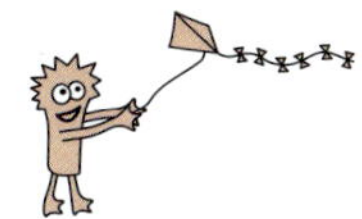

druck in der Kabine etwa bei 780 mbar, das entspricht einer Höhe von 2 000 m.

Bei zu **hohem Luftdruck** bzw. zu schneller Druckentlastung (Dekompression) reagiert der menschliche Organismus ebenfalls. Nach ihrem Vorkommen wird die Reaktion auch **Taucherkrankheit** (Pressluftkrankheit, Caissonkrankheit) genannt. Bei erhöhtem Luftdruck wird zunächst Stickstoff in den Geweben gebunden. Bei zu raschem Aufstieg aus großen Tauchtiefen perlt der Stickstoff aus, erscheint als Gasbläschen in Geweben, Gelenken und Blut, wodurch es zu Embolien, Lähmungen und Gewebsrissen kommen kann. Folgende Schädigungen können auftreten:

- Die häufigsten Verletzungen betreffen das Mittelohr. Anhaltender Schwindel, Hörverlust und laute Ohrgeräusche sind ein Hinweis auf Beteiligung des Innenohrs.
- Am zweithäufigsten sind die Nasennebenhöhlen von Druckverletzungen betroffen. Meist kommt es zu starken Schmerzen sowie Nasenbluten.
- An dritter Stelle stehen Risse des Lungengewebes.

Während diese Erkrankung, wie der Name sagt, früher nur bei Tauchern beobachtet wurde, kennt man sie heute auch in der modernen Luftfahrt. Bei zu schnellem Aufstieg zum Höhenflug ohne Druckausgleich in der Kabine treten die gleichen Symptome auf.

25.5 Luftfeuchtigkeit

In Abhängigkeit von der Temperatur kann die Luft unterschiedlich viel Wasserdampf aufnehmen:

Je höher die Temperatur, desto größer die **Wasserdampfmenge**, die die Luft aufnehmen kann.

Man unterscheidet:

- **absolute Luftfeuchtigkeit**: Sie entspricht der tatsächlich in der Luft vorhandenen Wasserdampfmenge (g/m³).
- **maximale Luftfeuchtigkeit**: Darunter versteht man die in Relation zur Temperatur höchstmöglich aufnehmbare Wasserdampfmenge.
- **relative Luftfeuchtigkeit**: Hierbei wird die absolute Luftfeuchtigkeit in Relation zur maximalen Feuchtigkeit gesetzt. Die für den Menschen angenehme Luftfeuchtigkeit liegt z. B. zwischen 40 und 60 % (der maximalen Feuchtigkeit).

Niedrige Luftfeuchtigkeit (oftmals in klimatisierten Räumen) wird als unangenehm trocken empfunden, insbesondere an den Schleimhäuten.

Hohe Luftfeuchtigkeit lässt selbst in unseren Regionen Wärme belastend werden. Sie wird als Schwüle empfunden. Im Extremfall kommt es zur Störung der körpereigenen Thermoregulation bis hin zum so genannten Hitzschlag.

25.6 Luftbewegung

Temperatur- und Luftdruckunterschiede führen zur Entstehung von Winden. Die Luftströmungen bewegen sich aus Hochdruckgebieten in Richtung auf Regionen mit niedrigerem Luftdruck. Aus den Wetterberichten kennen wir die Angabe der **Windgeschwindigkeit** in so genannten **Windstärken** bzw. Kilometerangaben. Die Einteilung der Windstärken nach Beaufort reicht von 0 bis 12. Während mit Stärke 0 die Windstille gemeint ist (0–0,2 m/s), beginnt die Orkanstärke 12 bei 32,6 m/s (= 117 km/h und mehr).

Neben See- und Landwinden, Berg- und Talwinden gibt es im Süden Deutschlands eine besondere Form, den **Fallwind** oder **Föhn**. Viele Menschen reagieren auf diesen trockenen, warmen und böigen Wind mit psychovegetati-

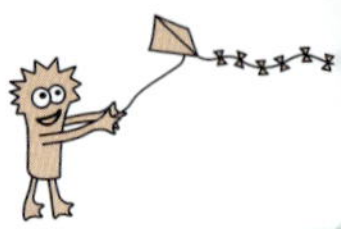

ven Symptomen wie Kopfschmerz bis zu Migräne, Reizbarkeit, Schlafstörungen oder Unlustgefühlen. Untersuchungen wiesen einen Anstieg von Unfällen und Suiziden bei Föhnwetterlage nach.

25.7 Luftverunreinigungen

Zu den **Luftverunreinigungen** zählt man alle Schadstoffe, die umwelt- und gesundheitsgefährdend sind (z. B. Stickoxide, Schwefeldioxide, Kohlendioxid).
Auf Luftverschmutzung führt man Klimaveränderungen, Treibhauseffekt, Waldsterben, Smog, Boden- und Wasserverschmutzung zurück.

Nicht alle Formen der Luftverschmutzung sind auf den Menschen zurückzuführen:

- Verwesungs- und Verwitterungsprozesse setzen verschiedene luftbelastende Stoffe frei.
- Vulkanausbrüche schleudern Asche, Schwefelgase und Staub in die Luft.
- Bei Waldbränden werden organische Stoffe in die Luft abgegeben.

Diese immer wieder auftretenden Störungen brachten die Ökosysteme allerdings nie langfristig ins Ungleichgewicht. Radikaler wirkte und wirkt das **menschliche Leben** auf die Natur ein. Waren in früheren Zeiten die Auswirkungen nur von lokaler Bedeutung, brachten die Zunahme der Weltbevölkerung und die industrielle Entwicklung nicht nur landesweite, sondern sogar kontinentale Auswirkungen der Luftverschmutzung.

25.7.1 Definitionen

Die Luftverunreinigung bzw. Anreicherung der Luft mit Dämpfen, Gasen, flüssigen und festen Stoffen (Aerosole), die z. B. aus einem Schornstein, aus dem Auspuff eines Kfz oder aus natürlichen Quellen in die Atmosphäre gelangen, werden **Emissionen** genannt (lat. *emittere* = aussenden; ebenfalls eingesetzt für die Abgabe von Geräuschen, Strahlen, Wärme und Erschütterungen).
Die Einwirkung von Luftverschmutzungen (Geräuschen, Erschütterungen, Strahlen und Wärme) auf Menschen, Tiere, Pflanzen und Materialien wird **Immission** (lat. *immittere* = hineinsenden) genannt.
Transmission ist die Stufe zwischen Emission und Immission: die Verteilung von emittierten Stoffen. Lage und Verteilung der Luftschadstoffe verändern sich unter Einfluss chemischer, physikalischer und meteorologischer Einflüsse.
Die **maximale Emissionskonzentration (MEK)** meint den Gehalt der luftverunreinigenden Stoffe im Abgas- oder Abluftvolumen eines der oben genannten Emittenten. Die Messung erfolgt in mg/m^3 oder ppm (parts per million). Festgelegte MEK-Werte regeln technische Erfordernisse und deren Überwachung.
Die **maximale Immissionskonzentration (MIK)** bestimmt die Konzentration von Luftschadstoffen in der freien Atmosphäre. Die Festlegung der jeweiligen Grenzwerte orientiert sich an derzeitigen Kenntnissen über die Schädlichkeit der einzelnen Stoffe auf Menschen, Tiere und Pflanzen. Sie sind ausgerichtet auf eine lebenslange Belastung und umschließen alle Alters- sowie Risikogruppen.
Die **maximale Arbeitsplatzkonzentration (MAK)** bestimmt die zugelassene Konzentration von luftverunreinigenden Stoffen am Arbeitsplatz. Die erlaubten Höchstwerte orientieren sich an einer achtstündigen täglichen Arbeitszeit, ausgeübt über einen längeren Zeitraum. Allerdings gilt die angenommene Belastbarkeit nur für gesunde Menschen. Verglichen mit den MIK-Werten sind diese Werte sehr viel höher.

25.7.2 Emissionen

Als **Emissionsquellen** lassen sich drei große Gruppen auflisten:

- Emissionen, die unbeeinflusst durch den Menschen ablaufen, z. B. Vulkanausbrüche, Gewitter.

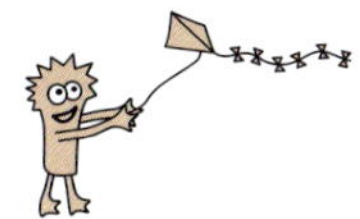

- Emissionen, die durch Eingriffe des Menschen in die Natur verursacht werden, z.B. Landbau, Tierhaltung, Brandrodung.
- Emissionen, die durch den Menschen direkt verursacht werden, wie viele industrielle Entwicklungen, Benutzung fossiler Brennstoffe zur Energiegewinnung, im Verkehr und im privaten Bereich zu Heizzwecken.

Nicht nur der einzelne Schadstoff für sich ist mehr oder weniger gefährlich, sondern auch der Umfang der Emission und die Dauer der Einwirkung. Dazu kommen das Zusammenwirken mit anderen Stoffen und chemische Umwandlungsprozesse.

Im Laufe eines Tages atmet ein erwachsener Mensch etwa 28 000-mal ein und aus. Allein daraus lässt sich erkennen, wie bedeutungsvoll Luftverschmutzungen und deren Bekämpfung sind. Schäden an der die Erde umhüllenden Atmosphäre sind eine Gefahr für alle Lebewesen und Pflanzen, aber auch für die unbelebte Materie.

Im Folgenden werden einige luftverunreinigende Stoffe vorgestellt. Da in unserem Ökosystem alles mit allem zusammenhängt, wurden einzelne Gase schon im Kapitel 24 »Klima« (S. 340 ff.) besprochen.

Schwefeldioxid (SO_2)

Entstehung: Schwefeldioxid entsteht bei der **Nutzung fossiler Brennstoffe**, hauptsächlich in Kraftwerken, in der Industrie und in privaten Haushalten. Anteilig sind die Kraftwerke die größten SO_2-Emittenten, allerdings haben gerade in diesem Bereich Staubfilter, Entschwefelungs- und Entstickungsanlagen und die Nutzung anderer Energieträger wie Wasserkraft und Windkraft große Fortschritte im Sinne der Luftreinhaltung erbracht.

Wirkungen: Schwefeldioxid wirkt **beim Menschen** auf die Atemwege, reizt Haut und Schleimhäute, schädigt das Flimmerepithel und führt in höheren Konzentrationen zu Atembeschwerden. Wetterbedingte Anreicherungen von Schwefeldioxid bewiesen die extreme Gefährlichkeit für chronisch Kranke.

In der **Atmosphäre** oxidiert Schwefeldioxid teilweise zu Schwefelsäure.

- Dadurch werden die Niederschläge angesäuert.
- Dies lässt den Waldboden versauern,
- tötet Mikroorganismen ab und
- beeinträchtigt die Nährstoffversorgung der Bäume.
- Endergebnis ist das **Waldsterben**.

Wegen der vorherrschenden Windrichtung wurde dieses Phänomen zunächst in den skandinavischen Ländern in großem Ausmaß registriert. Seit 1984 wird auch in Deutschland jährlich der »Waldzustand« ermittelt und das Ergebnis vom Bundesministerium für Ernährung, Landwirtschaft und Verbraucherschutz veröffentlicht. Die Ergebnisse der Waldzustandserhebung 2011 zeigen im Vergleich zum Vorjahr eine Verschlechterung. So weist die Buche einen schlechteren, Fichte und Kiefer einen unveränderten Kronenzustand auf, die Eichen haben sich leicht erholt. 37 % aller Bäume waren ohne Nadel- oder Blattverlust (Kronenverlichtung); 28 % der Bäume haben deutliche Kronenverlichtungen (Durchschnitt aller Baumarten).

Schädigung von **Sachgütern** wird ebenfalls durch Schwefeldioxid hervorgerufen. Am auffälligsten sind Schäden an Bauwerken und Skulpturen aus kalkhaltigem Naturstein. Die Schädigung kann so weit gehen, dass Fassaden oder andere Bauteile ganz zerstört werden und für immer verloren gehen. Die Schädigung durch Schwefeldioxid begrenzt sich allerdings nicht auf Steine; Metalle korrodieren, Anstriche verfärben sich und weichen auf, Gummi verliert an Festigkeit, Farben bleichen aus, bei Glas und Keramik kommt es zur Oberflächenzersetzung.

Schwefeldioxid verursacht die **Bildung** von **Smog** (Smog: ein Kunstwort aus smoke =

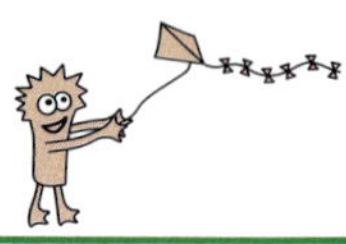

Rauch und fog = Nebel). 1952 trat die erste Smog-Katastrophe in London auf. Damals starben dort mehrere tausend Menschen, weil sich der SO_2-Gehalt der Luft auf das Doppelte seines Normalwerts gesteigert hatte. Smog kann bei bestimmten winterlichen Hochdruckwetterlagen auftreten und hat folgende **Ursachen** (Abb. 25-2): Normalerweise nimmt die Lufttemperatur von unten nach oben ab. Bodennahe, wärmere und deshalb leichtere Luft steigt nach oben, mit ihr die darin enthaltenen Verunreinigungen. Bei einer Temperaturumkehr werden bodennahe kalte, dichte Luftschichten von warmen Luftmassen überlagert (**Inversionswetterlage**). Der vertikale Auftrieb der Luft ist so nicht möglich, es kommt zur Ansammlung von Schadstoffen in Bodennähe.

In Smog-Perioden durchgeführte Untersuchungen ergaben folgende **Auswirkungen** auf den **menschlichen Organismus**:

- Anstieg der Krankheitshäufigkeit
- erhöhte Sterblichkeit, insbesondere bei Säuglingen (**Pseudo-Krupp**) und älteren Menschen
- Erkrankungen der Atemorgane, des Herzens und des Kreislaufs

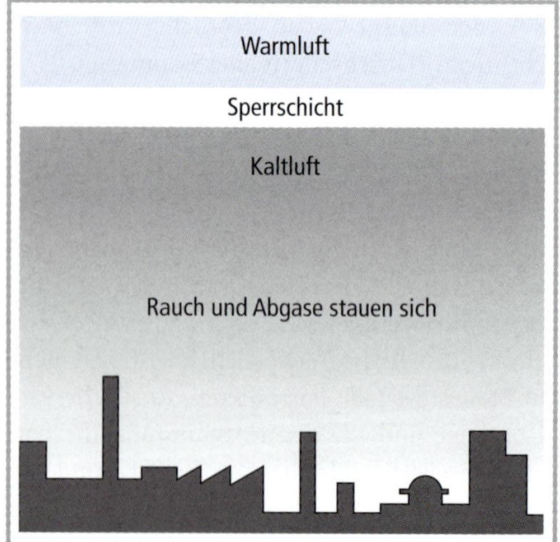

Abb. 25-2 Die Entstehung von Smog

Stickoxide (NO_X, angegeben als NO_2)

Stickoxid (NO_X) ist ein Sammelbegriff für neun chemische Verbindungen von Stickstoff mit Sauerstoff. Im allgemeinen Sprachgebrauch sind Stickoxide eine zusammenfassende Bezeichnung für Stickstoffmonoxid (NO) und Stickstoffdioxid (NO_2).

Entstehung: Stickoxide entstehen fast ausschließlich bei **Verbrennungsvorgängen** in Kraftwerken und Industrie (31,6 %), in Privathaushalten und Kfz-Motoren (53,9 %), wobei sich der Stickstoff des Brennmaterials und der Verbrennungsluft zu Stickstoffoxiden umwandelt.

Wirkungen: Atemwegserkrankungen wie Bronchitis und Asthma können sich verschlimmern, Infektionen der Atmungsorgane treten häufiger auf und breiten sich stärker aus.

Stickoxide tragen zur Bildung des **sauren Regens** bei.

Ozon

Ozon ist ein wichtiges Spurengas der Atmosphäre. Es ist ein chemisch sehr reaktives Gas, das Menschen, Tiere, Pflanzen und Materialien schädigen kann. Wie in Kapitel 24 Abschnitt »Das Ozonloch« (S. 342 f.) beschrieben, schützt die natürliche Ozonschicht in der Stratosphäre vor der schädlichen UV-Strahlung der Sonne. Ozon kommt auch bodennah vor und wird zusätzlich durch photochemische Prozesse aus Stickstoffoxiden und flüchtigen organischen Verbindungen gebildet. Ozon ist damit ein sekundärer Luftschadstoff, dessen Entstehung durch hohe Lufttemperaturen und starke Sonneneinstrahlung begünstigt wird.

Ein großer Teil der Stickstoffoxide entsteht durch Straßenverkehr und Feuerungsanlagen; flüchtige organische Verbindungen entstehen bei der Verwendung von Lösungsmitteln und bei der Verbrennung von Kraftstoff.

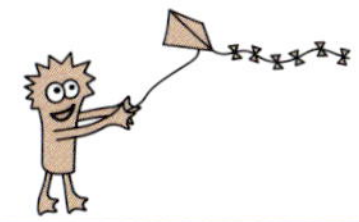

Sommersmog

Sommersmog ist somit ein Schadstoffgemisch aus Photooxidantien, die aus den Vorläufersubstanzen unter Sonneneinwirkung entstanden sind. Der Hauptbestandteil des Sommersmogs ist Ozon.
Der Ozongehalt wird in Mikrogramm per Kubikmeter angegeben = µg/m³.

Entstehung: In Jahreszeiten mit intensiver Sonneneinstrahlung, eine stabile »Schönwetter-Periode« vorausgesetzt, wird aus den Stickoxiden ein Sauerstoffatom aktiviert, das sich zusammen mit dem Luftsauerstoff zu Ozon verbindet.
Durch das große Verkehrsaufkommen in den Ballungsgebieten beginnt die Erhöhung der Ozonkonzentration in den Morgenstunden, erreicht ihren Höhepunkt in den Nachmittagsstunden und sinkt mit nachlassender Sonneneinstrahlung ab. Paradoxerweise wird das Ozon während der Nachtstunden in den Ballungsgebieten durch Reaktionen mit anderen Luftschadstoffen weiter abgebaut. In weniger schadstoffbelasteten Regionen können dagegen längere Zeit hohe Ozonwerte erhalten bleiben, weil hier dieser Abbauprozess fehlt.

In Deutschland wird an ca. 300 Messstationen der aktuelle Ozonwert gemessen und durch das Umweltbundesamt veröffentlicht.

Wirkungen: Individuell unterschiedliche Auswirkungen auf den menschlichen Organismus können in Abhängigkeit von den Werten, der Dauer der Exposition und der Art der körperlichen Belastung sein:

- Augenbrennen und Reizungen der Schleimhäute
- Kopfschmerzen
- Entzündungen der Atemwege
- messbare, vorübergehende Einschränkung der Lungenfunktion
- Beeinträchtigung der körperlichen Leistungsfähigkeit

Gesetzliche Bestimmungen

Die 39. Verordnung zur Durchführung des Bundes-Immissionsschutzgesetzes vom 2. August 2010 gibt folgende Zielwerte zum Schutz der Gesundheit (hier Auszüge) vor:

- Das »**langfristige Ziel**« zum Schutz der menschlichen Gesundheit vor Ozon beträgt 120 µg/m³ als höchster 8-Stunden-Mittelwert während eines Tages.
- Die »**Informationsschwelle**« beträgt 180 µg/m³ als 1-Stunden-Mittelwert der Ozonkonzentration in der Luft (Risiko für die Gesundheit besonders empfindlicher Bevölkerungsgruppen). Bei Überschreitung erfolgt eine aktuelle Information.
- Die »**Alarmschwelle**« für bodennahes Ozon beträgt 240 µg/m³ als 1-Stunden-Mittelwert der Ozonkonzentration in der Luft (Risiko für die Gesundheit der Gesamtbevölkerung). Es erfolgt eine aktuelle Warnung der Bevölkerung.

Bei Ozon-Konzentrationen über 360 µg/m³ wird von einem Aufenthalt im Freien abgeraten.

Feinstaub

Feinstäube (auch PM = Particulate Matter) sind kleinste Schwebeteilchen in der Luft, die einen aerodynamischen Durchmesser von weniger als 10 Mikrometer haben (µm = tausendstel Millimeter). Somit sind sie lungengängig und können teilweise ins Blut übertreten.

Quellen: Hauptverursacher der Feinstaubemissionen sind Kraftwerke und die Industrie. Neben dem Straßenverkehr mit 25 % sind auch Privathaushalte von Bedeutung.

Wirkungen: Mögliche Folgen sind Erkrankungen des Herz-Kreislauf-Systems und der Atemwege bis hin zu Lungenkrebs. Nach Angaben der EU sterben jährlich bis zu 370 000 Menschen an Erkrankungen, die durch Feinstaub hervorgerufen werden.

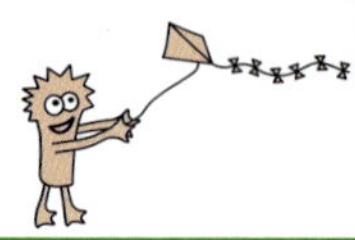

Grenzwert: Seit 2005 gelten europaweit Grenzwerte für Feinstaub der Korngröße unter 10 µm. So ist der Jahresmittelwert für Feinstaub mit 40 µg/m³ und der Tagesmittelwert von 50 µg/m³ festgelegt. Der Tagesmittelwert darf an höchstens 35 Tagen pro Jahr überschritten werden. Zahlreiche deutsche Städte liegen, so die Aussage des Umweltbundesamtes, deutlich über der eigentlich tolerierbaren Anzahl der Überschreitungen.

Plakettenverordnung: Zum 1. März 2007 trat die Feinstaubplakettenverordnung in Kraft. Zeitgleich durften in Deutschland »Umweltzonen« eingerichtet werden, bestimmt durch die zuständige Kommune.
Um innerhalb dieser Zonen fahren zu dürfen, benötigt der Autofahrer in Anlehnung an seine Fahrzeugdaten die entsprechende Plakette. Die Farbe Grün steht für die günstigsten Werte, Gelb für höhere und Rot für den höchsten Ausstoß an Feinstäuben.
In vielen Großstädten sind seitdem »Umweltzonen« ausgewiesen, in denen eine grüne Plakette benötigt wird.

Rußpartikelfilter: Im April 2007 wurde die Kfz-Steuer für Dieselfahrzeuge ohne Rußpartikelfilter beträchtlich erhöht (um 1,20 Euro pro cm³ Hubraum). Umgekehrt wurde die Nachrüstung mit einem einmaligen Steuernachlass von 330 Euro bezuschusst.

Kohlenmonoxid (CO)

Der korrekte Name ist **Kohlenstoffmonoxid**, da die Verbindung ein Oxid des Elements Kohlenstoff und nicht der Kohle ist. Der Ausdruck Kohlenmonoxid ist jedoch gebräuchlich.

Entstehung: Kohlenmonoxid entsteht vor allem bei **unvollständiger Verbrennung** unter Sauerstoffmangel, besonders in der Warmlaufphase von Verbrennungsmotoren.

Emissionsmengen: Den größten Teil produziert der Straßenverkehr, gefolgt vom Kleinverbraucher, gemeint sind Heizungsanlagen, die »schlecht ziehen«. Die Industrie liegt hier unter den Verschmutzern an dritter Stelle. Durch motortechnische Verbesserungen im Kfz-Bereich wird im Vergleich zu den 1970er-Jahren 75 % weniger Kohlenmonoxid emittiert.

Wirkungen: Für den Menschen ist dieses geruchlose Gas toxisch, weil es zum Hämoglobin der Erythrozyten eine größere Affinität als der Sauerstoff hat. Der durch Kohlenmonoxid beeinträchtigte Sauerstofftransport kann zu Erstickungssymptomen führen.

Kohlendioxid (CO_2)

Der korrekte Name ist **Kohlenstoffdioxid**, der Ausdruck Kohlendioxid (oder sogar Kohlensäure) ist jedoch gebräuchlich.

Entstehung: Kohlendioxid ist ein unbrennbares, unsichtbares und nicht riechendes Gas. Auf natürliche Art und Weise entsteht es z. B. bei Vulkanausbrüchen, bei Verwesung und der Atmung. Darüber hinaus entsteht Kohlendioxid heute vor allem bei der Verbrennung fossiler Energieträger wie Öl und Kohle. Ein weiterer, nicht zu unterschätzender CO_2-Emittent ist die Brandrodung in den tropischen Regenwäldern.

Emissionsmengen: In den letzten 10 bis 15 Jahren hat ein Wandel stattgefunden. Wirtschaftlicher Aufschwung in Ländern wie China und Indien führt dort zur Steigerung des Energiebedarfs und damit auch zu hohen CO_2-Emissionen. Der Individualverkehr hat enorm zugenommen; so kämpfte China als Ausrichter der Olympischen Spiele 2008 gegen Dauersmog in Peking. Die zeitweilige Stilllegung von 1,3 Millionen Autos verbesserte die Luftqualität kaum. Fahrradfahrer mit Atemmasken sind in den Städten kein seltenes Bild mehr. Zwischen 1990 und 2007 haben die CO_2-Emissionen weltweit

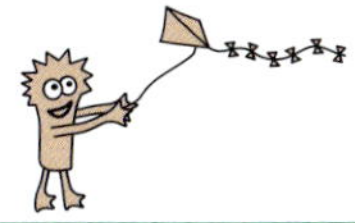

um 38 % zugenommen, von 20 981 auf 28 962 Millionen Tonnen. Einen Überblick über die sechs größten CO_2-Emittenten weltweit gibt Abbildung 25-3.

Wirkungen: Zusammen mit anderen gasförmigen Luftverunreinigungen (sog. Treibgasen), wie Fluorchlorkohlenwasserstoffen (FCKW), Methan, Ozon und Distickstoffoxid, beeinflusst Kohlendioxid den Strahlungshaushalt der Erde. Ihre zunehmende Konzentration führt zur weltweiten Erwärmung und trägt damit zum **Treibhauseffekt** bei (s. auch Kap. 24 Abschnitt »Spurengase (Treibhauseffekt)«, S. 340 ff.).

Fluorchlorkohlenwasserstoffe (FCKW)

Entstehung: Fluorchlorkohlenwasserstoffe sind organische Verbindungen, die weltweit unter anderem als Kältemittel, Treibgase für Sprays, bei Kunststoffverschäumung und als Lösungsmittel, z. B. in Reinigungen, angewendet werden.

Emissionsmengen: Seit 1995 wurde der Ausstieg aus der FCKW-Produktion in Europa realisiert, in den USA seit 1996. Das Umweltbundesamt stellt fest: »Bis zum Ende des Jahres 2006 haben 191 Vertragsstaaten das Montrealer Protokoll ratifiziert und ihre Produktionsmenge an Ozon abbauenden Stoffen insgesamt um 95 % gegenüber dem Jahr 1987 reduziert.«

Wirkungen: Wegen ihrer chemischen Stabilität (Lebensdauer bis zu 50 000 Jahre) sind FCKWs in der Lage, die atmosphärische Ozonschicht anzugreifen (s. auch Kap. 24 Abschnitt »Fluorchlorkohlenwasserstoffe (FCKW)«, S. 342).

25.8 Gesetzliche Bestimmungen zur Luftreinhaltung

Die Sorge um eine saubere Luft ist schon seit vielen Jahrhunderten nicht nur ein privates Anliegen, sondern fand in verschiedenen gesetz-

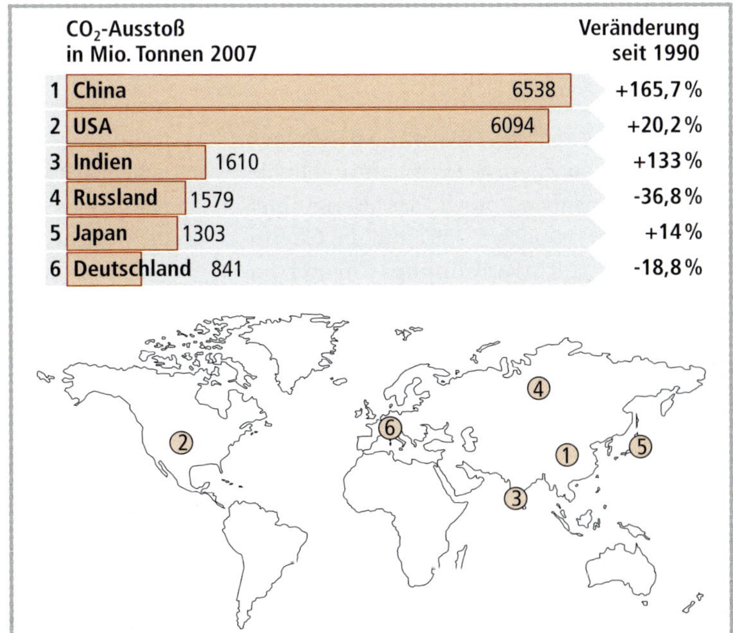

Abb. 25-3 CO_2-Emissionen aus energetischer Nutzung weltweit (Quelle: United Nations, 2011)

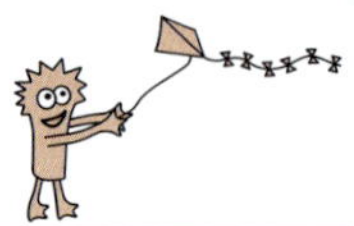

lichen Bestimmungen ihre Beachtung. Im Zuge der Industrialisierung wurde deutlich, dass durch verschiedene Industriebereiche Gefahren für die Allgemeinheit entstehen können, unter anderem auch durch schadstoffbelastete Luft. Zunächst waren es polizeirechtliche Vorschriften und die Gewerbeordnung, die in Verbindung mit einer »**Technischen Anleitung** (TA)« ein geordnetes Handeln bei Genehmigungsverfahren ermöglichen sollten. Die »Technische Anleitung«, zunächst nur ausgerichtet auf die Bekämpfung von Staubimmissionen, wurde erst 1974, nach etwa 70 Jahren Gültigkeit, durch die **TA Luft** abgelöst. Als besonders stark industrialisiertes Bundesland verabschiedete Nordrhein-Westfalen 1962 das erste **Immissionsschutzgesetz** und 2 Jahre später die erste **Smog-Verordnung**. Mit einer Anfügung an den Artikel 74 Nr. 24 des Grundgesetzes wurde die Möglichkeit einer einheitlichen Regelung auf Bundesebene geschaffen. 1974 trat das Gesetz in Kraft, die letzte Änderung erfolgte 2011 (Stand 2012).

Veränderten Bedürfnissen und Erkenntnissen Rechnung tragend, wurden das Bundes-Immissionsschutzgesetz (BImSchG) und die TA Luft mehrfach novelliert.

Als weitere Bundesgesetze mit spezifischem Immissionsschutz zum Bereich Luft sind in diesem Zusammenhang noch das **Benzinbleigesetz** (**BzBlG**, s. auch S. 355) und die **Chemikalien-Ozonschichtverordnung** (**ChemOzonSchichtV**) (s. auch S. 355) zu erwähnen.

25.8.1 Bundes-Immissionsschutzgesetz (BImSchG)

Das Bundes-Immissionsschutzgesetz – Gesetz zum Schutz vor schädlichen Umwelteinwirkungen durch Luftverunreinigungen, Geräusche, Erschütterungen und ähnliche Vorgänge – formuliert in § 1 seinen **Zweck**:

- Menschen, Tiere und Pflanzen sowie der Boden, das Wasser, die Atmosphäre, Kultur- und Sachgüter sollen vor schädlichen Umwelteinwirkungen geschützt werden.
- Dem Entstehen schädlicher Umwelteinwirkungen soll vorgebeugt werden.

Diese **Ziele** werden durch anlagen-, gebiets-, verkehrs- und produktbezogene Regelungen **umgesetzt**:

- **Anlagenbezogener Immissionsschutz:** Er beschäftigt sich mit genehmigungsbedürftigen Betrieben, die bestimmten Anforderungen des Umweltschutzes Rechnung tragen müssen (z. B. Kraftwerke, chemische Fabriken, Hühnerzuchtbetriebe, automatische Autowaschanlagen, Abfallentsorgungsanlagen).
- **Gebietsbezogener Immissionsschutz:** Er umfasst die Pflichten der Behörden mit dem Ziel einer wirksamen Reduzierung von Luftverunreinigungen in benannten Belastungsgebieten. Dazu gehören kontinuierliche Messungen, ihre Auswertung und die Erstellung von Luftreinhalteplänen, die verbessernde Maßnahmen enthalten müssen.
- **Verkehrsbezogener Immissionsschutz:** Er unterscheidet aktive und passive Maßnahmen. Während der **aktive** Schutz z. B. über technische Auflagen der Verkehrsmittel jeglicher Art und Verhalten der Verkehrsteilnehmer (z. B. Geschwindigkeitsbegrenzung) die Ursachen der Umweltbelastung bekämpft, reduziert sich der **passive** Schutz auf Schadensbegrenzung in einzelnen Bereichen (z. B. Entlastung der Bürger in verkehrsreichen Regionen durch Umleitung von Straßenverkehr).
- **Produktbezogener Immissionsschutz:** Er enthält Regelungen, die Anforderungen an die Produktion so genannter Massengüter umfassen (z. B. Brenn- und Treibstoffe, Maschinen).

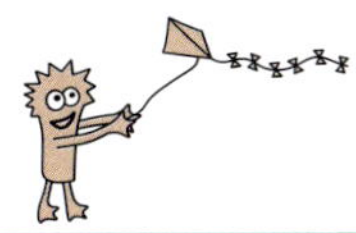

25.8.2 Technische Anleitung zur Reinhaltung der Luft (TA Luft)

Die TA Luft, eine allgemeine Verwaltungsvorschrift zum BImSchG, konkretisiert Begriffe, die im BImSchG relativ unbestimmt aufgeführt werden müssen. Sie enthält **Emissions-** und **Immissionswerte** vornehmlich für genehmigungspflichtige Anlagen. Seit der Novellierung 1986 sind **Sanierungskonzepte** und Vorgaben zur Nachrüstung für Altanlagen hinzugekommen. Mit der TA Luft 2002 wird eine bundeseinheitliche Praxis bei Genehmigung, wesentlichen Änderungen und Sanierung genehmigungsbedürftiger Anlagen sichergestellt. Je nach Gefährlichkeit und Menge der emittierten Schadstoffe sind unterschiedliche Fristen für die Sanierung festgelegt.

25.8.3 Benzinbleigesetz (BzBlG)

Das Benzinbleigesetz, das Gesetz zur Verminderung von Luftverunreinigungen durch Bleiverbindungen in Ottokraftstoffen für Kraftfahrzeugmotoren, wurde 1971 verabschiedet und zuletzt 2006 geändert. Neu produzierte Kraftfahrzeuge müssen seit 1988 mit einem Katalysator ausgestattet sein. Auf Grundlage einer EU-Richtlinie ist bleihaltiges Benzin – mit Ausnahmeregelungen für Oldtimer – seit Anfang 2005 in der Europäischen Union verboten.

25.8.4 Chemikalien-Ozonschichtverordnung (ChemOzonSchichtV)

Diese Verordnung löste 2006 die FCKW-Halon-Verbotsverordnung (FCKWHalonVerbV) ab, die mit dem Ziel einer stufenweisen Einschränkung von FCKW und Halonen in Kraft trat. Als Alternative wurden teilhalogenierte (H-FKW) und vollständig halogenierte Fluorkohlenwasserstoffe (FKW) eingesetzt, die zwar der Ozonschicht nicht schaden, aber dennoch Treibhausgase sind. Laut EU sind diese Stoffe bis 2015 erlaubt. Die Chemikalien-Ozonschichtverordnung legt Verwendungsbeschränkungen und -verbote von Halogenkohlenwasserstoffen, die die Ozonschicht schädigen, fest.

25.8.5 Emissionshandel

Der Emissionshandel ist ein wichtiges Kyoto-Instrument. Er dient dem Ziel, die CO_2-Emissionen und damit die Treibhausgase zu reduzieren. 2005 hat in Europa der Handel mit CO_2-Emissionsrechten auf der Grundlage einer EU-Richtlinie begonnen. Industrieunternehmen und Energieerzeugern wurden Emissionszertifikate in entsprechender Menge kostenlos zugeteilt. Dem Unternehmen ist damit erlaubt, in einem EU-Mitgliedstaat pro Zertifikat 1 Tonne Kohlendioxid zu emittieren. Übersteigt die Menge der emittierten Treibhausgase das zugeteilte Volumen, müssen weitere Zertifikate dazugekauft werden (www.bmu.de/emissionshandel/kurzinfo/doc/4016.php). 2012 endet die zweite Handelsperiode.

25.9 Energie sparen – der Umwelt und uns zuliebe

Alle in diesem Kapitel aufgeführten Luftverunreinigungen sind vorrangig Produkte aus der Verbrennung fossiler Energieträger. Während in Europa der **Energieverbrauch pro Kopf** stagniert bzw. geringfügig abnimmt, nimmt der Energieverbrauch weltweit langsam, aber stetig zu. Würde dabei der derzeitige deutsche Energieverbrauch erreicht, käme es zu einer mehrfachen Steigerung des Gesamtverbrauchs. In Anlehnung an die bisherigen Auswirkungen und bei Fortführung der gewohnten Energienutzung wären die Auswirkungen katastrophal.

Ein Vergleich dazu: Indien hat mit 1,2 Milliarden Menschen mehr als 15-mal so viele Einwohner wie Deutschland. Demgegenüber bläst

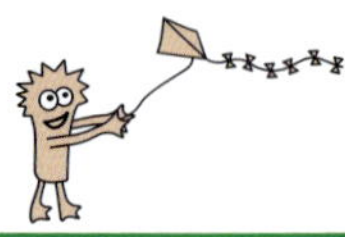

es pro Einwohner nur etwa die Hälfte der CO_2-Menge in die Atmosphäre wie wir. Die industrielle Weiterentwicklung eines Landes geht jedoch automatisch mit einer Erhöhung des Energieverbrauchs einher. Und jedes Land hat ein Recht auf die Erhöhung seines Wohlstands. Unsere Forderung muss deshalb sein, den europäischen **Pro-Kopf-Energieverbrauch** zu **senken.** Dazu gibt es auch **im privaten Bereich** Möglichkeiten. Beispiele im häuslichen Bereich sind:

- **Thermostatventile** an den Heizungen gehören zu jeder Neuanlage, aber auch die Nachrüstung alter Anlagen ist gesetzlich vorgeschrieben. Die Unkosten sind schnell über geringere Heizkosten ausgeglichen. Die Raumtemperatur kann über solche Ventile individuell eingestellt werden.
- Abgedeckte oder sogar zugestellte Heizkörper lassen die Wärme nicht in den Raum. Unnötigerweise wird deshalb oft das Thermostat höher gestellt. Halten Sie also Ihre **Heizkörper frei**.
- Große Fensterflächen geben mehr Wärme ab; **Roll-** oder **Fensterläden** verhindern, bei Dunkelheit geschlossen, einen wesentlichen Teil des Energieverlusts.
- **Dauerlüften** ist nicht erforderlich und reine Energieverschwendung. Gezieltes **Stoßlüften** (5 Minuten bei abgestellter Heizung) ist sinnvoller.
- Beim **Kochen** kann die Auswahl der **Geräte** bereits energiesparend sein. Energiesparend sind:
  - der Topf mit plangeschliffenem Boden
  - der Schnellkochtopf
  - Töpfe mit Einsätzen zur gleichzeitigen Garung verschiedener Essensbestandteile

  Der geschlossene Deckel sollte selbstverständlich sein.
- Neue **Haushaltsgeräte** (Waschmaschine, Trockner, Geschirrspülmaschine) sollten gleichberechtigt neben Funktionalität grundsätzlich nach **energiesparenden** und damit umweltschonenden Gesichtspunkten ausgewählt werden. Die Verbraucherberatung kann dabei eine Orientierungshilfe sein. Außerdem sind Neugeräte mit Angaben zur so genannten »Effizienzklasse« versehen (Effizienz = Wirtschaftlichkeit).
- Der **Kühlschrank** soll zur Vermeidung eines Wärmestaus nie direkt an der Wand stehen (5–10 cm Abstand). Unter gleichem Aspekt soll er auch nicht neben dem Herd platziert werden. Regelmäßiges Abtauen (sofern nicht selbst abtauend) spart ebenfalls Energie.
- Der **Stand-by-Stromverbrauch** ließe sich bundesweit in Privathaushalten um rund 13 Milliarden kWh pro Jahr verringern. Geräte mit Stand-by-Einrichtung also besser ausschalten!
- Die klassische **Glühbirne** hat ausgedient, sie setzt nur 5 % der investierten Energie in Licht um, 95 % werden als Wärme abgestrahlt. Mit dem Ziel durch Einsatz effizienterer Leuchtmittel Energie zu sparen und damit das Klima zu schützen, hat die EU mit der »EU-Glühlampen-Richtlinie« 2009 den schrittweisen Ausstieg bis 2012 beschlossen. Energieintensive Lampen werden nicht mehr in Verkehr gebracht, Mindesteffizienzanforderungen an Haushaltslampen sind festgeschrieben. Man geht davon aus, dass sich damit der Stromverbrauch in Privathaushalten um 5 % senken lässt.

  Halogenglühlampen liegen nur etwa 10 % unter dem Energieverbrauch einer normalen Glühbirne, sind aber deutlich teurer.

  Bei der **Energiesparlampe** ist das Verhältnis von 25 % Licht zu 75 % Wärme bereits günstiger. Der höhere Anschaffungspreis wird durch die längere Lebensdauer und den geringeren Energieverbrauch mehr als ausgeglichen.

  Die **Leuchtstoff-Energiesparlampe LED** (Light Emitting Diode = Leuchtdiode) setzt 95 % der Energie in Licht um. Noch ist die LED vor allem in Taschen- und Fahrradlampen zu finden, mittlerweile setzt man LED-Lampen aber auch im Wohnbereich ein.

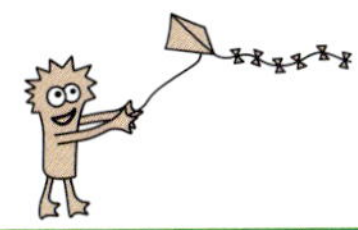

- **Abfallvermeidung** ist gleichzusetzen mit Energieersparnis (s. Kap. 28 »Abfall«, S. 384 ff.).
- Als **Hausbesitzer** hat man noch weitaus mehr Möglichkeiten, angefangen über eine **Wärmedämmung** der Außenwände, die Doppelverglasung der Fenster, ein den Erfordernissen angepasstes Heizungssystem bis zur Auswahl der **Energiequelle** und vieles mehr. Verordnungen (z. B. Wärmeschutzverordnung, Verordnung für Kleinfeuerungsanlagen) geben detaillierte Vorgaben.
  Ergänzend gibt es seit 2007 die **Energiesparverordnung** (EnEV). Bei Neuvermietung von Wohnungen, Häusern und Bürobauten benötigt man seit 2008 einen Wärmeschutznachweis (»Energiepass«). Die EnEV beinhaltet die Beurteilung von Dächern, Wänden, Fenstern und Heizungsanlagen. Mittels Infrarotkamera zeigen die Farbabstufungen, wo das Haus »Wärme verliert« (Thermographie).
  Für die Umsetzung wärmedämmender Maßnahmen werden vom Bund Fördermittel über das CO_2-Sanierungsprogramm zur Verfügung gestellt. Gegenwärtig entfallen 20 % der CO_2-Emissionen in Deutschland auf Wohn- und Bürogebäude. Diese Werte gilt es zu reduzieren.
  Folgen und Vorteile der Energiesparverordnung für Vermieter und Mieter:
  – höherer Verkaufswert
  – niedrigere Heizkosten
  – geringere Nebenkosten für den Mieter
- Ist man auf den eigenen **Pkw** angewiesen, so kann bei der Auswahl eines Fahrzeugtyps bereits Energie eingespart werden. Die **Fahrweise** bestimmt ebenfalls den Verbrauch, eine regelmäßige **Wartung** genauso. **Fahrgemeinschaften** sind ein nächster Schritt, Benutzung **öffentlicher Verkehrsmittel** (so weit realisierbar) würde noch mehr Energie einsparen. Vielleicht reicht ja auch das **Fahrrad** als Verkehrsmittel!

Diese Auflistung lässt sich noch erweitern – welche Möglichkeiten des Energiesparens kennen Sie außerdem?

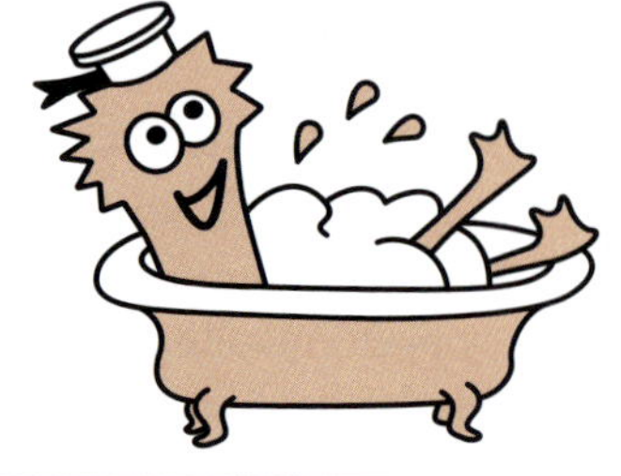

26 Wasser

Monika Dülligen

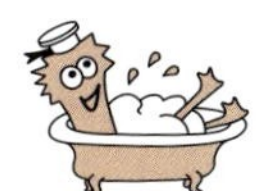

26.1 Wasser – Quelle des Lebens

Die Verbindung von zwei Atomen Wasserstoff und einem Atom Sauerstoff bildet die unentbehrliche Lebensgrundlage für Mensch, Tier und Pflanze: H_2O = **Wasser**.

Der Organismus eines Erwachsenen besteht zu ca. 60 % aus Wasser. Die verschiedenen Gewebe enthalten Wasser in unterschiedlich großem Maß, z. B.:

- Blut ca. 80 % Wasser
- Knochen ca. 30 % Wasser

Wasser dient dem menschlichen Organismus als Transport- und Lösungsmittel. Der Zellstoffwechsel wäre ohne Wasser nicht möglich.

Massiver Wasserverlust (z. B. als Folge einer Diarrhö; s. Kap. 2 Abschnitt »Durchfallerkrankungen«, S. 43 f.) kann zur lebensbedrohlichen Situation werden, vollständiger Wasserentzug führt in wenigen Tagen zum Tode.

Hohe Umgebungstemperaturen beschleunigen den Tod durch Wasserentzug. Hungerzustände dagegen kann der menschliche Organismus über mehrere Wochen verkraften.

26.2 Wasserverteilung auf der Erde

Fotos, die im Weltraum gemacht werden, zeigen die Erde als **blauen Planeten**, als eine Wasserkugel.
Tatsächlich sind rund zwei Drittel der Erdoberfläche von Wasser bedeckt, das feste Land beträgt nur etwa ein Drittel.
Dennoch wird Wasser als das »kostbare Nass« bezeichnet, denn der Anteil des **genießbaren Süßwassers** liegt bei nur knapp 3 %.

Nach Abzug des gebundenen Süßwassers an den Polen und des Gletschereises in den Hochgebirgen verbleiben nur ganze 0,6 % der Wassergesamtmenge zur Nutzung für den Menschen.

Im Einzelnen verteilt sich das Wasser auf der Erde wie in Tabelle 26-1 dargestellt.

26.3 Wasserkreislauf

Die **Wassermenge** auf der Erde ist konstant, das heißt, sie ist nicht vermehrbar, sondern begrenzt.

Tab. 26-1 Verteilung des Wassers auf der Erde

Wasserquelle	Anteil an der Gesamtwassermenge (in %)	Absolute Wassermenge (in km^3)
Ozeane	97,2	1 321 890 000
Polar- und Gletschereis	2,15	29 190 000
Grundwasser	0,632	595 000
Oberflächenwasser	0,017	230 000

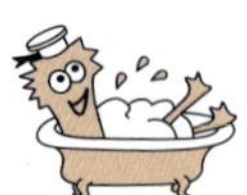

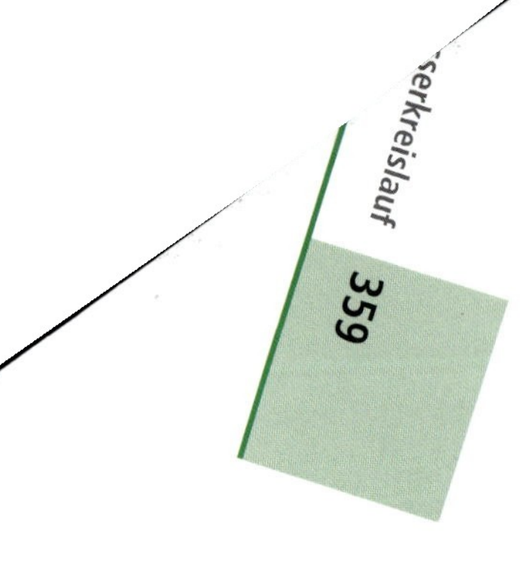

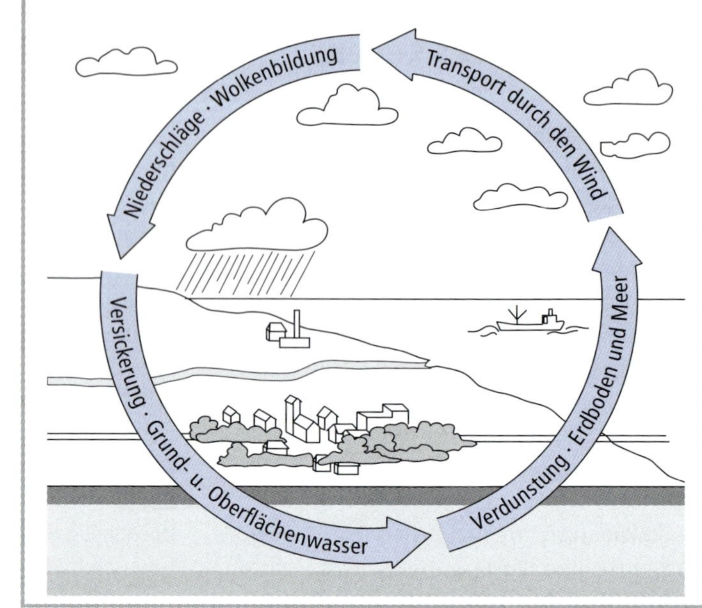

Abb. 26-1 Der Kreislauf des Wassers auf der Erde

Diese konstante Wassermenge befindet sich in einem stetigen **Kreislauf** (Abb. 26-1):

- Aus Ozeanen, Flüssen und Seen **verdunsten** pro Minute rund eine Milliarde Kubikmeter Wasser zu Wasserdampf. Dabei wird das Wasser entmineralisiert.
- Der Wasserdampf steigt hoch und verdichtet sich (**Kondensation**) infolge Abkühlung zu Wolken.
- Ein Teil der Wolken wird mit dem Wind über Land getrieben, sie entleeren sich je nach Jahreszeit in Form von **Regen, Schnee** oder **Hagel**.
- Die **Niederschläge** nehmen verschiedene **Wege**:
  - oberirdisch über Flüsse und Bäche zum Meer zurück
  - Versickerung im Boden, Umwandlung zu Grundwasser
  - Auffüllung von Grundwasserdepots
  - unterirdischer Abfluss in Flüsse bzw. Meer
  - oberirdischer Abfluss über eine Quelle
- Der **Mensch nutzt** das Grund- und Oberflächenwasser für:
  - Landwirtschaft, Bewässerung (75 %)
  - Industrie (20 %)
  - Haushalte (5 %)
- **Nach** der **Nutzung** wird das Wasser gereinigt und über die Flüsse zum Meer und damit in den großen Kreislauf zurückgeführt.

26.4 Zustandsformen des Wassers

Aus dem Wasserkreislauf sind uns auch die verschiedenen Zustandsformen des Wassers vertraut:

- flüssige Form
- Eis, Schnee und Hagel
- Wasserdampf

Damit nimmt Wasser eine Sonderstellung ein: Kein anderer Stoff kommt auf der Erde (unter natürlichen Bedingungen) gleichzeitig in drei Aggregatzuständen vor.

Wasser dehnt sich im **gefrorenen Zustand** um 9 % aus, das spezifische Gewicht verringert sich dadurch. Für alle Lebewesen im Wasser ist dies von existentieller Bedeutung. Wenn die Wasseroberfläche gefriert, sinkt das spezifisch schwerere Wasser nach unten und sichert so die Möglichkeit zum Überleben im flüssigen Milieu. Andere Stoffe ziehen sich beim Übergang von flüssigem zu festem Zustand zusammen und werden dabei schwerer. Versuchen Sie, sich eine Welt auszumalen, in der das Eis schwerer als Wasser ist.

Gerade die Ausdehnung des Wassers als Eis hat für unsere technisierte Umwelt jedoch auch nachteilige Konsequenzen:

- Ohne Frostschutzmittel gefriert das Motorkühlwasser. Der Kühler kann durch das sich bildende Eis platzen.
- Unzureichend isolierte Wasserleitungen platzen.
- Die vergessene Wasserflasche im Tiefkühlfach platzt.

26.5 Wasservorkommen in Deutschland

Deutschland gehört zu den wasserreichen Ländern mit einer recht hohen jährlichen Niederschlagsrate. Auf 1 000 km² kommen ca. 800 Millionen m³ Regenwasser nieder, das entspricht rund 830 mm Niederschlag (Niederschlagshöhe) jährlich.

Von dieser Wassermenge kehren in den Wasserkreislauf zurück:

- 324 Millionen m³ durch Verdunstung der Pflanzen
- 100 Millionen m³ durch Boden- und Oberflächenverdunstung
- 10,4 Millionen m³ über Verdunstung aus Seen und Flüssen

Insgesamt sind dies 434,4 Millionen m³ Wasser. Von der verbleibenden Wassermenge fließt der größte Teil oberirdisch ab.

Die Zahlen dieser Aufstellung sind nur Durchschnittswerte für Deutschland. Zu- und Abfluss von Wasser über Flüsse aus und in benachbarte Länder sind nicht berücksichtigt.

26.6 Trinkwasser

»... **Wasser für den menschlichen Gebrauch** muss so beschaffen sein, dass durch seinen Genuss oder Gebrauch eine Schädigung der menschlichen Gesundheit, insbesondere durch Krankheitserreger, nicht zu besorgen ist.«
(Infektionsschutzgesetz, § 37, Absatz 1)

Die **Trinkwasserqualität** in Deutschland wird durch die Trinkwasserverordnung, die 2001 in Kraft trat und 2011 an neue wissenschaftliche Erkenntnisse und europäische Bedingungen angepasst wurde, geschützt. Sie legt u. a. Grenzwerte für Schadstoffe und Kriterien für die Wasseraufbereitung fest. So sind erstmals Grenzwerte für Uran festgelegt; ab 2013 wird der Bleigrenzwert im Trinkwasser noch weiter verschärft.

Trinkwasser gilt als das in Deutschland am meisten geprüfte Lebensmittel.

Die Trinkwasserverordnung legt u. a. folgende Anforderungen an Trinkwasser fest:

- frei von Krankheitserregern und solchen chemischen Stoffen, die die Gesundheit schädigen können
- geschmacklich neutral
- farb- und geruchlos
- soll zum Verzehr anregen

! Nach einem Bericht der WHO sind Trinkwasserverunreinigungen weltweit die Hauptursache für Erkrankungen und Todesfälle.

Trinkwasser kann theoretisch aus den folgenden **Quellen** gewonnen werden:

- Regenwasser
- Oberflächenwasser
- Grundwasser

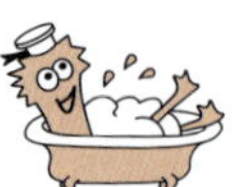

- Quellwasser
- Meerwasser

Inwieweit diese Quellen tatsächlich genutzt werden können, soll nun besprochen werden.

26.6.1 Regenwasser

Regenwasser ist in vielfältigster Weise verunreinigt. Es kann verschiedene **pathogene Keime** und Partikel von **Vogelkot** enthalten.
In Regenwasser enthaltene **Luftschadstoffe** sind z. B. (s. auch Kap. 25 Abschnitt »Luftverunreinigungen«, S. 348 ff.):
- Schwefeldioxid
- Stickoxid
- Stäube

Besonders die Schwefeldioxidemissionen sind uns unter dem Schlagwort »**saurer Regen**« bekannt.

Die genannten und viele weitere Verunreinigungen des Regenwassers machen es für den Menschen als Trinkwasser unbrauchbar.

26.6.2 Oberflächenwasser

Oberflächenwasser wird unterteilt in:
- natürliche Gewässer
  - Ströme
  - Flüsse
  - Bäche
  - Seen
- künstlich angelegte Gewässer
  - Wasserstraßen
  - Talsperren
- Abwasserkanäle

Die **Qualität** der **Oberflächengewässer** ergibt sich zum einen aus der Zusammensetzung des Regenwassers, das in sie fließt, zum anderen führt die Nutzung durch den Menschen zu einer weiteren Qualitätsverschlechterung (s. auch S. 363 f.), z. B. durch:
- Schiffsverkehr
- Abwassereinleitungen aus Privathaushalten, Industrie und Landwirtschaft
- intensive Landwirtschaft an Gewässerrändern (s. S. 368 f.)
- unsachgemäße Ablagerung von Abfallstoffen an Gewässern
- Kühlwasser aus Wärmekraftwerken
- Umweltvergehen

Fließgewässer

Aufgrund verstärkter und optimierter Abwasserreinigungsmaßnahmen ist es in den letzten Jahren gelungen, die biologische Güte der Gewässer zu optimieren. Die im Dezember 2000 in Kraft getretene EU-Wasserrahmenrichtlinie hat sich zum Ziel gesetzt, die Verschmutzung der Gewässer weiter einzudämmen.
Bei der Untersuchung der Gewässer werden u. a. **physikalische** und **chemische Daten** ermittelt, z. B.:
- Temperatur
- pH-Wert
- biochemischer O_2-Bedarf
- O_2-Gehalt
- Nickel-(Ni-)Gehalt
- Gesamtphosphor-(P-)Gehalt
- Nitrat-(N-)Gehalt
- Cadmium-(Cd-)Gehalt
- Blei-(Pb-)Gehalt
- Chrom-(Cr-)Gehalt

Beispiele für Umsetzungen der Wasserrahmenrichtlinie in Deutschland:
Durch den Bau neuer Kläranlagen und verbesserter Filtersysteme konnte die Einleitung verschiedenster Schadstoffe in den Rhein um 70 bis teilweise 100 % gesenkt werden. Der Fischbestand, der in den 1970er-Jahren verschwunden war, hatte sich bereits 2003 auf einen Bestand vergleichbar dem von 1900 erholt.
Bereits in den 1990er-Jahren wurden an der Elbe sowohl auf tschechischer als auch auf deutscher Seite eine Vielzahl kommunaler Kläranla-

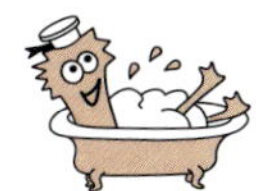

gen gebaut; bestehende Anlagen wurden den aktuellen Erfordernissen angepasst. Auch durch diverse Pilotprojekte konnte die Wasserbelastung z. B. mit Phosphor, Stickstoff und Quecksilber um 30 bis 80 % gesenkt werden.

Schadstoffe – Verursacher – mögliche Folgen

Schadstoffe, die zur Verunreinigung von Oberflächengewässern beitragen, lassen sich in sechs Gruppen unterteilen:

I. Gruppe

Schadstoff: Fäkalien, Essensreste

Verursacher: Privathaushalte

Mögliche Folgen: Die Überdüngung führt zur Sauerstoffzehrung. Der dadurch entstehende Sauerstoffmangel kann zum Fischsterben führen.

II. Gruppe

Schadstoff: Schwer abbaubare Stoffe wie organische Chlorverbindungen, Pflanzenschutzmittel u. a.

Verursacher: Verschiedene Verursacher kommen in Frage.

Mögliche Folgen: siehe Abschnitt »Pflanzenschutzmittel«, S. 369

III. Gruppe

Schadstoff: Salze und Streusalze

Verursacher: Salze aus Bergbau, chemischer Industrie, Landwirtschaft (Düngesalze), Streusalze aus Gemeinden, Kommunen usw.

Mögliche Folgen: Salze werden im Wasser nicht abgebaut, höhere Salzkonzentrationen zerstören die Lebensgemeinschaft im Wasser.

IV. Gruppe

Schadstoff: Schwermetalle wie Eisen (Fe), Mangan (Mn), Quecksilber (Hg), Zink (Zn), Chrom (Cr), Kupfer (Cu), Blei (Pb) u. a. finden sich in gelöster oder an Feststoffe gebundener Form im Wasser.

Verursacher: Verursacher sind z. B. Metallhütten, chemische Industriebetriebe und Beizereibetriebe.

Mögliche Folgen: Während einige der Schwermetalle als Spurenelemente für Mensch, Tier und Pflanze lebensnotwendig sind, wirken sie in höheren Konzentrationen toxisch. Folgewirkungen können Wachstums- und Stoffwechselstörungen sein.

V. Gruppe

Schadstoff: Phosphate und Nitrate

Verursacher: Sie werden von Privathaushalten (Waschmittel) und aus der Landwirtschaft (Düngemittel) in die Gewässer geleitet.

Mögliche Folgen: Wenn sie auch primär als Nährstoffe für das Pflanzenwachstum in den Gewässern dienen, führen sie in großen Mengen zur Überdüngung und damit zur Wucherung von Wasserpflanzen. Der anschließende Fäulnisprozess führt wiederum zu Sauerstoffzehrung. Fischsterben wäre auch hier wieder ein Indiz für unzureichende Sauerstoffwerte.

VI. Gruppe

Schadstoff: Kühlwasser

Verursacher: Kraftwerke

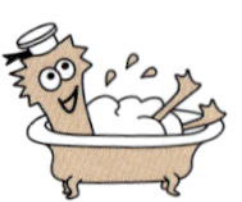

Mögliche Folgen: Zusammen mit den bereits aufgeführten Belastungen (z. B. Nährstoffe) fördert die erhöhte Wassertemperatur Algen- und Pflanzenwachstum. Die Sauerstoffzehrung führt schließlich zum Absterben vieler Organismen, das ökologische Gleichgewicht ist zerstört.

Seen

Viele deutsche Seen sind durch Zufluss sauerstoffzehrender Stoffe stark verschmutzt. Ihre Sanierung ist weitaus schwieriger als bei Fließgewässern, da die Verweildauer der Schadstoffe in den Seen länger ist. So können sie z. B. ihre düngende und damit sauerstoffzehrende Wirkung voll entfalten. Die Nutzung als Trinkwasserquelle ist von See zu See sehr verschieden.

Talsperren und Stauseen

Mit der Industrialisierung und den damit entstandenen Ballungsgebieten im letzten Jahrhundert wuchs der Energie- und Wasserbedarf in bestimmten Regionen. Parallel dazu entstand die Notwendigkeit ganzjährig schiffbarer Wasserstraßen, unabhängig von unterschiedlichen Niederschlagsmengen. Zu Beginn des 20. Jahrhunderts entstanden in Deutschland deshalb zahlreiche Flussstauseen. Ihre **Aufgaben**:

- Trink- und Brauchwasserversorgung
- Speisung von Kanälen, Anreicherung von Flüssen bei Niedrigwasser
- Elektrizitätserzeugung
- Erholung und Freizeitgestaltung (im 19. Jahrhundert sekundär)

Wird aus einer Stauanlage unmittelbar Trinkwasser entnommen, so spricht man von einer **Trinkwassertalsperre**.

Zahlreiche Schutzbestimmungen sorgen für die Erhaltung bestmöglicher Wasserqualität. Die Platzierung solcher Trinkwassertalsperren in waldreichen Regionen soll die Wasserqualität günstig beeinflussen. Die Schadstoffemission über die Luft ist heutzutage aber erheblich. Der prozentuale Anteil an der Trinkwasserversorgung durch Talsperren ist in den einzelnen Bundesländern unterschiedlich.

26.6.3 Grundwasser

Die **Bildung** von **Grundwasser** erfolgt über Versickerung von Niederschlägen in das Erdreich. Das Wasser sammelt sich dicht unter der Erdoberfläche oder in großer Tiefe in Bodenhohlräumen. Die Erdschichten (Sand und Kies), die auf dem Weg in die Tiefe liegen, wirken als mechanische und absorbierende (aufsaugende) Filter.

Während das Regenwasser primär schon belastet ist, führt der Kontakt mit den oberen Bodenschichten zur weiteren Verunreinigung. Dennoch hat das Wasser durch die **Reinigung** in den **Erdschichten** bereits in einer Tiefe von 6 bis 8 Metern größtenteils Trinkwasserqualität (s. Abschnitt »Trinkwasser«, S. 361). Es ist klar, frisch, kühl, rein, appetitlich und weitgehend keimfrei.

Der Weg des Wassers endet auf einer wasserundurchlässigen Schicht (Fels, Ton, Mergel). Es sammelt sich auf der so genannten **Grundwassersohle**. Genau wie bei Oberflächengewässern bildet sich ein Wasserspiegel, der **Grundwasserspiegel**. In Abhängigkeit von den Niederschlägen steigt bzw. fällt der Grundwasserspiegel, allerdings zeitlich verzögert. Bei einer normalen Verteilung der Niederschlagsmengen ist der Grundwasserspiegel im Herbst am niedrigsten, im Frühjahr am höchsten.

Störungen der **Grundwasserbildung** und **-qualität** können vielfältige Ursachen haben:

- **Versiegelung** des **Bodens** durch fortschreitende Bebauung
- **Störung** von **Untergrundströmungen** durch tiefe Baufundamente
- **Flussbegradigungen**: Das Flussbett wird vertieft, die Geschwindigkeit des Oberflächenwassers erhöht sich, die Auffüllung der Grundwasserdepots wird durch die ge-

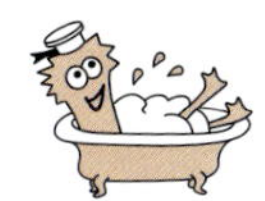

ringere Versickerungsmenge gefährdet, der Grundwasserspiegel fällt.

- **Förderung** von Kohle, Sand und Kies
- **Überdüngung** in der Landwirtschaft überfordert die Filtrationsfähigkeit der Erdschichten. Nitrat gelangt in das Grundwasser, somit letztendlich auch in unser Trinkwasser.
- **Mülldeponien** als gegenwärtige aber auch zukünftige Gefährdung: Niederschlagswasser löst schädliche Stoffe. In der Vergangenheit nicht sachgerechte Abdichtungen von Deponien konnten zur Verunreinigung des Grundwassers führen.
- **Unfälle** bei der **Lagerung** wassergefährdender Stoffe. Am häufigsten gelangen leichtes Heizöl und Dieselkraftstoff, andere Mineralölprodukte (z.B. geplatzte Pipelines) und Altöl durch Unglücke in das Grundwasser.

26.6.4 Quellwasser

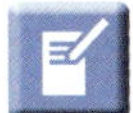

Wenn Grundwasser an der Erdoberfläche austritt, spricht man von **Quellwasser**.

Quellwasser bildet sich vor allem an Schnittpunkten des Grundwasserspiegels mit der Erdoberfläche. Nach der Bewegungsrichtung unterscheidet man:

- absteigende oder Auslaufquellen
- Schichtquellen
- Überlaufquellen
- aufsteigende Quellen

Bei der **aufsteigenden Quelle** steht das Wasser unter Druck und tritt nach oben aus. Das bekannteste Beispiel sind die **artesischen Quellen**. Bei ihnen sammelt sich das Wasser zwischen muldenförmig nach unten gebogenen, wasserundurchlässigen Bodenschichten. Mittels Bohrungen wird das Wasser durch seitlichen Druck hochgetrieben und kommt als Springquelle an die Oberfläche. Dieses technische Verfahren wurde bereits im 12. Jahrhundert in der französischen Landschaft Artois angewendet, daher auch der Name »artesischer Brunnen«.

Die Wasserabgabe von Quellen nennt man **Schüttung**. Man unterscheidet:

- ständig fließende Quellen
- periodische oder intermittierende Quellen

Zur letzteren Form gehören die als Naturereignisse bewunderten **Geysire**.
Weitere Beurteilungskriterien von Quellwasser sind Wassertemperatur (z.B. **Thermalquellen**) und chemische Inhaltsstoffe (**Mineralquellen**).

Der Anteil des Quellwassers an der Trinkwasserversorgung beträgt etwa 9 %.

26.6.5 Meerwasser

Nordsee

Die Nordsee ist ein flaches Randmeer des Atlantischen Ozeans. Zahlreiche Anliegerstaaten wie Deutschland, Belgien, die Niederlande, Frankreich und die skandinavischen Länder machen die Nordsee in vielerlei Hinsicht zu einem **stark genutzten** und beanspruchten **Gewässer** durch:

- Schifffahrtswege/Transportweg
- Förderung von Öl, Gas und Kies
- Ansiedlung verschiedenster Industrieanlagen in Küstenregionen
- Tourismus

Benutzung bedeutet leider auch **Belastung**. Verstärkend kommen all die Schadstoffe hinzu, die über die Fließgewässer in die Nordsee gelangen. Somit sind auch Nichtanrainerstaaten an der Verschmutzung der Nordsee beteiligt. In erheblichem Maße trägt außerdem der Schadstofftransport über die Atmosphäre zur Verschmutzung der Nordsee bei.
Internationale Nordseekonferenzen (INK) hatten sich bereits in den 1980er-Jahren die Lösung der bekannten Probleme zur Aufgabe gestellt. Hier einige **Schwerpunkte**:

- Bis 1995 sollte die **Gesamteinleitung toxischer**, nicht abbaubarer **Stoffe** gegenüber

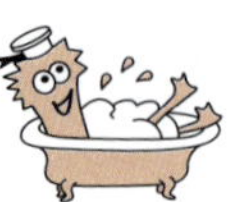

1985 um 50 % verringert werden. Gleiches gilt für Nährstoffe wie Nitrat und Phosphor, die für das explosionsartige Algenwachstum verantwortlich sind.

- Die **Abfallverbrennung** auf See wurde stufenweise bis 1994 beendet.
- Die **Einleitung** von **Industrieabfällen**, insbesondere die Dünnsäureverklappung, wurde Ende 1989 eingestellt. Nur Großbritannien und Frankreich durften mangels anderer Möglichkeiten bis 1992 Dünnsäure einleiten. (**Dünnsäure** ist schwach konzentrierte Schwefelsäure. Sie fällt als Abfallprodukt bei der Herstellung von Farben, Lacken, Kleiderstoffen, aber auch von Arzneimitteln an.)
- Verstärkung der **Luftüberwachung**
- Verbesserung der **Entsorgung** der **Schiffsabfälle** in den Häfen
- Verstärkter Schutz der **Wattenmeergebiete**

Jedes Jahr gelangen bis zu 50 000 Tonnen Öl in Nord- und Ostsee, meist durch Schiffe (illegale Entsorgung von Ölabfällen auf See), aber auch durch Bohrinseln. Die Ölmenge ist vergleichbar mit derjenigen, die bei einem größeren Tankerunglück austritt.

2006 fand die letzte Internationale Nordseekonferenz in Göteborg statt.
Seit 2008 ist die »Europäische Meeresstrategie-Rahmenrichtlinie« in Kraft. Ihr Ziel ist der Erhalt sauberer, gesunder und produktiver Meere. Bis 2020 soll ein guter Zustand der Meeresumwelt erreicht bzw. bewahrt werden.

Ostsee

Durch die geographische Lage der Ostsee erfolgt der Wasseraustausch mit dem Atlantischen Ozean noch sehr viel langsamer als bei der Nordsee, so dass die Wirksamkeit verschiedenster Schadstoffe wesentlich effektiver und damit die Bedrohung für das ökologische Gleichgewicht noch größer ist.

Für Nord- und Ostsee gilt die Aussage: Meeresschutz beginnt im Binnenland. Hier liegt, zusammen mit der Luftüberwachung, die große Verantwortung der Anrainer.

Für die **Trinkwassergewinnung** spielen Nord- und Ostsee direkt keine Rolle. Die bereits aufgeführten Wasservorkommen sichern eine ausreichende Versorgung. Die Bemühungen um eine Verbesserung der Wasserqualität sind im gesamtökologischen Kontext zu sehen.
Prinzipiell ist die Trinkwassergewinnung aus Salzwasser mittels Entsalzungsanlagen möglich.

26.7 Gesetzliche Bestimmungen zum Wasser

Die bereits erwähnte EU-Wasserrahmenrichtlinie verfolgt das Ziel, bis zum Jahr 2015 einen guten ökologischen Zustand für alle Gewässer der EU zu erreichen.

- Das **Wasserhaushaltsgesetz** (WHG) umfasst die Bestimmungen zum Schutz und der Nutzung von Grundwasser und Oberflächengewässern.
- **Abwasserabgabengesetz** (AbwAG): Hiermit wurden wirtschaftliche Anreize zur Abwasserreduzierung für Betriebe geschaffen. Primär finanzielle Aspekte (Kostenreduzierung) führen so gegebenenfalls zum Einsatz umweltschonender Technologien.
- **Wasch- und Reinigungsmittelgesetz** (WRMG): Die Besonderheit dieses Gesetzes besteht darin, dass bereits auf die Produktion von Wasch- und Reinigungsmitteln eingewirkt wird und nicht nur auf deren Gewässereinleitungen. Es nimmt Einfluss auf die Zusammensetzung der Mittel, fordert sachliche Herstellerinformationen für die Verbraucher und beschränkt bzw. verbietet bestimmte Inhaltsstoffe.

Außerhalb der wasserwirtschaftlichen Bundesgesetze gibt es eine Vielzahl gesetzlicher Regelungen, die sich mittelbar oder unmittelbar mit der Wasserqualität beschäftigen bzw. sich auf die Wasserqualität auswirken:

- Lebensmittel-, Bedarfsgegenstände- und Futtermittelgesetzbuch
- Infektionsschutzgesetz
- Die Trinkwasserverordnung (TrinkwV 2001) regelt die Qualitätsanforderungen an Trinkwasser und legt Grenzwerte für Inhaltsstoffe fest. Dazu gehören:
  - Bestimmungen zur bakteriologischen Überwachung (Trinkwasser muss frei von Krankheitserregern sein)
  - sensorische und chemisch-physikalische Nenngrößen
  - Grenzwerte für organische und anorganische Substanzen. Selbst nicht ausdrücklich aufgeführte Inhaltsstoffe dürfen laut Trinkwasseraufbereitungsverordnung nur in nicht gesundheitsschädlichen Konzentrationen enthalten sein.

Daneben gibt es eine Vielzahl weiterer gesetzlicher Regelungen, die nicht ausschließlich unter wasserökologischen Gesichtspunkten verfasst wurden:

- Bundes-Immissionsschutzgesetz
- Baugesetzbuch
- Landesplanungsgesetze
- Pflanzenschutzgesetz
- Pflanzenschutzmittelanwendungsverordnung

Diese Auflistung von gesetzlichen Bestimmungen hat keinen Anspruch auf Vollständigkeit, sie soll aber zeigen, in welch vielfältiger Weise der Gewässerschutz berücksichtigt werden muss.
Für die **Einhaltung** der **gesetzlichen Bestimmungen** ist der Betreiber des jeweiligen Wasserwerkes verantwortlich. Die staatliche Kontrolle ist an die zuständigen Gesundheitsämter delegiert. Aus persönlichem Interesse übersteigen die betriebseigenen Kontrollen oft die gesetzlichen Bestimmungen. Die labortechnischen Möglichkeiten der Wasserwerke sind oft größer als die der jeweiligen Gesundheitsämter. Die kontinuierliche Qualitätsüberwachung wird so erleichtert. Es erfolgen

- mikrobiologische,
- physikalische und
- chemische Untersuchungen.

26.8 Chemische Verunreinigungen von Wasser

Jahrhundertelang waren in Europa die Bemühungen um sauberes Trinkwasser gleichzusetzen mit dem Kampf gegen Krankheitserreger. Das Problem der modernen Wasserwerke sind nicht mehr Bakterien, sondern chemische Verbindungen.

26.8.1 Asbest

Quelle: Asbest kann als natürlich vorkommende Mineralfaser im Gestein durch Auswaschung auch in das Trinkwasser gelangen. In Deutschland sind in der Vergangenheit Asbestzementrohre als Wasserleitungen verlegt worden. Bei bestimmten chemischen Reaktionen, die durch Inhaltsstoffe des Wassers ausgelöst werden, können Asbestfasern freigesetzt werden.

Wirkungen: Die Krebs erzeugende Wirkung bei Inhalation von Asbest gilt mittlerweile als wissenschaftlich erwiesen. Da die so aufgenommenen Asbestfasern nicht in der Lunge verbleiben, sondern den Körper durchwandern, wird eine kanzerogene Wirkung auch von oral aufgenommenen Asbestfasern angenommen.

Gegenmaßnahmen: Vor diesem Hintergrund ist es 1993 zu einem Herstellungsverbot von Asbestzementrohren gekommen, seit Ende 1994 dürfen diese Rohre nicht mehr eingebaut werden.

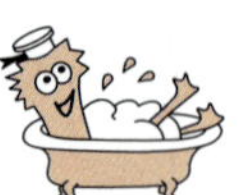

26.8.2 Blei

Quelle: Früher wurden Wasserrohre teilweise aus Blei hergestellt.

Wirkungen: Langzeitstudien in Boston und Edinburgh hatten alarmierende Ergebnisse erbracht: Kinder, deren Blut überhöhte Bleiwerte aufwies, erzielten in vergleichenden Intelligenztests deutlich schlechtere Ergebnisse als Kinder ohne diese Belastung. Kontrolluntersuchungen 15 Jahre später zeigten bei der ersten Gruppe immer noch Intelligenzdefizite. Die Gefährdung zeigte sich dort als besonders wesentlich, wo weiches Wasser durch die Leitungen floss: Weiches Wasser löst überdurchschnittlich große Mengen des giftigen Schwermetalls aus Bleileitungen heraus.

Gegenmaßnahmen: Die Trinkwasserverordnung schreibt eine maximale Bleikonzentration von 0,01 mg/l vor. In der Bundesrepublik begannen die Wasserversorgungsunternehmen bereits in den 1980er-Jahren mit dem Austausch der Bleirohre gegen Leitungen aus anderen Materialien.

26.8.3 Nitrat

Quelle: Für Pflanzen ist Nitrat als Stickstoffverbindung lebensnotwendig. Die Landwirtschaft hat sich diesen Mechanismus zunutze gemacht. Nitrat wird in Form von Gülle oder als Mineraldünger eingesetzt, um höhere Erträge zu erzielen. Eine zeitlich falsch eingesetzte oder auch mengenmäßig überzogene Düngung übersteigt die Aufnahmekapazität der Nutzpflanzen. Aber auch die meisten Klein- und Hausgärten sind absolut überdüngt, hier liegt ein Stück Verantwortung bei Millionen von Hobbygärtnern. Das überschüssige Nitrat wird mit dem Regen aus dem Erdreich ausgeschwemmt und gelangt letztendlich in das Grundwasser.

Wirkungen: Nitrat an sich ist vergleichsweise ungiftig. Problematisch sind die Stoffe, die daraus im Stoffwechsel des menschlichen Organismus durch Bakterien im Gastrointestinaltrakt entstehen können.

Gegenmaßnahmen: Ein sparsamer Einsatz von Dünger vermeidet, dass Nitrate ins Grundwasser gelangen.

26.8.4 Nitrit und Nitrosamine

Quelle: Nitrite und Nitrosamine können sich aus Nitrat und anderen Nahrungsbestandteilen bilden.

Wirkungen: Die toxische Wirkung von **Nitrit** beruht auf seiner Fähigkeit, Hämoglobin zu Methämoglobin zu oxidieren. Das Hämoglobin fällt dadurch für den Sauerstofftransport aus. Für den Säugling kommt erschwerend hinzu, dass das in seinem Blut dominierende Hämoglobin F (HbF) wesentlich empfindlicher auf Nitrit reagiert als das HbA beim älteren Kind bzw. Erwachsenen. Wird die Flaschennahrung mit stark nitrathaltigem Wasser zubereitet, so kann es im Extremfall zur so genannten **Methämoglobinämie** kommen. In Abhängigkeit vom Grad der Methämoglobinämie zeigen sich Leistungsschwäche, Zyanose, Dyspnoe und Tachykardie. Einige **Nitrosamine** gelten als Krebs erregend. Auf den menschlichen Organismus übertragen ist die Krebs erregende Eigenschaft wissenschaftlich nicht nachgewiesen.

Gegenmaßnahmen: Die Reduktion von Nitrat im Grundwasser bringt gleichzeitig reduzierte Nitrit- und Nitrosaminmengen mit sich. Die in der Trinkwasserverordnung festgeschriebene Höchstmenge von 50 mg Nitrat pro Liter Trinkwasser hat entsprechend die Gefahr einer Methämoglobinämie gebannt. Nachweislich ist seit Jahrzehnten in Deutschland kein Säugling mehr an Methämoglobinämie verstorben.

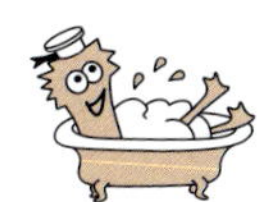

26.8.5 Pflanzenschutzmittel

Quelle: Pflanzenschutzmittel, Unkrautvernichtungsmittel (Herbizide), Insektizide und Fungizide wurden über Jahrzehnte vorwiegend in der Landwirtschaft, zwecks Pflegeleichtigkeit in öffentlichen Anlagen, an Straßenrändern, an Bahngleisen, aber auch im privaten Garten recht kritiklos angewendet. Für mögliche Folgeschäden gab es in der Breite der Bevölkerung kein Bewusstsein, wissenschaftliche Erkenntnisse über Langzeitfolgen liefen nicht immer parallel zur Effektivität der »Wunderwaffen« gegen Unkraut und Schädlinge oder wurden nicht ausreichend ernst genommen. Zugelassen sind gegenwärtig 1 275 verschiedene Pflanzenschutzmittel. Die **Zulassung** von Pflanzenschutzmitteln erteilt das Bundesamt für Verbraucherschutz und Lebensmittelsicherheit in Zusammenarbeit mit weiteren Behörden: Wirksamkeit, praktischer Nutzen und Anwendbarkeit der Mittel werden vom Bundesforschungsinstitut für Kulturpflanzen, dem Julius Kühn-Institut, bewertet. Die gesundheitlichen Auswirkungen für Mensch und Tier überprüft das Bundesinstitut für Risikobewertung. Das Umweltbundesamt gibt seine Zustimmung, wenn keine Schäden für die Umwelt zu erwarten sind.

Wirkungen: Pestizide sind im Verdacht, Krebs begünstigend oder Krebs auslösend zu sein.

Gegenmaßnahmen: Nach der Trinkwasserverordnung gilt für die Summe aller Pestizide ein Grenzwert von 0,5 µg/l.

26.9 Wasserwirtschaft

Wasserwirtschaft hat eine historische Tradition, z. B. erbauten die **Römer** über viele Kilometer exakt berechnete Abwasser- und Trinkwasserleitungssysteme, die Aquädukte. Köln zum Beispiel wurde über eine 70 km lange Wasserleitung mit Wasser aus der Hocheifel versorgt. Die tägliche Versorgung mit rund 20 000 m³ Quellwasser wurde so gewährleistet. Aber auch andere Kulturen entwickelten bereits in vorchristlicher Zeit hervorragend funktionierende Wasserversorgungssysteme.

Diese Kenntnisse gingen verloren, so dass die zentrale Wasserversorgung als eine Errungenschaft des Industriezeitalters gewertet wird. Noch zu Beginn des **19. Jahrhunderts** versorgte sich die ländliche Bevölkerung entweder über den hauseigenen Brunnen mit Wasser oder man schöpfte das Wasser aus Quellen oder offenen Gewässern. Die Städte hatten eine Vielzahl von Brunnen, manchmal wurden auch Zisternen genutzt, Gruben, in denen das Niederschlagswasser gesammelt wurde. Die **Einzelversorgung** mit Wasser dominierte.

Mit Aufkommen der **Industrie** entstand in größeren Städten wieder die **zentrale Wasserversorgung**. Um 1885 waren 15 % der Bevölkerung des damaligen Deutschen Reiches an die zentrale Versorgung angeschlossen. Heute versorgen mehr als 6 000 Wasserwerke rund 99 % der Bürger mit qualitativ gutem und gesundheitlich unbedenklichem Trinkwasser.

Regional zwar sehr unterschiedlich, **setzt** sich das **Trinkwasser** insgesamt wie folgt **zusammen**:

- 64 % Grundwasser
- 9 % Quellwasser
- 27 % Oberflächenwasser aus Seen, Talsperren, Uferfiltrat von Flüssen

Die **Arbeit** der **Wasserwerke** kann man in vier große Bereiche unterteilen:

- Wassergewinnung
- Wasseraufbereitung
- Wasserspeicherung
- Wasserverteilung

26.9.1 Wassergewinnung

Die **Form** der **Wassergewinnung** richtet sich nach dem jeweiligen Wasserangebot:

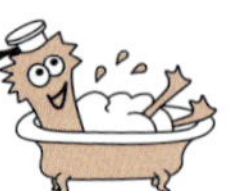

- **Grundwasser** wird aus Brunnen gefördert, je nach Erfordernissen mit Hilfe von Horizontal- oder Vertikalbrunnen (Abb. 26-2). Horizontalbrunnen werden zur Gewinnung nicht zu tief gelegenen Grundwassers genutzt, sie werden oft in Reihen hintereinander in so genannten Brunnengalerien angelegt, verbunden durch Sammelleitungen.
  Vertikalbrunnen dagegen können Grundwasser aus mehreren hundert Meter Tiefe fördern: Von einem breiten Schacht ausgehend verteilen sich horizontal verlegte Filterrohre, wodurch die Förderleistung gesteigert wird. Mittels Elektropumpen wird das Grundwasser gefördert.
- Während viele Regionen ihre Wasserversorgung ausschließlich mit Grundwasser abdecken können, müssen andere Wasserwerke auf **Oberflächenwasser** zurückgreifen.
  Aus Seen und Talsperren entnommenes Wasser bedarf in unterschiedlichem Maß einer **Aufbereitung**, um der Qualität von Grundwasser gleichzukommen und letztendlich als Trinkwasser genutzt werden zu können:
  Unter **Uferfiltrat** versteht man Oberflächenwasser, das durch Sohle und Ufer eines Flusses oder Sees in den Untergrund versickert, sich mit Grundwasser vermischt und nach kurzer Bodenpassage in Ufernähe gefördert wird. Der Weg durch das Erdreich hat wieder einen filternden Effekt, Mikroorganismen bauen im Wasser enthaltene Stoffe ab. So erfolgt eine biologische, natürliche Reinigung.
  Eine andere Methode der Wasserreinigung sowohl für See-, Talsperren- und Flusswasser läuft wie folgt ab: Nach Ableitung des Wassers schließt sich eine grobe mechanische Reinigung mit anschließender Sedimentierung an. Die Weiterführung des Wassers erfolgt in ein unter der Erdoberfläche gelegenes Sickerbecken von unterschiedlicher Länge und Breite. Die Auskleidung mit einer Sandschicht hat ebenfalls einen reinigenden Effekt. Das Wasser versickert, durchdringt weitere filternde und absorbierende Erdschichten und vermischt sich mit natürlichem Grundwasser.
- **Quellwasserversorgung** findet man in kleineren Siedlungen, meistens in Gebirgen gelegen.

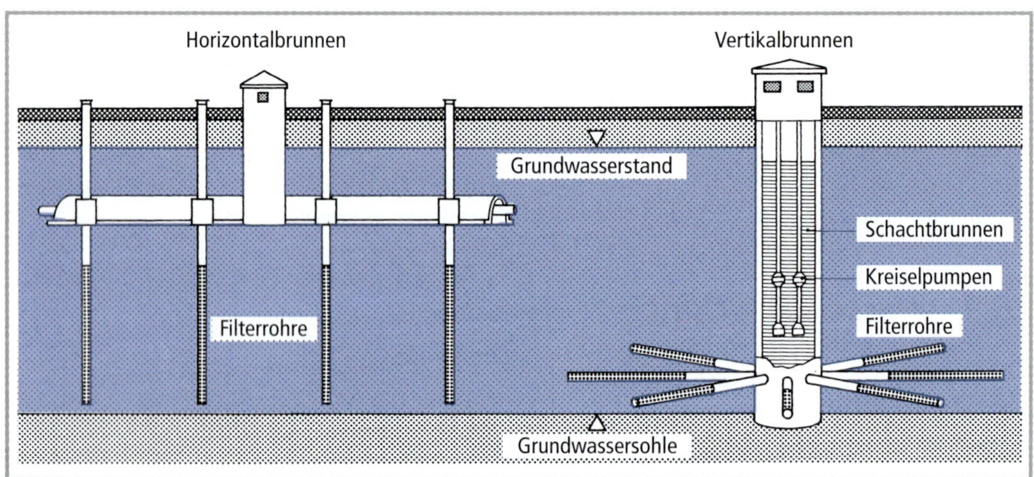

Abb. 26-2 Schemata von Horizontal- und Vertikalbrunnen

26.9.2 Wasseraufbereitung

Das geförderte Wasser wird vom Wasserfachmann als **Rohwasser** bezeichnet.

Vor der Weiterleitung an den Verbraucher muss die natürliche **Reinigung** der Bodenschichten oft durch gezielte Aufbereitung im Wasserwerk ergänzt werden (Abb. 26-3). Dabei handelt es sich nicht vorrangig um eigentliche Schadstoffe.

Durch seine Lösungseigenschaft hat das Wasser auf dem Weg durch die Erdschichten Stoffe wie Kalk, Eisen, Mangan, Kohlensäure usw. aufgenommen.

Am häufigsten stellt sich das Problem eines zu hohen Eisen- und Mangananteils. Wenn auch nicht primär gesundheitsgefährdend, würde es auf Dauer zu Ablagerungen im Rohrnetz kommen, was wiederum einer Verkeimung des Trinkwassers Vorschub leisten würde. Außerdem kommt es durch zu hohe Eisen- und Manganwerte zu geschmacklichen Beeinträchtigungen, was laut Trinkwasserverordnung nicht zulässig ist.

Zur **Entfernung** von **Eisen** und **Mangan** wird das Rohwasser zunächst durch feine Düsen zerstäubt. Das Eisen oxidiert und flockt aus, ebenso verwandelt sich das Mangan in eine unlösliche Form. Das vorher klare Wasser ist nun milchig bis schmutzig-braun geworden. In geschlossenen Behältern können beide Stoffe problemlos herausgefiltert werden.
Zur **Reinigung** werden bei stärker belastetem Wasser in Wasserwerken auch **Chlor, Chlordioxid** oder **Ozon** eingesetzt. Auch mit dieser Methode werden unerwünschte Stoffe so verändert, dass sie mittels Filter entfernt werden können. In vielen Wasserwerken wird z. B. Chlor nach Abschluss der Aufbereitungsphase nur unter prophylaktischen Gesichtspunkten eingesetzt, um die Keimarmut auch im Rohrnetz zu gewährleisten.
Eine weitere wirksame Filterung kann je nach Bedarf mit **Aktivkohle** vorgenommen werden. Sie absorbiert die meisten der im Wasser gelösten organischen Stoffe, unter anderem auch chlorierte Kohlenwasserstoffe.
Es gibt allerdings auch Rohwasser, das nur eine Aufbereitungsstufe braucht: die **Entkarbonisierung** = **Entkalkung**. Beim Durchfließen der

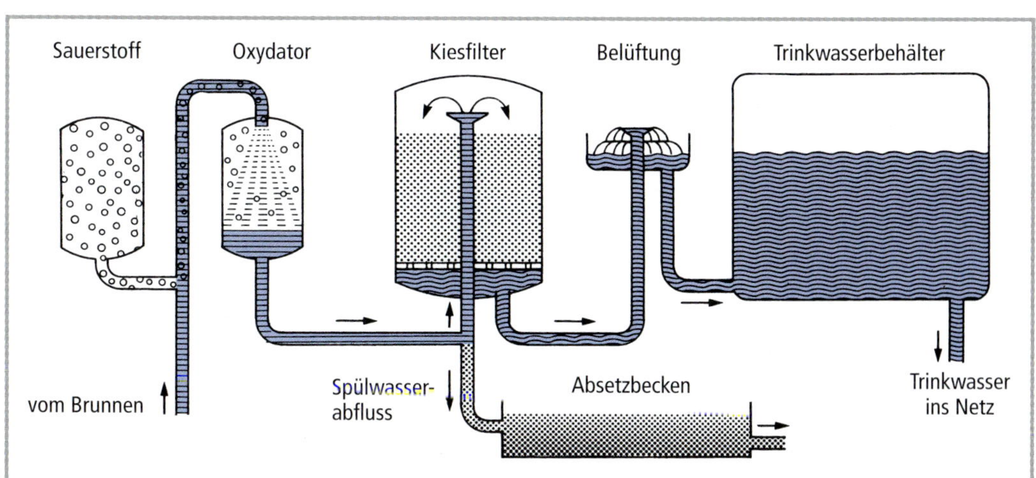

Abb. 26-3 Die Wasseraufbereitung im Wasserwerk

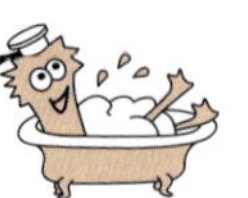

verschiedenen Erdschichten nimmt das Wasser auch Calcium (Kalk) und Magnesium auf. Kalkhaltiges Wasser gilt als gesundheitsfördernd, wird vom Verbraucher aber nicht besonders geschätzt (z. B. verkalkte Armaturen, verkalkte Haushaltsgeräte).

Je nach Rohwasserqualität kommen also die verschiedenen Methoden der Filtration zum Einsatz. Entsprechend kostengünstig oder auch teuer ist es für den Verbraucher: Die **Wassergebühren** beinhalten Trinkwasser und Abwasser und schwanken bundesweit deutlich.

26.9.3 Wasserspeicherung

Der Prozess der Wasserförderung und -aufbereitung erfolgt nach Möglichkeit in den Nachtstunden. Das geförderte Wasser wird gespeichert. So wird gewährleistet, dass tagsüber eine ausreichende Wassermenge zur Verfügung steht. Dazu kommen auch betriebswirtschaftliche Überlegungen: Nachtstrom ist preiswerter, davon profitiert der Betreiber und letztendlich auch der Verbraucher.

Eine Wasserspeicherung ist auch deshalb wichtig, da auch am Tag extreme **Schwankungen** des **Wasserverbrauchs** auftreten: Am Werktag ist der Bedarf höher als am Feiertag. Außerdem gibt es jahreszeitlich bedingte Unterschiede im Wasserverbrauch.

Es gibt zwei Formen von Wasserspeichern:

- Erdbehälter
- Wassertürme

Wassertürme werden seltener gebaut, da sie teurer in der Herstellung sind und ein geringeres Fassungsvermögen haben.

26.9.4 Wasserverteilung

Die Wasserverteilung bis hin zum einzelnen Verbraucher stellt den aufwendigsten und kostspieligsten Teil der Arbeit der Wasserwerkbetreiber dar. Alle Leitungen sind frostsicher in einer erschütterungsfreien Tiefe von ca. 1,5 m verlegt. Das ganze System soll eine reibungslose Versorgung der Abnehmer mit Wasser garantieren. Laut Trinkwasserverordnung muss z. B. auch überall ein bestimmter Wasserdruck (bis 6 bar) vorhanden sein. Sackgassen im Leistungssystem dürfen nicht existieren, das Wasser würde dort stillstehen, was zumindest eine geschmackliche Beeinträchtigung nach sich ziehen würde.

Wasserversorgungsnetze beschränken sich in Ballungsgebieten nicht auf eine Stadt, sie sind mit den Nachbarstädten verbunden. Bei Extrembelastungen ist so eine gegenseitige Unterstützung möglich.

Im Straßenbild uns allen vertraut sind die zahlreichen **rotweißen Hinweisschilder**, die die Lage von **Hydranten** kennzeichnen. Bei Bränden kann so schnell effektive Hilfe geleistet werden. Die blauen Schilder weisen auf Wassermesspunkte hin.

Das sind nur Teilaspekte der technischen Erfordernisse zur Wasserverteilung mit dem Versuch, die Gesamtzusammenhänge etwas zu verdeutlichen.

26.10 Wasserverbrauch und -verschmutzung

In der vorindustriellen Zeit wurden pro Tag und Bürger zwischen 10 und 30 l Wasser benutzt. Um 1950 lag der **Wasserverbrauch** schon bei 85 l, 40 Jahre später war der Verbrauch auf 145 l gestiegen. Zahlreiche Faktoren spielten dabei eine Rolle:

- die Verfügbarkeit des Trinkwassers
- die Ausstattung der Privathaushalte mit sanitären Einrichtungen
- das veränderte Verständnis von Körperhygiene
- der zunehmend technisierte Haushalt, also der wachsende Wohlstand der Bundesbürger mit zunehmendem Komfort

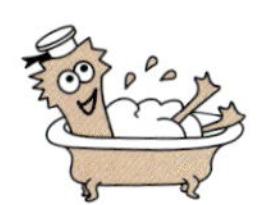

Seit Beginn der 1990er-Jahre ist der Wasserverbrauch in deutschen Haushalten kontinuierlich gesunken. So betrug nach Angaben des Statistischen Bundesamtes der Pro-Kopf-Wasserverbrauch 2007 nur noch 122 l pro Tag.

Als Grund für das Absinken des Wasserverbrauchs werden mehr Sparsamkeit aufgrund der höheren Wasserpreise sowie neue wassersparende Techniken angegeben. Diese kommen beispielsweise bei Wasch- und Spülmaschinen und im Badezimmer bei Armaturen und Toilettenspülungen zum Einsatz.

Umgekehrt müssen mittlerweile immer häufiger die Wasser- und Abwasserleitungen durchgespült werden, dies wiederum erhöht die Wasserkosten.

Üblicherweise wird der Wasserverbrauch der kommunalen Einrichtungen auf den einzelnen Bürger umgelegt. Daraus ergab sich für Deutschland ein **Durchschnittsverbrauch** von 122 l pro Bürger und Tag. In Kubikmeter ausgedrückt sieht die **Verteilung** des **Wasserverbrauchs** wie folgt aus:

- Die öffentliche Wasserversorgung fördert jährlich etwa 5 Milliarden m³ Rohwasser.
- Davon entfallen ca. 3 Milliarden m³ auf den privaten Verbraucher.
- 2 Milliarden m³ gehen an die kommunalen Einrichtungen, Kleingewerbe und Industrie.
- Die Industrie einschließlich Großverbraucher Wärmekraftwerke benötigt insgesamt ca. 37 Milliarden m³ Wasser pro Jahr. Mehr als 90 % des Bedarfs werden dabei durch Eigengewinnung gedeckt.

Wie verteilen sich nun die 122 l Wasser im täglichen Verbrauch?

- 36 % auf Waschen, Duschen und Baden
- 27 % auf WC-Spülung
- 18 % auf Geschirrspülen und Wäschewaschen
- 6 % auf Putzarbeiten, Autopflege und Garten
- 4 % auf Trinken und Kochen
- 9 % Kleingewerbeanteil

Eine merkwürdig anmutende Verteilung, wenn wir noch einmal zur Ausgangssituation zurückgehen.

»Wasser als wichtigstes Lebensmittel«: Alle Anstrengungen der Wasserwirtschaft orientieren sich an dieser Vorgabe. Dagegen benutzen wir Wasser bis auf einen kleinen prozentualen Rest für unsere Vorstellungen von Hygiene an uns und unserer nächsten Umgebung.

Die Industrie als Großverbraucher hat schon viele Mechanismen entwickelt, um kostengünstiger und damit **sparsamer mit Wasser umzugehen**. Im Privathaushalt liegt es in unserer Hand, verantwortlicher und umweltbewusster den Wasserverbrauch und die Belastung des Schmutzwassers zu beeinflussen. Einige **Beispiele**:

- **Waschen, Duschen** und **Baden** stellen den größten Anteil am Wasserverbrauch dar. Das Vollbad benötigt je nach Wannengröße zwischen 150 und 300 l Wasser. Begnügt man sich mit einem Duschbad (außerdem hygienischer), kommt man mit 40 bis 80 l Wasser aus. Während des Einseifens könnte außerdem der Hahn zugedreht werden oder, falls vorhanden, das Druckstopventil betätigt werden. Besonders wirtschaftlich für sämtliche Wasserentnahmestellen sind gut schließende, wassersparende Armaturen, z. B. so genannte Ein-Hebel-Armaturen mit Thermostat, die Heiß- und Kaltwasser regulieren, wodurch lange Vorlaufzeiten wegfallen.
- Mit dem **tropfenden Wasserhahn** verschwinden pro Monat etwa 150 l hochwertiges Trinkwasser in die Kanalisation.
- Bei der **Toilettenspülung** rauschen pro Spülgang bis zu 14 l Wasser durch die Leitung. Das ist aber nur in wenigen Fällen erforderlich, moderne Spüleinrichtungen und entsprechende Becken kommen mit ca. 6 l aus.
- **Spülmaschinen** sollen nur angestellt werden, wenn sie wirklich voll sind. Bei Neukäufen soll wasser- und energiesparenden Mo-

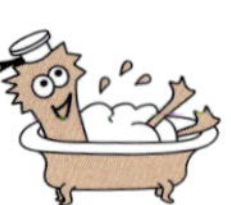

dellen der Vorzug gegeben werden. Ein höherer Anschaffungspreis zahlt sich durch den langjährigen Kosten sparenden Betrieb aus. Vielfach wird auch normal verschmutztes Geschirr vorgespült, was selten nötig ist. Falls Vorspülen erforderlich sein sollte, bitte nicht unter laufendem Wasser. Nicht zuletzt bieten Spülmaschinen bedürfnisorientiert unterschiedliche Programme an, wodurch ebenfalls Wasser und Energie gespart werden kann.

- Für **Waschmaschinen** gilt ebenfalls: Sie sollen nur angestellt werden, wenn sie voll sind. Bei wenig verschmutzter Wäsche kann auf die Vorwäsche verzichtet werden. Wassersparende Programme sind vorzuziehen. Neben der absoluten Wassermenge spielt die Menge des verwendeten **Waschpulvers** für die Wasserbelastung eine wesentliche Rolle. Für die Dosierung von Waschpulver ist der **Härtegrad** (= Kalkgehalt) des Wassers von Bedeutung.

Ein **deutscher Härtegrad** (dH) entspricht dem Gehalt von 10 g Kalk in 1 000 l Wasser. Nach neueren Bestimmungen gilt für die Wasserhärte die internationale Einheit **millimol pro Liter** (mmol/l): Ein deutscher Härtegrad entspricht 0,179 mmol/l.

Den Härtegrad kann man beim Wasserwerk erfragen, üblicherweise wird er auch einmal pro Jahr veröffentlicht. Die Härtetabelle reicht von 1 bis 4: von sehr weichem Wasser, über weiches bis hin zu mittelhartem und zuletzt sehr hartem Wasser. Je höher der Härtegrad, desto mehr Waschmittel wird benötigt. Leider führt das in der Regel zu einer höheren Dosierung sämtlicher Inhaltsstoffe, wobei es ja ausschließlich um einen Enthärter (Weichmacher) geht. **Waschmittel im Baukastensystem** können dieses Problem differenzierter handhaben. Hierbei sind sämtliche Wirkstoffe gezielt einzusetzen – bei richtiger Handhabung eine ganz wesentliche Entlastung für die Wasseraufbereitung.

Bei der Auflistung der Schadstoffe wurden auch die **Phosphate** erwähnt, sie dienen als Enthärter im Waschvorgang. Wegen der starken Gewässerbelastung durch Phosphate haben die Hersteller sie weitgehend gegen vermeintlich weniger belastende Wirkstoffe ausgetauscht.
Ähnliches wird aktuell im Bereich der waschaktiven Substanzen (**Tenside**) forschungsmäßig vorangetrieben.

- Das **Sprengen** des **Gartens** sollte, wenn irgend möglich, mit Regenwasser erfolgen. Trinkwasser sollte nur im äußersten Notfall und dann auch gezielt verwendet werden.

Die Möglichkeiten der **Wasserverschmutzung** sind ebenfalls vielfältig. Im Folgenden wollen wir auf einige Probleme und ihre Vermeidung hinweisen.

26.10.1 Reinigungs- und Putzmittel

Unser Hygienebewusstsein drückt sich in einem nicht unerheblichen Maß im Gebrauch von Putzmitteln aus. Eine Vielzahl verschiedener Präparate verspricht individuelle Höchstleistung bei der Reinigung der verschiedenen Problemzonen im Haushalt. Vielfach wurde und wird nach dem Prinzip »**mehr leistet mehr**« verfahren. Allerdings hat in den letzten Jahren eine Veränderung im Bewusstsein vieler Verbraucher stattgefunden.
Die Einschränkung auf möglichst wenige Putzmittel liegt im Trend. Dazu kommt die Forderung nach schadlosem **Abbau** ohne bleibende Rückstände. In vielen Haushalten haben spezielle Putztücher aus Mikrofaser Einzug gehalten, die ohne weitere Zusätze hygienische Sauberkeit versprechen. Alte, bewährte Methoden (Essigzusatz im Putzwasser) sind preiswerter, umweltfreundlicher und ebenfalls effektiv.
Ein besonders **aggressives Reinigungsmittel** sind **Rohrreinigungsmittel**. Sie bestehen hauptsächlich aus Ätznatron, Natriumnitrit und Natriumhypochlorid. Diese Mittel können die

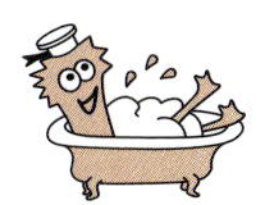

Hausinstallation und die Kanalisation schädigen, außerdem sind diese Verbindungen wasserschädlich. Mechanischen Methoden ist also ohne Einschränkung der Vorzug zu geben.

26.10.2 Öle und Fette

Öle und Fette gehören nicht in den Abfluss. Sie verkleben die Leitungen, können zu Verstopfungen führen und machen die Abwasserreinigung problematischer. Umweltfreundlicher ist das Ausreiben der Pfanne mit einem Haushaltstuch und anschließender Entsorgung mit dem Hausmüll. Größere Fettmengen (z. B. nach Frittieren oder Fondue) sind in geschlossenen Behältnissen bei der Sondermüllsammlung abzugeben.
Altöl aus dem **Kraftfahrzeugbereich** darf ebenfalls nicht in das Abwasser gelangen.

1 Liter Öl kann 1 Million Liter Wasser verschmutzen.

Hierzu hat der Gesetzgeber eine gesonderte Regelung getroffen: Die Verkaufsstellen von Mineralölen sind zur Rücknahme von Altöl verpflichtet.

26.10.3 Autowäsche

Falls die Autowäsche mit dem Schlauch durchgeführt wird, braucht man etwa 200 bis 300 l Wasser, mit dem Putzeimer dagegen nur 20 bis 30 l. Aber auch diese vergleichsweise geringe Wassermenge darf anschließend nicht in Hof- oder Straßengullys geschüttet werden. In den meisten Städten und Gemeinden ist aus Gründen des Umweltschutzes das Waschen der Autos nur in Autowaschanlagen bzw. auf Autowaschplätzen erlaubt. Diese Autowaschplätze verfügen u. a. über Ölabscheider, so dass Öl- und Kraftstoffreste, Schmutz und chemische Putzmittel nicht versickern und das Grundwasser verunreinigen.

26.10.4 Medikamente und Arzneimittelrückstände

Dass man Medikamente nicht in der Toilette entsorgt, ist für die meisten selbstverständlich. Sowohl in der Apotheke als auch bei Sondermüllsammlungen können Medikamente abgegeben werden. Je nach regionalem Müllentsorgungsplan werden die Medikamente der Müllverbrennungsanlage zugeführt oder auf einer Hausmülldeponie abgelagert. Bei der zweiten Möglichkeit ist wichtig, dass jeglicher Medikamentenmissbrauch ausgeschlossen werden muss.
Wirkstoffe eingenommener Medikamente gelangen teilweise bis zu 95 % über Urin und Stuhl ins Abwasser. Es handelt sich vorrangig um Hormone (Östrogene), Antibiotika, saure Arzneimittel, Betablocker und Röntgenkontrastmittel. In Pilotprojekten werden gegenwärtig in Deutschland Verfahren gestestet, die die Rückstände auf ein unschädliches Maß reduzieren sollen.

26.10.5 Farbreste und Lösungsmittel

Farbreste und Lösungsmittel sind auch Sonderabfälle und müssen als solche gesammelt werden.

26.10.6 Feste Abfälle

Aus Bequemlichkeit und Gedankenlosigkeit wandern verschiedenste Abfälle in die Toilette:

- Lebensmittelreste
- Kaffeesatz
- Zigarren- und Zigarettenreste
- Einmalwindeln
- Hygieneartikel, wie Slipeinlagen und Tampons
- Watte
- Wattestäbchen

Feste Abfälle im Abwasser behindern die Ableitung von Abwasser und erschweren den Betrieb in den Kläranlagen. Feststoffe erfordern einen

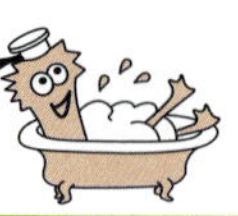

gesonderten Arbeitsgang: Mit Hilfe eines rotierenden Rechens werden sie aus dem Wasser »herausgekämmt«.

26.10.7 Streusalz

Streusalz wird auch im kommunalen Bereich nur noch bedingt eingesetzt. In vielen bundesdeutschen Kommunen ist die Verwendung von Streusalz auf Gehwegen strikt verboten bzw. nur unter besonderen Umständen erlaubt. Lieber sollte man auf abstumpfende Mittel wie Sand, Asche oder Splitt ausweichen.
Die Aufnahme von salzreichem Bodenwasser schädigt die Bäume. So gelangt das Salz über die Wurzeln in die Blätter, die Zellen sterben ab, die Blattränder werden braun. Das beeinträchtigt die Assimilation und den Nährstoffaufbau – der Baum verliert an Vitalität. Ebenso verändert sich das Bodenleben – für Bäume notwendige Pilze und Mikroorgansimen sterben ab.

26.10.8 Regenwasser-Nutzanlagen

Zum Schluss sei noch auf eine alternative Versorgungsmöglichkeit mit Wasser hingewiesen: die Regenwasser-Nutzanlagen. Über das Fallrohr der Regenrinne läuft das Regenwasser in einen Regenwasserspeicher. Von dort aus wird es bei Bedarf durch eine Saugpumpe zu den Verbrauchsstellen gepumpt. **Genutzt** wird das **Regenwasser** z. B. für:

- die Toilettenspülung
- die Waschmaschine
- das Sprengen des Gartens

26.10.9 Wasserrecycling im Haushalt

Eine andere Alternative, Wasser zu sparen, besteht darin, das in unterschiedlich starkem Maß verschmutzte Trinkwasser innerhalb eines Hauses erneut zu nutzen. Das so genannte »Grauwasser« von Dusche, Waschbecken oder Waschmaschine kann in Grauwasseranlagen innerhalb des Hauses aufbereitet und zwischengelagert werden. Es kann dann für die Toilettenspülung genutzt werden.

Dies waren nur einige Beispiele für Defizite einerseits und leicht zu handhabende Möglichkeiten andererseits im Umgang mit unserem wichtigsten Lebensmittel Wasser. Jeder von uns kann in seinem privaten Bereich einiges tun.

26.11 Abwasserreinigung

Zum Abwasser gehört das durch Gebrauch verunreinigte Wasser und das von befestigten Flächen abfließende Niederschlagswasser. Es wird in der Kanalisation gesammelt und in die Kläranlagen transportiert. Nach Abschluss der Reinigungsverfahren erfolgt die Einleitung in Fließgewässer. In früheren Zeiten reichte die Selbstreinigungskraft von Flüssen und Seen aus, um anfallende Abwässer nicht nur aufzuarbeiten, sondern auch für den eigenen Kreislauf sinnvoll zu nutzen. Bestimmte Arten von Würmern, Bakterien, Pilzen und Algen sind in der Lage, organische Stoffe im Wasser abzubauen und zu mineralisieren. Ein zu großes Angebot, insbesondere an leicht abbaubaren Nährstoffen (z. B. Fäkalien, Essensreste) bedeutet Sauerstoffzehrung in großem Umfang. Anderen Lebewesen wird dadurch die Existenzgrundlage entzogen, es kann unter anderem zum Fischsterben kommen.

Die heutige Abwassertechnik ahmt den natürlichen Reinigungsprozess der Seen und Flüsse auf kleinerer Fläche und in kürzerer Zeit nach.

Bei der Auflistung des Wasserverbrauchs (s. S. 373) wurde die **Industrie** als größter Konsument aufgeführt. Etwa die Hälfte der dort anfallenden Abwässer wird der kommunalen Kläranlage zugeführt (teilweise nach innerbetrieblicher Vorbehandlung). Die andere Hälfte der industriellen Abwässer wird in betriebseige-

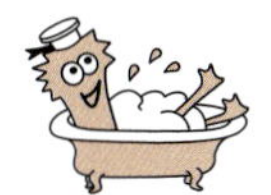

nen Anlagen behandelt und von dort aus direkt in die Gewässer eingeleitet. Vorab gilt es, nicht nur Schadstoffe in unschädliche Verbindungen umzuwandeln, sondern zurückgewonnene Wertstoffe teilweise wieder in den Produktionsprozess einzubinden.

Mengenmäßig reduziert sich die Arbeit der kommunalen Klärwerke damit auf den geringeren Teil des Schmutzwassers.

26.11.1 Die Arbeit der Klärwerke

Die eigentliche Arbeit im **Klärwerk** umfasst drei **Reinigungsstufen** (Abb. 26-4):

- mechanische Abwasserreinigung (Rechen, Sandfang, Vorklärbecken)
- biologische Abwasserreinigung (Belebungsbecken, Tropfkörper, Nachklärbecken)
- chemische Abwasserreinigung (Flockungsbecken, Nachklärbecken)

Nach der Zuleitung erfolgt im Klärwerk als erste Maßnahme die mechanische Abwasserreinigung.

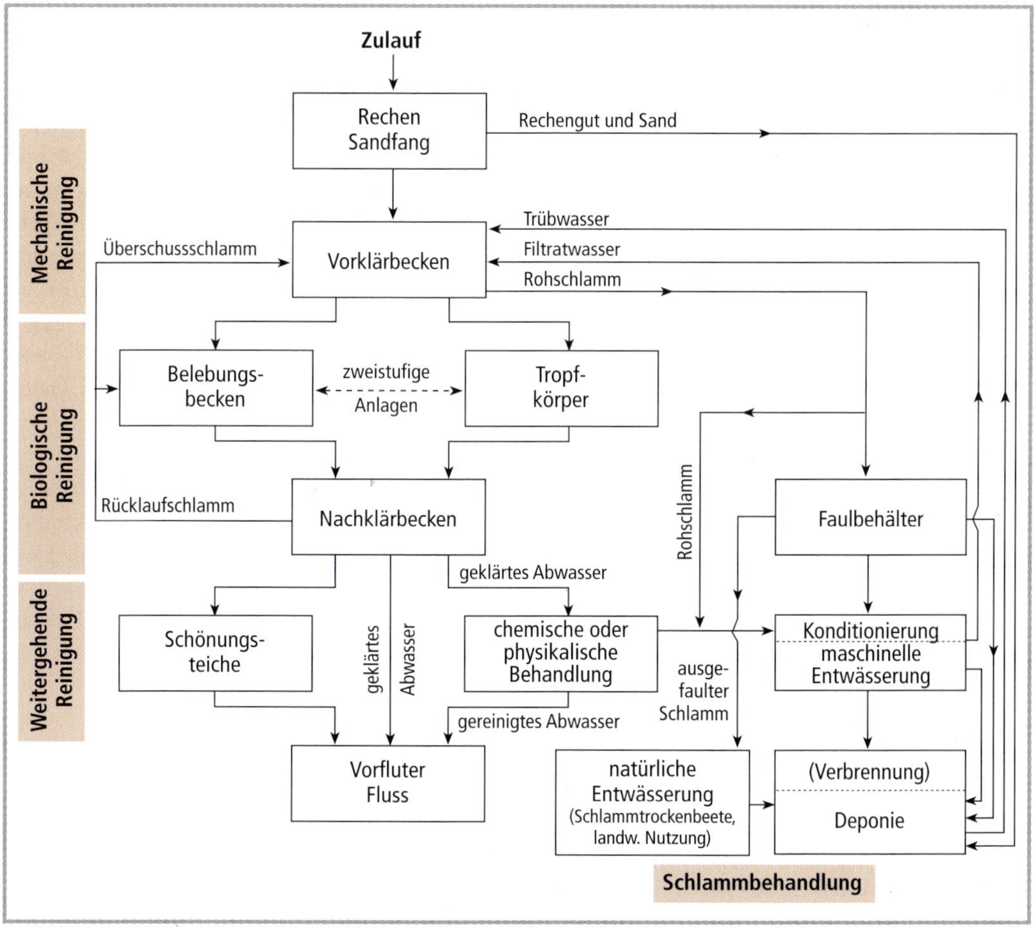

Abb. 26-4 Übersicht über die verschiedenen Reinigungsstufen in einem Klärwerk

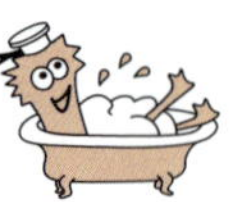

Mechanische Abwasserreinigung

Hierbei werden größere Schmutzteile mit Hilfe eines **Rechens** zurückgehalten, anschließend mit einem automatischen Abstreifer aus dem Schmutzwasser entfernt.
Im **Sandfang** verbreitert sich der Abflusskanal, folglich verlangsamt sich der Wasserstrom, wodurch sich grobe mineralische Stoffe wie Kies und Sand am Boden absetzen.
Im **Vorklärbecken** wird das Wasser begrenzte Zeit festgehalten, so können sich im Wasser schwebende Stoffe als Rohschlamm am Boden absetzen, von dort abgesaugt, eingedickt und in einen Faulraum weitergeleitet werden. Fette, Mineralöle und leichte Kunststoffe (Leichtstoffe, sie verbleiben an der Wasseroberfläche) werden in einen gesonderten Behälter abgelassen. Damit ist die mechanische Klärstufe abgeschlossen, etwa 30 % der Schmutzanteile sind hiermit bereits entzogen.

Biologische Abwasserreinigung

Das vorgereinigte Abwasser fließt im Anschluss an die mechanische Reinigung in die biologische Abteilung der Kläranlage. In Nachahmung der Natur werden dort Mikroorganismen eingesetzt, die gelöste organische Stoffe unter Einbeziehung von Sauerstoff in anorganische Verbindungen wie Kohlendioxid, Wasser und Salze umwandeln. Um also den Mikroorganismen bestmögliche »Arbeitsbedingungen« zu schaffen, ist die reichliche Zufuhr von Luft eine wichtige Vorbedingung. Dies geschieht im so genannten **Belebungsbecken**.
Kleinere Kläranlagen benutzen stattdessen oft so genannte **Tropfkörper**. Dies sind runde Betonkessel, die zur Vergrößerung der Oberfläche mit porösen Gesteinsbrocken angefüllt sind. So können sich Bakterien als »biologischer Rasen« ansiedeln; die Abwässer werden darüber verregnet und durch die Bakterien gereinigt.
Zusammen mit den Schmutzstoffen bilden die Bakterien regelrechte Flocken, die nun in das **Nachklärbecken** geschwemmt werden.

Wenn man diesen Prozess auf natürliche Gewässer umdenkt, so kann man sich gut vorstellen, dass bei der Einleitung von zu viel Schmutzstoffen das Nahrungsangebot für die Mikroorganismen zwar sehr gut wird, der für den Abbau notwendige Sauerstoff allerdings den anderen Lebewesen verloren geht. Die Lebensgrundlage wird ihnen entzogen, ein Gewässer »kippt um«, ist biologisch tot.

Die mechanische und biologische Abwasserreinigung erbringen zusammen etwa 90 % der Reinigung.

Chemische Abwasserreinigung

Das Ergebnis von mechanischer plus biologischer Abwasserreinigung kann durch die chemische Reinigung verbessert werden. Aus dem Nachklärbecken wird das Wasser zunächst in das so genannte **Flockungsbecken** geleitet. Unter Zusatz von Chemikalien flockt der Restschmutz (z.B. Phosphat) aus. In einem weiteren Nachklärbecken setzen sich diese Partikel ab und können nach Wasserentzug dem Faulturm zugeführt werden. Theoretisch kann das gereinigte Wasser jetzt wieder den natürlichen Gewässern und damit dem Wasserkreislauf zugeleitet werden.
Schwieriger ist allerdings die Entfernung von Stickstoffverbindungen. Ebenso belasten Arzneimittel- und Desinfektionsmittelrückstände das Abwasser. Insbesondere Antibiotika, Hormone (Östrogene) und Röntgenkontrastmittel sind schwer abbaubar und belasten die Umwelt.

Schlammbehandlung

Nachdem das gereinigte Wasser abgeleitet worden ist, bleibt der Schlamm aus dem Vorklär- und dem Nachklärbecken zurück. Der Schlamm besteht bis zu 98 % aus Wasser, also gilt es, zur Volumenreduzierung zunächst Wasser zu entziehen. Der eingedickte Schlamm wird in den abgeschlossenen **Faulbehälter** gepumpt, in dem

Tab. 26-2 Klärschlammverordnung: Grenzwerte für Schadstoffe im Klärschlamm, der als Dünger verwendet werden soll

Schadstoff	Grenzwert (mg/kg Trockenmasse Klärschlamm)
Zink	2500
Blei	900
Chrom	900
Kupfer	800
Organische Halogenverbindungen	500
Nickel	200
Cadmium	10
Quecksilber	8
PCB	0,2
Dioxine, Furane	0,0001

ein Gärprozess stattfindet: Verschiedene anaerobe Bakterien zersetzen die organischen Stoffe weiter, dadurch reduziert sich das Schlammvolumen nochmals. Bei Temperaturen um 35 °C entwickelt sich **Faulgas** (zwei Drittel Methangas, ein Drittel Kohlendioxid). Das Gasgemisch wird abgezogen und kann zur Beheizung der Faultürme genutzt werden. Nach etwa drei Wochen ist der Schlamm ausgefault und nahezu geruchlos. Der Wasseranteil ist allerdings immer noch recht hoch: Eine natürliche Entwässerung kann im Anschluss auf **Schlammtrockenbeeten** erfolgen.

Der **getrocknete Schlamm** kann, falls er nicht zu sehr mit organischen Schadstoffen und Schwermetallen belastet ist, in der Landwirtschaft als **Düngemittel** eingesetzt werden (s. auch Kap. 28 Abschnitt »Klärschlamm«, S. 390). Klärschlamm enthält wichtige Mineralien und Humus bildende Stoffe.

Die Klärschlammverordnung legt **Grenzwerte** (Tab. 26-2) für Klärschlamm fest, der als Dünger zur Anwendung kommen soll.

! Bei Überschreitung der Grenzwerte ist Klärschlamm als Giftmüll einzustufen. Soll der Klärschlamm auf Deponien gelagert werden, dürfen nur maximal 5 bis 10 % organische Stoffe im Gesamtgewicht enthalten sein.

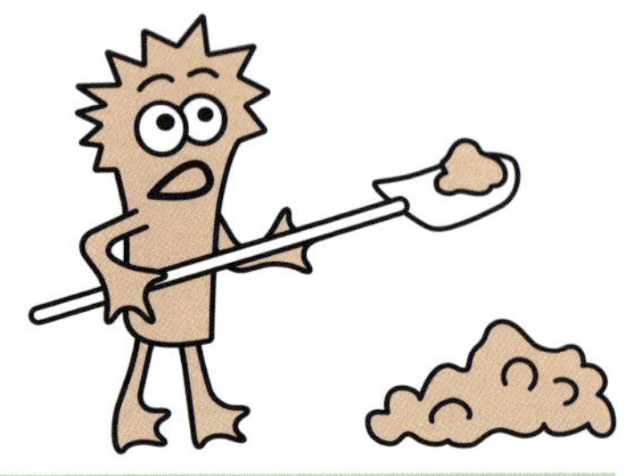

27 Boden

Monika Dülligen

Für Geologen ist der **Boden** die oberste Verwitterungsschicht der festen Erdrinde.

Als vor 2 bis 3 Milliarden Jahren die erstarrte Erdkruste entstand und sich auf ihr das erste flüssige Wasser niederschlug, begann die immer noch anhaltende Zerstörung/Verwitterung der Gesteine. Je nach Zusammensetzung unterscheidet man verschiedenste Bodentypen. Als Teil des Naturhaushalts sind sie ein prägendes Element der Natur und Landschaft.

Der Boden ist Träger des gesamten menschlichen, pflanzlichen und tierischen Lebens. Neben Wasser und Luft stellt er die dritte **unersetzbare Lebensgrundlage** dar.

Seine Funktionen sind in gleichem Maß schutzbedürftig. Boden ist ein unvermehrbarer, unbeweglicher Bestandteil unserer Umwelt.

27.1 Bodenfunktionen

Der Boden dient den Menschen in vielfältigster Form. Er ist:

- Anbaufläche für Nahrungsmittel und pflanzliche Rohstoffe für Mensch und Tier
- Siedlungsfläche mit Infrastruktur und Produktionsstätten
- Erholungsraum
- Grundwasserspeicher
- Entsorgungsfläche für Abfälle sowie Filter und Puffer für Schadstoffe, die sonst in Wasser, Luft und Nahrung gelangen würden
- Lagerstätte für Bodenschätze und Energiequellen
- Archiv der Natur- und Kulturgeschichte

Die prozentuale Verteilung der Bodennutzung in Deutschland ist in Tabelle 27-1 und 27-2 dargestellt.

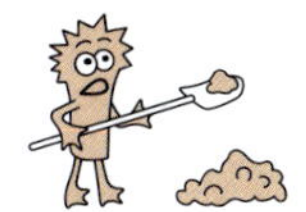

Tab. 27-1 Prozentuale Verteilung der Bodennutzung in Deutschland

Landwirtschaft	53 %
Wald	30 %
Siedlungen	13 %
Wasserfläche	2 %
Sonstige	2 %

Tab. 27-2 Prozentuale Verteilung der Siedlungsflächen in Deutschland

Gebäude- und Freiflächen	52 %
Verkehrsfläche	38 %
Freizeit und Erholung	8 %
Betriebsflächen	2 %

Bezieht sich auf die in Tabelle 27-1 genannten Siedlungsflächen.

27.2 Bodenbelastungen

Deutschland ist ein hoch industrialisiertes Land und zusammen mit seiner Bevölkerungsdichte eines der Länder mit der höchsten Umwelt- und Ressourcenbeanspruchung. Dies bleibt auch für den Boden nicht ohne Folgen. Er ist **Auffangbecken** für zahlreiche Substanzen aus der Umwelt, keineswegs nur für Stoffe aus land- oder forstwirtschaftlicher Nutzung. Bodenflora und -fauna werden dabei beeinträchtigt. Besonders offensichtlich bzw. publik werden solche Probleme, wenn die **Belastbarkeit** des Bodens als Filter für das Regenwasser **überschritten** wird, toxische Stoffe in das Grundwasser übertreten können und so eine direkte Gefährdung des Menschen zustande kommt.

27.2.1 Formen der Bodenbelastung

Bodenversiegelung

Bodenflächen werden in Ballungsgebieten wegen des benötigten privaten Wohnraums, Industrie, Verkehr und Abfallentsorgung bebaut und dadurch **versiegelt**.

Mit zunehmendem Wohlstand stiegen die Flächenansprüche in den Bereichen Wohnen, Gewerbe, Freizeit, Erholung und zugehöriger Infrastruktur. Diese Entwicklung geht zu Lasten der so genannten Freiräume: Bereiche, die bisher nicht in oben genannter Form in Anspruch genommen wurden. Der Boden wird so seiner natürlichen Funktionen dauerhaft beraubt: Der Parkplatz vor einem Einkaufszentrum oder einer Sportanlage lässt kein Pflanzenwachstum mehr zu; der Boden unter einer Straße kann kein Regenwasser mehr aufnehmen.

Bodenverdichtung, Erosion und Pestizide

In der Landwirtschaft begünstigt der Anbau so genannter **schlecht deckender Kulturen** wie Mais, Hopfen und Zuckerrüben die **Bodenverdichtung** und in ihrer Folge die **Erosion**: Bei Niederschlägen kann das Wasser nicht schnell genug versickern, es fließt über die Oberfläche unter Mitnahme von Boden ab. Verstärkt wird dieser Mechanismus durch die Anlage riesiger Felder, die wiederum schwere Landmaschinen zur Bewirtschaftung benötigen. In der Forstwirtschaft entstehen durch die Anpflanzung großer Monokulturen ähnliche Probleme, so dass der Wind vielfach verheerende Folgen haben kann.

In **Gebirgsregionen** kommt es durch intensiven **Tourismus** zur Bodenverdichtung. Der gestörte (je nach Region auch unerwünschte) Pflanzenwuchs macht den Boden wiederum anfällig für Abtragungen, so dass es bei entsprechenden Wetterbedingungen zu regelrechten Erdrutschen und Schlammlawinen kommen kann. Als weitere Ursache werden aller-

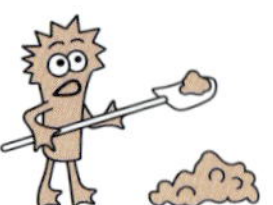

dings auch die schadstoffgeschädigten Wälder mit oft zu hohem Schalenwildbestand (Wild mit Hufen wie Rotwild, Rehe, Stein-, Gams- und Schwarzwild) aufgeführt.
Rund 55 % der Gesamtfläche Deutschlands werden landwirtschaftlich genutzt, etwa 30 % forstwirtschaftlich. Im Rahmen dieser Nutzung wird der Boden durch **Überdüngung** und Einsatz von **Pflanzenschutzmitteln** (Pestizide) belastet (s. auch Kap. 26 Abschnitte »Nitrat« und »Pflanzenschutzmittel«, S. 368 f.). Vielfach stimmt das Gleichgewicht zwischen tatsächlichem Nährstoffverbrauch und Düngemitteln nicht. Zu hohe Düngung stellt eine Bodenbelastung dar, Filter- und Stoffabbauvermögen des Bodens sind dem nicht mehr gewachsen. Regional zunehmende Nitratwerte im Grundwasser sind ein Beweis dafür. Pflanzenschutzmittel schützen die Kulturpflanzen vor Schädlingsbefall, sie verhindern außerdem das Wachstum von nicht nutzbringenden Pflanzen. Der Nachweis von Pflanzenschutzmitteln im Grundwasser ist hierbei ein deutliches Signal für die Belastung des Bodens.
Gegenmaßnahmen: Der »**integrierte Pflanzenanbau**« trägt diesen Problemen Rechnung. Hierbei wird nach dem Prinzip verfahren: »So wenig wie möglich, so viel wie nötig.« Ökologische und ökonomische Gesichtspunkte werden in Einklang gebracht; alte, bewährte bäuerliche Erfahrungen werden zusammen mit neuen Erkenntnissen Gewinn bringend und umweltfreundlich eingesetzt.

Altlasten

Als Altlasten bezeichnet man durch Altablagerungen und Altstandorte verunreinigte Böden, die zur Gefahr für die Gesundheit des Menschen und die Umwelt werden. Neben Industrie- und Gewerbeflächen, auf denen umweltgefährdende Stoffe verarbeitet wurden, zählen auch Grundstücke dazu, auf denen Abfälle behandelt und gelagert wurden. Ebenso gibt es Altlasten durch eine militärische Nutzung und die Produktion von Rüstungsgütern.

Streusalz

Auftaumittel, die auf Verkehrsflächen zur Anwendung kommen, schädigen die Böden und damit die Lebensgrundlage für Pflanzen und Tiere. Der Übertritt in das Grundwasser gefährdet außerdem das Trinkwasser.
Gegenmaßnahmen: Bodenschonendere und damit umweltfreundlichere Alternativen (Sand, Splitt) sind seit Jahren vielfach im Einsatz, auch wenn sie die bisherigen Auftaumittel nicht ganz verdrängen konnten (s. Abschnitt »Streusalz« in Kap. 26 »Wasser«, S. 376).

Schadstoffe aus dem Kfz-Verkehr

Autoabgase führen an Straßenrändern zu erheblichen Schadstoffanreicherungen im Boden. Es handelt sich teilweise um so genannte **persistente** (= nicht oder nur über einen langen Zeitraum abbaubare) **Schadstoffe.**
Gegenmaßnahmen: Im Rahmen der Hauptuntersuchung werden bei Kfz die Abgaswerte untersucht. Ziel ist es, die Abgase auf einem konstant niedrigen Niveau zu halten.

Saure Niederschläge

Luftverunreinigende Stoffe (s. Kap. 25 Abschnitt »Luftverunreinigungen«, S. 348 ff.) führen zu einer Ansäuerung der Niederschläge. Der **saure Regen** schädigt nicht nur die Vegetation (Waldsterben), sondern auch in starkem Maß den Boden und führt:

- zu einer Verarmung an wichtigen Pflanzennährstoffen wie Calcium, Kalium und Magnesium
- zu einer Vermehrung toxischer Aluminiumionen mit schädlichen Auswirkungen auf die Vegetation
- zur Abtötung von Mikroorganismen
- zur Veränderung und Reduzierung des Artenspektrums
- zur Beeinträchtigung der Nährstoffversorgung von Pflanzen insgesamt

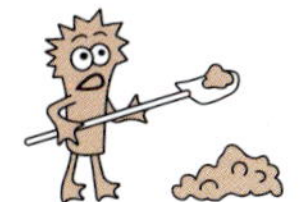

Besonders augenfällig ist für uns alle die Schädigung der Bäume – das **Waldsterben**.

27.3 Gesetzliche Bestimmungen

Der Mensch nutzt den Boden sehr vielfältig. Es ist daher schwierig, einheitliche und übergreifende Maßnahmen zum Schutz des Bodens festzulegen.
1999 trat das **Bundes-Bodenschutzgesetz** (BBodSchG) mit folgenden Schwerpunkten in Kraft, die letzte Novellierung erfolgte 2004 (Stand 2012):

- bundeseinheitliche Grenzwerte für Schadstoffe im Boden
- Vorgaben für die Sanierung von belasteten Böden (Flächenrecycling)
- Vermeidung von Bodenverdichtung und Erosion in der Landwirtschaft über entsprechende Nutzungsmethoden

Das Gesetz wird durch die Bundes-Bodenschutz- und Altlastenverordnung ergänzt.
Weitere Gesetze sind wichtig:

- Bundes-Immissionsschutzgesetz (BImSchG)
- Kreislaufwirtschaftsgesetz (KrWG)
- Wasserhaushaltsgesetz (WHG)
- Bundesnaturschutzgesetz (BNatSchG)
- Baugesetzbuch (BauGB)
- Flurbereinigungsgesetz (FlurbG)
- Bundesberggesetz (BBergG)
- Chemikaliengesetz (ChemG)
- Pflanzenschutzgesetz (PflSchG)
- Umweltstraf- und -haftungsrecht

Eingegrenzt auf die jeweiligen Bundesländer setzt sich die Gesetzgebung über entsprechende Landesgesetze bis in die Kommunen fort.
Die Auflistung der Bundesgesetze erhebt keinen Anspruch auf Vollständigkeit, soll aber die vielen Interessenkonflikte verdeutlichen, die den Bodenschutz in unserem Land so schwierig gestalten.

28 Abfall

Monika Dülligen

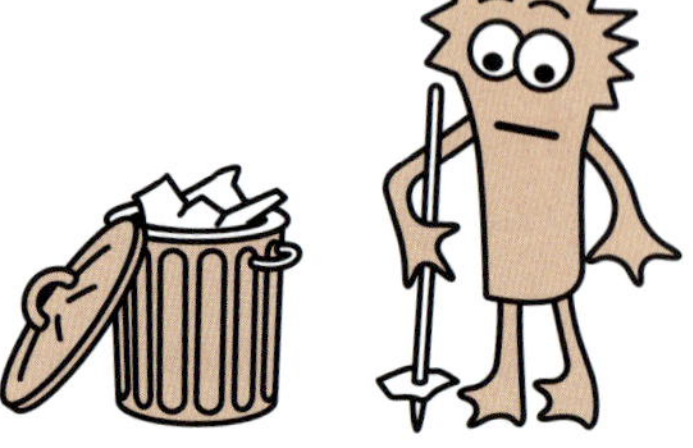

»Ich war mal eine Dose – heute bin ich ein Kotflügel und sehr glücklich!« – mit diesem Spruch zeigt die ehrenamtliche Abfallberatung Aachen, was durch Recycling heute alles möglich ist. So genannter Schrott wird zu Stahl; Altpapier wird zum Dämmen verwendet. War die Plastiktüte in den 1960er-Jahren noch ein Zeichen für Konsum und Wohlstand, denkt die Mehrheit der Deutschen heute anders: Bewussteres Einkaufen, Mülltrennung und -vermeidung ist vielen in Fleisch und Blut übergegangen.

»**Abfälle** (...) sind alle Stoffe und Gegenstände, derer sich ihr Besitzer entledigt, entledigen will oder entledigen muss.«
(§ 3 des Gesetzes zur Förderung der Kreislaufwirtschaft und Sicherung der umweltverträglichen Bewirtschaftung von Abfällen)

Aus der früheren Abfallbeseitigung hat sich in den letzten Jahrzehnten die »**Abfallwirtschaft**« entwickelt. Die moderne Abfallwirtschaft möchte – neben der Abfallbeseitigung – vor allem Abfall vermeiden und wiederverwerten. Hier geht es neben der »stofflichen« Verwertung, damit ist die Wiedergewinnung von Rohstoffen

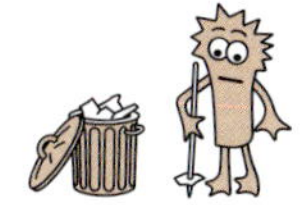

aus Abfall und die Herstellung neuer Produkte gemeint, auch um die »energetische« Verwertung, bei der der Abfall in Kraftwerken oder Industrieanlagen als Brennstoff genutzt wird. Abfallwirtschaft stellt in Deutschland einen wichtigen Wirtschaftszweig dar und leistet durch neue Recycling- und Verwertungsverfahren einen wesentlichen Beitrag zum Erhalt unserer Ressourcen. So ist es schon möglich, für Siedlungsabfälle eine Verwertungsrate von 75 % zu erreichen. Abfall wird so zum »**Wertstoff**«.

28.1 Abfallaufkommen

Eine gute Nachricht vorweg – die Deutschen produzieren heute nicht mehr Müll als noch vor einigen Jahren. 2008 hinterließ jeder Bundesbürger im Schnitt 590 kg Müll im Jahr. Das meiste davon war Abfall aus dem Haushalt.

Nach Angaben des Statistischen Bundesamts setzte sich das **Abfallaufkommen** von insgesamt 344,6 Millionen Tonnen in Deutschland im Jahr 2008 wie folgt zusammen:

- Siedlungsabfall (Haushaltsabfälle und hausmüllähnliche Gewerbeabfälle, wie Garten-, Friedhofsabfälle, Marktabfälle, Straßenkehricht): 48,4 Millionen Tonnen
- Bergematerial aus dem Bergbau: 39,3 Millionen Tonnen
- Produktion und Gewerbe: 56,4 Millionen Tonnen
- Bau- und Abbruchabfälle: 200,5 Millionen Tonnen

Haushaltsabfälle sind über die öffentliche Müllabfuhr entsorgte Abfälle aus den Haushalten (wie Biotonne, Glas, Papier, Kunststoffe, Restmüll, Sperrmüll). Einen Überblick über die Zusammensetzung der Haushaltsabfälle gibt Abbildung 28-1.

28.2 Gesetzliche Bestimmungen

Mit dem **Kreislaufwirtschaftsgesetz** (Gesetz zur Förderung der Kreislaufwirtschaft und Sicherung der umweltverträglichen Bewirtschaftung von Abfällen; KrWG) ist 2012 eine EU-Richtlinie zu Abfällen in deutsches Recht umgesetzt worden. In § 1 heißt es: »Zweck des Gesetzes ist es, die Kreislaufwirtschaft zur Schonung der natürlichen Ressourcen zu fördern und den Schutz von Mensch und Umwelt bei der Erzeugung und Bewirtschaftung von Abfällen sicherzustellen.« Das Ziel des Gesetzes ist, so das Bundesministerium für Umwelt, Naturschutz und Reaktorsicherheit, bis zum Jahr 2020 65 % aller Siedlungsabfälle zu recyceln und 70 % aller Bau- und Abbruchabfälle stofflich zu verwerten. So müssen ab 2015 flächendeckend Papier-, Metall-, Kunststoff- und Glasabfälle getrennt gesammelt werden.

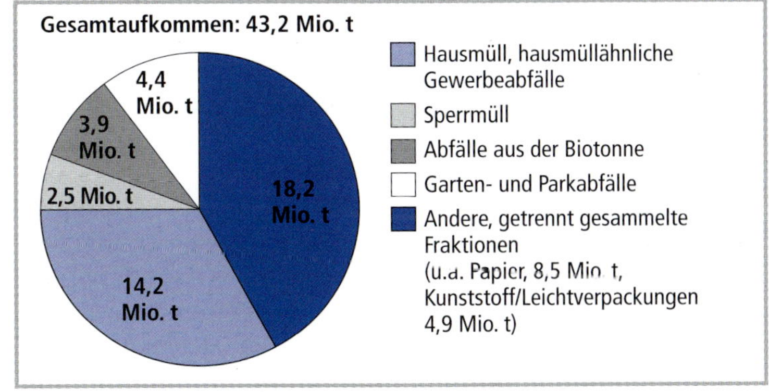

Abb. 28-1 Zusammensetzung der Haushaltsabfälle 2008, Angaben in Millionen Tonnen (Mio. t) (nach: Statistisches Bundesamt 2010; Bundesministerium für Umwelt, Naturschutz und Reaktorsicherheit)

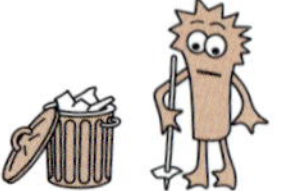

In § 6 »Abfallhierarchie« des Kreislaufwirtschaftsgesetzes wird folgende Rangfolge festgelegt, wie mit Müll umgegangen werden soll:

1. Vermeidung
2. Vorbereitung zur Wiederverwendung
3. Recycling
4. sonstige Verwertung, insbesondere energetische Verwertung und Verfüllung
5. Beseitigung

Das Gesetz wird durch eine Reihe von Rechtsverordnungen des Bundes konkretisiert, wobei die 2008 in Kraft getretene EU-Abfallrahmenrichtlinie eine maßgebliche Rolle spielt:

- Verordnung über die Nachweisführung bei der Entsorgung von Abfällen (Nachweisverordnung – NachwV)
- Klärschlammverordnung (AbfKlärV)
- Bioabfallverordnung (BioAbfV)
- Verordnung über die Überlassung, Rücknahme und umweltverträgliche Entsorgung von Altfahrzeugen (Altfahrzeugverordnung – AltfahrzeugV)
- Batteriegesetz (Gesetz zur Neuregelung der abfallrechtlichen Produktverantwortung für Batterien und Akkumulatoren)
- Verordnung über die Vermeidung und Verwertung von Verpackungsabfällen (Verpackungsverordnung – VerpackV): Diese Verordnung bezweckt, »die Auswirkungen von Abfällen aus Verpackungen auf die Umwelt zu vermeiden oder zu verringern«. So sind hier u.a. die Rücknahmepflicht der Verkaufsverpackung durch den Händler und die Pfanderhebungs- und Verwertungspflicht festgelegt. Der Hersteller oder Vertreiber ist verpflichtet, sich zur Gewährleistung der flächendeckenden Rücknahme an einem »System« für alle Verkaufsverpackungen, die an private Endverbraucher abgegeben werden, zu beteiligen. Mit dem »Dualen System« besteht ein privatwirtschaftlich geschaffenes Wertstoffsammelsystem.

28.3 Die Abfallhierarchie

28.3.1 Abfallvermeidung und Vorbereitung zur Wiederverwendung

Wie vermeidet man Abfall am besten? Wo kann man ansetzen? Industrie und Hersteller können durch Produktionsumstellungen, Privathaushalte durch den Gebrauch von Mehrwegsystemen, wie Mehrweg- oder Pfandflaschen, Nachfüllpackungen oder durch den Kauf langlebiger Produkte einen wesentlichen Beitrag zur Abfallvermeidung leisten. Eine weitere wichtige Maßnahme ist, den Verpackungsaufwand zu reduzieren. Abfallvermeidung ist »vorgezogener« Umweltschutz – sie spart Rohstoffe, Wasser, Energie und Schadstoffe. Außerdem wird die Verschmutzung von Luft, Wasser und Boden begrenzt, denn ein Abfall, der nicht entsteht, muss nicht aufwendig verwertet und entsorgt werden. Zur Abfallvermeidung gehört auch, z.B. Gebrauchttextilien (Kleidung, Wäsche, Schuhe) und Elektrogeräte, die noch funktionsfähig und energiesparend sind, weiterzubenutzen. Über Secondhandshops, Tausch- oder Verschenkbörsen kann die Wieder- bzw. Weiterverwendung unterstützt werden.

28.3.2 Recycling

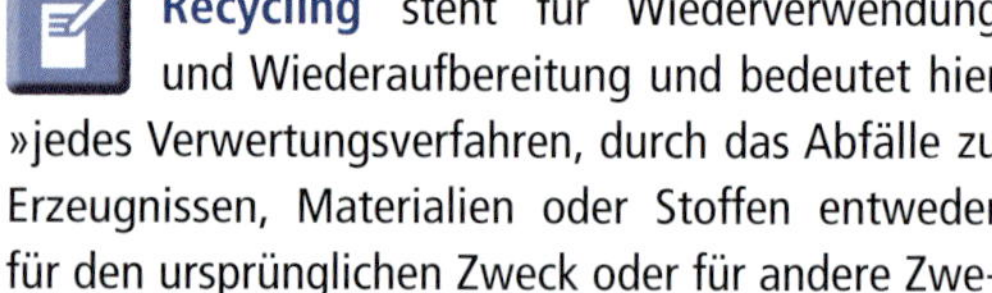

Recycling steht für Wiederverwendung und Wiederaufbereitung und bedeutet hier »jedes Verwertungsverfahren, durch das Abfälle zu Erzeugnissen, Materialien oder Stoffen entweder für den ursprünglichen Zweck oder für andere Zwecke aufbereitet werden«.
(EU-Abfallrahmenrichtlinie, Art. 3)

Das Recycling von Verpackungsabfällen spielt eine wichtige Rolle: Verpackungen bestehen aus Glas, Weißblech, Aluminium, Kunststoff, Papier, Pappe, Karton und Holz – allesamt sekundäre Rohstoffe.

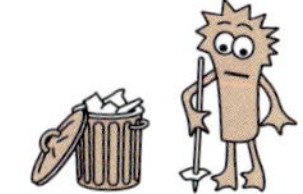

28.3.3 Sonstige Verwertung, insbesondere energetische Verwertung und Verfüllung

Hier erfolgt die Hauptanwendung als Brennstoff, als Mittel der Energieerzeugung oder zur Verfüllung stillgelegter Bergwerkschächte.

28.3.4 Beseitigung

Für die Beseitigung des Abfalls stehen verschiedene Verfahren zur Verfügung. Neben der thermischen und mechanisch-biologischen Abfallbehandlung ist auch die Kompostierung und für den nicht verwertbaren Anteil des Abfallaufkommens die Endlagerung auf Deponien möglich (s. Abschnitt »Abfallbeseitigung«, S. 389 f.).

28.4 Schritte der Abfallentsorgung

Die Entsorgungspflicht des Hausmülls und hausmüllähnlicher Gewerbeabfälle liegt bei den kommunalen Körperschaften. Da sie sich aber dabei Dritter bedienen dürfen, werden vielfach private Entsorgungsunternehmen damit beauftragt (Fremdentsorger). Die Weitergabe entbindet die Kommunen allerdings nicht von ihrer abfallrechtlichen Verantwortung.
Die Abfallentsorgung umfasst folgende Schritte:

- Einsammeln
- Befördern
- Lagern
- Behandeln
- Verwerten
- Ablagern

28.4.1 Einsammeln

Unter **Einsammeln** versteht man das Abholen und Zusammentragen der vom Besitzer überlassenen Abfälle.

Dies geschieht durch die Müllabfuhr. Das Vorsortieren des Mülls durch den Bürger erleichtert die geplante Müllverwertung (Recycling). Hierbei geht es um die Trennung von Wertstoffen und Restmüll. Die Vorsortierung in den Haushalten orientiert sich an der kommunalen Abfallsatzung. Die Sortierung erfolgt in den Haushalten in Papier, Pappe, Karton, Verpackungen, Glas, Metalle, Textilien, Bioabfall und Restmüll. Für die Wertstoffe gibt es wiederum Hol- und Bringsysteme. Während beim Holsystem die Wertstoffe direkt in den Haushalten abgeholt werden (inklusive Sperrmüll), existieren für das Bringsystem zentral aufgestellte Behältnisse. Am weitesten verbreitet sind hier die Glas- und Papiersammelbehälter.
Nach dem Prinzip des Bringsystems bieten die Kommunen ebenfalls Sammlungen von Problemstoffen (Sonder-/Giftmüll) an. Hierbei werden schadstoffhaltige Abfälle wie Altfarben und Lacke, Holzschutzmittel, Lösungsmittel, Altmedikamente, Batterien, Säuren und Laugen, Altöle, Ölfilter, Leuchtstoffröhren und anderes mehr entgegengenommen.
Grünabfälle werden sowohl im Hol- wie auch Bringsystem entsorgt.

28.4.2 Befördern

Unter **Befördern** ist nicht nur der Transport des Mülls zu sehen, auch zeitweilige Aufenthalte im Verlauf der Beförderung gehören dazu.

Die Abgrenzung zum Lagern und Behandeln ist nicht immer eindeutig, da z. B. manchmal eine Zerkleinerung der Abfälle bereits während des Transportes erfolgt.

28.4.3 Lagern

Das **Lagern** ist als zwischengeschaltete Stufe in der Abfallwirtschaft vorgesehen. Sie dient der Zwischenlagerung mit dem Ziel der späteren Beseitigung (Ablagerung/Endlagerung) oder der Verwertung.

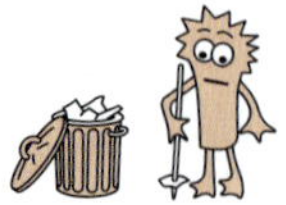

28.4.4 Behandeln

Zur Behandlung des Abfalls zählen mechanische, thermische, chemische und/oder biologische Methoden. Sie dienen zur:
- Verkleinerung
- Verdichtung
- Entwässerung
- Entgiftung
- Kompostierung
- Verbrennung

Die Behandlung kann sowohl der Verwertung als auch der Ablagerung (Endlagerung) dienen.

Hervorzuheben ist, dass auch das Verbrennen von Abfall als Methode der Verwertung gilt, da hierbei Energie entsteht.

28.4.5 Verwerten

Die Verwertungsquote ist seit 2005 deutlich angestiegen, über zwei Drittel der Abfälle werden inzwischen verwertet – mit steigender Tendenz. Etwas mehr als ein Drittel der Abfälle wird beseitigt (s. Abb. 28-2). Im Folgenden einige Beispiele für bewährte Bereiche der Verwertung:

Altglas

Altglas kann mehrfach in den Glasschmelzprozess eingebracht und zur Herstellung neuer Produkte verwendet werden. Da zur Einschmelzung von Altglas eine geringere Temperatur ausreicht, werden Energie und zur Glasherstellung notwendige Rohstoffe, wie Quarzsand, Soda und Kalk, eingespart. Die Verwertung von Behälterglas lag 2006 bei 83,6 % (Gesellschaft für Glasrecycling und Abfallvermeidung, Ravensburg).

Altpapier

Der Papierverbrauch in verschiedensten Bereichen betrug 2009 pro Bundesbürger 226,1 kg. Der Gesamtverbrauch in Deutschland lag 2009 bei 18,5 Millionen Tonnen; das Altpapieraufkommen bei 15,4 Millionen Tonnen. Das ent-

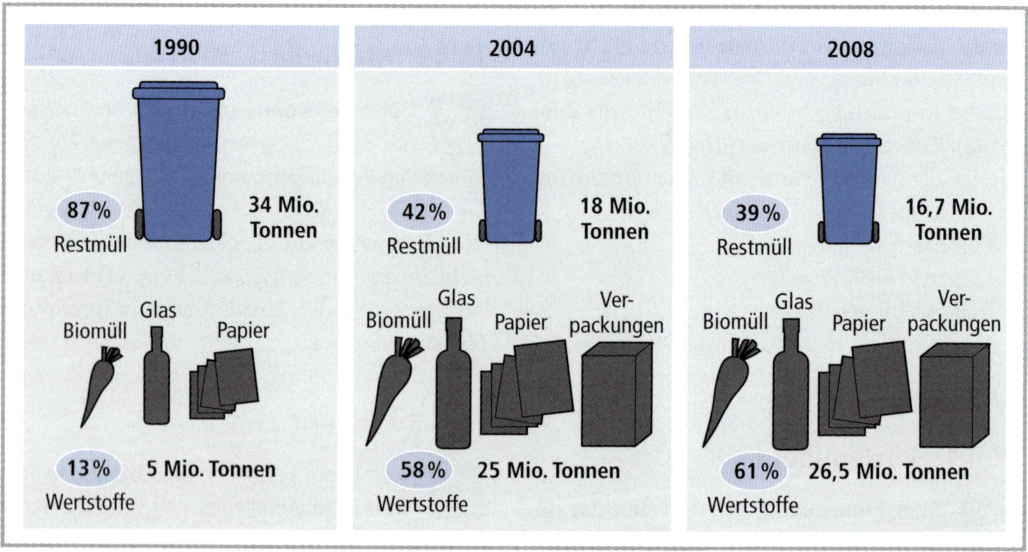

Abb. 28-2 Verwertungs- und Beseitigungsquoten von Abfällen insgesamt (nach: Statistisches Bundesamt 2010; Bundesministerium für Umwelt, Naturschutz und Reaktorsicherheit)

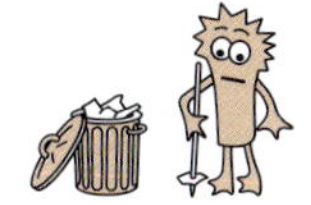

spricht, so das Umweltbundesamt, einer Altpapierrücklaufquote von 83 %. Die Altpapiereinsatzquote liegt für die Papierherstellung bei ca. 71 %. Durch die Steigerung des Altpapiereinsatzes in der Papierherstellung können spezifische Umweltbelastungen wie Holz-, Wasser- und Energieverbrauch reduziert werden.

Alttextilien

Der Handel mit Alttextilien hat schon eine lange Tradition. Freie Wohlfahrtsverbände führen nach wie vor Altkleidersammlungen durch. In Deutschland gibt es mittlerweile auf kommerzieller Ebene nahezu überall Secondhandshops, die besonders für Kinderbekleidung stark nachgefragt sind. Die Zunahme bedürftiger Bevölkerungsanteile hat eine weitere Form von Secondhandläden entstehen lassen: Noch preiswerter als die kommerziellen Betreiber sind »Kaufhäuser« in Trägerschaft der Wohlfahrtsverbände.

Elektro- und Elektronik-Altgeräte

In den Jahren 2006 bis 2008 wurden pro Einwohner und Jahr 8 kg Elektro- und Elektronik-Altgeräte aus privaten Haushalten zurückgenommen. Dazu gehören u.a. Haushaltsgroß- und -kleingeräte, Geräte der Unterhaltungselektronik, IT- und Telekommunikationsgeräte, Beleuchtungskörper, Spielzeug, Sport- und Freizeitgeräte, elektrische und elektronische Werkzeuge. Seit 2006 können Elektro- und Elektronik-Altgeräte entgeltfrei an den kommunalen Sammelstellen abgegeben werden. Die Kosten für die Entsorgung übernehmen die Hersteller.
Elektro- und Elektronik-Altgeräte weisen hohe Wertstoffgehalte, wie Metalle und Kunststoffe, aber auch Schad- und Reststoffe auf. Schadstoffhaltig sind z.B. FCKW-haltige Kühlschränke, Bildschirmröhrenglas und Quecksilberschalter. Einen Beitrag zum Schutz des Menschen und der Umwelt leistet die »EU-Richtlinie zur Beschränkung der Verwendung bestimmter gefährlicher Stoffe in Elektro- und Elektronikgeräten« von 2011.

Kunststoffe

Das Hauptproblem des Kunststoffrecyclings liegt in der Vielfältigkeit der im Haushaltsmüll enthaltenen Kunststoffe. Die bisherige Verwertung erstreckt sich von daher fast ausschließlich auf sortenreinen Abfall. Es gibt allerdings Anwendungsbereiche für gemischte Kunststoffabfälle: Mittlerweile können Kompostbehältnisse, Gartenbänke, Zaunpfosten, Blumenkübel und Abfallbeutel daraus hergestellt werden. Durch chemisches oder rohstoffliches Recycling können aus Kunststoffen wieder Rohstoffe entstehen.

28.4.6 Abfallbeseitigung

Abfälle sind entsprechend dem Kreislaufwirtschaftsgesetz so zu beseitigen, dass das »Allgemeinwohl« nicht beeinträchtigt wird. Das beinhaltet u.a. den Schutz von Mensch, Tier, Pflanzen, Wasser, Luft und Boden.
Bei der Verwertung und Beseitigung von Abfällen kommen verschiedene Verfahren zur Anwendung:

Müllverbrennung

Die thermische Abfallbehandlung ist die Verbrennung von Abfall. In Deutschland stehen für die verschiedenen Abfallarten (Siedlungsabfall, Krankenhausabfälle, Klärschlamm, gefährliche Abfälle) geeignete Anlagen zur Verfügung. Bei der Verbrennung wird nicht nur das Müllvolumen um ca. 80 % reduziert, die anfallende Energie kann auch als Strom oder Fernwärme genutzt werden.

Mechanisch-biologische Abfallbeseitigung

Bei der mechanisch-biologischen Abfallbeseitigung wird der Abfall zunächst von Stör- und

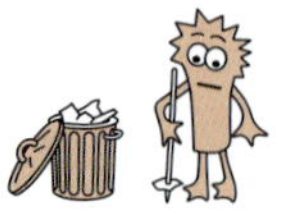

Wertstoffen befreit, zerkleinert und vermischt. Danach erfolgt die biologische Behandlung, die den vollständigen Abbau der organischen Masse zum Ziel hat. Für diesen mikrobiologischen Umsetzungsprozess werden 9 bis 12 Monate benötigt.

Kompostierung

Bioabfälle werden in Kompostierungsanlagen und Biogasanlagen verwertet. Zum Bioabfall zählen die Bioabfälle aus Haushalten, Gaststätten und Großküchen, Garten- und Parkabfälle und Marktabfälle. 90 % der Bioabfälle werden kompostiert, 10 % in Biogasanlagen vergoren.

Klärschlamm

Klärschlämme aus kommunalen Kläranlagen können zur Düngung in der Landwirtschaft eingesetzt werden; rund die Hälfte der Klärschlämme wird verbrannt.

Ablagerung

Der nicht verwertbare Anteil des Abfallaufkommens muss so beseitigt werden, dass eine Beeinträchtigung für Gesundheit und Umwelt vermieden wird. Vor der endgültigen Lagerung auf Deponien sind organische Abfälle mechanisch-biologisch oder thermisch zu behandeln. Seit 2005 ist die Ablagerung von nicht vorbehandeltem organischem Abfall nicht mehr erlaubt.
In kommunaler Verantwortung sind folgende Deponien von Bedeutung:

- Hausmülldeponie
- Inertstoffdeponie (Inertstoffe bestehen zu mehr als 95 % aus gesteinsähnlichen Bestandteilen, z.B. Beton, Ziegel, Mauerabbruch, Straßenaufbruch)
- Klärschlammdeponie
- Zwischenlager für Sonderabfälle

Hausmülldeponie

Errichtung, Betrieb und Überwachung von Mülldeponien sind in der Deponieverordnung (DepV) von 2009 geregelt. So werden die Deponieklasse und die Schadstoffgrenzwerte für nicht gefährliche, gefährliche oder inerte Abfallstoffe überwacht. Biologisch abbaubare Abfälle bilden Deponiegas, das zu einem Großteil aus Methan, einem klimarelevanten Treibhausgas, besteht. Ein Ziel der Deponieverordnung ist die Verringerung der Deponiegas-Emission.

28.5 Abfälle im Krankenhaus

Der Umgang mit Krankenhausabfällen wird in der »Richtlinie der Länderarbeitsgemeinschaft Abfall (LAGA) über die ordnungsgemäße Entsorgung von Abfällen aus Einrichtungen des Gesundheitsdienstes« (Stand 2009) geregelt. Neben den hausmüllähnlichen Abfällen fallen im Krankenhaus Abfälle an, die einer ordnungsgemäßen und sicheren Behandlung und Entsorgung bedürfen. Übertragung von Krankheitserregern, Gesundheitsschädigungen von Patienten und Personal und Umweltbelastung müssen vermieden werden.
In Kapitel 17, Abschnitt »Standardisolierung« (S. 244 f.) ist für die Abfälle die Zuordnung von Abfallschlüsseln bereits erläutert. Folgende Abfallschlüssel können noch ergänzt werden:

- AS 180106: Chemikalien, die aus gefährlichen Stoffen bestehen oder solche enthalten. Die Sammlung der Stoffe erfolgt getrennt; die Chemikalien werden als besonders überwachungsbedürftiger Abfall mit Entsorgungsnachweis entsorgt.
- AS 180108: Zytotoxische und zytostatische Arzneimittel. Die Entsorgung erfolgt in stich- und bruchfesten, fest verschließbaren Einwegbehältnissen; die Arzneimittel werden als besonders überwachungsbedürftiger Abfall mit Entsorgungsnachweis in einer dafür zugelassenen Abfallverbrennungsanlage entsorgt.

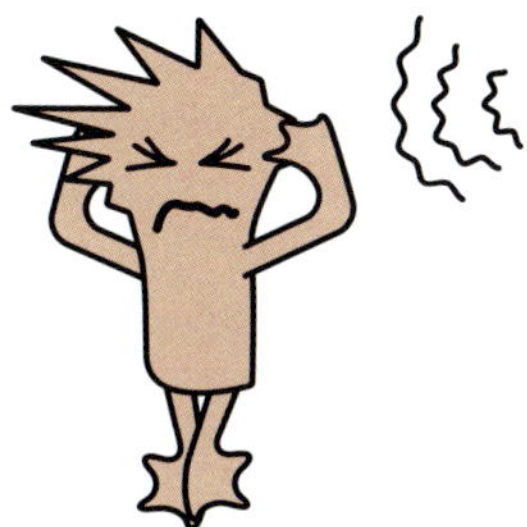

29 Lärm

Monika Dülligen

Lärm ist ein zunehmendes Problem in unserer technisierten Umwelt.

Wir schaffen diese Belastung teilweise selbst in unserem privaten **Wohnbereich** (Haushaltsgeräte, Radio, Fernsehen, Computer usw.), setzen dies fort über gewünschte bzw. erforderliche **Beweglichkeit** (Pkw zum Arbeitsplatz, für die Freizeit, den Urlaub) und sind vielleicht durch unseren Wohnort so genanntem **Industrielärm** ausgesetzt.

Als **Lärm** werden Geräusche definiert, die **stören, belästigen, gefährden oder schädigen** (vgl. BZgA, »Lärm und Gesundheit«, 2008). Die Wahrnehmung und Bewertung von Lärm als Störung und Belästigung wird durch die persönliche Einstellung und Situation des Einzelnen beeinflusst und ist somit subjektiv.

Psychovegetative Störungen und Erkrankungen sind die Folge. **Lärmschwerhörigkeit** als anerkannte Berufskrankheit nimmt zahlenmäßig zu. Privater übermäßiger Gebrauch akustischer Medien, selbst im Kindergartenalter, lässt immer mehr Kinder tatsächlich schwer hören.

Die Bewältigung dieser Gesamtproblematik liegt in der **Prävention**:

- Lärmemission und Lärmimmission so niedrig wie möglich halten
- Lärmschutz für Berufstätige
- nicht zuletzt im privaten Bereich Sensibilität entwickeln – für den schonenden Umgang mit einem wichtigen Sinnesorgan

Man kann das Hörvermögen mit einem Rohstoff vergleichen. Genau wie dieser ist das Gehör nicht unendlich ausbeutbar (belastbar) und nur bedingt recycelbar (regenerierbar).

29.1 Grundbegriffe zum Thema Lärm

- **Geräusch:** Schallereignis ohne definierte Tonhöhe und Klangfarbe, hervorgerufen durch periodische Schwankungen
- **Schall:** Eine mechanische Schwingung, die vom menschlichen Ohr wahrgenommen wird. Die Anzahl der Schwingungen pro Sekunde (= **Frequenz**) wird mit der Einheit

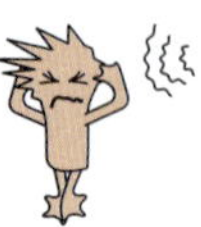

Hertz angegeben. 1 Hertz (Hz) ist also gleichbedeutend mit einer Schwingung pro Sekunde. Die Frequenz bestimmt die gehörte **Tonhöhe**. Hochfrequente Schwingungen werden als hohe Töne gehört, niedrigfrequente Schwingungen als tiefe Töne. Das menschliche Ohr nimmt Töne zwischen 16 und 20 000 Hz wahr, der Bereich des besten Hörens liegt zwischen 1 000 und 4 000 Hz (2 000–5 000 Hz).

- **Dezibel:** Kurzzeichen dB, die Maßeinheit für den **Schalldruck** (als Lautstärke empfunden). Wichtig zu wissen ist:

Bei der Maßeinheit Dezibel ist eine Zunahme von 3 dB gleichbedeutend mit einer Verdoppelung des Schalldrucks (Lautstärke).

- **Dezibel (A):** Während dB den Schalldruck (Lautstärke) als solches misst, ist mit dem Zusatz (A) die Angleichung an das menschliche Hörempfinden gemeint.
- **Ton:** Gehörempfindung, ausgelöst durch eine harmonische (sinusförmige) Schallwelle. Gekennzeichnet wird ein Ton durch die **Tonhöhe** und **Tonstärke** (als Lautstärke empfundener Schallpegel).
- **Emission/Immission:** Zwei bereits bekannte Begriffe (s. auch Kap. 25 Abschnitt »Definitionen«, S. 348), die auch in Bezug auf Lärm einmal die **Ursache** (Entstehung) des Lärms (= Emission) und die **Auswirkungen** des Lärms (= Immission) meinen.

29.2 Schall im Alltagsleben

Das Ohr/Gehör ist unser Schlüsselorgan für das soziale Leben und ermöglicht Kommunikation mit Mensch und Umwelt. Es warnt vor Gefahren, ermöglicht Orientierung (Richtung und Entfernung), ermüdet nicht und kann auch nicht »dicht« gemacht werden.

Nicht umsonst wird eine Einschränkung oder sogar der **Verlust** der **Hörfähigkeit** subjektiv als massive Behinderung empfunden und vom Gesetzgeber auch als solche anerkannt.

Geräusche gehören in zunehmendem Maße zu unserem Alltag, wir produzieren sie selbst, sind ihnen aber auch in starkem Maß passiv ausgesetzt.

Schon bei Jugendlichen nehmen die Hörschäden zu – Disko- und Konzertbesuche und der verstärkte Gebrauch von MP3-Playern sind als Ursachen bekannt.

Ab wann Geräusche zu Lärm werden, ist ein persönlich ganz unterschiedliches Empfinden.

Zum Beispiel kann die eigene Lieblingsmusik nicht laut genug sein, dagegen das Singen des Nachbarn in der Badewanne zu einer absolut nervtötenden Lärmbelästigung werden. Dennoch, unabhängig vom subjektiven Empfinden, zeigt der menschliche Organismus bei steigenden dB(A)-Werten **psychovegetative Reaktionen**, vorübergehende Störungen bis hin zu bleibenden Schäden (Tab. 29-1).

Wesentliche **Emissionsquellen** sind Flugzeuge, Pkws, Lkws, Busse, Motorräder, Züge, Industrie und Gewerbe.

»Lärm betrifft viele: **Ein Drittel der Bevölkerung**, genau 38 %, sieht sich durch den Straßenverkehr belästigt, 15 % durch den Flugverkehr und 12 % durch den Schienenverkehr, ferner werden 12 % durch Gewerbe und Industrielärm gestört und 17 % leiden unter dem Nachbarschaftslärm.« (BZgA, »Lärm und Gesundheit«, 2008)

29.3 Folgezustände nach Lärmeinwirkung

- **Lärmkrankheit:** Darunter fallen alle **psychovegetativen Störungen**, wie in Tabelle 29-1 aufgeführt. Verursacht durch Lärm ab 80 dB(A).
- **Vorübergehende Lärmschwerhörigkeit:** Verursacher ist hier eine akute Einwirkung

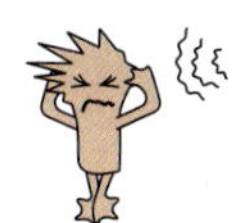

Tab. 29-1 Beispiele für Alltagsgeräusche und deren Auswirkungen auf den menschlichen Organismus

dB(A)	Situationen	Auswirkungen
40	verkehrsberuhigte Wohnstraße	Schlafstörungen und Beeinträchtigungen der Entspannungsphasen, Lern- und Konzentrationsstörungen möglich
50	Unterhaltungssprache Straßenverkehrslärm in 30 m Abstand hinter geschlossenen Fenstern	
60	Bürogeräusche	Behinderung der Kommunikation und Abnahme der akustischen Umweltorientierung
70	Pkw in 10 m Abstand Schreibmaschine in 1 m Abstand	Behinderung und Störung bestimmter Leistungen
80	Motorrad mit Schalldämpfer U-Bahn stärkerer Straßenverkehr MP3-Player	Blutdruck-Beeinflussung, Herzfrequenzveränderungen, Kopfschmerz, Nervosität, vorzeitige Ermüdung
90	schwerer Lkw in 5 m Abstand laute Fabriksäle Motorrad ohne Schalldämpfer	Schädigung und Zerstörung der schallempfindlichen Zellen des Innenohrs (bereits ab 80 dB(A) nachgewiesen)
100	Autohupe	EEG-Veränderungen
105	Presslufthammer	Lärmschwerhörigkeit in Abhängigkeit von der Einwirkungsdauer
110	Diskomusik mit Verstärker	unmittelbare, evtl. bleibende Zerstörung des Hörorgans
120	Auto-/Motorradrennstrecken Rockkonzert Probelauf von Düsenflugzeugen	Schmerzbereich

70–90 dB(A) = am häufigsten vertretener Lärmbereich

von Lärm mit mehr als 120 dB(A), z. B. bei einem Diskobesuch oder Rockkonzert. Die Gehörzellen (Haarzellen) werden geschädigt, können sich aber wieder erholen. Allerdings kommt es auf Dauer durch Wiederholung dieser Lärmtraumen zu bleibenden Schäden und damit zur Lärmschwerhörigkeit.

- **Lärmschwerhörigkeit:** Eine **dauerhafte Innenohrschädigung**, resultierend aus dem Lärm, dem z. B. Berufstätige über einen längeren Zeitraum ausgesetzt sind.

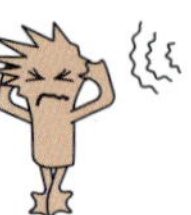

29.4 Arbeit und Lärm

Rund 3 Millionen Arbeitnehmer sind permanent gehörschädigendem Lärm ausgesetzt. Lärmschwerhörigkeit als Berufskrankheit wurde 2009, so die Bundesanstalt für Arbeitsschutz und Arbeitsmedizin (BAuA), in 11 302 Fällen angezeigt, davon wurden als Berufskrankheit 5 579 Fälle anerkannt.

29.4.1 Lärm im Krankenhaus

Laufgeräusche auf dem Flur, klingelnde Telefone, Gerätealarme – die Lärmkulisse im Krankenhaus, besonders auf Intensivstationen, ist vielfältig. Mit zunehmender Technisierung ist auch die Zahl der Geräuschquellen gestiegen. Forscher der John Hopkins University (Baltimore/USA) haben 2005 den Lärm im Krankhaus untersucht. Danach ist der Lärm in den letzten 50 Jahren deutlich angestiegen. Die Messwerte am Tag ergaben einen Anstieg von 57 auf 72 dB, für den nächtlichen Lärmpegel einen Anstieg von 42 auf 60 dB. Zum Vergleich: 70 dB entsprechen dem Lärmpegel von stärkerem Verkehr oder Staubsaugen. Dem steht der empfohlene Grenzwert der WHO für den Lärmpegel im Krankenhaus gegenüber – am Tag sollten 45 dB, in der Nacht 35 dB nicht überschritten werden.
Lärmbelastung beeinträchtigt und schadet Patienten und Personal. Mögliche Folgen sind Schädigungen des Herz-Kreislauf-Systems, Schlafstörungen (insbesondere eine Verringerung der Schlaftiefe) und Störungen des Stoffwechsels.

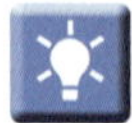

Lärm gilt als Stressor – auf Dauerlärm reagiert der Körper mit Daueralarm.

Häufigere Kommunikationsfehler und sogar eine Zunahme von Kunstfehlern werden im Zusammenhang mit der Lärmbelastung gesehen.
Kann man Krankenhäuser leiser machen? Das Projekt »Silent Hospitals Help Healing« im Montefiore Medical Center in New York zeigt, dass es möglich ist. Leisere Transportwagen, Vibrationsalarme beim Telefon, »leisere« Übergaben beim Schichtwechsel und Aufkleber an Türen, die zu mehr Stille auffordern, halfen, den Lärmpegel zu reduzieren.

29.5 Maßnahmen zur Lärmbekämpfung

Man kann die Fülle möglicher Maßnahmen in drei große Gruppen einteilen:

- Methoden, die die **Entstehung** von Lärm (= Emission) einschränken
- Methoden, die die **Auswirkungen** von Lärm (= Immission) einschränken
- Methoden, die den einzelnen Menschen vor den schädlichen Auswirkungen des Lärms **schützen**

Entstehung von Lärm einschränken: Um die Lärmemission zu mindern, sollte die Entwicklung Lärm vermeidender Technologien gefördert und bereits vorhandene Produkte und Verfahren, z. B. lärmarme Baumaschinen, lärmarme Rasenmäher usw., verstärkt eingesetzt werden.
Auswirkung von Lärm einschränken: Die Herabsetzung der Lärmimmission umfasst alle Maßnahmen der **Lärmdämmung** um den Verursacher herum. Das können sein:

- lärmdämmende Baumaterialen, Doppelverglasung
- Aufschüttung von Lärmschutzwällen und Errichtung von Lärmschutzwänden, Anpflanzung von Gehölzen
- Eintunnelung von Verkehrswegen
- Straßenführung außerhalb der Wohngebiete
- verkehrsberuhigte Zonen, Schall schluckende Straßenbeläge usw.

Den Einzelnen vor Lärm schützen: Der individuelle Schutz vor Lärmimmission muss immer dann zum Einsatz kommen, wenn die

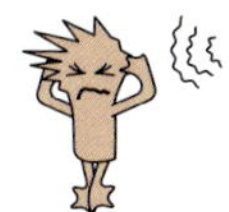

vorgenannten Maßnahmen nicht ausreichen, sei es im privaten oder beruflichen Bereich. In Abhängigkeit von der Lärmstärke kommen Gehörschutzstöpsel, Gehörschutzkapseln, Helme bis hin zu Schallschutzanzügen zum Einsatz.

29.5.1 Gesetzliche Grundlagen

Folgende Gesetze, Verordnungen und Richtlinien befassen sich mit der Problematik Lärm und sollen somit der Gesundheit eines jeden dienen:

- **Bundes-Immissionsschutzgesetz** (BImSchG): »Gesetz zum Schutz vor schädlichen Umwelteinwirkungen durch Luftverunreinigungen, Geräusche, Erschütterungen und ähnliche Vorgänge.« Mit Hilfe von Lärmkarten und Lärmaktionsplänen sollen die Belastungen für die Bevölkerung minimiert werden.
- **Gesetz zum Schutz gegen Fluglärm** von 1971. In der Fassung vom Juni 2007 wurden die Grenzwerte für Lärmschutzzonen verschärft und Nachtschutzzonen festgelegt, um Anwohner von zivilen und militärischen Flughäfen besser zu schützen.
- Technische Anleitung zum Schutz gegen Lärm (**TA Lärm** von 1998): von der Bundesregierung herausgegebene allgemeine Verwaltungsvorschrift zum Bundes-Immissionsschutzgesetz. Sie enthält Bestimmungen über genehmigungsbedürftige Anlagen und Richtwerte für Geräuschimmissionen.

Zur Ausfüllung der bundesgesetzlichen Vorschriften haben die **Länder** eigene Gesetze und Verordnungen erlassen, z. B.:

- Bayerisches Immissionsschutzgesetz
- Landes-Immissionsschutzgesetz Berlin
- Landes-Immissionsschutzgesetz Nordrhein-Westfalen

Hier finden u. a. der Schutz der Nachtruhe und der Schutz der Sonn- und Feiertagsruhe Berücksichtigung. Der Schutz vor Schallemissionen, die sich auf andere Personen als Ruhe- oder Lärmstörung auswirken, ist eine wichtige Zielsetzung.

Teil V
Grundzüge der Ernährungslehre

Monika Dülligen

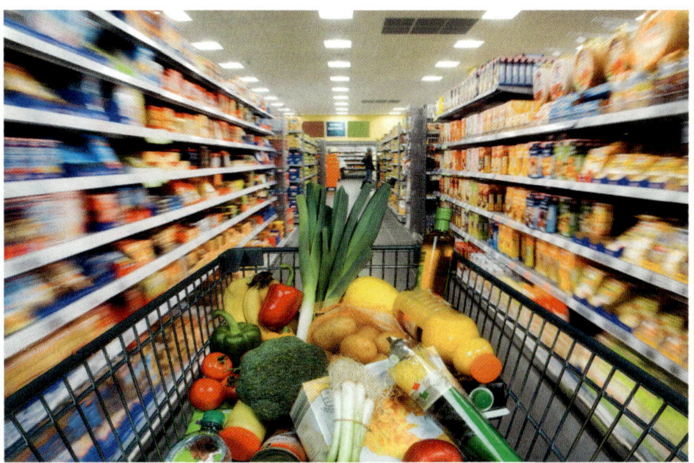

30 Ernährung im Bewusstsein der Bevölkerung

Monika Dülligen

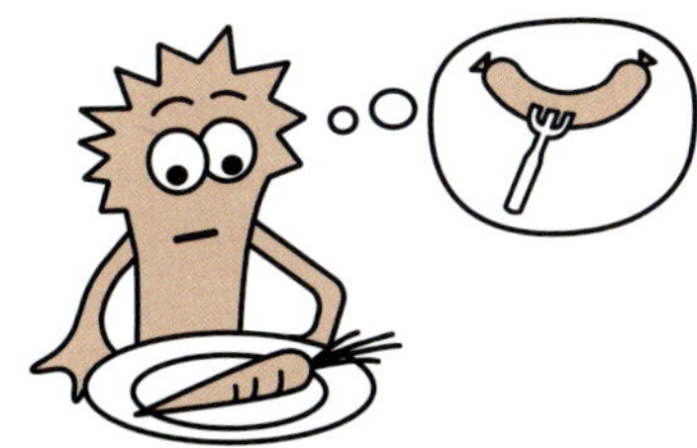

30.1 Die Nationale Verzehrsstudie II

Essen und Trinken sind Grundbedürfnisse des Menschen und lebensnotwendig. Das Ernährungsverhalten ist wichtiger **Bestandteil einer gesunden Lebensführung**.

Noch nie war der Kenntnisstand über Nahrungsmittel und ihre Wirkung größer. Dies gilt nicht nur für Diäten, sondern auch für die ganz alltägliche Ernährung. **Empfehlungen und Regeln** für eine gesunde Ernährung begegnen uns überall. Wie die Ergebnisse der Nationalen Verzehrsstudie II vom Januar 2008 zeigen, setzt der Bürger von diesem Wissen allerdings zu wenig um:

»Die Deutschen sind zu dick, zwei Drittel der Männer und die Hälfte der Frauen sind übergewichtig. Jeder Fünfte ist sogar adipös mit einem Body-Mass-Index von über 30 kg/m².«

Für diese Studie wurden im Zeitraum von November 2005 bis Januar 2007 bundesweit 20 000 Personen zwischen 14 und 80 Jahren zu ihrem Ernährungsverhalten befragt, gewogen und vermessen. Dabei wurden u. a. Daten zu Ernährungswissen, Lebensstilfaktoren, Einkaufsverhalten, Kochfertigkeiten und körperlicher Aktivität ermittelt.

Seit 2008 liegt der Ergebnisbericht vor, nachfolgend einige allgemeine Daten:

- Bereits im Alter zwischen 14 und 17 Jahren sind 18,1 % der Jungen und 16,4 % der Mädchen übergewichtig. Allerdings wurde bei jüngeren Personen auch Untergewicht erfasst: So sind im Alter von 17 Jahren 10 % der Mädchen untergewichtig.
- Ein deutlicher Anstieg Übergewichtiger ist bei jungen Erwachsenen zu verzeichnen: 28 % der 18- und 19-jährigen Männer und 23 % der gleichaltrigen Frauen sind übergewichtig.
- Deutlich ist der Zusammenhang zwischen Körpergewicht und Bildung. Bei Frauen und Männern mit Hauptschulabschluss liegt der Anteil der Übergewichtigen fast doppelt so hoch wie bei Erwachsenen mit Hochschulreife.
- Adipositas ist insbesondere ein Problem von Männern und Frauen der sozial schwachen Schichten. Während hier 35 % der Frauen adipös sind, sind es in der Oberschicht nur noch 10 %. Mit steigendem Pro-Kopf-Netto-

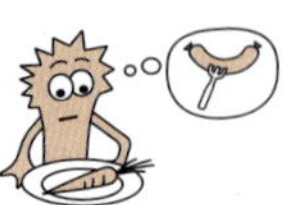

einkommen zeigt sich bei Männern und Frauen ein Absinken des BMI.

- Auch der Familienstand spielt eine Rolle, so sind z.B. ledige Männer und Frauen zu einem größeren Anteil normalgewichtig als verheiratete, geschiedene oder verwitwete Personen.
- Nur 8 % der erwachsenen Deutschen können ihren persönlichen Energiebedarf richtig einschätzen. Ein Großteil der Befragten trifft dazu keine Aussage.
- Die Frage nach der Bedeutung der Kampagne »5 am Tag« konnten nur 29 % der Teilnehmer beantworten.
- Bei der Risikowahrnehmung für allgemeine Gesundheitsgefahren liegen Nahrungsmittel und Getränke auf Platz 9 von 10 angegebenen Risiken. Fast alle anderen Gefährdungen, wie z. B. Zigaretten, Stress, Radioaktivität und Verkehr, werden häufiger genannt.
- In Deutschland sind zu 65,4 % die Frauen und zu 28,6 % die Männer für den Einkauf verantwortlich. Die häufigste gewählte Einkaufsstätte ist der Supermarkt, gefolgt von Discountern und Lebensmittelfachgeschäften.
- Zwei Drittel der Frauen und ein Drittel der Männer schätzen ihre Kochfähigkeiten mit sehr gut bis gut ein.
- 27,6 % der Deutschen nehmen regelmäßig so genannte Supplemente, also Nahrungsergänzungsmittel oder mit Vitaminen oder Mineralien versetzte Arzneimittel ein.
- Insgesamt halten 12 % der Befragten eine Diät ein, davon 7 % aufgrund einer Erkrankung und 5 % um ihr Gewicht zu reduzieren.

(Quelle: Nationale Verzehrsstudie II, Ergebnisbericht 1; Bundesministerium für Ernährung, Landwirtschaft und Verbraucherschutz [www.bmelv.de], Max Rubner-Institut – Bundesforschungsinstitut für Ernährung und Lebensmittel 2008)

Als Schlussfolgerung aus dieser Studie wird das Bundesministerium für Ernährung, Landwirtschaft und Verbraucherschutz (BMELV) weiterhin auf Information und Aufklärung der Bevölkerung setzen. Die Maßnahmen werden durch eine im September 2011 vom Europäischen Parlament verabschiedete Verordnung zur Lebensmittel- und Nährwertkennzeichnung unterstützt. So sollen nach Vorgabe der EU (Europäische Union) Informationen wie Kalorien- und Nährwertangaben, Kennzeichnung von Lebensmittelimitaten und Allergenen sowie Herkunftskennzeichnungen für Fleisch u.a. einheitlich auf allen Lebensmittelverpackungen in vorgegebener Schriftgröße zu finden sein. Zukünftig soll verpflichtend neben der Angabe des Kaloriengehaltes tabellarisch übersichtlich der Gehalt an Fett, gesättigten Fettsäuren, Kohlenhydraten, Zucker, Eiweiß und Salz ausgewiesen sein.

Um ein Umdenken in der Bevölkerung zu erreichen, werden folgende Projekte durch das BMELV in Zusammenarbeit mit der Deutschen Gesellschaft für Ernährung (DGE) gefördert:

- FIT KID – Die Gesund-Essen-Aktion für Kitas
- Schule + Essen = Note 1
- JOB&FIT – Mit Genuss zum Erfolg!
- Fit im Alter – Gesund essen, besser leben
- Station Ernährung – Vollwertige Verpflegung in Krankenhäusern und Rehakliniken

Die Projekte sind Bestandteil der Kampagne »IN FORM – Deutschlands Initiative für gesunde Ernährung und mehr Bewegung«.

30.2 Übergewicht – Entwicklung einer Volkskrankheit?

Die Weltgesundheitsorganisation schlägt schon seit Jahren Alarm: In den westlichen Industrienationen sei Übergewicht inzwischen eine »Epidemie«.

Das Robert Koch-Institut hat im Rahmen der **KiGGS-Studie** (Studie zur Gesundheit von

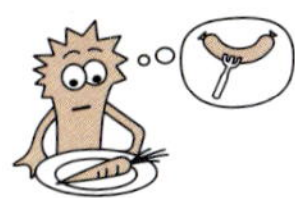

Kindern und Jugendlichen in Deutschland) von 2003 bis 2006 über 17 000 Kinder und Jugendliche befragt und untersucht. Im Rahmen der Studie zeigte sich, dass insgesamt 15 % der Kinder und Jugendlichen im Alter von 3 bis 17 Jahren übergewichtig sind, 6 % sind sogar adipös (= fettleibig) (s. Abb. 30-1). Diese Prozentzahlen entsprechen etwa 1,9 Millionen übergewichtigen bzw. 800 000 adipösen Kindern und Jugendlichen.

Die Studie kam auch zu folgendem Ergebnis: »Verglichen mit den Jahren 1985–1999 gibt es heute 50 % mehr Kinder und Jugendliche mit Übergewicht und doppelt so viele mit Adipositas. Alarmierend ist auch, dass der Anteil der übergewichtigen Kinder mit zunehmendem Alter weiter steigt. [...] Kinder und Jugendliche aus Familien mit niedrigem Sozialstatus sind von Übergewicht und Adipositas besonders häufig betroffen. Kinder mit Migrationshintergrund gehören ebenfalls zur Risikogruppe. [...] Fettleibigkeit tritt außerdem häufiger bei Kindern auf, deren Eltern ebenfalls übergewichtig oder adipös sind« (aus: KiGGS – Erste Ergebnisse der KiGGS-Studie zur Gesundheit von Kindern und Jugendlichen in Deutschland, Robert Koch-Institut 2006, S. 29).

Als Risikofaktoren wirken verändertes Essverhalten sowie zu fett- und kohlenhydratreiche Ernährung und Bewegungsmangel.

Gesundheitliche Folgen des Übergewichts und falscher Ernährung sind u. a.:

- Herz-Kreislauf-Erkrankungen
- Bluthochdruck
- Diabetes mellitus
- Gelenkerkrankungen
- Darm- und Brustkrebs
- Gicht
- Karies

Durch falsche Ernährung verursachte Krankheiten sind zu einem gewichtigen **Kostenfaktor** im deutschen Gesundheitswesen geworden. Das Verbraucherschutzministerium hat berechnet, dass die gesetzlichen Krankenkassen jährlich insgesamt rund 30 Milliarden Euro für die Behandlung ernährungsbedingter Erkrankungen ausgeben.

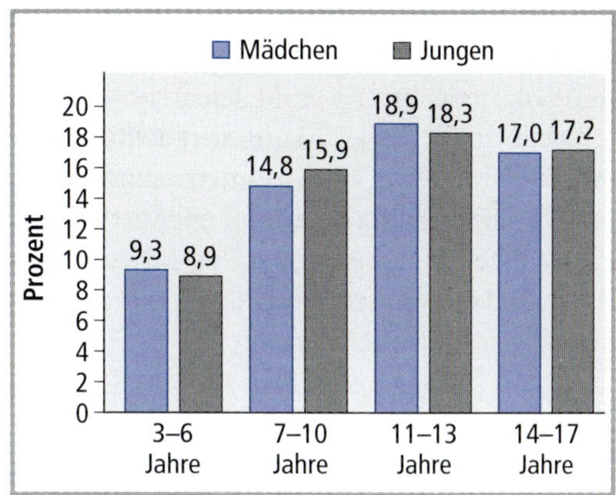

Abb. 30-1 Verbreitung von Übergewicht bei Kindern und Jugendlichen nach Altersgruppen und Geschlecht. Erste Ergebnisse der KiGGS-Studie zur Gesundheit von Kindern und Jugendlichen in Deutschland (Quelle: Robert Koch-Institut)

Experten sind sich einig, dass die Grundlagen falscher Essgewohnheiten in der Kindheit gelegt werden. Ein 7-jähriger übergewichtiger Junge mit schlanken Eltern bleibt mit einer Wahrscheinlichkeit von 37 % auch als Erwachsener zu dick. Das Risiko erhöht sich sogar auf 71 %, wenn ein Elternteil übergewichtig ist.

Aufklärungsarbeit ist notwendig, um dem Einzelnen seine Verantwortung für die eigene Gesundheit, deren Entwicklung und Erhalt zu verdeutlichen. Das primäre Lernumfeld für ein Kind ist zunächst die Familie; praktizierte Verhaltensweisen wie Essgewohnheiten, Bewegungsaktivitäten und -umfang werden hier gelernt. »Bildungsangebote« zu Ernährung und Bewegung sollten bereits in Kindergarten und Schule erfolgen.

Von Juni 2009 bis Anfang 2012 lief die erste von mehreren geplanten KiGGS-Anschlussstudien. In der KiGGS – Kinder- und Jugendgesundheitsstudie Welle 1 wurden die ehemaligen KiGGS-Teilnehmer erneut telefonisch befragt. Ziel der etwa auf 15 Jahre angelegten Wiederho-

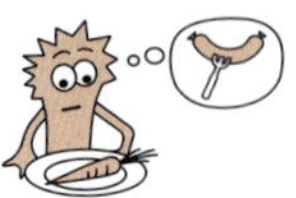

lungsbefragungen ist, mehr Klarheit zu gewinnen, z.B. über Zusammenhänge von Ursache und Folge oder die Zu- und Abnahme von verschiedenen Folgeerkrankungen. Letztlich geht es, wie bei der KiGGS-Basisuntersuchung auch, um die Entwicklung und Implementierung gezielter, Erfolg versprechender Präventionsansätze und Handlungsempfehlungen für gesundheitsfördernde Maßnahmen.

30.3 Gesunde Ernährung – was sollte dazugehören?

Seit über 50 Jahren informiert die Deutsche Gesellschaft für Ernährung e.V. (DGE) über neue Erkenntnisse und Entwicklungen auf dem Gebiet der Ernährung. Ebenso lange gibt es die »**10 Regeln der DGE**« für eine gesunde Ernährung, die regelmäßig aktualisiert werden.

Vollwertig essen und trinken nach den 10 Regeln der DGE

1. **Vielseitig essen**
   Genießen Sie die Lebensmittelvielfalt. Merkmale einer ausgewogenen Ernährung sind abwechslungsreiche Auswahl, geeignete Kombination und angemessene Menge nährstoffreicher und energiearmer Lebensmittel.

2. **Reichlich Getreideprodukte – und Kartoffeln**
   Brot, Nudeln, Reis, Getreideflocken, am besten aus Vollkorn, sowie Kartoffeln enthalten kaum Fett, aber reichlich Vitamine, Mineralstoffe sowie Ballaststoffe und sekundäre Pflanzenstoffe. Verzehren Sie diese Lebensmittel mit möglichst fettarmen Zutaten. Mindestens 30 Gramm Ballaststoffe, vor allem aus Vollkornprodukten, sollten es täglich sein. Eine hohe Zufuhr senkt die Risiken für verschiedene ernährungsmitbedingte Krankheiten.

3. **Gemüse und Obst – Nimm »5 am Tag« …**
   Genießen Sie 5 Portionen Gemüse und Obst am Tag, möglichst frisch, nur kurz gegart, oder auch 1 Portion als Saft – idealerweise zu jeder Hauptmahlzeit und auch als Zwischenmahlzeit: Damit werden Sie reichlich mit Vitaminen, Mineralstoffen sowie Ballaststoffen und sekundären Pflanzenstoffen (z.B. Carotinoiden, Flavonoiden) versorgt.

4. **Täglich Milch und Milchprodukte; ein- bis zweimal in der Woche Fisch; Fleisch, Wurstwaren sowie Eier in Maßen**
   Diese Lebensmittel enthalten wertvolle Nährstoffe, wie z.B. Calcium in Milch, Jod, Selen und Omega-3-Fettsäuren in Seefisch. Fleisch ist Lieferant von Mineralstoffen und Vitaminen (B_1, B_6 und B_{12}). Mehr als 300–600 Gramm Fleisch und Wurst pro Woche sollten es nicht sein. Bevorzugen Sie fettarme Produkte, vor allem bei Fleischerzeugnissen und Milchprodukten.

5. **Wenig Fett und fettreiche Lebensmittel**
   Fett liefert lebensnotwendige (essenzielle) Fettsäuren und fetthaltige Lebensmittel enthalten auch fettlösliche Vitamine. Fett ist besonders energiereich, daher kann zu viel Nahrungsfett Übergewicht fördern.
   Zu viele gesättigte Fettsäuren erhöhen das Risiko für Fettstoffwechselstörungen, mit der möglichen Folge von Herz-Kreislauf-Krankheiten. Bevorzugen Sie pflanzliche Öle und Fette (z.B. Raps- und Sojaöl und daraus hergestellte Streichfette). Achten Sie auf unsichtbares Fett, das in Fleischerzeugnissen, Milchprodukten, Gebäck und Süßwaren sowie in Fast-Food und Fertigprodukten meist enthalten ist. Insgesamt 60–80 Gramm Fett pro Tag reichen aus.

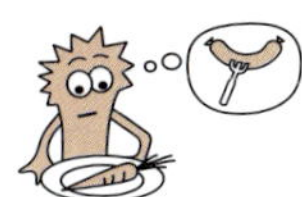

6. **Zucker und Salz in Maßen**
   Verzehren Sie Zucker und Lebensmittel bzw. Getränke, die mit verschiedenen Zuckerarten (z. B. Glucosesirup) hergestellt wurden, nur gelegentlich. Würzen Sie kreativ mit Kräutern und Gewürzen und wenig Salz. Verwenden Sie Salz mit Jod und Fluorid.

7. **Reichlich Flüssigkeit**
   Wasser ist absolut lebensnotwendig. Trinken Sie rund 1,5 Liter Flüssigkeit jeden Tag. Bevorzugen Sie Wasser – ohne oder mit Kohlensäure – und andere energiearme Getränke. Alkoholische Getränke sollten nur gelegentlich und nur in kleinen Mengen konsumiert werden.

8. **Schmackhaft und schonend zubereiten**
   Garen Sie die jeweiligen Speisen bei möglichst niedrigen Temperaturen, soweit es geht kurz, mit wenig Wasser und wenig Fett – das erhält den natürlichen Geschmack, schont die Nährstoffe und verhindert die Bildung schädlicher Verbindungen.

9. **Sich Zeit nehmen und genießen**
   Essen Sie nicht nebenbei! Lassen Sie sich Zeit beim Essen. Das fördert Ihr Sättigungsempfinden.

10. **Auf das Gewicht achten und in Bewegung bleiben**
    Ausgewogene Ernährung, viel körperliche Bewegung und Sport (30–60 Minuten pro Tag) gehören zusammen. Mit dem richtigen Körpergewicht fühlen Sie sich wohl und fördern Ihre Gesundheit.

(Abdruck mit freundlicher Genehmigung der Deutschen Gesellschaft für Ernährung e.V., www.dge.de)

31 Energiegewinnung und Energiebedarf

Monika Dülligen

31.1 Energiegewinnung

Jede lebende Zelle und damit auch der gesamte menschliche Organismus stehen in einem ständigen Stoff- und Energieaustausch mit der Umwelt. Die Aufnahme energiereicher Nährstoffe ist zur Aufrechterhaltung unserer Lebensvorgänge erforderlich, z. B. von

- Körperwärme,
- körperlichen Funktionen wie Muskeltätigkeit,
- geistigen Funktionen,
- Wachstum und
- Stoffwechseltätigkeiten.

Kohlenhydrate, Eiweiße und Fette sind die Grundnährstoffe, aus denen der Organismus Energie gewinnt. Nach Verdauung der Nährstoffe und Aufnahme ihrer Grundstoffe in das Blut erfolgt entweder die Weiterverarbeitung in körpereigene Substanzen oder es findet eine sofortige Verbrennung der Grundsubstanzen zur Energiegewinnung statt.
Aus den Abbauprodukten von Kohlenhydraten, Eiweißen und Fetten entsteht unter Verbrauch von Sauerstoff Energie. Diese Energiegewinnung findet in den Mitochondrien, den eigentlichen Energielieferanten der Zelle, statt. Der hier erzeugte Brennstoff ist das **ATP** (Adenosintriphosphat), daneben entsteht, wie für alle Stoffwechselvorgänge typisch, Wärme, die für uns lebensnotwendige Körperwärme. Als Endprodukte entstehen Kohlendioxid, Wasser und stickstoffhaltige Substanzen.

ATP ist ein wiederaufladbarer Energiespeicher und die so genannte »Energiewährung« des Stoffwechsels. ATP treibt Stoffwechselvorgänge und Membrantransportvorgänge an und liefert Energie für Muskelkontraktion und Wärmeerzeugung.

Die Energieausbeute oder der Brennwert der Grundnährstoffe wird in der Maßeinheit Joule (internationale Maßeinheit) oder Kalorien angegeben. Eine Kilokalorie (kcal) entspricht 4,184 Kilojoule (kJ). Umgekehrt entspricht 1 kJ 0,239 kcal.

Eine **Kalorie** ist die erforderliche Wärmemenge, um 1 g Wasser von 14,5 °C auf 15,5 °C zu erwärmen.

So liefert die Oxidation von:

- 1 g Kohlenhydrat 17,2 kJ bzw. 4,1 kcal
- 1 g Eiweiß 17,2 kJ bzw. 4,1 kcal
- 1 g Fett 38,9 kJ bzw. 9,3 kcal

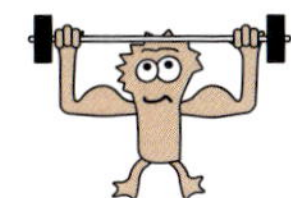

31.2 Energiebedarf

Zur Ermittlung des täglichen Energiebedarfs eines Menschen müssen zunächst **Grund-** und **Leistungsumsatz** unterschieden werden.

31.2.1 Grundumsatz

Als **Grundumsatz** (Ruhe-Nüchtern-Umsatz) bezeichnet man die Energiemenge, die ein Mensch

- in entspanntem Zustand bei völliger körperlicher Ruhe im Liegen
- 12 Stunden nach der letzten Nahrungsaufnahme
- leicht bekleidet in einem Raum mit einer Temperatur von 20 °C

durchschnittlich benötigt.

Der **Grundumsatz** ist die Energiemenge, die bei genannten Bedingungen zur Aufrechterhaltung des Grundstoffwechsels, also dem für die Lebensvorgänge der Zellen erforderlichen Erhaltungsumsatz, und der Körpertemperatur benötigt wird. Normalerweise wird der Grundumsatz für 24 Stunden berechnet.

Die **indirekte Kalorimetrie** ist ein Messverfahren, mit dessen Hilfe der Grundumsatz eines Menschen präzise bestimmt werden kann. Dabei analysiert ein spezielles Gerät die Atemgase (Sauerstoff und Kohlendioxid) über einen definierten Zeitraum. Etwas einfacher ist die Ermittlung des Grundumsatzes durch folgende **Faustformel**: Grundumsatz = 4,2 Kilojoule (kJ) oder 1 Kilokalorie (kcal) pro Kilogramm Körpergewicht und Stunde. Für einen Menschen mit einem Gewicht von 60 Kilogramm Körpergewicht ergibt sich innerhalb von 24 Stunden ein Grundumsatz von 6048 kJ oder 1440 kcal (vereinfachend verwenden wir nachfolgend die Maßeinheit kcal). In der Praxis legt man Referenzwerte zugrunde, die in Tabelle 31-1 aufgeführt sind.

Der **Grundumsatz** ist abhängig von folgenden Faktoren (Abb. 31-1, S. 406):

- **Alter**: Mit zunehmendem Alter verlangsamen sich Stoffwechselvorgänge, demzufolge haben ältere Menschen einen geringeren Grundumsatz als jüngere.
- **Geschlecht**: Bei gleicher Körpermasse und gleichem Alter ist der Grundumsatz bei Männern um 6 bis 9 % höher als bei Frauen, da Männer mehr Muskelmasse (= aktives Gewebe) haben als Frauen. Bei Frauen ist der Fettgewebsanteil (= passives Gewebe) höher.
- **Größe und Gewicht (Körperoberfläche)**: Die Gewebsmasse, die versorgt werden muss, ergibt sich aus der Körpergröße und dem

Tab. 31-1 Durchschnittliche Höhe des Grundumsatzes in Abhängigkeit vom Alter und vom Körpergewicht (Quelle: D-A-CH-Referenzwerte für die Nährstoffzufuhr)

Alter	Körpergewicht in kg		Grundumsatz (kcal/Tag)	
	männlich	weiblich	männlich	weiblich
15–19 Jahre	67	58	1820	1460
19–25 Jahre	74	60	1820	1390
25–51 Jahre	74	59	1740	1340
51–65 Jahre	72	57	1580	1270
65 Jahre und älter	68	55	1410	1170

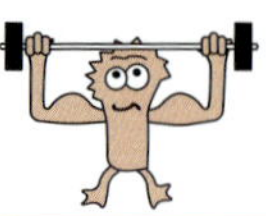

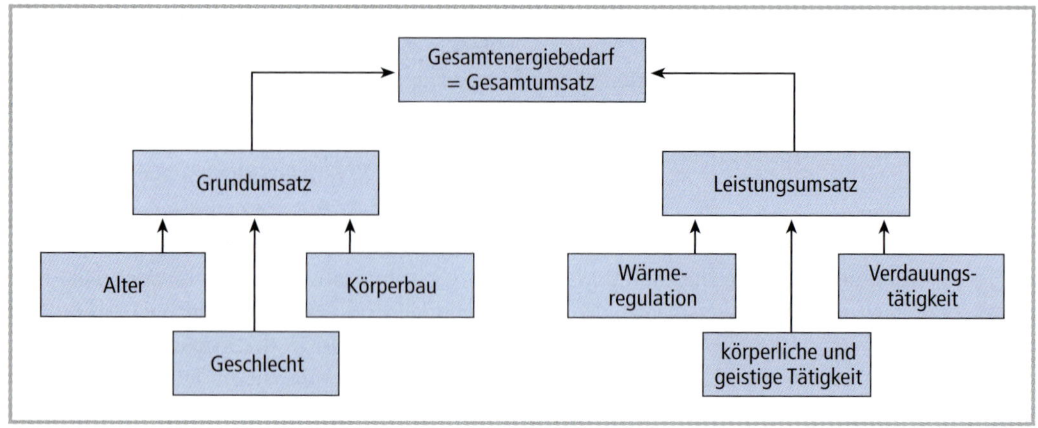

Abb. 31-1 Beeinflussungsfaktoren von Gesamt-, Grund- und Leistungsumsatz

Körpergewicht. Der Grundumsatz steigt entsprechend, im Weiteren erhöht sich bei einer größeren Körperoberfläche auch der Wärmeverlust. Der Grundumsatz steigt aber nicht proportional zum Übergewicht, da bei Übergewichtigen vorwiegend passives Gewebe aufgebaut wird.

- **Hormone**, insbesondere Schilddrüsenhormone wie Thyroxin und Triiodthyronin, verändern den Grundumsatz. Eine Überfunktion der Schilddrüse steigert, eine Unterfunktion senkt den Grundumsatz.
- **Individuelle Faktoren** wie Stress, Fieber, Depressionen und Medikamente haben ebenso Einfluss. So kann der Grundumsatz bei Stress und Fieber erhöht, bei Depressionen und z. B. durch Einnahme von Schmerzmitteln reduziert sein. Bei einer Schwangerschaft ist der Grundumsatz ab der 22. Schwangerschaftswoche um 10 % erhöht. Durch längeres Fasten mit Gewichtsreduktion kann der Grundumsatz abgesenkt werden.
- Ebenso ist das **Klima** von Bedeutung, da sich der Körper durch die Wärmeproduktion an das vorliegende Klima anpasst. So ist der Grundumsatz in tropischen Gebieten geringer als in gemäßigten Klimazonen.

31.2.2 Leistungsumsatz

Jede weitere Leistung oder Aktivität, die ein Mensch vollbringt, verbraucht zusätzlich Energie. Die Energiemenge, die über den Grundumsatz hinaus benötigt wird, bezeichnet man als Leistungsumsatz. Dieser ergibt sich aus dem Arbeits- und Freizeitumsatz.

Der **Leistungsumsatz** wird maßgeblich durch die Muskeltätigkeit und die Arbeitsleistung bestimmt, denn wird der Körper bewegt, steigt sein Energieverbrauch. Wärmebildung, vermehrter Sauerstoffverbrauch und vermehrte Kohlendioxidabgabe gehen damit einher. Der Leistungsumsatz ist im Weiteren abhängig von der Umgebungstemperatur, den Leistungen des Nervensystems und der Verdauungsarbeit. Jede Muskeltätigkeit, aber auch konzentrierte geistige Tätigkeit erfordert somit zusätzliche Energie (Abb. 31-1). Aber wie viel? Durch Atemgasmessungen kann der zusätzliche Energiebedarf für verschiedene körperliche Aktivitäten bestimmt werden. In Faktoren ausgedrückt erhalten wir für die körperliche Aktivität den so genannten PAL-Wert (engl. »physical activity level«). Dieser wird mit dem Grundumsatz multipliziert, um den Gesamtenergiebedarf zu berechnen. Welcher PAL-Wert für Sie zutrifft, können Sie Tabelle 31-2 entnehmen.

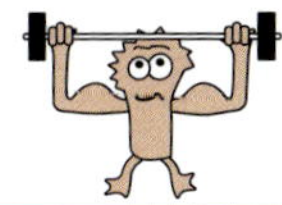

Tab. 31-2 Einteilung der PAL-Werte »Arbeitsschwere und Freizeitverhalten« (Quelle: Deutsche Gesellschaft für Ernährung e.V.)

Belastung	PAL-Wert
ausschließlich sitzende/liegende Lebensweise, z. B. alte, gebrechliche Menschen	1,2
ausschließlich sitzende Tätigkeit, wenig/keine körperliche Aktivität in der Freizeit, z. B. Büroangestellte, Feinmechaniker	1,4–1,5
sitzende Tätigkeit, zusätzlicher Energieaufwand für zeitweilige gehende/stehende Tätigkeiten, z. B. Laboranten, Kraftfahrer, Studierende, Fließbandarbeiter	1,6–1,7
überwiegend gehende/stehende Tätigkeit, z. B. Hausfrauen, Verkäufer, Kellner, Mechaniker, Handwerker	1,8–1,9
körperlich anstrengende berufliche Arbeit, z. B. Bauarbeiter, Landwirte, Waldarbeiter, Bergarbeiter, Leistungssportler	2,0–2,4
für regelmäßige körperliche Aktivitäten (30–60 Minuten Sport pro Tag) müssen zusätzlich noch etwa 0,3 PAL-Einheiten zugerechnet werden	+ 0,3

Der Leistungsumsatz ist in den letzten Jahren, z.B. durch veränderte Arbeitsplatzgestaltung sowie gezielten Maschineneinsatz, deutlich gesunken. So üben 78 % der Bevölkerung eine leichte, 13 % eine mittelschwere und nur 9 % eine schwere oder schwerste Arbeit aus. Vielfach sind jedoch die Essgewohnheiten nicht dem realen Bedarf angepasst, so dass sich aus dem Energieüberangebot das Problem des Übergewichts ergibt. Verstärkt wird dieses Problem häufig durch mangelnde körperliche Aktivitäten in der Freizeit.

31.2.3 Berechnung des Energiebedarfs

Zur Ermittlung des individuellen Energiebedarfs sind zwar aufwendige messtechnische Verfahren möglich, aber routinemäßig nicht nutzbar.
Normalerweise wird der Bedarf nach Referenzwerten abgeschätzt. Diese Referenzwerte beziehen sich auf das **Normalgewicht**. Das Normalgewicht lässt sich mit der Formel nach Broca berechnen:

Normalgewicht in kg = Körpergröße in cm minus 100

Eine günstigere Einschätzung des Normalgewichts bietet gesundheitsbezogen nach heutiger Sicht der **Body-Mass-Index (BMI)**. Dabei wird das Körpergewicht in Kilogramm im Verhältnis zum Quadrat der Körpergröße in Metern beurteilt.

$$\text{Body-Mass-Index (BMI)} = \frac{\text{Körpergewicht in kg}}{\text{Körpergröße in m im Quadrat}}$$

Das Normalgewicht wird bei Frauen mit einem BMI von 19 bis 24, bei Männern mit einem BMI von 20 bis 25 angegeben.
Nach Berechnungen der Arbeitsgemeinschaft Adipositas im Kindes- und Jugendalter gelten für Kinder andere Regeln. Tabelle 31-3 (S. 408) zeigt den BMI hinsichtlich Normalgewicht, Übergewicht und Adipositas bei Mädchen und Jungen.
Zur Berechnung des **Energiebedarfs** wird zunächst der Grundumsatz mit 1 kcal pro kg Körpergewicht und Stunde angegeben und im Weiteren mit dem Faktor für die körperliche Aktivität, dem PAL-Wert, multipliziert.
Anzustreben ist eine ausgeglichene Energiebilanz, denn sie dient der Erhaltung des nor-

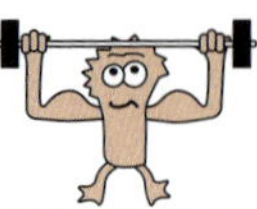

Tab. 31-3 Body-Mass-Index bei Kindern (Quelle: Arbeitsgemeinschaft Adipositas im Kindes- und Jugendalter)

Alter	Normalgewicht		Übergewicht		Adipositas	
	Mädchen	Jungen	Mädchen	Jungen	Mädchen	Jungen
6	15,4	15,5	18,0	17,9	19,7	19,4
8	16,0	16,0	19,3	19,0	21,5	21,1
10	16,9	16,9	20,8	20,6	23,5	23,4
12	18,2	18,0	22,5	22,2	25,5	25,4
14	19,6	19,3	24,0	23,7	27,0	27,0
16	20,6	20,5	24,9	24,9	27,7	28,0

Tab. 31-4 Richtwerte für die tägliche Energiezufuhr in Abhängigkeit vom altersbezogenen Grundumsatz und steigender körperlicher Aktivität (= PAL-Werte) (Quelle: Deutsche Gesellschaft für Ernährung e.V.)

Altersgruppe	Körperliche Aktivität in kcal/Tag					
	PAL-Wert 1,4		PAL-Wert 1,6		PAL-Wert 1,8	
	Männer	Frauen	Männer	Frauen	Männer	Frauen
15–19 Jahre	2500	2000	2900	2300	3300	2600
19–25 Jahre	2500	1900	2900	2200	3300	2500
25–51 Jahre	2400	1900	2800	2100	3100	2400
51–65 Jahre	2200	1800	2500	2000	2800	2300
65 Jahre und älter	2000	1600	2300	1800	2500	2100

Bei Schwangeren erhöht sich der Wert über die gesamte Schwangerschaft unabhängig vom PAL-Wert um 255 kcal/Tag.

malen Körpergewichts und im Weiteren der Gesunderhaltung unseres Körpers, da sowohl Energiemangel als auch Energieüberschuss gesundheitliche Auswirkungen haben.

In Abhängigkeit von Grundumsatz und körperlicher Aktivität (PAL-Wert) vermittelt Tabelle 31-4 Richtwerte für die tägliche Energiezufuhr.

Berechnungsbeispiel

Für eine 25-jährige Gesundheits- und Krankenpflegerin mit einem Körpergewicht von 60 kg ergibt sich damit folgende Berechnung:

Grundumsatz: 1440 kcal (60 kcal × 24 h)

Leistungsumsatz:

- **Arbeitsumsatz:** PAL-Wert: 1,8
- **Freizeitumsatz:** treibt leider keinen Ausgleichssport

Gesamtumsatz: 1440 kcal × 1,8 = 2592 kcal

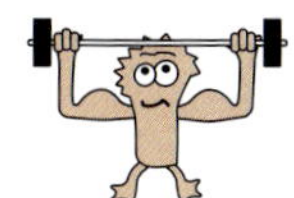

Eine Energiebilanz ergibt sich aus Energiezufuhr und Energieverbrauch. Eine negative Energiebilanz liegt vor, wenn der Energieverbrauch höher ist als die zugeführte Kalorienmenge. Der Körper muss auf seine mobilisierbaren Energiereserven (Glykogen, Fettdepots) zurückgreifen; es ergibt sich eine Gewichtsabnahme. Bei einer positiven Energiebilanz durch ständige Überernährung wird die überschüssige Nahrungsenergie in Form von Fettdepots gespeichert – Übergewicht droht.

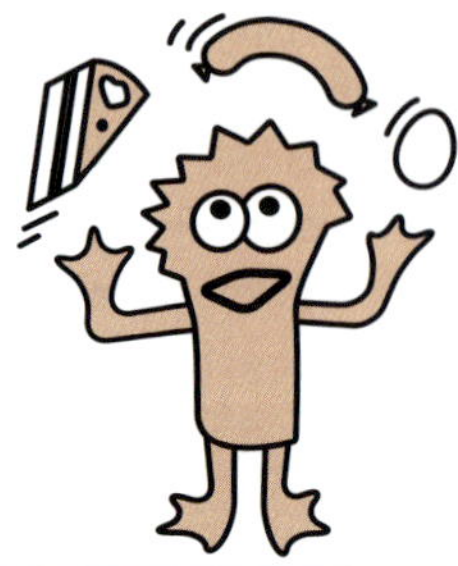

32 Eiweiße, Kohlenhydrate und Fette

Monika Dülligen

Eiweiße (Proteine), Kohlenhydrate und Fette sind die Hauptbestandteile unserer Nahrung. Für eine gesunde Ernährung ist es wichtig, dass diese Nährstoffe in der entsprechenden Menge und richtigen Relation zueinander aufgenommen werden. Die D-A-CH-Referenzwerte geben für eine ausgewogene Ernährung bei einem PAL-Wert von 1,4 (s. auch Kap. 31 Abschnitt »Leistungsumsatz«, S. 406 f.) einen Proteinanteil von 9 bis 11 % an, maximal 15 % sind akzeptabel. Die Fettzufuhr sollte bei 30 % liegen, der vorgegebene Kohlenhydratanteil von über 50 % ergibt sich rechnerisch aus der Differenz zu 100 %. Bei körperlich aktiven Personen kann die Fettzufuhr bis auf 35 % erhöht werden.

32.1 Eiweiße

Eiweiße sind für Aufbau und Funktion des menschlichen Organismus unentbehrlich. Sie sind ein wesentlicher Grundstoff von Zellen und Organen und Hauptbestandteil von Muskelgewebe. Proteine spielen als Enzyme (Biokatalysatoren) in den Lebensabläufen ebenso eine Rolle wie Immunglobuline in der körpereigenen Abwehr oder Hämoglobin für den Sauerstofftransport im Blut.

Übertragen auf das Körpergewicht (KG) eines Menschen kann man folgende Formel für die Berechnung des Eiweißbedarfs aufstellen:

Eiweißbedarf pro Tag für einen Erwachsenen:
0,8 g Proteine × kg KG

Ausgehend von dieser Formel benötigen wir in bestimmten Lebensphasen eine erhöhte Ei-

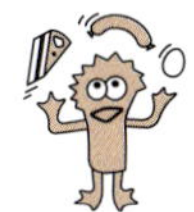

weißzufuhr. Für Säuglinge gilt eine Proteinzufuhr zwischen 1,1 und 2,7 g/kg KG/Tag, Kinder bis zu 15 Jahren sollten 0,9–1,0 g/kg KG/Tag zu sich nehmen. Auch Schwangere ab dem 4. Monat und Stillende haben einen gesteigerten Eiweißbedarf.

Laut der Nationalen Verzehrsstudie II, Ergebnisbericht Teil 2 (s. auch Kap. 30 Abschnitt »Die Nationale Verzehrsstudie II«, S. 399 f.), liegt der tatsächlich zu sich genommene Proteinanteil der Nahrung im Durchschnitt bei 13 bis 15 %. Jedoch unterschreiten etwa 11 % der Männer und 15 % der Frauen die D-A-CH-Referenzwerte. Bezogen auf das Lebensalter sind bei den Frauen die 19- bis 24-Jährigen und bei den Männern die 65- bis 80-Jährigen am stärksten von einem Eiweißmangel betroffen.

Eiweißmangelerscheinungen, insbesondere bei alten Menschen, können sein:

- Immunschwäche, erhöhte Krankheitsanfälligkeit
- schlechtere Wundheilung
- Leistungsminderung, allgemeine körperliche Schwäche
- durch Muskelabbau gestörte Bewegungsabläufe (damit erhöhte Sturzgefahr)

32.1.1 Aufbau der Eiweißstoffe

Eiweiße enthalten immer die Elemente Kohlenstoff (C), Sauerstoff (O), Wasserstoff (H) und Stickstoff (N). Manchmal kommen Phosphor (P) oder Schwefel (S) dazu.

Eiweiße bzw. Proteine bestehen aus den Untereinheiten Aminosäuren. Die **Aminosäuren** können sich in unterschiedlicher Form und Größe zu Eiweißstoffen zusammenschließen. Bei unter 100 verbundenen Aminosäuren spricht man von **Peptiden**, bei mehr als 100 von **Proteinen**. Im Rahmen der Ernährung werden die Begriffe Proteine und Eiweißstoffe synonym benutzt.

Der menschliche Organismus unterscheidet zwischen **essenziellen** und **nichtessenziellen Aminosäuren.**

Essenzielle Aminosäuren können vom menschlichen Körper nicht selbst aufgebaut werden, sind für den Körper aber unbedingt notwendig. **Nichtessenzielle Aminosäuren** sind genauso notwendig, werden aber vom Körper selbst gebildet.

Für den erwachsenen Menschen sind acht, im Säuglings- und Kleinkindalter neun Aminosäuren essenziell. Sie müssen über die Nahrung aufgenommen werden, da sie für den Aufbau von Körpereiweiß unentbehrlich sind.

Die für den menschlichen Körper **essenziellen Aminosäuren** sind:

- Isoleucin
- Leucin
- Lysin
- Methionin
- Phenylalanin
- Threonin
- Tryptophan
- Valin
- Histidin (im Kleinkindalter)

Bei einer **gemischten Ernährungsform** ergänzen sich die Aminosäuren der verschiedenen Lebensmittel, sie können gemeinsam zum Aufbau von Körpereiweiß genutzt werden.

Lebensmittel mit einem hohen Eiweißgehalt sind z. B. Vollei, Kartoffeln, Fleisch, Fisch, Kuh- und Sojamilch sowie deren Produkte, Reis und Gemüse wie Bohnen, Linsen, Erbsen und Mais. Auch Getreide und Getreideprodukte sind ebenso wie Nüsse und Mandeln Eiweißquellen in der Nahrung.

Die oben angeführte Nationale Verzehrsstudie II hat gezeigt, dass die Protein-Hauptquellen in unserer Ernährung Fleisch, Fleischerzeugnisse und Gerichte auf Fleischbasis, Wurstwaren, Milch/Milchprodukte, Käse und Brot sind. Männer verzehren doppelt soviel Fleisch, Wurstwaren und Fleischerzeugnisse wie Frauen, bei Frauen stehen an oberster Stelle im Verzehr Milch, Milchprodukte und Käse.

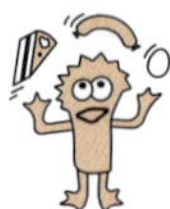

32.2 Kohlenhydrate und Ballaststoffe

Kohlenhydrate bilden quantitativ (mengenmäßig) in unserer Ernährung den **wichtigsten Energielieferanten**. Dies geschieht zumeist über den Verzehr **pflanzlicher Lebensmittel**. Kohlenhydrate werden in den D-A-CH-Referenzwerten immer mit **Ballaststoffen** gemeinsam genannt.

Ballaststoffe sind in den meisten Fällen Kohlenhydrate, die für den menschlichen Organismus gar nicht oder nur zum Teil verdaulich sind.

Eine **hohe Ballaststoffzufuhr** ist laut der »Leitlinie Kohlenhydrate kompakt« der Deutschen Gesellschaft für Ernährung (DGE) (2011) gleichzusetzen mit einer primären **Prävention** (Vorbeugung) verschiedener ernährungsbedingter Krankheiten. So senkt eine hohe Ballaststoffzufuhr beim Erwachsenen mit wissenschaftlich nachgewiesener Wahrscheinlichkeit das Risiko, an Adipositas (Fettleibigkeit), Hypertonie (Bluthochdruck) oder einer koronaren Herzkrankheit zu erkranken. Die **wichtigsten Quellen** für Ballaststoffe in Deutschland sind:

- Brot
- Obst
- Gemüse (Karotten, Paprika, Fenchel)
- Pilze
- Hülsenfrüchte

Erwachsene sollten bei einer empfohlenen Kohlenhydratzufuhr von über 50 % der Ernährung **mehr als 30 g Ballaststoffe pro Tag** zu sich zu nehmen. Pro 1 000 kcal wird Frauen eine Ballaststoffzufuhr von 16 g, Männern von 12,5 g empfohlen. Eine einfache Möglichkeit, vermehrt Ballaststoffe zu sich zu nehmen, ist der Gebrauch von Mehlen mit einer hohen Typenzahl. Die Typenzahl gibt den mittleren Mineralstoffgehalt in mg/100 g Trockenmasse an. Mehle mit hohen Typenzahlen enthalten mehr Randschichtenteile des Korns als Mehle mit niedrigen Typenzahlen. Weizenmehl Type 405 enthält ca. 4 g Ballaststoffe auf 100 g, Weizenvollkornmehle enthalten 10 g. Will man z. B. beim Backen einen geschmacklichen Ausgleich herstellen, kann man Mehle mit niedriger und höherer Typenzahl mischen, z. B. 1 : 1. Gute Tipps sind auf der DGE-Website www.dge.de zu finden.

32.2.1 Aufbau der Kohlenhydrate

Kohlenhydrate (KH) setzen sich aus den Elementen Kohlenstoff (C), Wasserstoff (H) und Sauerstoff (O) zusammen. Sie werden in den Pflanzen unter Ablauf der **Photosynthese** gebildet (Abb. 32-1):

- Die Pflanze nimmt aus der Luft **Kohlendioxid** (CO_2) auf.
- Aus der Erde nimmt die Pflanze **Wasser** (H_2O) auf.

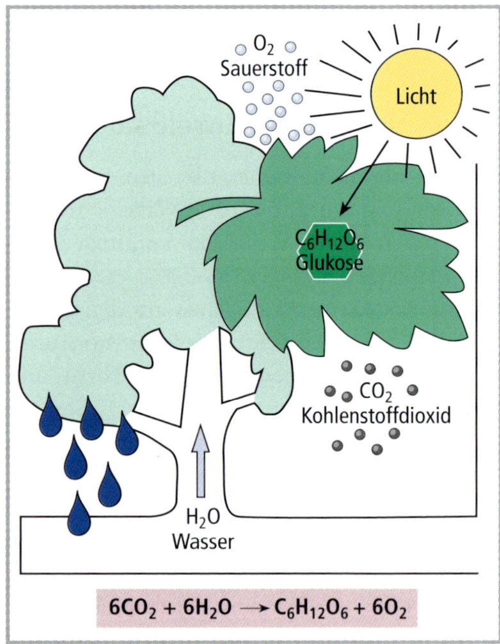

Abb. 32-1 Grundvorgänge der Photosynthese

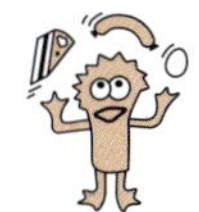

- In den Blattgrünkörperchen (Chloroplasten) wird durch das Blattgrün (Chlorophyll) mit Hilfe von Sonnenlicht und Wasser aus den Elementen Wasserstoff, Sauerstoff und Kohlenstoff **Traubenzucker** ($C_6H_{12}O_6$) aufgebaut. Bei diesem Vorgang wird von der Pflanze **Sauerstoff** (O_2) abgegeben. Durch die Photosynthese wird der durch die Atmung von Mensch und Tier verbrauchte Sauerstoff ständig ersetzt.

Die für die Ernährung des Menschen **wichtigen Kohlenhydrateverbindungen** sind:

- **Monosaccharide** (z. B. Glukose = Traubenzucker)
- **Disaccharide** (z. B. Laktose = Milchzucker)
- **Polysaccharide** (z. B. Stärke)

32.2.2 Biologisch wichtige Kohlenhydrate

Monosaccharide

Monosaccharide oder Einfachzucker bestehen aus **einem Baustein.** Beispiele sind Fruktose (Fruchtzucker), Galaktose (Schleimzucker) oder die oben genannte Glukose.

Die Glukose spielt im menschlichen Körper eine entscheidende Rolle, sie kann von den Zellen direkt zur Energiegewinnung genutzt werden.

Disaccharide

Disaccharide oder Zweifachzucker bestehen aus **zwei Bausteinen.** Die Verbindung von Glukose und Fruktose ergibt Saccharose (Rohr- oder Rübenzucker), Laktose besteht aus Glukose und Galaktose. Disaccharide können sich wieder in Monosaccharide aufspalten, dazu benötigen sie ein Wassermolekül.
Sowohl Mono- als auch Disaccharide schmecken süß (s. Tab. 32-1, S. 414).

Polysaccharide

Polysaccharide oder Vielfachzucker bestehen aus **Ketten** mehrerer 100 bis 1 000 Monosaccharidmolekülen. Manche Polysaccharide, wie z. B. **Stärke,** werden während des Verdauungsvorgangs wieder in Glukose gespalten und so dem Körper als Energiequelle zugänglich gemacht. Andere gehören zu den oben genannten **Ballaststoffen** und sind wenig oder unverdaulich, so z. B. die **Zellulose.**
Tabelle 32-1 zeigt einige Beispiele für Mono-, Di- und Polysaccharide sowie ihr Vorkommen und ihre Eigenschaften.

32.2.3 Verzehr von Kohlenhydraten

Eine **gesunde Kohlenhydratzufuhr** besteht nach den Empfehlungen der Deutschen Gesellschaft für Ernährung aus **polysaccharid- und ballaststoffreichen Lebensmitteln.** Die Begründung liegt in der unterschiedlichen Verstoffwechselung und dem zusätzlichen Gehalt an wichtigen Nährstoffen und sekundären Pflanzenstoffen dieser Lebensmittel. Auch »Süßes«, also Mono- und Disaccharide sind in begrenzter Menge erlaubt, am besten in Form von **Früchten.**
Die Nationale Verzehrsstudie II hat gezeigt, dass 73 % der Männer und 56 % der Frauen den vorgegebenen Richtwert von mindestens 50 % Kohlenhydrate in der Nahrung nicht erreichen. Ebenso liegen etwa 68 % der Männer und 75 % der Frauen unterhalb des D-A-CH-Referenzwertes von 30 g Ballaststoffzufuhr pro Tag. Die Hauptquelle für Kohlenhydrate bildet sowohl bei Frauen als auch bei Männern Brot, gefolgt von alkoholfreien Getränken, Süßwaren, Obst und Obsterzeugnissen.
Übersteigt die **Kohlenhydrataufnahme** den **tatsächlichen Bedarf** des Organismus, wird Glukose in **Glykogen** überführt. Auf diese Weise speichert der Körper etwa 400 g (entspricht 2 000 kcal) schnell wieder verwertbares Kohlenhydrat in Muskeln und Leber. Ist auch dieser

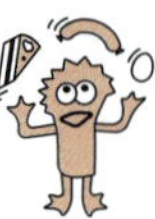

Tab. 32-1 Übersicht über verschiedene Kohlenhydrate, ihr Vorkommen und ihre Eigenschaften

Kohlenhydratart	Name	Vorkommen	Eigenschaften
Monosaccharide	**Glukose**	in Obst und Honig (gemischt mit Fruktose), in Zuckerrüben und -rohr (chemisch gebunden an Fruktose als Saccharose), in Milch- und Malzzucker, isoliert als industriell hergestellter Traubenzucker	schmeckt süß, Schlüsselsubstanz im Energiestoffwechsel, nimmt am Aufbau vieler Polysaccharide teil, einziger Energielieferant für den Gehirnstoffwechsel
	Fruktose	in Früchten (z. B. Äpfel, Pflaumen) und Honig, rein als Fruktosesirup oder konzentrierter Fruchtzucker	schmeckt sehr süß, kann in Glukose umgewandelt werden, spielt in der Diätetik eine Rolle *oder* wird unabhängig von Insulin verwertet
	Galaktose	als Milchzucker in Milch und Milchprodukten (chemisch gebunden an Glukose), kommt in fast allen Proteinen vor	kaum süß, wichtig für die Milchbildung, kann in Glukose umgewandelt werden
Disaccharide	**Maltose**	in keimenden Getreiden, Malzextrakten, Bier	schmeckt wenig süß, entsteht beim Abbau von Stärke und Glykogen
	Saccharose	in Zuckerrohr, Zuckerrüben und anderen Pflanzen, Honig, Industrie- und Haushaltszucker	fast so süß wie Fruktose
	Laktose	in Milch und Milchprodukten	weniger süß
Polysaccharide	**Stärke**	in Getreide und Getreideprodukten, Kartoffeln, Gemüse (Hülsenfrüchte u. a.) oder als Mais- und Kartoffelstärke	Reservekohlenhydrat der Pflanzen, wichtiges Nahrungsmittel, abbaufähig zu Glukose
	Zellulose	in den Zellwänden der Pflanzen	nicht verdaulich, dient als Ballaststoff
	Glykogen	insbesondere in Leber- und Muskelzellen bei Mensch und Tier	Speicherform der Glukose, kann bei Bedarf schnell in Glukose abgebaut werden (Reservekohlenhydrat)

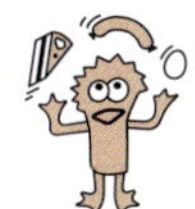

Speicher gefüllt, wird bei weiterer Kohlenhydratzufuhr Glukose in **Fett** umgewandelt.
Jugendliche und junge Erwachsene konsumieren in besonders hohem Maß zuckergesüßte Getränke. Dies bedeutet eine zusätzliche Zufuhr an Mono- und Disacchariden, werden nicht andere zuckerhaltige Lebensmittel weggelassen. Hierin wird ein direkter Zusammenhang mit einem erhöhten Adipositasrisiko gesehen, deshalb sei nochmals auf die DGE-Empfehlungen hingewiesen (s. Kap. 30 Abschnitt »Gesunde Ernährung – was sollte dazugehören?«, S. 402 f.).

32.3 Fette

Nahrungsfette stellen nach den Kohlenhydraten den zweitwichtigsten Energielieferanten dar.
Weitere Aufgaben der Fette im menschlichen Körper sind:

- Fettdepots als Energiespeicher
- Kälteisolation
- Polsterung von Organen
- Trägersubstanz für fettlösliche Vitamine (A, D, E, K)
- Baustoff für Zellwand und Hormone
- Geschmacksverstärker

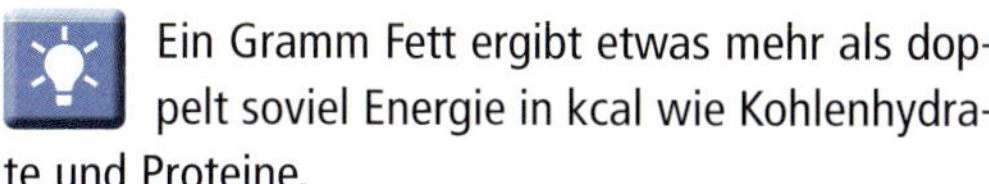

Ein Gramm Fett ergibt etwas mehr als doppelt soviel Energie in kcal wie Kohlenhydrate und Proteine.

1 g Fett liefert 9,3 kcal, bei Kohlenhydrat und Eiweiß sind es lediglich 4,1 kcal (s. auch Kap. 31 Abschnitt »Energiegewinnung«, S. 404). Somit ist eine **erhöhte Fettzufuhr** auch für den Energiehaushalt »gewichtig«. Weiterhin entscheidend für eine gesunde und gesundheitsfördernde Ernährung ist die **Qualität der Nahrungsfette**; ausschlaggebend ist hier die Fettsäurezusammensetzung.

32.3.1 Aufbau der Fette

Fette bestehen aus einem Gerüst (Glycerin) und anhängenden Fettsäuren. Bei einem Großteil der Fette ist Glycerin mit drei Fettsäuren verbunden, sie heißen deshalb **Triglyceride**.

Etwa **90 %** der Nahrungsfette sind Triglyceride. Zudem wandelt der Körper **überschüssige Kohlenhydrate** und Zucker in Triyglyceride um und lagert das Fett dann in Depots. Die Fette werden unter der Haut (**Unterhautfettgewebe**) und im Bindegewebe (**Organfett**) gelagert. Sie dienen als **Reserve** bei sehr großer körperlicher Anstrengung (z. B. Marathonlauf), bei schweren Krankheiten oder im Hungerzustand.

Über den physiologischen Bedarf hinaus eingelagerte Fettreserven wirken sich negativ auf den gesamten Organismus aus, sie sind belastend für das Organ- und Kreislaufsystem.

Bei den **Baustoffen** der Fette, den Fettsäuren, unterscheidet man zwischen **kurz-, mittel-** und **langkettigen Fettsäuren**. Weiterhin kann eine Fettsäure **gesättigt** (chemisch reaktionsträge) oder **ungesättigt** (chemisch reaktionsfreudig) sein. Die damit verbundenen unterschiedlichen Eigenschaften haben ebenso unterschiedliche Wirkungen auf unseren Organismus.

32.3.2 Gesättigte Fettsäuren

Gesättigte Fettsäuren im Übermaß genossen erhöhen den Blutfettspiegel, und zwar sowohl das Gesamtcholesterin als auch das »schlechte« LDL-(Low Density Lipoprotein-)Cholesterin. Ein längerfristig hoher Blutfettspiegel birgt die Gefahr der Gefäßschädigung, insbesondere in Form von Arteriosklerose, und somit der koronaren Herzkrankheit. Die gesättigten Fettsäuren sollen **nicht mehr als ein Drittel der Fettzufuhr** betragen. Der Gehalt an gesättigten Fettsäuren muss auf verpackten Lebensmitteln

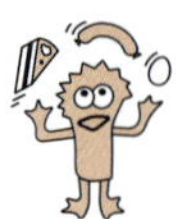

vermerkt sein (s. Kap. 30 Abschnitt »Die Nationale Verzehrsstudie II«, S. 399 f.).

32.3.3 Ungesättigte Fettsäuren

Ungesättigte Fettsäuren sind für den Körper **leichter verdaulich** als gesättigte. Die ungesättigten Fettsäuren sind, biochemisch betrachtet, die Gegenspieler der gesättigten Fettsäuren; sie senken den Gesamtcholesterinspiegel im Blut. Man kann sie als »gesunde« Fette bezeichnen und unterscheidet zwischen **einfach** und **mehrfach ungesättigten** Fettsäuren. Eine bekannte einfach ungesättigte Fettsäure ist die Ölsäure, die z. B. ein Großteil des Olivenöls ausmacht (s. auch Tab. 32-2). Die tägliche Nahrungsaufnahme von einfach ungesättigten Fettsäuren sollte bei mindestens 10 % liegen.

Mehrfach ungesättigte Fettsäuren sind chemisch reaktionsfreudiger als einfach ungesättigte. Einige dieser Fettsäuren sind für den Körper **essenziell**, er benötigt sie, ohne sie selbst herstellen zu können. Dazu gehören die Omega-3-Fettsäuren (z. B. die Alpha-Linolensäure) und Omega-6-Fettsäuren (Linolsäure). Die Gesamtfettzufuhr mehrfach ungesättigter Fettsäuren soll etwa 7 % der Gesamtnahrungszufuhr ausmachen. Dabei soll das Verhältnis von Omega-3- und Omega-6-Fettsäuren 1 : 5 betragen. Omega-3-Fettsäuren sind besonders reichhaltig in fettem Seefisch enthalten. Sie senken den Triglyceridspiegel im Blut und sind daher besonders wichtige Gegenspieler zu den gesättigten Fettsäuren.

Tabelle 32-2 bietet einen Einblick zum Vorkommen der unterschiedlichen Fettsäuren in Lebensmitteln und fasst ihre Besonderheiten noch einmal zusammen.

trans-Fettsäuren

Die in Tabelle 32-2 zuletzt genannten **trans-Fettsäuren** gehören zu den ungesättigten Fettsäuren. Sie sind jedoch durch natürliche oder lebensmitteltechnologische Prozesse so verändert, dass sie, im Übermaß genossen, **gesundheitsschädliche Auswirkungen** auf den Organismus haben. Sie senken das »gute« HDL-Cholesterin und erhöhen das LDL-Cholesterin. Das hat eine Erhöhung des Gesamtcholesterins im Blut zur Folge. Zudem ist der Nüchternwert der Triglyceride im Blut bei einer an trans-Fettsäuren reichen Ernährung erhöht. Beides bewirkt, dass das Risiko für eine koronare Herzkrankheit steigt.

Nach den D-A-CH-Referenzwerten soll der Konsum der trans-Fettsäuren **weniger als 1 %** der Gesamtenergiezufuhr betragen. Das entspricht z. B. bei einer Energiezufuhr von 2 400 kcal (PAL 1,4) 2,6 g trans-Fettsäuren. Man sollte darauf achten, wenig frittierte Produkte (wie Pommes frites, Kartoffelchips) und andere in der Tabelle genannten Lebensmittel zu sich zu nehmen. Auch kann eine kritische Betrachtung der Zutatenangaben weiterhelfen. Im Rahmen der neuen EU-Vorschriften hat man bisher darauf verzichtet, eine besondere Kennzeichnung für trans-Fettsäuren einzuführen (vgl. Kapitel 30 Abschnitt »Die Nationale Verzehrsstudie II«, S. 399 f.). Allerdings müssen zumindest gehärtete Fette und Öle als solche auf den Lebensmittelverpackungen ausgewiesen sein (»enthält gehärtete Fette«, »pflanzliches Fett, z. T. gehärtet«). Jedoch soll bis 2014 ein Bericht über das Vorkommen von trans-Fettsäuren vorgelegt werden, der auch Empfehlungen zu Kennzeichnung oder Mengenbeschränkungen in den einzelnen Lebensmitteln geben soll.

32.3.4 Verzehr von Nahrungsfett

Zum **Verzehr von Nahrungsfett in Deutschland** gibt die Nationale Verzehrsstudie II an, dass im Mittel der D-A-CH-Referenzwert von 30 % in allen Altersgruppen **überschritten** wird. Etwa 80 % der Männer und 76 % der Frauen liegen oberhalb des Richtwertes. Hauptquellen für Nahrungsfett sind zunächst Fette wie Butter und Margarine. Danach folgen bei Männern Fleisch und Fleischerzeugnisse sowie

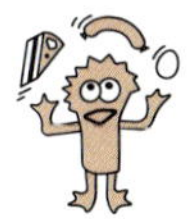

Tab. 32-2 Übersicht über verschiedene Nahrungsfette, ihr Vorkommen und ihre Auswirkungen auf den menschlichen Organismus

Fettsäureart	Name	Vorkommen	Bemerkung
gesättigt	**Palmitinsäure, Stearinsäure, Buttersäure**	Wurst, Fleisch (insbesondere mit sichtbarem Fett), Milchfett (Butter, Sahne, Käse, Eis ...), Kokosfett	nicht essenziell, sollten maximal 10 % der Gesamtenergiezufuhr bzw. ein Drittel der Fettzufuhr betragen
einfach ungesättigt	**Ölsäure**	Oliven- und Mandelöl, Raps- und Sesamöl, Haselnuss- und Erdnussöl, Avocados	senken den Cholesterinspiegel, sollten 10 % oder mehr als ein Drittel der Fettzufuhr ausmachen
mehrfach ungesättigt	**Alpha-Linolensäure (Omega-3-Fettsäure)**	Raps-, Walnuss- und Leinöl	essenziell, senken den Triglyceridspiegel im Blut, schützen vor Arteriosklerose
	weitere Omega-3-Fettsäuren	in Seefisch (z. B. Makrele, Lachs, Thunfisch, Hering)	
	Omega-6-Fettsäuren (Linolsäure)	Sojaöl, Maiskeimöl, Weizenkeim- oder Distelöl	essenziell, senken den Cholesterinspiegel im Blut, beugen Arteriosklerose vor
			sollten gemeinsam etwa 7 % der Fettzufuhr ausmachen, wobei das Verhältnis von Omega-6- und Omega-3-Fettsäuren 5 : 1 sein sollte
trans-Fettsäuren	**trans-Hexadecensäure, trans-Octadecensäure, trans-Elaidinsäure**	Pommes frites, Trockensuppen, Frühstücksflocken mit Fettzusatz, Fertiggerichte, Snacks, Süß- und Backwaren; in geringerem Ausmaß auch enthalten in teilgehärteten Pflanzenfetten, Milch, Rinderfett, Lamm- und Hammelfett	bei übermäßigem Genuss Erhöhung des »schlechten« LDL-Cholesterins und Senkung des »guten« HDL-(High-Density-Lipoprotein-)-Cholesterins, damit Erhöhung des Gesamtcholesterins; dies bedeutet ein erhöhtes Risiko für eine koronare Herzkrankheit

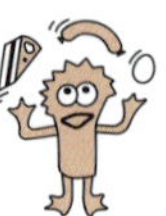

Wurstwaren. Bei Frauen stehen Milch, Milcherzeugnisse und Käse an erster Stelle, gefolgt von Fleisch, Fleischerzeugnisse und Wurstwaren.

Es sei nochmals auf die Ergebnisse der Nationalen Verzehrsstudie II zur Proteinzufuhr verwiesen: Auch hier spielen Fleisch, Wurst und Fleischerzeugnisse eine wichtige Rolle. Dagegen gaben 16 % der Befragten an, in den letzten vier Wochen keinen Fisch gegessen zu haben. Die »10 Regeln der DGE« (s. Kap. 30 Abschnitt »Gesunde Ernährung – was sollte dazugehören?«, S. 402 f.) empfehlen, 1- bis 2-mal wöchentlich den Verzehr von Seefisch. Würde man dieser Empfehlung Folge leisten (wobei der Fisch den Fleischersatz darstellen könnte), könnte das nahrungsbezogen längerfristig Folgendes bedeuten:

- Reduzierung der Zufuhr gesättigter Fettsäuren über Fleisch
- Erhöhung der Zufuhr essenzieller, mehrfach ungesättigter Omega-3-Fettsäuren
- Zufuhr notwendiger Mineralien und Spurenelemente wie Calcium, Iod und Selen

32.4 Die drei »Großen« in der Nahrung

Eiweiße, Kohlenhydrate und Fette sind die Hauptbestandteile unserer Nahrung. Eine gesunde und gesundheitsfördernde Ernährung beinhaltet sowohl die **angemessene Menge** als auch die **richtige Relation** dieser Grundnahrungsmittel zueinander. Weiterhin spielt die nahrungstechnische Qualität und Bedeutung des einzelnen Lebensmittels für den Gesamtorganismus eine wichtige Rolle. Hier bieten die »10 Regeln der DGE« einen hilfreichen und praxisnahen Ansatz (s. Kap. 30 Abschnitt »Gesunde Ernährung – was sollte dazugehören?«, S. 402 f.).

Es sei noch erwähnt, dass auch bei einer **vegetarischen**, also fleischfreien Ernährung, Erwachsene genügend Nahrungskomponenten, insbesondere Proteine, zu sich nehmen. Dies geschieht sogar oftmals in einer »gesünderen« Form, da Fleisch durch Fisch ersetzt wird. Besonders betrachtet werden sollte in diesem Zusammenhang lediglich die **vegane** Ernährung, und dies insbesondere bei Kindern und Heranwachsenden. Veganer ernähren sich ausschließlich pflanzlich und verzichten auf alle tierischen Produkte in der Ernährung, also neben Fisch z. B. auch auf Honig, Milch und Eier. Die Zufuhr der **essenziellen Aminosäuren** über pflanzliche Eiweiße sollte bei Kindern und Heranwachsenden sehr genau überwacht werden. Der Bedarf ist größer und somit auch die Gefahr einer Wachstumsstörung. Ebenso ist bei einer streng veganen Ernährung die Energiezufuhr vermindert, und auch die Zufuhr an Mineralstoffen wie Calcium und Zink sowie die Vitamin-B_{12}- und Vitamin-D-Zufuhr sind eingeschränkt. Um eine drohende Mangelernährung zu vermeiden, sollte bei einer veganen Kostform eine Ernährungsberatung erfolgen.

33 Mineralien und Wasserhaushalt

Monika Dülligen

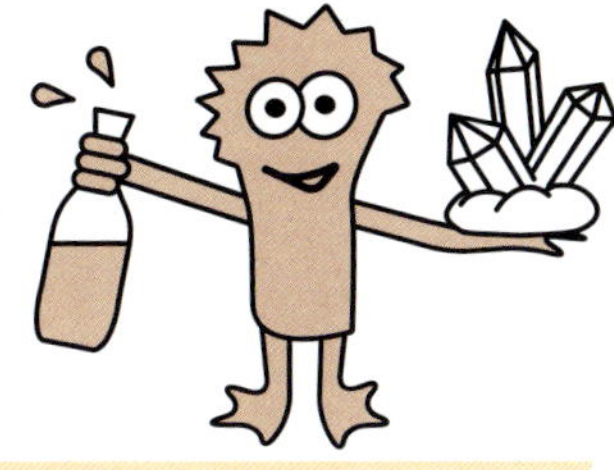

33.1 Mineralstoffe

Der menschliche Organismus ist auf die stete Zufuhr von ausgewählten **Mineralstoffen** angewiesen. Sie haben im Organismus vielfältige **Funktionen** zu erfüllen:

- Bestandteil von Enzymen (Biokatalysatoren), Steuerung von Stoffwechselvorgängen
- Beteiligung am Puffersystem und der Flüssigkeitsverteilung im Körper
- Aufrechterhaltung eines osmotischen Drucks zwischen dem Zellinneren und der Flüssigkeit außerhalb der Zellen
- Beteiligung an der Reizbildung, Erregbarkeit von Muskeln und Nervenzellen, an der Reizbeantwortung (z. B. Muskelkontraktion)
- Bausteine in Geweben

Die Mineralstoffe sind am Stoffwechsel kontinuierlich beteiligt und unterliegen somit einem steten Umsatz. Die auftretenden Verluste müssen mit der Nahrung ausgeglichen werden, so dass ein Tagesmindestbedarf abgedeckt werden muss. Verschiebungen des Gehalts an Mineralstoffen sind stets von Veränderungen des Wassergehalts begleitet und umgekehrt. Es besteht somit ein Gleichgewicht zwischen den Mineralstoffen und dem Flüssigkeitsgehalt in den Zellen.

Das Organ, das die Flüssigkeitszusammensetzung und daher auch den Mineralgehalt des Organismus maßgeblich steuert, ist die **Niere**. Sie kann für manche Mineralien die Ausfuhr vermindern oder erhöhen.

Je nach der Größe ihres Anteils an der Gesamtmenge der Mineralstoffe unterscheidet man **Mengenelemente**, die in größerer Menge im Organismus vorkommen (Calcium, Natrium, Kalium, Phosphor, Magnesium und Chlor), von den **Spurenelementen** (z. B. Eisen, Kupfer, Iod, Mangan, Zink, Fluor, Selen u. a.).

33.1.1 Mengenelemente

Tabelle 33-1 (S. 420) zeigt eine Übersicht der für den Organismus bedeutenden Mengenelemente.

33.1.2 Spurenelemente

Wie oben erwähnt, kommen bestimmte, für das Überleben des Organismus zwingend notwendige Elemente nur in geringen Mengen vor. Wichtige Spurenelemente sind in Tabelle 33-2 (S. 421) aufgeführt.

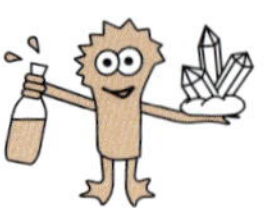

Tab. 33-1 Mengenelemente

Mineral	Täglicher Bedarf	Nahrungsquelle	Funktion im Körper	Symptome bei Mangel bzw. Überangebot
Calcium	ca. 1 g	Milchprodukte, Obst, Gemüse, Getreide, Hülsenfrüchte	Aufbau von Skelett und Gebiss, Mitwirkung an der Blutgerinnung und der Muskelarbeit	Knochenentkalkung (Osteoporose), Knochenerweichung, Wachstumsstörungen (z. B. Rachitis)
Kalium	2 g	grünes Gemüse, Hülsenfrüchte, Nüsse, Bananen, Trockenobst	Aufrechterhaltung des osmotischen Druckes, Vorkommen vor allem *in* den Zellen	Herzrhythmusstörungen, Muskelschwäche
Magnesium	0,3–0,4 g	grünes Gemüse, Obst, Nüsse	Knochenbau, Aktivierung vieler Enzyme, Steuerung der Eiweißsynthese, Regulation der Erregbarkeit von Nerven und Muskeln	Krämpfe, Tetanie, Herzrhythmusstörungen, Verwirrtheit
Natrium/ Chlor	ca. 5 g (NaCl)	Kochsalz	Regulation des osmotischen Drucks, Vorkommen im Extrazellularraum	Mangel durch Durchfall oder starkes Erbrechen, bei Überangebot Auslösung von Bluthochdruck möglich
Phosphor	0,7 g	Milchprodukte	Aufbau von Skelett und Gebiss, Baustein von Enzymen, Bestandteil von energiereichen Phosphaten (ATP)	Mangel sehr selten

33.2 Wasserhaushalt

Wasser ist für die Erhaltung des Lebens unentbehrlich.

Der **Wasseranteil** am Körpergewicht beträgt beim Säugling 70 bis 80 %, beim Erwachsenen 50 bis 60 % und nimmt mit zunehmendem Lebensalter weiter ab.

Das **Körperwasser** ist auf verschiedene **Räume** verteilt:

Ein Teil befindet sich innerhalb von Zellen (**intrazelluläre Flüssigkeit**).

Ein weiterer Teil befindet sich außerhalb von Zellen. Von dieser extrazellulären Flüssigkeit fließt ein Teil in Blut- und Lymphgefäßen, ein anderer befindet sich zwischen den Zellen als so genannte **interstitielle Flüssigkeit**.

Wesentliche Bedeutung an der Wasserverteilung haben die Elektrolyte und hier vor allem Natrium und Kalium.

Die Aufrechterhaltung eines bestimmten Wassergleichgewichts bezeichnet man als **Bilanz**.

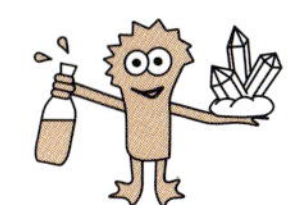

Tab. 33-2 Auswahl wichtiger Spurenelemente und deren Bedeutung

Element	Täglicher Bedarf	Nahrungsquelle	Funktion im Körper	Symptome bei Mangel (M) bzw. Überangebot (Ü)
Eisen	12–15 mg	grünes Gemüse, Hülsenfrüchte, Eier, Innereien, Fleisch	Bestandteil von Hämoglobin und Myoglobin, Sauerstofftransport	M: Anämie!, Müdigkeit, Schwindel
Fluorid	3,1–3,8 mg	Trinkwasser, pflanzliche Nahrungsmittel	Verfestigung der Knochen und Zähne	M: Osteoporose, Karies Ü: toxische Knochen- und Zahnschädigung
Iod	0,2 mg	Seefisch!, jodiertes Speisesalz, Trinkwasser	Baustoff der Schilddrüsenhormone	M: Hypothyreose, Kropf (Struma), geringes Wachstum bei Kindern
Kupfer	1,0–1,5 mg	Innereien	Transport von Eisen im Blut, Synthese von Hämoglobin	M: Anämie
Mangan	2,0–5,0 mg	Getreide, Gemüse	Knochenbildung	M: Wachstumsstörung Ü: Nervenschädigung
Selen	30–70 µg (entspricht 0,03–0,07 mg)	Mischkost	Antoxidans, schützt die Zellen durch Abfangen sog. freier Radikaler	M: eingeschränktes Wachstum Ü: Funktionsstörung der Muskulatur, Haarausfall
Zink	7–10 mg	Mischkost	Aktivierung von Enzymen, Oxidationsschutz	M: Wachstumsstörung, Appetitlosigkeit, Störungen in der Wundheilung, Abwehrschwäche

Der Mensch **verliert** täglich 2–3 l **Wasser:**

- 1–1,5 l durch Harn
- 0,5–0,6 l über die Haut, z.B. in Form von Schweiß
- 0,5 l über die Atmung
- 0,1–0,2 l durch den Stuhl

Deshalb muss er seinem Körper die gleiche Menge an Flüssigkeit zuführen. In der Regel trinkt ein erwachsener Mensch ca. 1,5 l pro Tag. 0,8–0,9 l nimmt er über feste Speisen zu sich. Im Gewebe entstehen nochmals ca. 300 ml Oxidationswasser bei der Verbrennung von Nährstoffen.

Die **Regulierung** der **Wasseraufnahme** entsteht durch das natürliche Durstgefühl, ein weiterer Regulationsort ist die Niere. Wird zu wenig getrunken, drosselt die Niere die Harnbildung, bei vermehrtem Wasserangebot scheidet sie mehr aus (Steuerung durch das Hypophysenhormon **ADH**).

34 Vitamine

Monika Dülligen

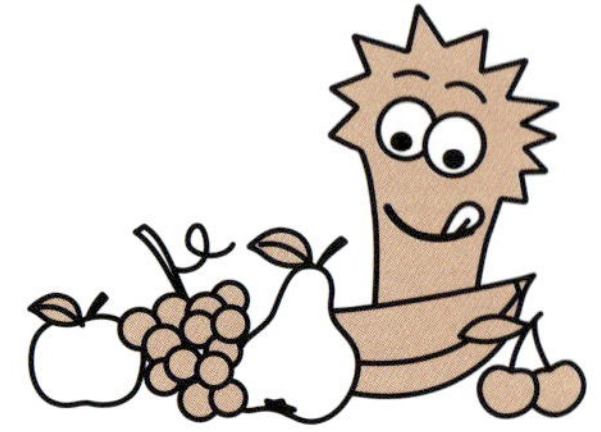

Vitamine sind essenzielle, organische Wirkstoffe, die zusammen mit den Enzymen biochemische Reaktionen im menschlichen Organismus bewirken. Geringste Mengen (Mikrogramm) genügen schon, damit die Vitamine ihre Funktionen erfüllen können. Der Körper kann sie aber zum größten Teil nicht selbst aufbauen und ist somit auf eine entsprechende Nahrungszusammensetzung angewiesen. In einigen Fällen nehmen wir mit der Nahrung Vitaminvorstufen zu uns. Vitamin K dagegen wird nicht nur über die Nahrung aufgenommen, sondern ergänzend über die Darmbakterien gebildet.

34.1 Einteilung

Man unterscheidet zwischen fettlöslichen und wasserlöslichen Vitaminen. Die Vitamine A, D, E und K sind fettlöslich, die Vitamine der B-Gruppe und Vitamin C wasserlöslich. Damit der Körper die fettlöslichen Vitamine nutzen kann, müssen sie in Zusammenhang mit Nahrungsfett aufgenommen werden. Ein Beispiel ist Vitamin A, das in Möhren enthalten ist: Der Möhrensalat mit einem Schuss Olivenöl ermöglicht die Aufnahme des Vitamins aus dem Gemüse. Jedes der Vitamine erfüllt im Organismus eine oder sogar zahlreiche Aufgaben.

34.2 Die wichtigsten Vitamine, ihr Vorkommen und ihre Wirkung

Die täglichen Bedarfsmengen aller folgenden Vitamine und eine kurze Übersicht möglicher Mangelsymptome sind in Tabelle 34-1 aufgeführt.

Tab. 34-1 Übersicht über die empfohlene Zufuhr von Vitaminen nach den D-A-CH-Referenzwerten

Vitamin	Empfohlene tägliche Dosis[1]	Warnzeichen bei Mangel können sein …
A	• 0,8–1,0 mg • Schwangere (ab 4. Monat): 1,1 mg • Stillende: 1,5 mg	Nachtblindheit, trockene Haut und Schleimhaut
B_1	• 1,0–1,3 mg • Stillende: 1,4 mg	Appetitlosigkeit, ungewollte Gewichtsabnahme, Muskelschwäche, Konzentrationsstörungen, leichte Reizbarkeit
B_2	• 1,2–1,5 mg • Stillende: 1,6 mg	entzündliche Hautveränderungen, Wachstumsstörungen, Anämie
B_6	• 1,2–1,6 mg • Schwangere und Stillende: 1,9 mg	sehr selten: Hautveränderungen, Übererregbarkeit, Krämpfe, Anämie
B_{12}	• 3,0 µg • Schwangere: 3,5 µg • Stillende: 4,0 µg	Müdigkeit, Nervosität, Anämie
Biotin	• 30–60 µg	Mangel tritt praktisch nicht auf
C	• 100 mg • Schwangere: (ab 4. Monat): 110 mg • Stillende: 150 mg	sehr selten: Skorbut
D	• 5 µg • ab dem 65. Lebensjahr: 10 µg	bei Vitamin-D-Mangel über längere Zeit: Knochenveränderungen
E	• 12–15 mg • Stillende: 17 mg	tritt beim gesunden Menschen nicht auf
Folsäure	• 400 µg • Schwangere und Stillende: 600 µg	Schleimhautveränderungen, Anämie, Fortpflanzungsstörungen
K	• 60–80 µg	Blutungsneigung; Mangel beim gesunden Menschen unbekannt
Niacin	• 13–17 mg	Hautveränderungen, Durchfall, Appetitlosigkeit
Pantothensäure	• 6 mg	Mangel wurde beim Menschen nicht beobachtet

1 Empfohlene Zufuhr beim Erwachsenen nach den D-A-CH-Referenzwerten der DGE, ÖGE, SGE/SVE

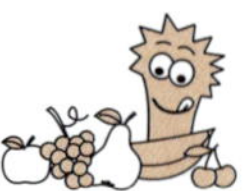

34.2.1 Vitamin A (Retinol)

Vitamin A (Retinol) ist wichtig für den Sehvorgang, den Aufbau der Deckschichten von Haut und Schleimhaut, für Wachstum und ein funktionierendes Immunsystem. Retinol enthalten nur Lebensmittel tierischer Herkunft, insbesondere Leber. Rote und grüne pflanzliche Nahrungsmittel, vor allem Möhren, Tomaten, Grünkohl, Spinat, Feldsalat und Mangos, enthalten eine Vorstufe des Vitamins, die Carotinoide. Der Körper kann sie in Vitamin A umwandeln, sie heißen deshalb auch Provitamin A. Optimal ausgenützt werden Vitamin und Vorstufen nur in Verbindung mit Nahrungsfetten.
Ein Vitamin-A-Mangel kann sich in Form von Nachtblindheit, trockener Haut und trockenen Schleimhäute zeigen. Ein ausgeprägter Vitamin-A-Mangel kann zur völligen Blindheit führen. Eine Überdosierung hingegen schädigt die Leber und wirkt krebsfördernd.

34.2.2 Vitamin D (Calciferol)

Vitamin D (Calciferol) übernimmt im Organismus die Funktion eines Hormons. Es verbessert die Resorption von Calcium und Phosphat aus dem Darm und ist an ihrer Einlagerung in die Knochen beteiligt. Vitamin D ist in sehr fetthaltigem Seefisch enthalten, insbesondere im Leberfett der Fische, weiterhin in Eiern, Milch, Pilzen, Avocados und Rinderleber. Einen Teil des täglichen Vitamin-D-Bedarfs bildet der Körper in der Haut unter Einwirkung von UV-Strahlung (Sonnenlicht) selbst, der Rest muss über die Nahrung zugeführt werden.
Ein Mangel an Vitamin D hat Knochenveränderungen zur Folge. Bei Kindern kann es zur »Englischen Krankheit« oder Rachitis kommen, wobei u.a. eine Verformung des gesamten Skeletts zu beobachten ist. Bei Erwachsenen tritt Knochenerweichung (Osteomalazie) oder Knochenschwund (Osteoporose) auf. Ein Überangebot an Vitamin D ist schwer möglich.

34.2.3 Vitamin E (Tocopherol)

Vitamin E (Tocopherol) schützt die Zellen vor Schädigungen der Zellmembranen und damit vor Funktionsverlust. Es unterstützt das Immunsystem und die Reparaturmechanismen des Körpers. Vitamin E kommt in vielen Lebensmitteln vor, hauptsächlich in Getreidekeimölen, Olivenöl und Nüssen.
Ein Vitamin-E-Mangel tritt praktisch nicht auf; die toxische Grenze einer erhöhten Zufuhr ist ebenfalls kaum erreichbar.

34.2.4 Vitamin K

Vitamin K ist an der Bildung verschiedener Blutgerinnungsfaktoren beteiligt. Es ist hauptsächlich in Grünkohl, Petersilie, Schnittlauch, Spinat und Hühnerfleisch vorhanden. Die Darmbakterien tragen ebenfalls zur Versorgung bei.
Ein Vitamin-K-Mangel äußert sich in einer erhöhten Blutungsneigung, ist aber praktisch genauso unbekannt wie eine Überdosierung.

34.2.5 Vitamin-B-Gruppe

Vitamin B_1 (Thiamin)

Vitamin B_1 ist wichtig für den Kohlenhydratstoffwechsel. Quellen sind z.B. Vollkornprodukte, Innereien, mageres Schweinefleisch und Hefe.
Ein Mangel äußert sich in Appetitlosigkeit, ungewollter Gewichtsabnahme, Muskelschwäche (auch des Herzmuskels), Konzentrationsstörungen und leichter Reizbarkeit. Bei ausgeprägtem Vitamin-B_1-Mangel kommt es zu der Krankheit Beriberi, die sich durch Störungen im Glukosestoffwechsel und der Nervenzellen bemerkbar macht. Es kann u.a. durch Nervenschädigungen in den Beinen ein wackeliger Gang mit zittrigen Knien auftreten. Leichte Thiamin-Mangelerscheinungen sind auch in Industrienationen häufig zu beobachten, begünstigende Faktoren sind u.a. eine einseitige

Ernährung, Stress, Rauchen und ein hoher Alkoholkonsum. Daher ist ggf. eine Zufuhr von Vitamin B_1 über Supplemente (Nahrungsergänzungsmittel) sinnvoll. Eine Überdosierung ist, wie bei allen wasserlöslichen Vitaminen, nicht möglich, überschüssiges Thiamin wird über die Niere ausgeschieden.

Vitamin B_2 (Riboflavin)

Dieses B-Vitamin ist wesentlich am Energiestoffwechsel der Körperzellen beteiligt. Vitamin-B_2-Lieferanten sind:

- Fleisch/Leber
- Eier
- Milch
- Käse
- Getreide und Getreideerzeugnisse
- Seefisch

Ein Mangel an Vitamin B_2 zeigt sich in entzündlichen Hautveränderungen und Wachstumsstörungen, in schweren Fällen auch durch eine Anämie (Blutarmut).

Vitamin B_6 (Pyridoxin)

Vitamin B_6 ist wichtig für jede Körperzelle, besonders für den Auf- und Abbau von Aminosäuren und den Proteinstoffwechsel. Pyridoxin findet sich in Leber, Nüssen, Hefe, Bananen und Vollkornprodukten.
Mangelerscheinungen, die sehr selten auftreten, sind Hautveränderungen, Übererregbarkeit, Krämpfe und Anämie.

Niacin

Niacin, notwendig für unseren Stoffwechsel, gehört ebenfalls zur Gruppe der B-Vitamine. Es ist in Vollkornprodukten, Fisch und Fleisch, besonders in Innereien, enthalten. Ein Niacinmangel ist sehr selten, er kann lediglich bei alkoholkranken Menschen auftreten.

Folsäure

Folsäure oder Folat ist ein weiteres wasserlösliches Vitamin der B-Gruppe. Es ist zuständig für Zellwachstum und -erneuerung. Reichlich enthalten ist es in Spinat, Broccoli, Endiviensalat, anderen pflanzlichen Nahrungsmitteln und (Hühner-)Leber.
Folsäuremangel führt zu Anämie, Schleimhautveränderungen und Fortpflanzungsstörungen. Schwangere Frauen haben einen um ein Drittel erhöhten Folsäurebedarf (vgl. Tabelle 34-1), eine ergänzende Einnahme wird deshalb grundsätzlich empfohlen.

Pantothensäure

Die Pantothensäure (Vitamin B_5) spielt eine Rolle im Stoffwechsel. Sie ist in den meisten Nahrungsmitteln enthalten, besonders reichhaltig in Vollkornprodukten, Hülsenfrüchten und Innereien.
Ein Pantothensäuremangel ist praktisch unbekannt.

Biotin

Auch Biotin gehört zu den B-Vitaminen, es spielt eine wichtige Rolle im Kohlenhydrat- und Eiweißstoffwechsel. Biotin ist in zahlreichen Lebensmitteln enthalten, besonders in Erdnüssen, Eiern, Haferflocken und Leber.
Ein Biotinmangel ist praktisch nicht bekannt.

Vitamin B_{12}

Vitamin B_{12} (Cobolamine), das letzte Vitamin der B-Gruppe, spielt als Bestandteil verschiedener Enzyme u. a. eine wichtige Rolle bei der Herstellung roter Blutkörperchen, der Erythrozyten. Es kommt einzig in tierischen Lebensmitteln vor, der Reihenfolge nach am häufigsten in:

- Leber
- Fleisch
- Fisch

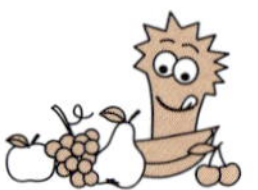

- Eiern
- Milch
- Käse

Ein Vitamin-B_{12}-Mangel führt zu einer typischen Form von Blutarmut. Die Ursache des Mangels liegt in den Industrieländern selten an einer zu geringen Zufuhr über die Nahrung, sondern an einer Störung des Körpers bei der Aufnahme. Das zugeführte Vitamin B_{12} kann nur in Verbindung mit dem von der Magenschleimhaut produzierten Intrinsic Factor aufgenommen werden. Es heißt deshalb auch Extrinsic Factor oder Coenzym B_{12}.

34.2.6 Vitamin C (Ascorbinsäure)

Vitamin C (Ascorbinsäure) wird für die Bildung von Bindegewebe und Knorpeln benötigt, es fördert die Wundheilung und verbessert die Resorption von Eisen. Vitamin-C-reichhaltige Nahrungsmittel sind Früchte wie Sanddorn, Johannisbeeren und Zitrusfrüchte, Tomaten, Paprika und Kartoffeln.
Ein Vitamin-C-Mangel führt zu Skorbut, ist allerdings heute selten. Skorbut war früher eine gefürchtete Krankheit bei Seefahrern, die monatelang unterwegs waren. Typische Symptome sind u. a. Zahnfleischbluten, Ausfallen der Zähne, Blutungen in der Haut, Infektanfälligkeit und Leistungsminderung.

34.3 Deckung des Vitaminbedarfs in Deutschland

Der tägliche Vitaminbedarf ist – den vorgegebenen D-A-CH-Referenzwerten entsprechend – in Deutschland gedeckt, einzig Vitamin D und Folsäure werden nicht ausreichend zugeführt. Der zweite Ergebnisbericht zur Nationalen Verzehrsstudie II gibt an, dass 79 % der Männer und 86 % der Frauen nicht genügend Folsäure zu sich nehmen, die empfohlene Vitamin-D-Zufuhr wird von 82 % der Männer und 91 % der Frauen unterschritten.

Senioren machen, wie bei der Eiweißernährung auch (s. Kap. 32 Abschnitt »Eiweiße«, S. 411), einen Großteil der mangelernährten Gruppen aus. Dies kann verschiedene Gründe haben: Wichtige Vitaminquellen sind frisches Obst und Gemüse, möglichst naturbelassen oder schonend zubereitet. Für ältere Menschen ist die Aufnahme dieser Nahrungsmittel, ebenso wie die von Fleisch, oft erschwert. Zudem leiden ältere Menschen oft an Appetitlosigkeit und nehmen deswegen keine regelmäßigen Mahlzeiten zu sich. Zusätzlich besteht bei bestimmten Erkrankungen und nach Operationen ein erhöhter Vitamin- und Eiweißbedarf. Zu Vitamin D sei nochmals erwähnt, dass der Körper einen (Groß-)Teil unter Sonneneinstrahlung selbst bilden kann. Sind Menschen über einen längeren Zeitraum immobil oder bettlägerig, entfällt diese Vitamin-D-Quelle. Ein beginnender Vitaminmangel ist zudem oft unspezifisch und schleichend. Werden altersspezifische Besonderheiten bei der Pflege und Betreuung älterer Menschen bedacht, kann ein extremer Vitaminmangel sicherlich vermieden werden.

34.4 »Umgang mit Vitaminen«

Einige praktische Tipps im Umgang mit Vitaminen:

- Einkauf von frischem Obst und Gemüse
- Verzehr von saisonalem Obst und Gemüse, am besten vom heimischen Erzeuger, denn Vitaminabbau beginnt bereits bei der Ernte
- kühle, dunkle, trockene Lagerung, denn Licht, Luft, Wasser und Wärme sind »Vitaminkiller«
- möglichst schnelle Zubereitung, nach einigen Tagen sind manche Gemüse- und Obstsorten bezüglich des Vitamingehalts nur noch »Attrappen«
- Reinigung möglichst unzerkleinert unter fließendem Wasser
- vitaminschonende Garungsmethoden wie Dünsten, Dämpfen oder in Folie, möglichst kurze Garungszeit

Anhang

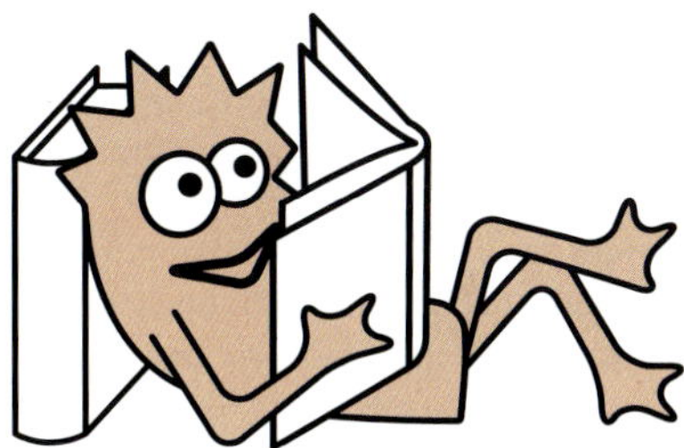

Glossar

Abszess: Eiteransammlung in einer nicht vorgebildeten Körperhöhle
adipös: fettleibig
Aerosole: feinst verteilte, flüssige oder feste Stoffe in der Luft
Agens: 1. treibende Kraft, wirkendes Prinzip; 2. wirksamer Stoff in der Medizin
Agonist: Substanz, die sich mit einem Rezeptor verbindet und dadurch eine Wirkung auslöst
Albumin: eine Eiweißverbindung, die ca. 60 % des Gesamteiweißes im Blutplasma ausmacht
Allergen: Antigen, das Überempfindlichkeitsreaktionen (Allergien) auslösen kann
Anaerobier: Mikroorganismus, der ohne Sauerstoff leben kann
Antigen: Bestandteil eines Infektionserregers, gegen den der menschliche Organismus mit der Bildung von Antikörpern reagiert
Antiinfektiva: Bezeichnung für therapeutisch eingesetzte Antiseptika
Antikörper: vom Organismus hergestellte Eiweiße, mit der Funktion, Antigene zu erkennen und diese unschädlich zu machen
Antisepsis/Antiseptik: umfasst antimikrobielle Maßnahmen auf der Körperoberfläche von Patienten mit dem Ziel, einer Kolonisation mit Keimen und einer Infektion vorzubeugen oder eine bereits bestehende Infektion zu therapieren. Antisepsis beinhaltet im Weiteren alle Maßnahmen zur Bekämpfung von Mikroorganismen z.B. durch Desinfektion und Sterilisation.
Antiseptikum: Substanz zur Abtötung oder Wachstumshemmung von Mikroorganismen
Applikation: Verabreichung, Darreichung
Arteriosklerose: krankhafte Veränderung der Arteriengefäßwände
Asepsis: Gesamtheit aller Maßnahmen zur Erzielung von Keimfreiheit
Aspiration: Ansaugung
Atom: kleinste Einheit eines chemischen Elements mit all seinen Eigenschaften
Auffrischimpfung, Booster: bei nachlassendem Impfschutz nach einer Grundimmunisierung wird meist Jahre später eine Auffrischimpfung nötig, durch die der Impfschutz wieder erhöht oder sogar verstärkt wird
Auskultation: das diagnostische Abhören von Organen auf Schallphänomene
Autoklav: Dampfsterilisator

Bakteriämie: Nachweis von Erregern im Blut bzw. in der Blutkultur
bakteriostatisch: Wachstumshemmung bei Bakterien
Bakteriurie: Kolonisation des Urins ohne Vorliegen klinischer Symptome
bakterizid: abtötende Wirkung auf Bakterien

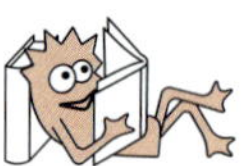

Barrieremaßnahme: Maßnahme zur Unterbrechung von Infektionswegen, z. B. durch Tragen von persönlicher Schutzausrüstung
Biopsie: Entnahme von Körpergewebe für eine feingewebliche Untersuchung, um eine Diagnose zu stellen
Botenstoffe: chemische Stoffe, die die Kommunikation zwischen den Zellen eines Organismus ermöglichen
Bromierung: chemische Reaktion, in der Bromatome in eine organische Verbindung eingeführt werden
Bundesbehörden: Behörden, die der Bundesverwaltung zugeordnet sind; dem Bundesministerium für Gesundheit unterstehen folgende Bundesbehörden: Bundesinstitut für Arzneimittel und Medizinprodukte (BfArM), Bundeszentrale für gesundheitliche Aufklärung (BZgA), Deutsches Institut für Medizinische Dokumentation und Information (DIMDI), Paul-Ehrlich-Institut (PEI, Bundesinstitut für Impfstoffe und biomedizinische Arzneimittel), Robert Koch-Institut (RKI, Bundesinstitut für Infektionskrankheiten und nicht übertragbare Krankheiten)

CDC: Center for Disease Control and Prevention, Atlanta USA
CEN: Comité Européen de Normalisation
Charge: in einem bestimmten Arbeitsabschnitt hergestellte oder bearbeitete Menge eines Stoffes (z. B. Medikamente)
Chorioretinitis: Entzündung der Netz- und Aderhaut des Auges
cMRSA: Community-acquired MRSA, ambulant erworbener MRSA (engl.: community = Gemeinschaft, engl.: acquired = erworben)
Compliance: Bereitschaft zur Mitwirkung

D-A-CH-Referenzwerte: Referenzwerte für die Nährstoffzufuhr, gelten gleichermaßen für Deutschland (D), Österreich (A), Schweiz (CH)
Dekontamination: Behebung einer Verunreinigung
Derivat: chemische Verbindung, die aus einer anderen Vorstufe entstanden ist
Desinfektion: Maßnahme, die einen Gegenstand in den Zustand versetzt, in dem er nicht mehr infizieren kann, d. h. eine Maßnahme zur Abtötung, Hemmung oder Entfernung pathogener Mikroorganismen
Desinsektion: Bekämpfung und Vernichtung von Körper- und Wohnungsungeziefer mit chemischen oder physikalischen Verfahren
Desorption: Abgabe, hier Ausgasung
Destillation: Verdampfung flüssiger Stoffe mit anschließender Wiederverflüssigung
Devices: engl.: »Geräte«, Medizinprodukte, Hilfsmittel. Device-Anwendung ist ein wesentlicher Risikofaktor für nosokomiale Infektionen.
DEVICE-KISS: berücksichtigt die Anwendungstage für zentrale Venenkatheter, Harnwegskatheter, Beatmung, Tracheeostome, Tubus und Weiteres im Zusammenhang mit nosokomialen Infektionen
Diffusion: Konzentrationsausgleich eines Stoffes durch eine Membran
DIN: Deutsches Institut für Normung
Diskonnektion: Lösen einer Verbindung, z. B. bei Gefäß- oder Blasenverweilkathetern, Beatmungsschläuchen etc. (s. auch Konnektionsstellen)
Distanzierung: umfasst Maßnahmen, durch die eine gezielte Trennung infizierter Personen, kontaminierter Bereiche bzw. Gegenstände von nicht infizierten oder kontaminierten erreicht und eine Erregerübertragung verhindert werden kann
Drogenabhängigkeit (drug dependence): Sammelbegriff der WHO für Zustände der psychischen (drug habituation) und physischen (drug addiction) Abhängigkeit von einem auf das zentrale Nervensystem wirkenden Stoff
Duales System Deutschland (DSD): von Industrie und Handel 1991 gegründete Gesellschaft als Reaktion auf die Verpackungsverordnung. Dazu wurde der »Grüne Punkt« als Kennzeichnung von wiederverwertbaren Materialien eingeführt.

EHEC: enterohämorrhagische Escherichia coli. Charakteristisch für diese Bakteriengruppe ist die Bildung von Zellgiften, die denen der Ruhrerreger (Shigellen) sehr ähnlich sind. EHEC-Bakterien können beim Menschen Krankheiten hervorrufen, die von leichtem Durchfall bis hin zur hämorrhagischen Colitis mit schweren blutigen Durchfällen, oft verbunden mit Bauchkrämpfen, Übelkeit, Erbrechen und Fieber, reichen.
Eiweißfehler: Verminderung der Wirkung von Desinfektionsmitteln durch Eiweißsubstanzen wie Blut, Stuhl, Urin oder Sputum
Ektoparasit: auf der Körperoberfläche schmarotzender Parasit
Embryopathie: Schädigung der Frucht während der Organdifferenzierung (bis zum 3. Monat), die zu Missbildungen führt
Emission: die von einer festen oder beweglichen Anlage oder von Produkten an die Umwelt abgegebenen Luftverunreinigungen (Gase, Stäube, Strahlen, Wärme, Geräusche und Erschütterungen)
Empyem: Eiteransammlung in einer natürlich vorgebildeten Körperhöhle oder einem Hohlorgan
Enanthem: Ausschlag im Bereich einer Schleimhaut

Endemie: Auftreten einer Infektionskrankheit in einer bestimmten Gegend (z. B. Malaria in den Tropen) ohne zeitliche Begrenzung
endogen: im Körper selbst entstehend, von innen kommend
Endokarditis: entzündlicher Prozess an der Herzinnenhaut, insbesondere der Herzklappen, häufig mit thrombotischen Auflagerungen; Folge: Embolie, Klappenzerstörung, Herzfehler
Endometritis: Entzündung der Gebärmutterschleimhaut
Endoparasit: im Inneren seines Wirtes lebender Parasit
Endoskop: röhrenförmiges, mit Lichtquelle und optischem System ausgestattetes Instrument für die Endoskopie, starr oder flexibel
Endoskopie: diagnostische Betrachtung (Spiegelung) von Körperhöhlen und Hohlorganen mit einem Endoskop
Eosinophilie: Vermehrung der eosinophilen Granulozyten (z. B. bei parasitären Erkrankungen)
Epidemie: gehäuftes, aber zeitlich und räumlich begrenztes Auftreten einer Infektionskrankheit einer bestimmten Bevölkerungsgruppe
Epidemiologie: Lehre von der Häufigkeit und Verteilung von Krankheiten und Gesundheitsstörungen sowie deren Ursachen und Risikofaktoren in Bevölkerungsgruppen
Erosion: lat.: Ausnagung. Bodenabtragung durch fließendes Wasser, Wind oder Sturm; kann zur Unfruchtbarkeit der Erde bis hin zur Vernichtung von Pflanzenwachstum führen
ESBL: Extented spectrum Beta-Laktamase
evident: lat.: offenbar. Im medizinischen Zusammenhang v.a. als Evidence based Medicine (evidenzbasierte Medizin, EBM) verwendet: System zur Bewertung der wissenschaftlichen Absicherung medizinischer Maßnahmen.
Exanthem: Hautausschlag unterschiedlicher Ursachen
exogen: von außen auf den Körper einwirkend

Fetopathie: Entwicklungsstörung oder Erkrankung des Organismus in der Fetalperiode (ab 4. Monat)
Fistel: abnormer röhrenförmiger Gang, der von einem Hohlorgan oder einem evtl. krankhaft bedingten Hohlraum ausgeht und an der Körperoberfläche ausmündet oder nur im Körperinneren verläuft
fungistatisch: wachstumshemmende Wirkung auf Pilze
fungizid: abtötende Wirkung auf Pilze
Furunkel: Blutgeschwür, Eiterbeule; schmerzhafte, tief gehende, knotige Entzündung eines Haarbalgs
Furunkulose: eventuell sich wiederholendes Auftreten von Furunkeln

Grundimmunisierung: aktive Impfung gegen eine bestimmte Infektionskrankheit mit dem Ziel eines größtmöglichen Schutzes. Die Grundimmunisierung wird in der Regel im Kindesalter durchgeführt.

Hahnbänke: Medizinprodukt mit mehreren 3-Wege-Hähnen nebeneinander
Hämaturie: Auftreten von Blut im Harn
Härtegrad (dH): gibt den Gehalt an Kalk im Trinkwasser an. Für den Verbraucher von Bedeutung zum Beispiel im Zusammenhang mit der Dosierung von Waschpulver: Je höher der Härtegrad, desto mehr Waschmittel wird benötigt.
Hautflora, residente: Standortflora
Hautflora, transiente: Kontakt- oder Anflugsflora
Histopathologie: Spezialgebiet der Histologie (Wissenschaft und Lehre vom feingeweblichen Aufbau biologischer Gewebe). Bei der histopathologischen Untersuchung werden Gewebe unter dem Mikroskop auf krankhafte (pathologische) Veränderungen hin beurteilt.
Hygiene: Wissenschaft von der Erhaltung der Gesundheit und der Verhütung von Krankheit
Hyperthyreose: Schilddrüsenüberfunktion
Hypovolämie: Volumenmangel, Verminderung der Blutmenge im Kreislauf

Immission: Einwirkung von Luftverschmutzungen, Geräuschen, Stäuben, Erschütterungen, Strahlen, Wärme und anderem auf Menschen, Tiere, Pflanzen und Materialien
Immunsuppression: Abschwächung der Abwehrreaktion des Körpers gegenüber Fremdstoffen
Implementierung: Einführung, Umsetzung
Indikator: Stoff, der ein bestimmtes Stadium einer Reaktion durch einen Farbumschlag anzeigt (Lackmus u. a.)
indiziert: medizinisch angezeigt, empfehlenswert
Infektion: Eindringen von kleinsten Krankheitserregern in den menschlichen Organismus, ihre Haftfähigkeit, ihre Vermehrung und Ausbreitung
Infektion, aerogene: Infektion erfolgt über die Luft, Staubpartikel oder feinste Tröpfchen
Infektion, alimentäre: durch Lebensmittel oder Wasser übertragene Infektion
Infektion, endogene: krankheitserregende Mikroorganismen entstammen der körpereigenen Flora
Infektion, exogene: krankheitserregende Mikroorganismen entstammen der belebten und unbelebten Umgebung

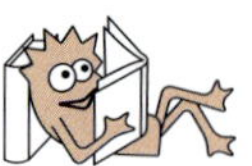

Infektion, hämatogene: Infektion erfolgt über den Blutweg
Infektion, iatrogene: Infektion im Zusammenhang mit der ärztlichen Behandlung
Infektion, inapparente: symptomloser Verlauf einer Infektionskrankheit (= stumme Infektion); führt aber trotzdem zur Antikörperbildung
Infektion, nosokomiale: Krankenhausinfektion; jede durch Mikroorganismen hervorgerufene Infektion, die im ursächlichen Zusammenhang mit dem Krankenhausaufenthalt steht, unabhängig davon, ob Krankheitssymptome bestehen oder nicht
Infektion, opportunistische: Infektion durch normalerweise harmlose Erreger. Durch Verschleppung in andere Körperregionen oder durch reduzierte Abwehrlage eines Menschen können diese jedoch Infektionen verursachen.
Infektion, perkutane: Übertragung durch Nadelstichverletzungen oder Insektenstiche
Infektionskette: beinhaltet Infektionsquelle, Übertragungsweg und Empfänger
Infektionsquelle: Ursprung der Infektion. Sie ist der Ort, an welchem die Erreger leben, sich vermehren und von wo sie sich ausbreiten.
infiltrieren: in das umgebende Gewebe wuchern, hineinwachsen
Inkorporation: Aufnahme kontaminierter Substanzen oder Gegenstände in den Körper
Inkrustation: Einlagerung von Salzen in bzw. auf einem (nekrotischen) Gewebe oder einem Fremdkörper
Inkubationszeit: Zeit zwischen Eindringen eines Krankheitserregers in den Menschen bis zum ersten Auftreten von Krankheitssymptomen
Insertion: lat.: Hineinpflanzen, Hineinfügen, Ansatz; z. B. Anlegen von peripheren Venenverweilkanülen; in der Genetik: z. B. Einbau eines Stückes Erbmaterial in ein Gen; anatomisch: z. B. Ansatz eines Muskels
Instillation: tropfenweises Einbringen einer Flüssigkeit in den Körper
Insufflation: »Einblasen« flüssiger, gas- oder pulverförmiger Materie in Körperhöhlen, Gewebsspalten, Hohlorgane
Intoxikation: Vergiftung
intravasal: im Blutgefäß
invasiv: eindringend
Inversionswetterlage: austauscharme Wetterlage, bei der die in der Luft enthaltenen Schadstoffe nicht in höhere Luftschichten entweichen können
Inzidenz: Anzahl neuer Erkrankungsfälle, angegeben pro Jahr und Anzahl der Einwohner
ISO: International Organization for Standardization
Kalorimetrie, indirekte: Messverfahren zur präzisen Bestimmung des Grundumsatzes
kanzerogen: (karzinogen) krebsauslösend
Kardiomyopathie: krankhafte Schädigung der Herzmuskulatur
Kaskaden: Wasserreservoir, durch das Atemgas geleitet und mit Wasserdampf gesättigt wird
Kategorisierung: Einordnung nach Kategorien (Klassen, Gattungen)
Katheterismus: instrumentelles Einführen eines Katheters in ein Hohlorgan (Blase) zur künstlichen Harnableitung zu diagnostischen und therapeutischen Zwecken
Kauterisieren: Verschweißen kleiner Gefäße durch elektrischen Strom, um Blutungen zu stoppen
KISS: Krankenhaus-Infektions-Surveillance-System, Erhebungsmodell für nosokomiale Infektionen in Deutschland
Kohortenisolierung: Gruppe von Personen, die an gleicher Infektion erkrankt sind, die bei gleichem Erregertyp und gleicher Resistenz gemeinsam isoliert werden können
Kolonisation: Vorhandensein potenzieller Krankheitserreger an einer oder mehreren Körperstellen ohne systemische Entzündungszeichen und ohne klinische Symptomatik
kondensieren: verdichten, eindicken; Dampf verflüssigen
Konfabulation: Erzählen von vermeintlich Erlebtem
Konglomerat: Zusammenballung
Konnektionsstellen: Verbindungsstellen bei Gefäßkathetern, Blasenverweilkathetern, Beatmungsschläuchen (s. auch Diskonnektion)
Kontagiosität: Ansteckungsfähigkeit des Erregers
Kontamination: Vorhandensein von Mikroorganismen auf einer belebten oder unbelebten Oberfläche
koronare Herzkrankheit (KHK): alle Krankheitsbilder, denen eine Arteriosklerose der Herzkranzgefäße (= Koronarien) zugrunde liegt
Korsakow-Syndrom: psychisch krankhafte Veränderung u. a. mit Merkschwäche, Konfabulation und beeinträchtigter zeitlicher und örtlicher Orientierung
Kreuzinfektion: der Austausch von Keimen von Patient zu Patient, von Personal zu Patient und umgekehrt

Lavage: (Aus-)Waschen, Spülung
letal(is): tödlich
Letalität: Anzahl der Sterbefälle, bezogen auf die Anzahl der Erkrankten einer bestimmten Krankheit (Gradmesser der Gefährlichkeit einer Krankheit)
Liquor: Gehirn-Rückenmark-Flüssigkeit

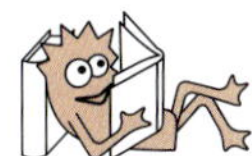

Lumen: Hohlraum, z. B. in Organen oder Instrumenten

maligne: bösartig
Mammographie: spezielle Röntgenuntersuchung der weiblichen Brust
manifest: ersichtlich, erkennbar
Meatus urethrae: Sekretspalt zwischen Harnröhrenschleimhaut und Katheter
Meningitis: Hirnhautentzündung
Miasma: historischer Begriff zur Bezeichnung belebter und unbelebter Krankheitsstoffe
Morbidität: Anzahl der Erkrankungen an einer Infektionskrankheit, bezogen auf die Gesamtzahl der Bevölkerung in einem bestimmten Zeitraum
moribund: lat.: sterbenskrank, sterbend
Mortalität: Sterblichkeit
MRSA: multiresistente (Methicillin-resistente) Staphylococcus-aureus-Stämme
Multibarrieresystem: die Gesamtheit aller Maßnahmen, durch die eine Unterbrechung von Infektionswegen erreicht werden kann (Händedesinfektion, Isolierung, Aufbereitung von Medizinprodukten, Flächendesinfektion, persönliche Schutzausrüstung)
Mutagen: Faktor, der Veränderungen im Erbgut bewirkt
Mykose: Krankheit, die durch Pilze hervorgerufen wird

Nekrose: örtlicher Gewebetod
Nephritis: Nierenentzündung
nephrotoxisch: die Nieren schädigend
Neugeborenenblennorrhö: eiternde Schleimhaut, meist der Augenbindehaut (Blepharoblennorrhö); tritt häufig bei Gonokokken als Gonoblennorrhö auf
Nitrosamine: chemische Verbindungen, die Stickstoff und Sauerstoff enthalten und krebserregend sein können

Obstruktion: totaler Verschluss eines Hohlorgans bzw. seiner Ein- und Ausgänge (z. B. Bronchien, Gallengänge, Pulmonalklappe des Herzens etc.) durch Verlegung, Verstopfung oder Kompression
Otitis media: Mittelohrentzündung
Ozon: natürliche Molekülform des Sauerstoffs aus drei Atomen (O_3); entsteht unter Einwirkung von Sonnenstrahlen aus Stickstoffoxiden und Kohlenwasserstoffen
Ozonloch: Schlagwort für das Phänomen des Abbaus der Ozonschicht. Wird besonders stark in der Antarktis (Südpol) beobachtet. Zu den vielfältigen Auswirkungen gehört ein Anstieg von Hautkrebserkrankungen beim Menschen.
Ozonschicht: Bereich der irdischen Lufthülle in einer Höhe von ca. 15 bis 50 km über der Erdoberfläche. Dient als Schutz vor der energiereichen UV-Strahlung der Sonne.

PAL-Wert: engl.: physical activity level, Faktor für körperliche Aktivität
Panaritium: eitrige Entzündung an Finger oder Zehe
Pandemie: Ausbreitung einer Infektionskrankheit über mehrere Länder oder Kontinente
Papel: Knötchen
Parasit: Lebewesen, das ganz oder teilweise auf Kosten eines anderen lebenden Organismus lebt
Parenteralia: sterile Arzneiformen, die dem Körper unter Umgehung des Magen-Darm-Traktes zugeführt werden, dazu gehören Zubereitungen zur Implantation, Injektion und Infusion
Parität: Gleichheit
Pasteurisierung: Abtöten von Mikroorganismen durch schonendes Erhitzen und dadurch Verbesserung der Haltbarkeit von Lebensmitteln
Pathogenese: Entstehung und Entwicklung einer Krankheit
pathologisch: krankhaft verändert
PCR: Polymerase-Kettenreaktion (engl.: Polymerase Chain Reaction); In-vitro-Verfahren zur Vervielfältigung von DNA; wird z. B. in Laboratorien als Testverfahren zur Bestimmung von Tuberkulose oder Hepatitis eingesetzt
Pediculizid: Läuse abtötendes Mittel
Pediculosis capitis: Kopflausbefall
peelen: engl.: schälen
PEG: perkutane, enterale Gastrostomie
PEN: Insulininjektionsgerät
Perineum: Damm, Weichteilbrücke zwischen Anus und Skrotum bzw. Commissura labiorum posterior
peripher: zentrumsfern
Peritonitis: Entzündung des Bauchfells; Ursache meist vom Darm ausgehende, bakterielle Streuung in die Bauchhöhle
permeabel: durchlässig
Pestizid: Schädlingsbekämpfungsmittel
Phagozytose: Aufnehmen von Teilchen in das Zellinnere von Fresszellen (Phagozyten)
Pharyngealbereich: Rachen- oder Schlundbereich
Pharyngitis: Rachenentzündung
Phlebitis: Venenentzündung
Phlegmone: Zellgewebsentzündung, die sich diffus in den Gewebsspalten ausbreitet und dadurch oft schwer abgrenzbar ist
post-: Präfix (Vorsilbe) mit der Bedeutung »nach, hinter«

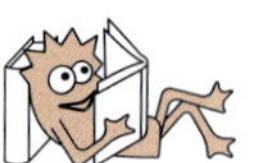

Postexpositionsprophylaxe: passive Impfung mit Antikörpern zur Verhinderung einer Infektionskrankheit nach einem vermuteten Infektionsereignis (z. B. bei Tetanus, Hepatitis B, FSME, Tollwut)
ppm: parts per million
prä-: Präfix (Vorsilbe) mit der Bedeutung »vor«
Prävalenz: Erkrankungshäufigkeit, Anzahl der Erkrankten
Prävention: Vorbeugung
präventiv: vorbeugend, verhütend
Primärinfektion: die erstmals vorkommende Auseinandersetzung eines Körpers mit einem Krankheitserreger
Prostataadenom: Vergrößerung der Vorsteherdrüse (Prostatahypertrophie)
Pustel: Eiterbläschen

Quaddel: rote oder blasse Erhebung der Haut; Ursache ist ein kurzdauerndes, akutes Reizödem der Kapillargefäße
Quellenisolierung: bei Verdacht oder Vorliegen bestimmter übertragbarer Krankheiten erfolgt die Isolierung des Erkrankten zum Schutz von Mitpatienten, Personal und Besuchern

randomisierte kontrollierte Studie: Experimentelle Studie bei der der Experimentalgruppe ein Wirkstoff verabreicht wird, der Kontrollgruppe aber nur ein Placebo. Die Auswahl der Probanden erfolgt zufällig. Hinsichtlich des Effekts lassen sich Unterschiede in den beiden Gruppen direkt auf den Wirkstoff zurückführen.
Recapping: Zurückstecken der Kanüle in die Schutzkappe. Recapping ist grundsätzlich zu vermeiden! Das gilt auch für Insulin-Pens. Hier ist das Recapping nur ausnahmsweise zulässig, wenn geeignete Vorrichtungen zur Verfügung stehen, die das Zurückstecken mit einer Hand ermöglichen.
Rekonnektion: Wiederherstellen einer Verbindung (vgl. Diskonnektion)
Rektum: Mast- oder Enddarm
Resistenz: Widerstandsfähigkeit
retrograd: entgegen der natürlichen Flussrichtung
reversibel: umkehrbar
Review: schriftlicher Bericht über das Ergebnis von allen verfügbaren wissenschaftlicher Forschungen und Studien zu einer klar formulierten Frage
Rezeptor: spezielle Eiweißmoleküle auf der Oberfläche von Zellen, an die lediglich die »passenden« Botenstoffe andocken können und dadurch ganz spezielle Reaktionen oder Signale auslösen

Saprophyt: Mikroorganismus, der auf abgestorbener organischer Substanz lebt
Sattdampf: gesättigter Dampf, der keine weitere Flüssigkeit mehr aufnehmen kann
saurer Regen: Ansäuerung der Niederschläge durch Luftverunreinigungen wie Stickoxide und Schwefeldioxid. Die sauren Niederschläge schädigen die Vegetation, besonders die Wälder (s. Waldsterben).
Scabies: Krätze
Schutzisolierung: Isolierung von Patienten mit ausgeprägter Abwehrschwäche zum Schutz vor Infektionen (protektive = schützende Isolierung)
Screening: ein Verfahren der Reihenuntersuchung
Seifenfehler: Wirkungsverlust bei chemischen Desinfektionsmitteln in Verbindung mit Tensiden
Sekundärinfektion: Infektion eines schon infizierten Körpers durch einen zweiten, vom ersten Erreger unterschiedlichen Krankheitserreger
Selektion: Auswahl, Auslese
Sepsis: Blutvergiftung
Serologie: Lehre von Antigen-Antikörper-Reaktionen
Serom: Sekretverhaltung im Bereich einer ge- bzw. verschlossenen Wunde
signifikant: bedeutsam, kennzeichnend. In der wissenschaftlichen Bewertung von Studien bedeutet es hohe Aussagekraft oder »beweisend«.
Smog: aus dem Englischen stammende Wortkombination aus »smoke« (Rauch) und »fog« (Nebel). Smog kann entstehen, wenn eine Inversionswetterlage herrscht.
Sommersmog: erhöhte Ozonkonzentration in der Luft bei anhaltendem Sommerwetter. Nach dem Ort des ersten Auftretens auch Los-Angeles-Smog-Typ genannt.
sporizid: abtötende Wirkung auf Sporen
Sterilisation: Abtöten bzw. irreversible Inaktivierung aller vermehrungsfähigen Mikroorganismen mit der Zielsetzung der absoluten Keimfreiheit
STIKO: Ständige Impfkommission. Einrichtung des Robert Koch-Instituts. Die STIKO legt unter anderem jährlich aktualisierte Impfempfehlungen für Kinder, Jugendliche und Erwachsene vor.
Striktur: hochgradige Stenose eines Hohlorgans, z. B. infolge von Entzündung oder Narben
Superinfektion: erneute Infektion mit dem gleichen Krankheitserreger, durch den schon eine Infektion vorliegt
Surveillance: engl.: Überwachung, Beaufsichtigung
Symbiose: Zusammenleben zweier Lebewesen zum gegenseitigen Nutzen
Synapse: Kontaktstellen zwischen Nervenzellen

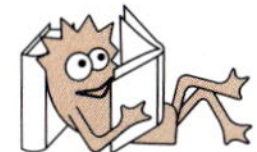

taxonomisch: in ein bestimmtes System einordnend, z. B. Klassifizierung von Bakterienarten
thermolabil: nicht hitzebeständig
thermostabil: hitzebeständig
Thrombophlebitis: Entzündung eines venösen Gefäßes infolge oder mit intravasaler Thrombenbildung
Tine-Test: Stempel mit Tuberkulinantigen zur Messung sensibilisierter T-Lymphozyten nach Kontakt mit Tuberkuloseerregern; seit 2005 nicht mehr im Handel
Titer: Antikörpertiter. Begriff aus der Serologie. Gemeint ist die Menge an Antikörpern im Blut eines Menschen gegen ein bestimmtes Antigen eines Infektionserregers. Die Bestimmung des Antikörpertiters ist wichtig zum Nachweis oder Ausschluss einer Infektion, zur Beurteilung einer frischen oder älteren Infektion und zur Ermittlung einer Immunität. Durchführung: Das zu untersuchende menschliche Serum wird stufenweise in mehreren Glasröhrchen verdünnt (z. B. 1:2, 1:4, 1:8 usw.). Jeder Verdünnung gibt man dann die gleiche Menge eines Antigens hinzu. Dasjenige Untersuchungsröhrchen, in dem gerade noch eine Antigen-Antikörper-Reaktion sichtbar ist, wird Titer genannt. Wenn es z. B. in der Serumverdünnung 1:16 noch zu einer sichtbaren Reaktion kommt, nicht mehr dagegen in der Stufe 1:32, dann wird als Reaktionstiter 1:16 angegeben.
Toxin: Giftstoff, der von Mikroorganismen, Pflanzen oder Tieren ausgeschieden wird
Tracheostoma: Eröffnung der Luftröhrenvorderwand im oberen Drittel zwecks Einführung einer Kanüle
transient: vorübergehend
Trauma: aufgrund einer äußeren Gewalteinwirkung entstandene Verletzung
Treibhauseffekt: Erwärmung des Klimas durch einen erhöhten Gehalt von Kohlendioxid (CO_2) und anderen so genannten Spurengasen (z. B. FCKW, Methan u. a.) in der Atmosphäre

Übertragung, heterologe: Übertragung durch die unbelebte Umgebung oder tierische Lebewesen
Übertragung, homologe: Übertragung von Mensch zu Mensch
Ulcus cruris: Unterschenkelgeschwür, »offenes Bein«
universell: umfassend
Uricult: bakteriologischer Suchtest bei Verdacht auf eine Harnwegsinfektion oder Bakteriurie
Urosepsis: von den Harnwegen ausgehende septische Erkrankung

VAH: Verbund für angewandte Hygiene
Valetudinarium: Gesundheitshaus der Römer
vaskulär: die (Blut-)Gefäße betreffend
Verfüllung: das Einbringen von Reststoffen z. B. in stillgelegte Kohlebergwerke
Verklappung: das Einbringen fester und flüssiger Abfälle von Schiffen aus ins Meer. Die festen Abfälle werden versenkt, flüssige Abfälle zur Verdünnung über den Strahl der Schiffsschraube verquirlt.
Vesikel: »Bläschen«
Virulenz: Schädigungspotenzial des Krankheitserregers
viruzid: inaktivierende Wirkung auf Viren

Waldsterben: Schädigung der Wälder durch Ozon oder sauren Regen. Der saure Regen schädigt direkt die Blätter und führt indirekt über eine Ansäuerung des Bodens zur Aufnahme von Schadstoffen über die Baumwurzeln.
WHO: World Health Organization, Weltgesundheitsorganisation. Gegründet 1948. Sitz in Genf.

Zerkarie: Larve von Saugwürmern, z. B. des Leberegels
Zoonose: von Tieren auf den Menschen übertragbare Erreger
Zystitis: Blasenentzündung

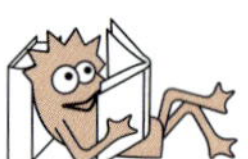

Sachverzeichnis

A

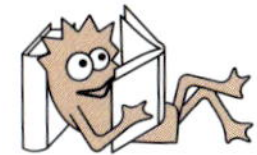

B

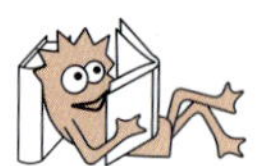

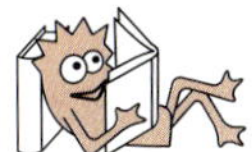

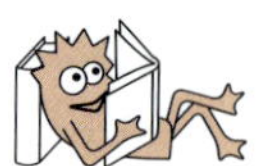

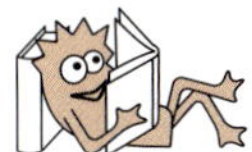

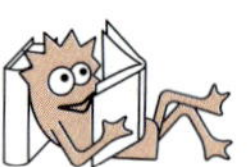

F

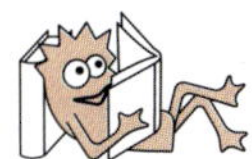

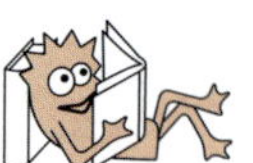

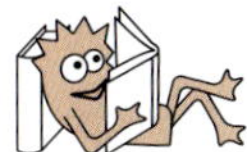

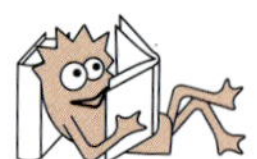

J

K

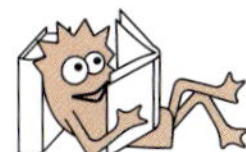

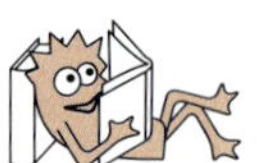

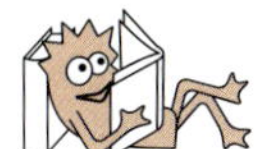

M

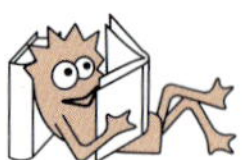

N

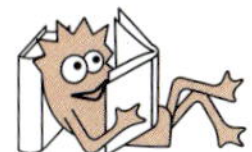

O

P

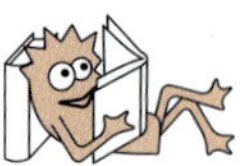

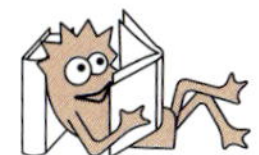

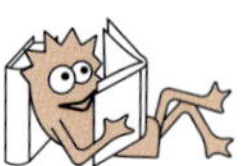

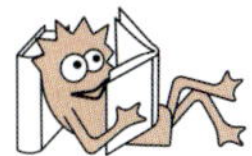

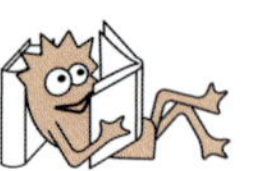

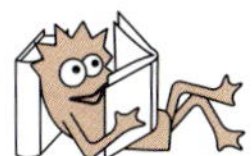

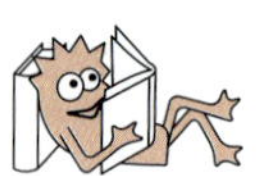